U0238354

山东省骨科志

李建民　周东生　主编

山东大学出版社

图书在版编目(CIP)数据

山东省骨科志/李建民,周东生主编.—济南:
山东大学出版社,2014.8
ISBN 978-7-5607-5089-7

Ⅰ.①山… Ⅱ.①李… ②周… Ⅲ.①骨科学－医学
史－山东省 Ⅳ.①R68-092

中国版本图书馆 CIP 数据核字(2014)第 172355 号

责任策划:姜 明
责任编辑:姜 明
封面设计:牛 钧

出版发行:山东大学出版社
　　　　　社　　　址　山东省济南市山大南路 20 号
　　　　　邮　　编　250100
　　　　　电　　话　市场部(0531)88364466
经　　销:山东省新华书店
印　　刷:山东鸿杰印务集团有限公司
规　　格:787 毫米×1092 毫米　1/16
　　　　　26.5 印张　610 千字
版　　次:2014 年 8 月第 1 版
印　　次:2014 年 8 月第 1 次印刷
定　　价:180.00 元

热烈祝贺《山东省骨科志》出版

　　20个世纪初期，山东省初步开展骨科工作，解放以来逐步普及全省。1983年山东省医学会骨科学分会成立，进一步推动了山东省骨科事业的发展和水平的提高。近来，该学会又组织编写出版《山东省骨科志》一书，开我国省市骨科史卷的先河。此书记述往昔峥嵘岁月的成就和经验，并以史为鉴展望壮丽前程，是我国骨科史的宝贵档案。

　　在此，特致热烈祝贺并向编写者及出版者致以崇高的敬意。

王传习

2014 年春

祝

山东省骨科专业
蓬勃发展

高学书

二〇一〇二月

山东省骨科史志　寄语

岱宗巍峨
骨科腾飞
百尺竿头
勇攀巅峰

卢世璧
二〇一四、四月

贺《山东省骨科史志》出版

学习白求恩
发展骨科学
走创新之路
攀泰山顶峰

顾玉东
2014.5.18

中华医学会山东省骨科分会 年会

救死扶伤　保民健康

知谐社会　增添力量

骨科精英　再创辉煌

王正国 敬书

2013.12.12

攜昨日碩果

圓明日新夢

谨賀《山东省骨科志》出版

戴尅戎

二〇二〇年三月

以史为鉴

心系百姓

邓贵兴

《山东省骨科志》编委会

前　言

　　骨科是医学的重要组成部分。医学发展日新月异,骨科进步百尺竿头。20 世纪30 年代,和吴英恺、方先之、陈景云同期留学回国的赵常林教授出任山东省齐鲁大学医学院(现山东大学医学院)院长、骨科主任,开始传播从国外带回的先进理念和骨科技术,开山东现代骨科之先河,培养了早期的一批骨科专家,为山东省骨科事业的发展打下了坚实的基础。经过几代人的努力,山东省骨科专业现在已经走在全国前列。继 1980 年中华医学会骨科学分会第一届委员会及山东省外科学会诞生之后,山东省医学会骨科学分会于 1981 年正式成立。山东省医学会骨科学分会秉承学术团体的宗旨,积极组织和推进山东省骨科学术交流和进步,促使山东省骨科迅速发展,学科逐渐壮大,专业逐渐细化,从简陋到完善,从偏居一隅到与国际接轨,为中国骨科事业作出了应有的贡献。目前全省从事骨科专业的医师队伍已具相当规模,县级以上医院骨科专业都已成立独立的科室。市级以上医院多已成立骨科的亚专业,如脊柱外科、关节外科、骨创伤科、骨肿瘤骨病科、手足外科等。第九届骨科学分会自 2011 年12 月改选后,做了诸多卓有成效的工作。首先完善了各个学组建设,对骨肿瘤学组、关节学组和脊柱学组进行了改选,新成立了微创学组。在山东省骨科学分会日益活跃的同时,在全国性学术团体中任职的山东骨科医师也在增多,有的已经走向国际舞台,参加了国际性学术团体。为追溯山东现代骨科医学之源头,厘清其发展脉络,激励后人承继前辈优良传统,温故知新,奋发图强,再创辉煌,我们组织编写了《山东省骨科志》一书。

　　本书以山东省医学会骨科学分会为线索,主要记录了从山东省医学会骨科学分会成立到 2012 年终的骨科事件,共分七篇和一个附录。第一篇为山东省骨科医学分会发展概述,分为四章,从山东省骨科学分会的诞生和发展,到骨科在参与处理公共卫生突发事件中所发挥的作用,均有记述。第二篇至第六篇介绍了山东省各大医院骨科发展史,对省内几十家大型医院骨科的发展一一作了介绍,虽难免管见之陋,但仍可窥杏林盛景与学界风貌。第七篇介绍了山东省老一辈著名骨科专家,既包括赵常林、王志先等已故老前辈,也包括为山东省骨科事业作出贡献的一些刚刚退居二线的骨科专家。最后的附录是山东省县级及以上医院骨科专业的情况汇总。

　　我国清代思想家龚自珍说过："欲知大道，必先为史。"为医学修史，就是为了接续传统，传承经典。纵观数千年有文字可考的中外医学史，凡是新的进步和创造发明，都是在前人成就的基础上继续攀登的结果；因而总结过去，借以为鉴，将成为我们事业发展、继往开来的宝贵财富。

李甡

2014 年 6 月

目　录

第一篇

山东省医学会骨科学分会
发展概述

第一章
山东省骨科学分会的诞生和发展

山东省骨科学会历史沿革

20世纪30年代,和吴英恺、方先之、陈景云同期留学回国的赵常林教授出任山东省齐鲁大学医学院(现山东大学医学院)院长、骨科主任,传播从国外带回的先进理念和骨科技术,在山东开现代骨科先河,培养了山东省早期的一批骨科专家,为山东省骨科事业的发展打下了坚实的基础。

继1980年中华医学会骨科学分会第一届委员会及山东省外科学会诞生之后,山东省医学会骨科学分会于1981年正式成立,时任泰安市中心医院外科主任的王志先教授出任第一届山东省医学会骨科学分会主任委员(简称"主委")。1985年10月,山东大学齐鲁医院外科主任张学义教授出任第二届山东省医学会骨科学分会主任委员,并任中华医学会骨科学分会第一、二届委员会委员。

骨科元老赵常林教授亲传弟子王永惕教授于1987年任山东大学齐鲁医院骨外科主任,1989年4月出任山东省第三届骨科学分会主任委员,并任中华医学会骨科分会第三、四届委员。1990年曾作为访问学者赴美国肯塔基大学医学中心,为期1个月。曾发表论文近40篇。参加编写专业书籍10余部。培养硕士研究生9名。1993年被国家批准享受政府特别津贴。

1993年12月,青岛大学医学院附属医院骨科胡有谷教授出任山东省医学会骨科学分会第四届主任委员;1997年10月,胡有谷教授连任山东省医学会骨科学分会第五届主任委员。胡有谷教授曾任青岛大学医学院附属医院副院长、骨科主任,山东省创伤骨科研究所所长、中华医学会第四、五届骨科学分会委员和常务委员,中华医学会骨科学分会脊柱外科学组长。胡有谷教授对脊柱外科尤其是椎间盘突出症的临床及基础研究有较深研究。他主编的《腰椎间盘突出症》四次再版。获各类奖励16项。1992年享受"政府特殊津贴"。1995年和1998年获"山东专业技术技类人才",2000年获"全国卫生系统先进工作者"等荣誉称号。为青岛大学医学院附属医院终身医学专家。胡有谷教授为山东省骨科事业,特别是脊柱外科的发展作出了巨大的贡献。

2000 年 10 月,济南军区总医院骨创伤外科主任蔡锦芳教授当选为山东省医学会第六届骨科学分会主任委员。2004 年任第七届中华医学会骨科学分会委员,兼任中华医学会显微外科分会副主任委员。蔡锦芳教授一直从事创伤骨科及显微外科的临床与研究,在创伤及显微外科领域作出了多项重大贡献,如在国内外首创了足跟再造技术,主刀成功完成了世界第二例十指离断再植术等。1991 年被批准为"国家有突出贡献的中青年专家",1999 年被中央军委记二等功,2001 年获"全国优秀科技工作者"荣誉称号。

2004 年 10 月,山东省立医院周东生教授出任第七届山东省医学会骨科学分会主任委员。2008 年 1 月,连任第八届山东省医学会骨科学分会主任委员。周东生教授在骨盆骨折的急救和手术治疗方面做了大量的工作,为山东省骨盆创伤的救治研究做出了卓越的贡献。

2011 年 12 月,山东大学齐鲁医院骨科李建民教授当选为第九届山东省医学会骨科学分会主任委员。李建民教授在骨与软组织肿瘤的诊断和治疗方面做了大量的基础和临床工作,把山东省骨肿瘤诊治水平推向了全国前列。

历届骨科学委员会组成名单

第一届骨科学会委员会(1981 年,济南)

主任委员:王志先
委　　员:张学义　王成琪　米嘉祥　张之湘　赵安仁　刘培棠
秘　　书:王永惕

第二届骨科学会委员会(1985 年 10 月,济南)

主 任 委 员:张学义
副主任委员:王成琪　周秉文　肖子范
委　　员:王永惕　米嘉祥　刘培棠　沈志鹏　张洪佑　李洪恩　万年宇
　　　　　毛宾尧　胡守成　姚洪海　孙庆梅
秘　　书:王永惕(兼)

第三届骨科学会委员会(1989 年 4 月,青岛)

主 任 委 员:王永惕
副主任委员:周秉文　肖子范
委　　员:沈志鹏　孙庆梅　钟义萍　李洪恩　胡有谷　毛宾尧　郝万荣
　　　　　张广通　王钺　王菊芬　邵光湘　张洪佑　孙立高　孙从宪
　　　　　胡守成　王世勤　汤继文　韩立荣
秘　　书:汤继文(兼)

第四届骨科学会委员会(1993 年 12 月,济南)

名誉主任委员:王永惕

主　任　委　员:胡有谷

副主任委员:王集锷　汤继文　李洪恩　张佐伦　张进禄　胡守成

委　　　　员:毛宾尧　邵光湘　肖子范　郑克来　韩立荣　温邦兴　王　钺
　　　　　　　王　阳　王少珠　王世勤　王光斗　王学贤　卢美源　孙立高
　　　　　　　孙从宪　伏圣聚　刘晓平　张洪佑　蒋日生　朱鸿业　矫晓崑

秘　　　　书:汤继文(兼)　陈伯华　周东生

第五届骨科学会委员会(1997 年 10 月,济南)

主　任　委　员:胡有谷

副主任委员:张佐伦　蔡锦芳　张进禄　王集锷　汤继文

委　　　　员:王巾中　王少珠　王建华　王铁兵　王韶进　卢美源　刘　亚
　　　　　　　伏圣聚　朱洪业　张广军　张树栋　李汉秀　陈晓亮　宗立本
　　　　　　　周东生　房清敏　胡守成　段依祥　贾堂宏　郭澄水　侯希敏
　　　　　　　高擎书　康　利　矫晓崑　梁久金　程国良　谭远超　薛玉柏
　　　　　　　王仁成　刘晓平　刘书成　孙从宪

秘　　　　书:汤继文(兼)　陈晓亮(兼)　周东生(兼)

第六届骨科学会委员会(2000 年 10 月,济南)

名誉主任委员:胡有谷

主　任　委　员:蔡锦芳

副主任委员:周东生　陈晓亮　汤继文　王韶进　王集锷　于锡欣

委　　　　员:万年宇　王仁成　王少珠　王建华　王铁兵　孔祥洪　卢美源
　　　　　　　刘　亚　刘书成　刘晓平　伏圣聚　朱鸿业　陈　丹　陈伯华
　　　　　　　张广军　张树栋　李汉秀　李佩佳　杜伍岭　宗立本　段以祥
　　　　　　　侯希敏　郭洪敏　郭澄水　贾堂宏　高擎书　梁久金　阎传柱
　　　　　　　矫晓崑　葛文学　董建文　谭远超　薛玉柏

秘　　　　书:王韶进(兼)　周东生(兼)

第七届骨科学会委员会(2004 年 10 月,济南)

名誉主任委员:蔡锦芳

主　任　委　员:周东生

副主任委员:董建文　陈晓亮　李建民　王韶进　张　伟　张　辉　贾堂宏
　　　　　　　李　牧　谭远超

委　　　　员:于秀淳　孔祥洪　王大伟　王仁成　王建华　王铁兵　王德春
　　　　　　　左金良　伏圣聚　刘　亚　孙　康　孙建民　孙雪生　阎传柱

张广军	张树栋	李汉秀	李佩佳	李国顺	李晓光	陈 丹
陈伯华	陈增海	姜成瑛	段以祥	郭洪敏	郭澄水	高擎书
曹 斌	梁 进	梁久金	矫晓崑	龚维明	葛文学	蔡国强
潘昭勋						

秘　　　书:梁进(兼)　王伯珉　刘新宇

第八届骨科学会委员会(2008年1月,济南)

名誉主任委员:蔡锦芳

主 任 委 员:周东生

副主任委员:陈增海　李建民　张　辉　张　伟　于秀淳　贾堂宏　董建文
　　　　　　王韶进　李　牧　陈伯华

委　　　员:王大伟　王仁成　王永凯　王伯珉　王建华　王建然　王明喜
　　　　　　王德春　左金良　田清业　刘　亚　刘洪涛　吉立新　吕慧利
　　　　　　孙　康　孙建民　孙雪生　衣英豪　闫传柱　宋展昭　张　明
　　　　　　张元民　张树栋　李汉秀　李庆涛　李佩佳　李国顺　李宗宝
　　　　　　李晓光　邹云雯　陈　丹　房清敏　姜成瑛　赵　刚　赵廷宝
　　　　　　徐展望　聂　林　郭洪敏　高春正　高擎书　曹　斌　曹学成
　　　　　　龚维明　韩相珍　谭远超　滕学仁　潘昭勋　魏开斌

秘　　　书:李连欣　刘培来

2008年增补委员:陈允震　王继东

2009年增补委员:宫明智　郑燕平

2010年增补委员:李连欣　孙　水　李　明

2011年增补委员:王英振　马学晓

第九届骨科学会委员会(2011年12月,济南)

名誉主任委员:蔡锦芳

主 任 委 员:李建民

副主任委员:周东生　贾堂宏　张　伟　于秀淳　王韶进　陈伯华　张　辉
　　　　　　徐展望　孙建民　王英振　郑燕平　李　明　邹云雯

委　　　员:马学晓　方　军　王大伟　王永凯　王伯珉　王建华　王建然
　　　　　　王明喜　王俊勤　王相利　王继东　王德春　左金良　刘洪涛
　　　　　　吉立新　吕慧利　孙　水　孙　涛　孙　康　孙雪生　衣英豪
　　　　　　闫新峰　宋展昭　张树栋　李　牧　李庆涛　李连欣　李佩佳
　　　　　　李国顺　李宗宝　陈　丹　陈允震　孟纯阳　房清敏　宫明智
　　　　　　赵　刚　赵廷宝　徐兆万　聂　林　郭洪敏　高春正　曹学成
　　　　　　龚维明　董建文　韩相珍　路青林　谭远超　滕学仁　潘昭勋
　　　　　　燕树义　戴志刚　魏开斌　黄相杰　王金国　沙其乐

秘　　　书:刘培来　李连欣(兼)　马学晓(兼)

历届学会工作大事记

1980 年

中华医学会骨科学会山东分会在潍坊举行,酝酿成立山东骨科学分会。

1981 年

第一届山东省骨科学分会成立。

1985 年

第二届山东省骨科会议在济南召开。

1989 年

1989 年 4 月,山东省第三届骨科学会换届暨学术交流大会在青岛召开。

1991 年

1991 年 6 月,山东省骨科学会"创伤与脊柱外科交流会"在威海召开。

1993 年

山东省第四次骨科学会议在济南召开。

1994 年

(1)于 1994 年 1 月,在青岛召开了山东省医学会骨科专业委员会第五届第一次工作会议。绝大多数委员参加了会议。山东省医学会咸日金秘书长出席会议并作了重要指示。会议讨论通过了《山东医学会骨科学会章程(草案)》,通过了《山东省医学会骨科委员会 1994 年工作规划》,并上报山东省医学会及中华骨科学会。

(2)于 1994 年上半年,就当时山东省骨科医师的情况进行了调查。据统计,全省有专职骨科医师 881 名。其中,正高职称 45 名(5.1%),副高职称 140 名(15.9%),主治医师 359 名(40.7%),住院医师 325 名(36.9%),其他 12 名(1.4%)。年龄:21~30 岁 269 名,31~40 岁 317 名,41~50 岁 161 名,51~60 岁 117 名,60 岁以上 17 名。学历:本科 616 名(69.9%),大专 143 名(16.2%),中专 70 名(7.9%),其他 52 名(5.9%)。工作单位:省级以上 137 名(15.6%),地市级单位 425 名(48.2%),县级单位 319 名(36.2%)。从以上统计可见:主治医师以下占全部骨科医生的 79.0%;地市以下工作的占 84.4%;50 岁以下的医生占 86.2%。这次调查工作量大,统计准确,在国内也是首次,得到了中华骨科学会及省卫生厅领导的高度评价。

(3)在 1994 年内,进行了各市、地骨科分会的改选与筹建工作,在临沂等地区组建了骨科分会并开展了工作,而在青岛分会等进行了学会改选工作。

(4)山东省医学会骨科专业委员会名誉主任委员王永惕教授带队,由 7 名骨科专家参加的学术代表团,出席了香港华语首届骨科学术交流会议。

(5)根据美国骨科学会的住院医师培训项目精神,组织了省内年轻医师的推荐与筛选工作,5 名被推荐者中有 1 名取得了赞助。

(6)1994 年 10 月,组织省内骨科医师征文,参加第四届全国脊柱外科学术会议。

(7)年底,组织了省内年轻医师优秀论文的评选,选送论文至中华骨科学会。

1995 年

(1)在青岛召开了山东省医学会骨科专业委员会第五届第二次工作会议。

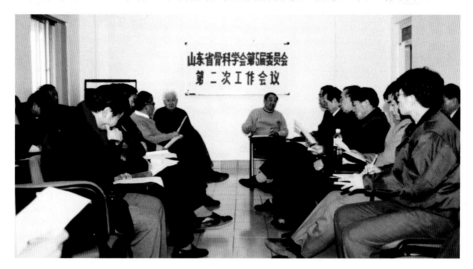

山东省医学会骨科专业委员会第五届第二次工作会议在青岛举行

(2)菏泽、济宁等地市先后成立的骨科学会,临沂、烟台等地市的学会进行了改选。

(3)1995 年 5 月,由山东省骨科学会、济南军区总医院骨病科主办了"山东省首届骨肿瘤学术研讨会",聘请了国内著名的专家教授参加并予以授课,成立了山东省骨肿瘤协作组。

(4)1995 年 11 月,由山东省骨科学会、山东省立医院主办了山东省骨科新技术研讨会,同样聘请了国内著名的专家学者,对当前骨科方面的一些问题进行了探讨。

(5)1995 年 10 月,在青岛召开了由中华医学会骨科学会主办,国际华裔骨科学会协办的"95'青岛国际骨科学术会议",这是中华医学会骨科学会在国内首次举行的大型国际骨科学术会议。有 12 个国家与地区的 120 名国际学者与专家教授参加了会议,其中包括国际 SICOT 学会主席山室隆夫教授在内的 9 个国家与地区的骨科学会和专业学会主席。国内许多院校及著名的学者、专家教授,如陈中伟教授、冯传汉教授等参加了会议。会议由中华医学会骨科学会主席党耕町教授与国际华裔骨科学会主席郭耿南教授主持,在骨科六个专业领域进行了广泛的研讨。发言十分踊跃,学术气氛浓厚。会议开得十分成功,受到了国内外代表的高度赞誉。同时,会议期间还开展了腰椎后路椎体间 T.F.C. 器械融合术,内窥镜下前路椎体切除,AO 技术演示及双膝关节表面置换术等四个方面的研习。

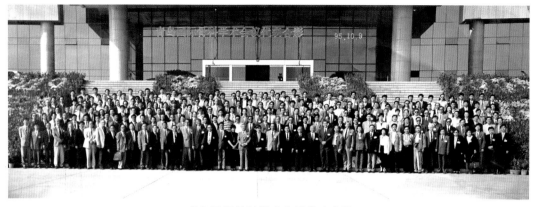

青岛国际骨科学术会议代表合影

1996 年

(1)枣庄分会成立。原有的部分分会如临沂、烟台等地市进行了改选，使骨科学会的组织更完善、充实，有利于学会工作的开展。

(2)1996 年 5 月，烟台市骨科学会承办了 1996 年山东省骨科学术研讨会。参会人员 200 余名，会议就创伤、脊柱外科、显微外科和相关基础研究进行了广泛的学术交流与讨论。会议特邀党耕町教授作有关颈椎病的专题报告。

(3)1996 年 5 月，山东省放射学会与骨科学会联合举办了学术报告会。由瑞士日内瓦大学放射学教授及山东医科大学放射科陶慕裕教授、青岛大学医学院放射科徐爱德教授作有关骨放射诊断的专题讲座，对 MRI 诊断软组织肿瘤、CT 对骨关节退行性病变的诊断和鉴别诊断进行详尽的介绍。此专题报告会为我省第一次两个专业委员会联合组织的学术活动。

(4)1996 年 9 月，山东省骨科学会及青医附院与瑞士 AO 举办"AO 创伤骨科学习演示班"。全省各地市 30 名代表与会 3 天，学习了 AO 当今创伤的理论概念和技术操作。

(5)1996 年 12 月，山东省重点学科"八五"建设验收会在泰安召开。

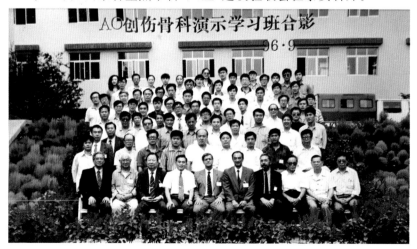

AO 创伤骨科演示学习班合影

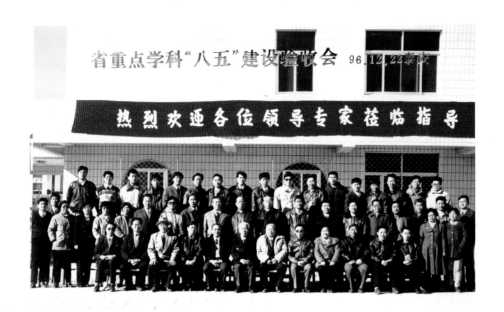

山东省重点学科"八五"建设验收会在泰安召开

1997 年

(1)草拟了山东省医学会骨科专业委员会章程,对本专业委员会的宗旨、任务、委员的选举等制定了章程草案。

(2)建立了骨科专业委员会、全委会制度。

(3)本届期间,经中华医学会山东分会批准,增补了程国良、蔡锦芳、周东生和陈伯华 4 位委员,后 2 位兼任委员会秘书,协助秘书长工作。此增补委员的工作使全国著名的手外科、显微外科专家程国良、蔡锦芳进入委员会。

(4)建立了由刘晓平主任任组长的山东省与济南军区骨肿瘤领导小组,以促进我省的骨肿瘤诊治工作。小组成立以来先后召开了两次工作会议。

(5)1997 年 10 月,由中华医学会山东省分会主办第六届的骨科专业委员会学术会议,展示了我省三年来骨科领域的临床工作与基础研究工作的主要成绩,同时按照医学会要求进行专业委员会的换届改选工作。

(6)1997 年 11 月,香港大学骨科代表团来我省威海、文登进行讲学和手术示教。其内容涉及脊柱畸形、关节外科和内窥镜手术等,反映了当前此领域最新进展和香港大学骨科工作的经验。

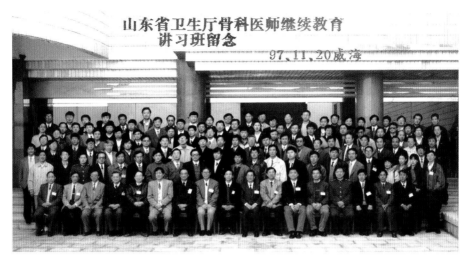

山东省卫生厅骨科医师继续教育讲习班留念

1998 年

(1)1998 年 3 月,在京召开中华骨科学会脊柱外科学组会议,任命青岛医学院附属医院陈伯华为学组秘书。

(2)1998 年 5 月,解放军总医院骨科刘晓平主任任中华骨科学会肿瘤学组委员。

(3)1998 年 10 月,山东省髋关节疾病基础与临床专题研讨会在济南召开。

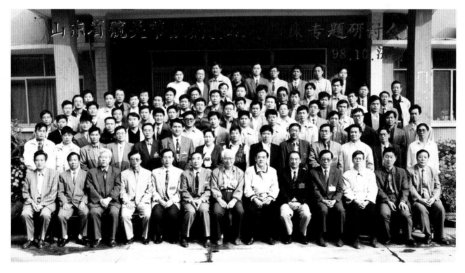

山东省髋关节疾病基础与临床专题研讨会在济南召开

(4)山东医科大学骨科赴台湾参加骨科年会。

(5)泰山医学院、青岛市第二人民医院赴新加坡参加骨科会议。

(6)香港中文大学来青岛第二人民医院举办康复医学学习班。

(7)新加坡国立中央医院骨科代表团来青岛、聊城和泰安进行学术访问。

(8)香港大学、美国 ALBANY 大学和青岛大学医学院附属医院进行科研合作。

(9)烟台山医院承办山东省骨科医师继续教育学习班(第二次)。

(10)1998 年 5 月 12 日,中国人民解放军济南军区总医院骨病科承办中华骨科学会肿瘤学组第五届全国骨肿瘤学术会议。

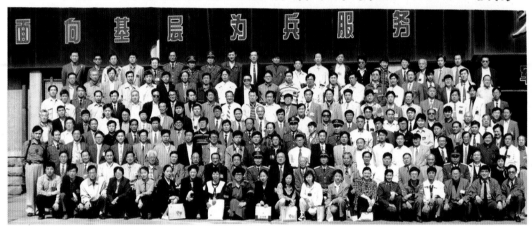

中华骨科学会肿瘤学组第五届全国骨肿瘤学术会议在济南举行

(11)山东医科大学举办髋关节疾病基础理论与临床研讨会。

(12)青岛大学医学院附属医院举办卫生部骨科继续教育学习班。

(13)山东医科大学建立骨科博士学位点。

(14)山东省人事厅选拔骨科专业技术拔尖人才。

(15)成立山东省创伤骨科研究所——该所附属于青岛大学医学院附属医院。

(16)程国良主任荣获何鲁何利奖。

1999 年

(1)1999 年,再次补充登记了中华医学会骨科分会骨科医生登记表,1998 年、1999 年两次总登记人数约 800 人,山东省 400 所医院中平均有 2 名骨科医生。

(2)威海市骨科专业委员会进行了改选,文登整骨医院谭远超任主任委员。上一届威海市人民医院矫晓昆任威海骨科专业委员会主任委员 11 年,为威海地区骨科的发展作出了巨大贡献。

(3)1999 年 4 月,在文登召开了威海市骨科学术会议,邀请中国脊柱脊髓杂志主编张光铂教授及任玉珠教授等作了专题报告。

(4)1999 年 5 月,山东省骨科专业委员会成立了关节外科学组。山东医科大学王韶进主任担任学组组长,青岛大学医学院附属医院王英振、胜利油田医院许卫东、潍坊地区人民医院李汉秀、烟台山医院张树栋、山东省立医院张伟任副组长。

(5)1995 年 5 月,烟台山医院与香港大学医学院骨科学系成立了关节外科中心。

（6）1999 年 5 月,401 医院承办了"国际手外科会议"。国外来宾 40 余名,国际著名手外科专家 Buncke 作了专题学术报告。

（7）1999 年 5 月,山东省立医院举办了"全国带锁髓内针固定学习班",会议聘请了新加坡、中国香港及内地的知名专家举行学术讲座及手术示教。此项工作对推动我省带锁髓内针固定的方法起到积极作用。

（8）1999 年 5 月,潍坊地区人民医院承办了"第三期山东省卫生厅骨科医师继续教育学习班"。会议邀请世界著名骨科专家香港大学梁智仁教授、韩国延世医科大学金南永教授共 6 位教授作了专题讲座并手术示教。参加会议人数约 100 人。

（9）1999 年 11 月,烟台山医院承办了"第一届山东省骨科专业委员会关节外科学组学术会议"。会议邀请韩国 In Kwon Kim 教授、香港大学邓伟文医生、北京积水潭医院毕五蝉教授和刘沂教授作了专题报告及手术示教。参加会议人数有 200 余人。

（10）1999 年 11 月,聊城地区召开了骨科学术会议,参加会议人数 70 余人。会议邀请山东医科大学第一附属医院李牧教授、二附院王集锷教授、青岛大学医学院附属医院胡有谷教授作学术报告。

（11）1999 年 12 月,滨州地区召开了骨科学术会议,参加会议人数 80 余人,会议进行了学术交流,邀请青岛大学医学院附属医院胡有谷教授作学术报告。

（12）1999 年 12 月,青岛大学医学院附属医院举办了"腰椎间盘突出症国家级继续教育学习班",参加人数 60 余人。

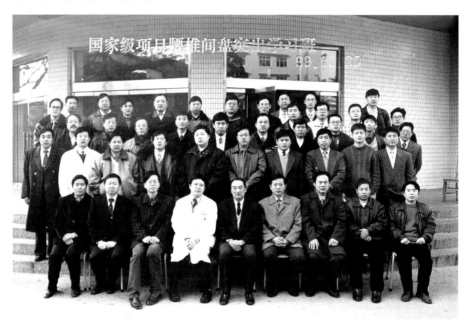

腰椎间盘突出症国家级继续教育学习班在青岛举行

（13）青岛市第二人民医院侯希敏主任与香港伊丽莎白医院共同举办了"骨与关节康复学习班"。

（14）山东省骨科有了明显发展。除文登整骨医院为骨科专科医院外,一些综合医院已发展成以骨科为重点的医院,如烟台山医院 600 张床位中,骨科床位就占 287 张;临沂地区人民医院单独建立附属骨科医院,初步床位 150 张;山东中医药大学附属医院骨科床位 150 余张。此外,如烟台毓璜顶医院骨科、青岛市立医院骨科均增加了床位数,后者将成立关节外科中心。山东医科大学一附院、山东省立医院骨科均成立了专业组。

(15)科研工作有较大发展。如莱阳中心医院"手指逆行岛状皮瓣修复同指远侧组织缺损"、潍坊地区人民医院"复杂髋臼骨折的临床研究"、青州市人民医院"颈椎前路环锯的设计"以及临淄人民医院"非影像学定位腰椎椎弓根的置入"等。

(16)骨科专业工作某些领域已达国内领先水平或国际先进水平。山医大附院、青医附院在柱内固定方面做了较多工作。如高位胸椎的椎弓根内固定系统的应用,齿状突骨折内固定等。全髋关节置换除用国产类型外,国外的各种类型的全髋已在我省应用。文登整骨医院每年应用进口全骨髋置换 50 余例。青医附院开展了一期双侧全髋置换,全膝置换已在山东省立医院、青医附院、烟台山医院独立开展。齐鲁石化总医院、济南第四人民医院开展了腰椎间盘突出症的窥镜手术。省立医院创伤外科所作的带锁髓内针固定的病例在全省为首位。

2000 年

(1)2000 年 5 月 5～9 日,在博山市由淄博市第一人民医院承办"第四期山东省卫生厅骨科医师继续教育学习班"。会议期间邀请日本弘前大学医学院原田征行等 4 位教授及香港大学等教授讲学和手术示教。

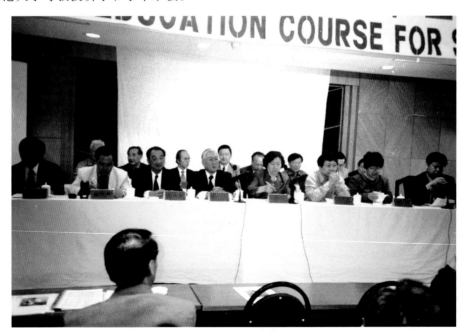

第四期山东省卫生厅骨科医师继续教育学习班在淄博召开

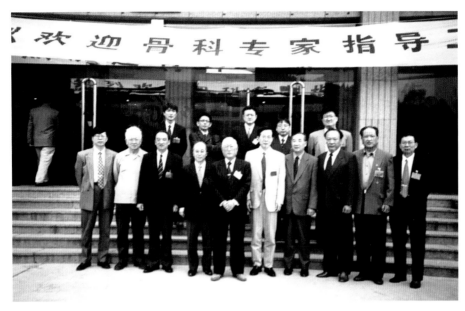

日本弘前大学医学院原田征行等4位教授来鲁讲学和示教

（2）2000年10月，在济南召开"山东省第七届骨科学术会议"。

（3）依据省医学会的要求，山东省骨科专业委员会换届，换届工作由省医学会主持。选举23名委员。骨科专业委员会委员的聘任按照省医学会要求及中华医学会章程规定聘任。

（4）临沂地区力争年内建立骨科专业委员会，各地、市骨科专业委员会若进行改选换届，安排于9月份以前。

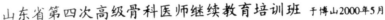

山东省第四次高级骨科医师继续教育培训班 于博山2000年5月

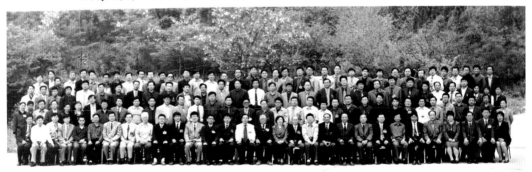

山东省第四次高级骨科医师继续教育培训班在淄博举行

2000年10月，山东省医学会学科专业委员会进行了换届选举，济南军区总医院蔡锦芳教授当选主任委员，王集锷、汤继文、周东生、于锡欣、陈晓亮、王韶进教授当选副主任委员，胡有谷教授为名誉主委，梁进教授任学会秘书。

2001 年

(1)组织成立了骨科创伤、肿瘤及脊柱外科学组。除关节外科学组在第五届委员会工作阶段业已成立外,骨科四大专业学组中其他三个学组是在第六届委员会工作阶段成立的。首先是创伤外科学组,成立后在山东菏泽举办了第一次创伤骨科学术交流会,周东生教授当选为组长。会议邀请张铁良、王亦璁、张春才等著名专家参加。这是第一次在菏泽举办的全省骨科会议,当地领导出席了会议,会议举行得热烈而隆重。

(2)淄博人民医院骨科承办了山东省第一届骨盆与髋臼骨折学术研讨会,国内主要专家如王满宜、张春才等出席会议并讲课,为我省骨盆外科的发展作出了重要贡献。

2002 年

(1)山东省第二届骨肿瘤学术会议在济南召开,刘晓平教授任第二届骨肿瘤学组组长,会上交流了骨肿瘤治疗经验,提出了山东骨肿瘤规范化治疗指导意见。

(2)积极支持、协助各地区骨科专业组织建立并展开活动。在本届委员会工作期间,除一个地区几经努力未能达成共识以外,其余所有地市都实行了地市级骨科专业委员会的与换届,每年都有各地的学术交流活动,有不少国内外专家应邀参加。青岛、潍坊、烟台几乎每月都有骨科学术活动,而且多次把活动扩展至县区驻地召开,使许多最基层的骨科医生都能参加。济南地区每月组织一次骨科疑难病例讨论会,由驻济几所大医院轮流主办。由于有省学会、学组及各地区学术活动的开展,使许多基层医院骨科医生都有机会参加各种类型各种专业的骨科学术活动,全省学术活动空前活跃。

(3)建立各地市骨科专业委员会年度汇报制度。每年省骨科委员与地市骨科专业主任委员都要参加省骨科年会,规定各组组长和各地市骨科专业委员会主委在年会上要尽可能用幻灯报告方式交流,如实地展现各地学术活动开展和新技术新业务开展的情况。不仅交流了组织学术活动的经验,也对各地学术组织负责人是一种鞭策,从而推动我省各个层次更大范围的学术活动开展。

2003 年

(1)2003 年 9 月,脊柱外科学组在济南成立,陈晓亮教授当选组长。

(2)"颈椎与脊柱疾患诊断与手术进展会议"在青岛举办,会议邀请了陈博光、郑成功等专家参加,不仅为我省脊柱外科建立了一个交流的平台,也为两岸学术交流作出了重要贡献。

(3)关节外科学组在王韶进教授的领导下,在威海召开了"山东省人工关节置换学术研讨会",就关节外科焦点与难点问题进行了深入的探讨与交流,对推动我省关节外科发展起到了重要的推动作用。

(4)济南军区总医院举办了"山东省首届国际足踝外科学术交流会",有 500 多位代表参加了会议。国际足踝外科主席高仓义典出席了会议,中华骨科学会足踝组长王正义教授,中华显微外科主任委员陈振光教授,足踝外科学组副组长、北京同仁医院足踝外科主任张建忠教授出席了会议并讲课。会上还举办了蔡锦芳教授主编的国内首部《显微足外科学》的发行仪式,对我省足踝外科发展起到了重要推动作用。同年,该院还举办了显微外科新进展学习班、骨科外固定技术学习班,为这些技术在省内的推广应用作出了贡献。

(5)青医附院在胡有谷、陈晓亮教授的组织下,承办了海峡两岸学术交流会议,这些会议后来逐渐发展为每年一次的鲁台骨科学术交流会议,成为山东省两岸交流的重要平台,得到了我省领导的高度评价。

(6)齐鲁医院李建民、郑燕平教授举办了"山东省首届胸椎疾患学术交流会议",是继颈椎、腰椎之后,在国内首次举办的胸椎疾病交流会议。国内脊柱外科主要专家均出席会议,对胸椎外科的发展起到了重要的推动作用。

2004 年

(1)2004 年 10 月,山东省专业委员会主办山东省第八届骨科学术大会,近 600 名骨科同道参加会议。这是山东省一次骨科盛会,会议邀请了多位国内骨科新秀参加,其中有北京 301 医院王岩教授、北京积水潭医院田伟教授、上海华山医院徐建光教授,他们后来都成为中华骨科和手外科学会的主任委员。本次会议规模及交流的内容反映出山东省骨科在全体骨科同仁齐心协力的推动下,上了一个新台阶,进入了国内先进行列,部分学科专业如显微外科技术、脊柱外科椎间盘疾患诊治技术等已达到国内甚至国际先进水平。特别可喜的是,我省一批自行研制、拥有自主知识产权的先进骨科器械闪亮登台,包括治疗腰椎骨折的弧轨自锁弓根螺钉系统、治疗长骨骨折的远端锁孔导航磁力带锁髓内钉、治疗胫骨下端骨折的拱状叉形钢板等。这些巧妙的科学发明堪称开拓骨折微创手术的利器,为我省创伤骨科整体赶超国内先进水平筑建了一个扎实的平台。

(2)2004 年 10 月,山东省医学会第七届骨科学分会在济南成立。

(3)2004 年 10 月,山东省医学会第七届骨科学分会脊柱外科学组成立。

(4)2004 年 12 月,山东省第七届骨科学会第一次工作会议在济南召开。

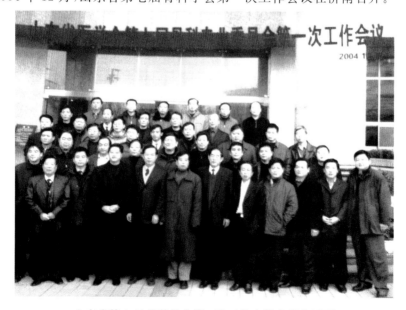

山东省第七届骨科学会第一次工作会议在济南召开

2005 年

(1)2005 年 9 月,全国臂丛神经损伤暨创伤骨科学术会议在青岛召开。

(2)2005 年 10 月,全国骨组织工程会议在青岛召开。

(3)2005 年 10 月,全国中医骨伤科临床治疗研究新进展学习班在文登举行。

(4)2005 年 12 月,山东省第七届骨科学会在济南进行了 2005 年度工作总结。

2006 年

(1)2006 年 5 月 19~21 日,济南军区总医院骨病科承办了 2006 年继续教育项目"山东省暨济南军区人工关节翻修新进展研讨会"。会议采取专题讲座与会议交流相结合的形式进行,会议邀请了王继芳、裴福兴、郭卫、王爱民、蔡郑东、李建民、王韶进、张树栋、张伟、李佩佳、邹云雯、于秀淳、付志厚等国内著名人工关节外科专家就相关问题作专题报告。

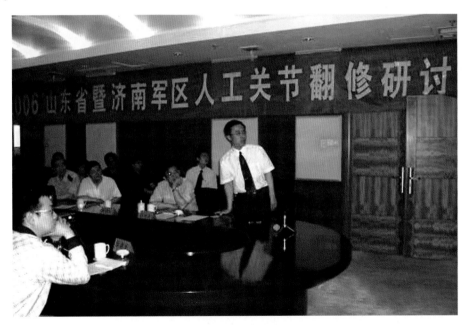

山东省暨济南军区人工关节翻修新进展研讨会在济南召开

(2)2006 年 6 月,第七届骨科学会建立了山东省骨科网。

(3)2006 年 6 月,召开山东省第二届创伤外科学学术会议。

(4)2006 年 6 月,成功举办第八届全国骨肿瘤学术会议(青岛)。

(5)2006 年 11 月,召开第七届骨科学分会,对 2006 年度进行工作总结(济南)。

(6)2006 年 11 月,召开山东省医学会骨科专业委员会工作会议。

(7)2006 年 12 月,山东中西医结合学会骨科专业委员成立大会暨首届新技术继续教育培训班在济南召开。

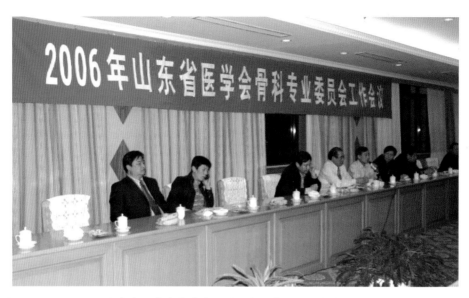

山东省医学会骨科专业委员会工作会议在济南召开

2007 年

（1）2007 年 5 月，第二届华东地区骨科学术大会暨山东省第九次骨科学术会议在济南召开。

（2）2007 年 6 月，第一届台鲁骨科研讨会在台北召开。

（3）2007 年 7 月 13～15 日，济南军区总医院骨病科承办的第十届骨科新进展、新技术学术研讨会暨《中华骨科杂志》优秀论文评选在济南召开。

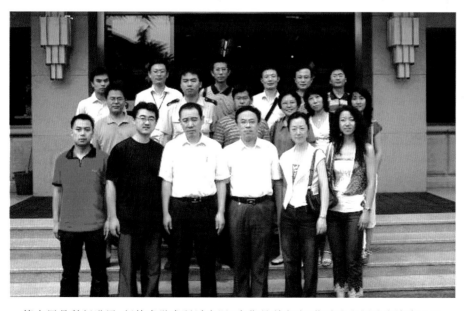

第十届骨科新进展、新技术学术研讨会暨《中华骨科杂志》优秀论文评选在济南召开

(4)2007年11月,青岛市医学会骨科、创伤、显微外科学会年会在青岛召开。

2008年

(1)2008年1月,山东省医学会骨科学分会第八届委员会会议在济南召开。

(2)2008年3月,中华医学会骨科分会创伤学组学术研讨会在济宁召开。

(3)2008年7月,山东省骨肿瘤诊治论坛暨第三届骨肿瘤学组成立在日照成立。

(4)2008年8月,《中华骨科杂志》山东地区审稿会在泰安召开。

(5)2008年8月,承担了奥运会青岛赛区的部分医疗保障工作。

(6)2008年11月,积极参与中华医学会第十届骨科学术会议暨第三届国际COA学术大会。周东生主任委员被大会评为抗震救灾模范。

(7)2008年12月,山东省医学会第八届骨科学分会2008年度工作总结及专家联谊会在济南召开。

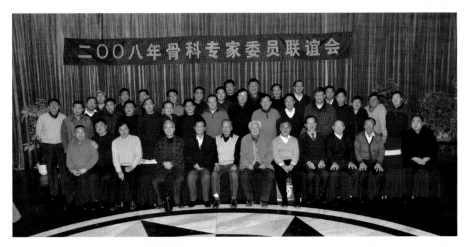

2008年度工作总结及专家联谊会在济南召开

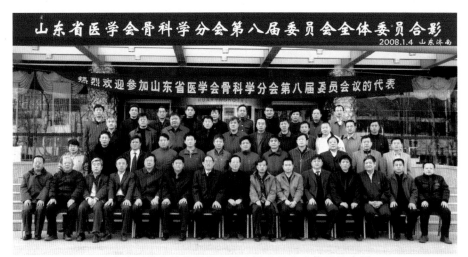

山东省医学会骨科学分会第八届委员会全体委员合影

2009 年

(1)2009 年 2 月,中华医学会骨科分会创伤骨科培训班在莒县举行。

(2)2009 年 4 月,山东省医学会第八届骨科学分会脊柱外科学组在济南成立。

(3)2009 年 4 月,日照医学会骨科分会在日照成立。

(4)2009 年 4 月,第二届海峡两岸骨科论坛在济南举行。

(5)2009 年 4 月,《中华骨科杂志》山东地区审稿会在青岛召开。

(6)2009 年 5 月,东营市骨科新进展研讨会在东营召开。

(7)2009 年 7 月,中华骨科协会创伤学组换届会议在威海召开。

(8)2009 年 8 月,全国老年创伤骨科学术会议在淄博成功举办。

(9)2009 年 8 月,第九届全国骨盆与髋臼骨折诊疗新进展暨国际创伤骨科研讨会在日照举行。

(10)2009 年 9 月,首届环渤海国际脊柱、关节与运动医学高峰论坛在潍坊成功举办。

(11)2009 年 9 月,AO 创伤基础培训班在烟台召开。

(12)2009 年 10 月,承担了中华人民共和国第十一届全国运动会医疗保障工作。

(13)2009 年 11 月,山东省脊柱非融合技术研讨会暨山东省骨科学会脊柱外科学组年会在青岛召开。

(14)2009 年 12 月,山东省第十次骨科学术会议、驻济老专家联谊会在济南召开。

2010 年

(1)2010 年 4 月,第三届台鲁骨科学术交流论坛在台北召开。

(2)2010 年 5 月 9 日,济南军区总医院骨病科承办的山东省单髁关节置换学术研讨会在济南召开。

(3)2010 年,山东省骨科学会积极申办 2010 年中华医学会第十二届骨科学术会议暨第五届 COA 国际学术大会。

(4)2010 年 2 月,中华医学会骨科分会创伤学组第三次在鲁巡回演讲暨创伤骨科培训班在聊城召开。

(5)2010 年 5 月,第二届全国骨肿瘤治疗进展及其他并发症防范策略学术研讨会在淄博成功举办。

(6)2010 年 5 月,山东省医学会、山东省医学会骨科学分会及济南市医学会在济南共同举办"关注骨骼,关爱健康"暨中华医学会骨科学分会成立 30 周年大型义诊及科普活动。

(7)2010 年 6 月,济南军区总医院骨病科承办《中华骨科杂志》山东区审稿定稿会。

(8)2010 年 8 月,成功举办第四届骨盆、髋臼创伤研讨会暨第二届全国骨科导航高峰论坛(济南)。

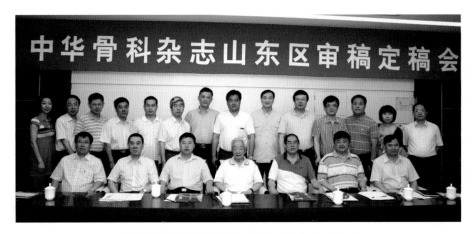

《中华骨科杂志》山东区审稿定稿会在济南举行

(9)2010年8月,在山东省立医院成立美敦力亚太地区导航培训中心。

(10)2010年11月,积极参与中华医学会第十二届骨科学术会议暨第五届国际COA学术大会。在COA开幕式上,大会授予山东骨科学会"COA最佳组织奖"。

(11)2010年12月,山东省医学会第八届骨科学分会关节镜学组成立。

2011年

(1)2011年1月,召开2010骨科学会工作总结及2011年驻济专家新春联谊会。

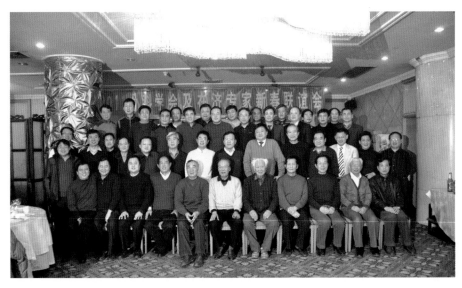

2010骨科学会工作总结及2011年驻济专家新春联谊会合影

(2)2011年3月,召开中华医学会骨科分会创伤学组第四次在鲁巡回演讲暨创伤骨科培训班(临沂)。

(3)2011年3月,《中华骨科杂志》审稿会在威海召开。

(4)2011年4月,山东省医学会第八届骨科学分会创伤学组在济南成立。

（5）2011年4月,山东省医学会第八届骨科学分会骨质疏松学组在济南成立。

（6）2011年5月,第四届中国医师协会骨科医师分会年会在济南成功举办。

（7）2011年8月,中国抗癌协会肉瘤专业委员会骨转移瘤学组第一次工作会议暨全国骨转移性肿瘤诊治专题研讨会在泰安召开。

（8）2011年8月,山东省医学会第四届山东省骨肿瘤学组在济南成立。

（9）2011年8月,《中华外科杂志》脊椎外科审稿会在青岛召开。

（10）2011年8月,第四届全国骨盆髋臼骨折新进展研讨会暨学习班在威海举行。

（11）2011年10月,《中华骨科杂志》终审定稿会在济南召开。

（12）2011年11月,第四届海峡两岸（鲁台）骨科学术论坛暨山东省第十一次骨科学术会议在济南召开。

（13）2011年12月,山东医学会第九届骨科学分会在济南成立。

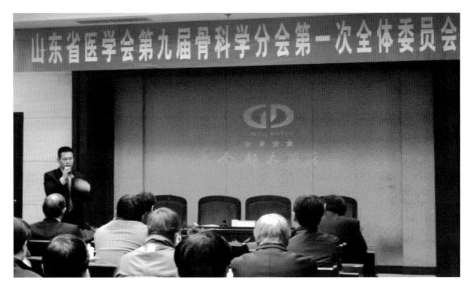

山东省医学会第九届骨科学分会第一次全体委员会在济南成立

（14）2011年12月,山东省医学会第九届骨科学会年终工作会议在济南召开。

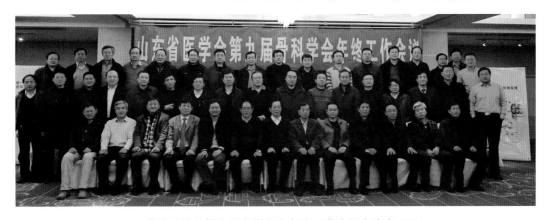

山东省医学会第九届骨科学会年终工作会议在济南召开

(15)2011 年 12 月,改版山东省骨科网成为山东省医学会骨科学分会官方网站。

(16)2011 年 12 月,选拔山东省骨科网通讯员负责各地宣传工作。

2012 年

(1)2012 年 4 月,"方圆论坛"在潍坊召开。

(2)2012 年 4 月,骨质疏松与骨折论坛暨第五届方圆工程演讲赛在济南召开。

(3)2012 年 5 月 5～6 日,山东省医学会骨科学分会青年委员会成立大会及第一届青年医师骨科论坛在山东聊城召开。

(4)2012 年 5 月 11 日,济南军区总医院骨病科承办的山东省第五届骨肿瘤学术会议在济南召开,成立了山东省医学会骨科学会第五届肿瘤学组。于秀淳教授任组长。

(5)2012 年 5 月 25～27 日,李建民主任率队参加在武汉召开的第十三届全国骨肿瘤会议。

(6)2012 年 5 月 26 日,在莱芜市召开"中华医学会骨科学分会创伤学组专家义务巡回演讲暨创伤骨科培训班"。

(7)2012 年 6 月 2～3 日,由烟台市医学会骨科分会主办,烟台市烟台山医院创伤骨科承办的烟台市骨外固定技术培训班在烟台市烟台山医院友谊报告厅成功举办。

(8)2012 年 6 月 17 日,在济宁党校大厦顺利举行"2012 年《中华骨科杂志》彩虹行动"在鲁巡回演讲。

(9)2012 年 6 月 23 日,在淄博市张店区成功举行山东省第二届骨质疏松学术研讨会。

(10)2012 年 6 月 23 日,山东省第一届骨科沙龙在青岛召开。

(11)2012 年 7 月 7～8 日,临沂市医学会骨科专业委员会二届一次会议在临沂市委党校召开。

(12)2012 年 7 月 12 日,由山东省骨科学会主办、济南军区总医院骨病科承办的山东省第二届单髁关节置换学术研讨会暨牛津单髁膝关节置换手术 35 周年中国巡回论坛在济南召开。

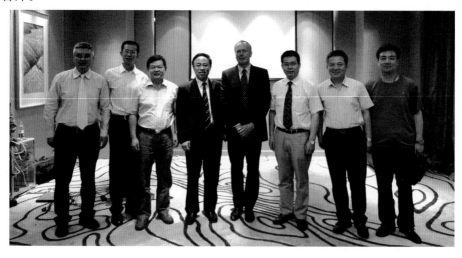

2012 年山东省第二届单髁关节置换学术研讨会在济南举行

（13）2012年7月28日，第五届台鲁骨科交流研讨会在台湾新竹召开。

（14）2012年8月10日，在山东省临沂市召开微创学组成立会议。

（15）2012年8月17～18日，中国第二届数字骨科学术会议暨微创骨科新技术研讨会于在海滨城市山东日照举行。

（16）2012年9月1～2日，在聊城市召开2012山东肿瘤性骨缺损修复与重建学术会议暨聊城市中医药学会骨科专业委员会第三届学术研讨会。

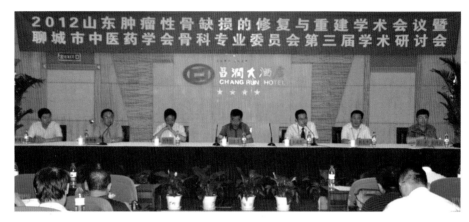

2012年山东肿瘤性骨缺损修复与重建学术会议在聊城召开

（17）2012年11月14～18日，山东省骨科学分会组织代表770人参加在北京国家会议中心隆重召开的中华医学会第十四届骨科学术会议暨第七届COA国际学术大会，取得骄人成绩。

（18）2012年12月29日，山东省医学会骨科学分会第九届委员会2012年工作会议暨《山东省骨科志》编纂工作会议在济南召开。

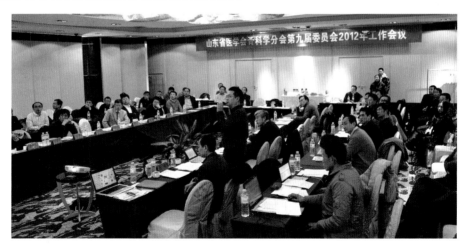

山东省医学会骨科学分会第九届委员会2012年工作会议在济南召开

（19）2012年10月20～21日，日照市医学会骨科学专业委员会在日照市天成大酒店召开2012年年会暨骨科新技术、新进展学术研讨会。

(20)2012 年 12 月 30 日,山东省医学会骨科学分会第九届委员会微创学组第二次工作会议在济南召开。

2013 年

(1)2013 年 5 月 10～11 日,在潍坊市召开中国抗癌协会肉瘤专业委员会保肢学组第五届保肢会议暨 2013 年山东省骨肿瘤学术会议。

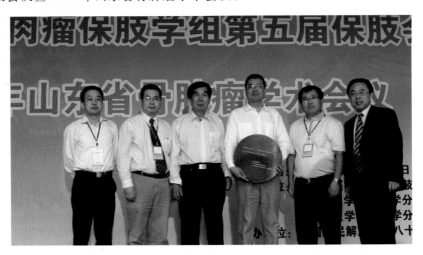

2013 年山东省骨肿瘤学术会议在潍坊召开

(2)2013 年 6 月 13～16 日,山东省第十二次骨科学学术会议、第二届山东骨科沙龙及第二届山东省骨科青年医师论坛在济南成功举行。

(3)2013 年 7 月,济南军区总医院骨病科承办了牛津单髁关节置换国际学术研讨会及教程。

(4)2013 年 8 月,由临沂市骨科医院成功举办"2013 年《中华骨科杂志》彩虹行动"临沂站巡回演讲。

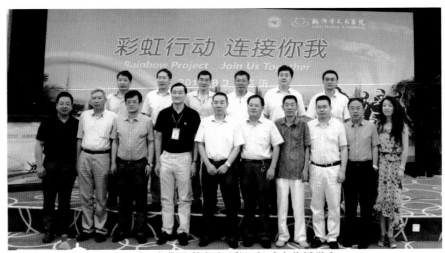

2013 年《中华骨科杂志》彩虹行动在临沂举办

(5)2013 年 9 月 28 日,由山东省骨科学会微创学组主办,济南军区总医院骨病科承办的山东省首届脊柱微创椎间孔镜学术研讨会在济南召开。

历任主委

王志先

1981 年至 1985 年 9 月,担任山东省医学会第一届骨科学分会主任委员。

王志先(1912～2001),早年毕业于日本京都大学,于 1950 年在山东省立医院创建骨科。曾担任山东省政协常委、省人大代表、省骨科学会主任委员、山东医学院教授。历任第一、二届《中华骨科杂志》编委。

王志先主委多年致力于骨关节病研究,是我国最早开展脊柱结核经胸病灶清除者和较早开展动物肢体再植与移植实验者之一,在全国骨科界享有较高声誉。20 世纪 50 年代中期,在我国首先开展了脊柱结核经胸病灶清除术,并取得良好效果。1959

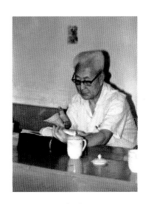

王志先

年,在国内最先发现和报道了"脊柱结核椎旁脓肿破溃入肺"并发表于 1962 年《中华医学杂志》外文版。1960 年成功地进行了兔和狗的断肢再植实验,改进血管吻合方法为血管套接法和尼龙单丝血管吻合法并成功应用于临床;该实验相关文献发表在《山东医刊》1960 年第 3 期上。在 2008 年的国际显微外科大会上,王志先教授被称作"世界显微外科的先驱者、世界上第一个做断肢再植与肢体异体移植动物实验的人"。我国显微外科著名专家杨东岳教授也曾师从王志先教授。

王志先教授 1965 年调到泰安地区人民医院工作,2001 年 12 月 21 日逝世,享年89 岁。

张学义

1985 年 10 月至 1989 年 3 月,担任山东省医学会第二届骨科学分会主任委员。

张学义(1919～2006),1947 年毕业于齐鲁大学医学院,获医学博士学位。他从事骨外科医疗、教学、科研工作 40 多年,历任外科副主任、外科教研室副主任、手术学基础教研室副主任。1979 年晋升为教授,培养硕士研究生 9 名及一批骨科专业医师。曾于 1954 年创用酒精保存异体骨,在国内率先建立"酒精骨库",用于"异体半关节移植"治疗骨肿瘤,术后无排斥现象,效果满意。开展的新技术还有"氯喹治疗胶原病""秋水仙碱治疗腰椎间盘突出症""封闭疗法""股骨颈骨折内固定术""膝关节结核

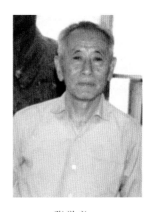

张学义

加压融合术""股骨髁上外侧 V 形截骨术治疗膝外翻""皮肤关节成形术"等,均取得满意效果。参加编著《外科学》《急症外科学》《膝关节外科》《手术解剖学》等,并发表学术论文30 余篇。

张学义教授曾任市政协委员,中华骨科学会第一、二届委员,山东分会主任委员。历任中国康复协会理事、中国康复医学会山东分会肢体伤残专业委员会顾问。1954 年加入中国民主同盟。

王永惕

1989 年 4 月至 1993 年 12 月,担任山东省医学会第三届骨科学分会主任委员。

王永惕,1927 年 3 月生,祖籍江苏省镇江市。曾任第四、五届中华医学会骨科学会全国委员会委员,山东省骨科学会主任委员,政协山东省第六届委员等。

1947 年考入七年制私立齐鲁大学医学院。1958 年与骨科元老赵常林教授结为师徒关系,是其唯一的门徒。1983 年晋升为教授,1987 年任骨科外科主任,1992 年 65 岁退休返聘至今。

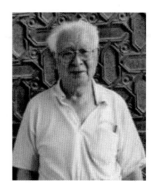

王永惕

王永惕教授自 20 世纪 50 年代末即参与开展皮肤关节成形术工作;60 年代在省内开展"挤压综合征及筋膜腔高压症"的诊治,并在省内开展"颈椎前方减压植骨及胸膜外胸椎前外侧减压植骨术";70 年代自国外引进"股方肌骨瓣移植治疗股骨颈骨折及同种异体半关节移植术"(1997 年在武汉中华医学会全国外科学术会上首次报告,后被衍用于治疗股骨头缺血性坏死),创用"经膝髓内针治疗股骨干中下段交接处骨折"(1978 年在大同全国骨科学会上首次报告);90 年代初展开"腰椎椎板截骨再植处理椎管内及椎管疾病"。1990 年曾作为访问学者赴美国肯塔基大学医学中心研修。发表论文近 40 篇,参加编写专业书籍 10 余部,主要有《急症外科学》(第 3 版)、《膝关节外科》(第 1 版)。培养硕士研究生共毕业 9 名。1993 年被国家批准享受政府特别津贴。

胡有谷

1993 年 10 月至 2000 年 10 月,担任山东省医学会第四届、第五届骨科学分会主任委员。

胡有谷,1936 年 10 月生,江苏市常州市人,中共党员。青岛医学院医疗系第一届毕业生,1961 年 9 月毕业后,留校在青岛医学院附属医院骨科工作,主要从事骨科临床及基础研究工作。先后任青岛医学院外科教研室主任、骨科主任,青岛大学医学院附属医院副院长,山东省创伤骨科研究所所长,青岛大学医学院附属医院骨科首席医学专家和终身医学专家。为中华医学会骨科学会第五届委员、第六届常务委员,中华骨科学会第五届脊柱外科学组组长,中国康复医学会第三、四、五届脊柱脊髓损伤专

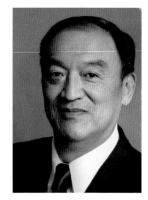

胡有谷

业委员会委员,系国际矫形、创伤学会会员、华裔骨科学会理事、中华医学会青岛分会常

务理事,并在《中华骨科杂志》《中华外科杂志》等多家学术期刊任职。

承担卫生部、山东省教委、山东省卫生厅等九项科研项目,国家自然科学基金课题 2 项。发表论文 220 余篇。主编学术著作 2 部,主译 1 部,参编著作 32 部。获各类科研奖励 17 项,其中首位包括全国卫生科学大会奖 1 项,卫生部科技进步二等奖 1 项,山东省科技进步二等奖 2 项。1988 年、1995 年被评为"山东省专业技术拔尖人才",1992 年 10 月享受"政府特殊津贴",1999 年 12 月获"全国卫生系统先进工作者"荣誉称号。

蔡锦芳

2000 年 10 月至 2004 年 10 月,任山东医学会骨科分会第六届主任委员。

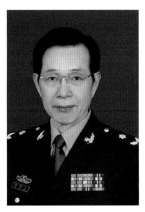

蔡锦芳,1962 年 8 月入学入伍,1967 年 12 月第二军医大学医疗系本科毕业,现任济南军区总医院外科教研室主任、全军创伤骨科研究所所长、骨创伤外科主任医师、第二军医大学教授、博士生导师、博士后科研工作站指导教师。曾任中华显微外科学会副主任委员,山东省康复医学会修复重建专业委员会主任委员,华裔骨科学会委员,中华骨科学会创伤学组顾问,中华骨科学会足踝外科学组委员。

蔡锦芳

先后创造了"足跟再造"、"前足再造"等"二十个世界之最",创立了一门新的学科——《显微足外科学》。"战伤及灾害伤骨髓炎的预防与治疗"获全军医药卫生"十一五"专项科研基金资助,曾先后三次突破了幼儿和婴儿断指再植世界最小年龄的界限,达到该领域国际顶尖水平。先后在国际和国内核心期刊发表论文 258 篇,主编、副主编著作 6 部,参编著作 18 部。获得国家、军队和山东省科技进步奖 36 项。他先后荣立二等功 3 次、三等功 4 次,1991 年获得"国家有突出贡献中青年专家称号",1992 年开始享受国务院政府特殊津贴,1999 年被中央军委记二等功,1997 年曾获得中国工程院院士候选人提名,2001 年被全国科协授予"全国先进科技工作者"称号,2009 年被授予"济南军区专业技术突出贡献奖",2010 年获"中国显微外科突出贡献奖",2011 年被评为"首届山东省十大名医"。

周东生

2004 年 10 月至 2011 年 10 月,担任山东省医学会,第七、八届骨科学分会主任委员。

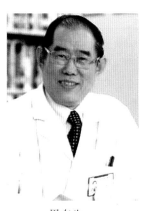

周东生教授,主任医师,博士生导师。第八、九届中华医学会骨科学学会委员、第七、八、九届创伤外科专业组委员,第一、二、三界中国医师医师协会骨科学分会常务委员,第二届创伤骨科工作委员会副主任委员,第四、五、六届中华医学会创伤学分会骨与关节学组委员,第五届中华医学会医学工程学分会数字骨科学组副组长,中华医学会医疗鉴定专家库成员,第十届中国康复医学会创伤康复专业委员会副主任委员,第五、六届中国康

周东生

复医学会脊柱脊髓损伤专业委员会委员，中国康复医学会骨与关节及风湿病专业委员会委员，第四届中国残疾人康复协会理事会理事，第三届中国残疾人康复协会肢体残疾康复专业委员会副主任委员，中国残疾人康复协会脊髓损伤康复专业委员、国际脊髓学会中国脊髓损伤学会专家委员会委员，第一、二届中国医药生物技术协会计算辅助外科技术分会委员、常务委员，中国医促会骨科专业委员会骨折与软组织修复学组委员，海峡两岸医药卫生交流协会骨科专家委员会委员，北京大学交通医学中心专家委员会委员。周东生教授一直从事创伤骨科的临床与基础研究，在创伤骨科及数字化骨科方面有较多的建树和学术成就，促进了我省创伤骨科及数字化骨科的发展，并走在了全国的前列，在国内骨科界享有较高的声誉，尤其是在在骨盆骨折的急救和手术治疗方面做了大量的工作，主编了国内第一部论述骨盆、髋臼骨折救治的专著——《骨盆创伤学》，目前已出第二版，多次刊印，为山东省乃至全国的骨盆创伤救治研究作出了卓越的贡献，其中有不少技术已达国际领先水平。另外，在国内较早、山东省最早引进导航设备，将导航技术引入骨科手术中，使得骨科手术更加微创和精准，并总结经验出版了国内第一部关于骨科导航技术的专著——《实用骨科导航技术》，为促进我国数字骨科的发展，尤其是导航技术的推广应用作出了贡献。周东生教授近年来参与编写了第五版《骨与关节损伤》、第三版《临床骨科学》等多部在骨科界享有盛名的著作。2011年被评为"山东省'十一五'十大创新人物"。2008年因在汶川大地震救灾中表现突出，被中共中央、国务院、中央军委授予"全国抗震救灾模范"称号，被山东省人民政府授予"山东省抗震救灾模范"称号。

李建民

2011年11月起担任年山东省医学会骨科分会主任委员。

李建民，男，1961年10月生，1977年考入滨州医学院临床医学专业，1984年考取中山医科大学骨外科专业硕士研究生，师承著名骨肿瘤专家黄承达教授，1987年获得硕士学位，2003年获得医学博士学位。自2000年起担任山东大学齐鲁医院骨外科主任，并兼骨肿瘤科主任，为山东大学教授、博士生导师，兼任中华医学会骨科学分会委员、中华医学会骨科学分会骨肿瘤学组委员、中国医师协会骨科医师分会常委、山东省医学会骨科学分会主任委员、亚太骨科学会委员、中国抗癌协会肉瘤专业委员会常委及骨转移瘤学组组长、中国残疾人康复协会肢体残疾康复专业委员会副主任委员及脊髓损伤康复专业委员会副主任委员、中国医药生物技术协会骨组织库分会委员等社会职务，并

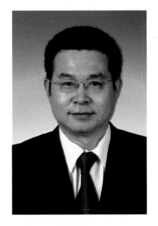

李建民

在多家学术期刊任职。从事骨科临床工作30多年来，专注于骨与软组织肿瘤的临床与基础研究，精通四肢骨肿瘤切除与重建、脊柱肿瘤的全脊椎切除、骨盆与骶骨肿瘤的切除与重建。在国内核心期刊及SCI杂志发表论文数十篇，多次参加或主持国内及国际骨肿瘤或骨科专业大会，曾到英国皇家骨科医院骨肿瘤科及意大利Rizzoli骨科医院脊椎肿瘤科交流访问。主编或副主编骨科学著作6部，主持课题获省科技奖4项。目前承担国家自然科学基金2项、省部级课题4项和山东大学课题1项。

现任副主委

周东生（详见历任主委介绍）。

贾堂宏

贾堂宏,1957年生,山东大学博士生导师、教授。历任济南市第三人民医院党委书记、院长,济南市中心医院党委书记、院长,现任济南市卫生局党委书记、局长,济南市科协兼职副主席,第九、十届省政协委员。1997年、2002年、2008年分别获第五批、第七批、第九批市级专业技术拔尖人才。

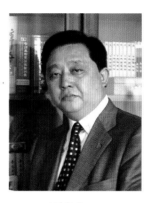

贾堂宏

作为学术带头人,其所领导的团队于20世纪90年代成立了济南市首家手外科救治中心,1996年被山东省卫生厅批准为显微外科重点学科。其倡导成立的济南市急救创伤中心,2003年11月被山东省卫生厅批准成为山东省特色专科,成为山东大学骨创伤博士教学基地。

其先后承担、参与省市课题15项,并参与了国家863课题研究。8项主研科研课题分别获省科技进步三等奖1项,市科技进步一等奖1项、二等奖2项、三等奖4项,主编著作《临床骨科诊断学》等7部,副主编1部,主审著作11部,主译1部。带教硕士研究生32名,博士研究生13名(其中和美国联合培养10名)。是山东省科技项目评审专家,中华医学会科技成果评审专家,中华医学会第23届理事会理事,山东大学学位委员会委员,山东省骨科学会副主任委员,山东省创伤显微外科学会副主任委员。系《美国中华现代医学杂志》主编、《山东医药》常务编委、国际手术医师学会会员。

曾被评为全国卫生系统先进个人、中国名医、全省卫生系统支持工会工作领导干部、全国创先争优先进个人、济南市劳动模范、泉城十大杰出青年;荣获山东省“富民兴鲁”劳动奖章、济南市建功立业劳动奖章、济南市科技进步一等奖;享受国务院政府特殊津贴。

张 伟

张伟,1957年出生,山东文登人。教授,主任医师,硕士生导师。1979年毕业于潍坊医学院,曾赴美国、德国、澳大利亚及我国北京等多家关节外科中心学习进修。现任山东省骨科医院副院长,山东省立医院骨外科副主任、关节外科主任,山东省医学会骨科专业委员会副主任委员,中国医师协会山东省骨科专业委员会副主任委员、关节外科学组副组长,山东省骨质疏松及骨矿盐疾病学会常委,华裔骨科学会理事,《山东医药》编委等。

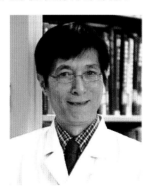

张 伟

在国内较早创立关节外科专业,从事关节外科专业近20年,专门从事各种骨关节病的外科治疗,对膝、髋、肩、肘等部位的疼痛、炎症、畸形、活动障碍及运动损伤有丰富的临床诊治经验,在省内外享有较高的声誉。尤其擅长关节镜手术及多种人工关节置换手术。在其领导下的省立医院关节外科积累了丰富的人工关节置换术及关节镜手术的临床经验,处于全省领先地位。获省(部)级奖励 3 次,参编专业著作 2 部,发表专业论文 20 余篇。

于秀淳

于秀淳,1965 年 12 月出生,医学博士,济南军区总医院骨病科主任、主任医师、教授。骨科学博士生导师。

对骨科疾病的诊断与治疗有较深入的研究,尤其在骨肿瘤、骨关节疾病、脊柱疾病方面。擅长于各种骨肿瘤保肢手术、人工关节置换术、颈椎与腰椎手术。开展新技术、新业务 20 余项,如单髁关节置换术、上颈椎手术、脊柱内固定手术、特制人工关节修复肿瘤性骨缺损,复杂疑难的人工关节置换术、骨盆肿瘤切除与功能重建等技术,均达到国内先进水平。

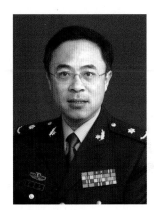

于秀淳

现担任华裔骨科学会脊柱外科分会委员、中国抗癌协会肉瘤专业委员会常务委员、中华骨科学会骨肿瘤学组委员、中华肿瘤学会骨于软组织肿瘤学组委员、全军骨科专业委员会骨肿瘤分会副主任委员、全军骨科专业委员会委员、山东省骨科学会副主任委员、济南军区骨科学会副主任委员、山东省修复重建学会常委;兼任《中国骨肿瘤骨病杂志》编委、《中国矫形外科杂志》编委、《中华骨科杂志》通讯编委、The Chinese-German Journal of Clinical Oncology 等杂志特邀审稿专家。至今已发表论文 90 余篇,获得山东省科技进步二等奖 2 项,军队医疗成果二等奖 2 项,军队科技进步三等奖 1 项,获军队科技进步四等奖 3 项。被第二军医大学授予 A 级教员。主编出版我国第一部骨肿瘤手术学专著——《实用骨肿瘤手术学》。1999 年、2011 年、2013 年各荣立三等功一次。

王韶进

王韶进,教授,主任医师,硕士生导师。山东省第一位骨外科硕士研究生,师从我省骨科奠基人之一的王永惕教授。2005 年获得山东大学博士学位。历任主治医师、副教授、教授,并担任山东大学第二医院骨科主任等行政职务。

以访问学者身份先后到新加坡中央医院、德国汉堡医院学习深造。发表论文 50 余篇。承担多项国家、省市科研课题,获国家国内贸易局科技进步奖二等奖 1 项,山东省科学进步奖二、三等奖各 1 项、山东省科学技术奖三等奖 1 项。在国内率先采用透明质酸钠关节腔注射治疗骨性关节炎并参与了透明质酸钠的研发,在我省率先开展了"全膝关节置换术""关节镜下半月板损伤的治疗""关节镜下重建前后交叉韧带"等手术。开展并创

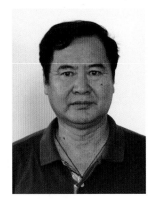

王韶进

新了髋臼重建治疗成人先天性髋关节脱位、强直性脊柱炎髋关节强直的人工关节置换等骨科手术。是我省关节外科学会的发起人之一,也是我省关节外科学组的首任组长。目前担任的社会兼职有中华医学会骨科分会关节学组委员、中华医师学会骨科分会常委、山东省医学会骨科学会副主任委员、山东省医师协会骨科分会副主任委员、山东省运动医疗专业委员会副主任委员,兼任《中华关节外科》编委、JOA 杂志中文版编委、《山东医药》杂志编委等。

陈伯华

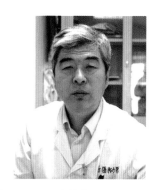

陈伯华,1957 年出生。主任医师,医学博士,博士生导师,青岛市拔尖人才,山东省脊柱外科学组组长,青岛市骨科学会主任委员与学术带头人。现任青岛大学医学院附属医院骨科主任、脊柱外科主任、青岛大学医学院外科教研室副主任、山东省创伤骨科研究所所长。兼任第九届中华医学会骨科分会委员、脊柱外科学组成员、中国康复学会颈椎病专业委员会常委、中国老年学会骨质疏松专业分会副主任委员、海峡两岸医药卫生协会骨科分会总干事、山东省骨科学会副主任委员、脊柱外科学组组长、青岛市骨科学会主任委员等社会职务。同时还担任《中华骨科杂志》等多家学术期刊编委、常务编委、通讯编委等。

陈伯华

1996 年赴美国芝加哥 RUSH 大学骨科部作为客座研究员工作两年。2002 年赴德国海德堡大学骨科医院进修学习,并获得医学博士学位。先后获得山东省、青岛市科技进步奖多项。在省级以上杂志发表专业论文 60 余篇,发表 SCI 论文 8 篇,许多研究成果为国内首次进行或首次报道。主编主译专著 4 部。参编参译专著多部。

张　辉

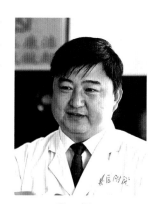

张辉,主任医师,教授。泰山医学院附属医院党委书记,骨科学科带头人,骨科首席专家。兼任泰安医学会骨科学会主任委员、中国肢体残疾康复专业委员会副主任委员、山东省医学会骨科分会副主任委员、山东省医学会创伤分会副主任委员、山东省医师学会副主任委员、山东省中西医结合骨科学会副主任委员、国际骨折固定学会会员(AO/ASIF)、山东省老年学会脊柱与关节专业委员会副主任委员、《中国矫形外科杂志》常务编委、《山东医药》编委、《医学与哲学》编委、亚洲创伤学会会员、省儿麻后遗症研究会副会长。

张　辉

多次赴新加坡中央医院研修学习,在泰安地区率先引入AO 技术治疗全身多发性骨与关节损伤,形成了系列化治疗模式,大大降低了病残率和骨折不愈合率;在省内率先开展了有限手术治疗腰椎间盘突出症,获得了良好的社会效益和经济效益。20 多年前张辉教授参加了泰安市开展的第一台全膝关节置换术,在泰安地区率先开展关节镜技术。现在,张辉教授率领这只年轻的团队每年为数百名严重髋膝关节疾患的患者进行全髋和全膝关节置换,同时在脊柱微创、脊柱返修手术、严重创伤的救治方面做了大量卓有成效的工作。

徐展望

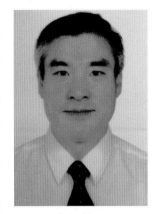

徐展望,1960年出生,山东莱州人。主任医师,教授,博士研究生导师。兼任中华中医药学会骨伤分会委员、脊柱委员会委员,中国中西医结合学会脊柱学组理事,山东省中医药学会骨伤分会副会长,山东省医学会骨科分会副主任委员,脊柱、骨质疏松学组副组长,山东省康复医学会脊柱脊髓损伤委员会副主任委员,《中医正骨》杂志编委。是国家中医药管理局重点专科、山东省重点学科带头人,山东省保健委保健专家,山东省知名专家。曾获山东省医药卫生系统优秀共产党员、山东中医药大学教学名师、山东中医药大学附属医院师德标兵等荣誉称号。

徐展望

主要从事脊柱脊髓损伤、脊柱疾病临床研究工作,开展颅底凹陷症一期后路三维矫形固定融合、人工颈椎间盘置换、脊柱转移瘤切除重建等高难度工作。

现主持省自然基金、厅级课题3项,参与国家(省)自然基金课题2项。其承担课题多次获奖。在国内外学术期刊发表论文20余篇,主(参)编《中医正骨学》《中医骨病学》《中医骨伤科学基础》等国家级教材6部,副主(参)编著作5部。

从事中西医结合骨科临床、教学工作30年,培养大批博士、硕士研究生,积极进行学术传承与人才培养工作。

孙建民

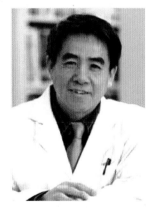

孙建民,1962年出生,山东临朐人。教授,主任医师,博士生导师。1986年毕业于青岛医学院医学系,同年分配至山东省立医院工作,现任山东省骨科医院副院长、山东省立医院脊柱外科主任。兼任山东省骨科学会副主任委员、脊柱外科学组副组长、中华脊柱损伤专业委员会委员、山东省脊柱损伤专业委员会副主任委员、中国组织工程研究与临床康复杂志执行编委、中华临床医师杂志特邀审稿专家。

擅长诊治脊柱的各种疾病,包括颈椎病、腰椎间盘突出症、腰椎滑脱、胸椎间盘突出、胸椎韧带骨化、脊椎畸形等,特别是在脊柱侧弯及强直性脊柱炎后凸等脊柱畸形的诊治方面,病患诊治量省内第一。脊柱截骨和脊柱矫形手术已达国内一流水平,在脊柱畸形这一脊柱外科最复杂疾病的治疗方面达到了国内外

孙建民

先进水平,并在省内率先开展了椎体成形术和脊柱后凸成形术(球囊扩张术),使得所在科室在骨质疏松压缩性骨折的治疗方面与国际同步。在国内较早提出了脊髓损伤后的

低钠血症的治疗,使本科高位脊髓损伤的死亡率有了显著降低。

工作近 20 年来撰写论文 30 余篇,编写和参与编写医学专著 5 部,完成省级课题 3 项,现主持省级课题 2 项。

王英振

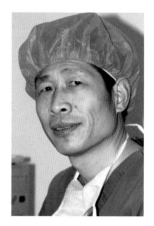

王英振,关节外科主任医师,博士研究生导师,青医附院东院骨科主任。先后师从我国人工关节置换领域学术泰斗、北京大学人民医院院长吕厚山教授和关节镜专家杜莉茹教授,德国著名的人工关节专家 Perter Schuller 教授,华裔骨科学会秘书长、著名的运动医疗专家陈启明教授。为了学习新技术,多次参加国际性学术会议,并多次邀请国内外著名专家来院交流。兼任中华医学会骨科学分会关节学组委员兼膝关节工作委员会执行委员,中国医师协会关节学组常务委员,中华康复学会骨关节学组委员,山东省骨科学会副主任委员兼关节学组副组长,青岛市医学会运动医疗分会主任委员,多家学术期刊编委、特邀编委、通讯编委。

王英振

近年来发表论文 40 余篇,主编《骨科再手术学》,参编著作 4 部。承担国家自然科学基金 1 项,山东省自然科学基金课题 2 项,山东省卫生厅课题 1 项;另外参与国家自然科学基金 1 项,山东省自然科学基金 2 项,青岛市课题一项。数次参与世界级多中心人工关节置换术后 DVT 和肺栓塞防治协作研究。获山东省科技进步二等奖 1 项,青岛市科技进步三等奖 1 项。

郑燕平

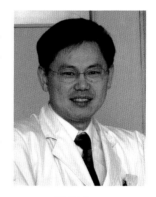

郑燕平,1961 年出生。医学博士,教授、主任医师、博士生导师。1984 年毕业于山东医科大学。中华医学会骨科学分会脊柱外科学组委员、中国康复医学会脊柱脊髓损伤专业委员会委员、国际脊柱畸形学会中国部成员(山东省、河北省、河南省区域唯一成员)、中国康复医学会骨与关节专业委员会常委、中国老年学会脊柱关节专业委员会常委、中国中西医结合学会脊柱专业委员会委员、华裔骨科学会理事、华裔骨科学会脊柱外科分会理事;山东省老年学会脊柱关节专业委员会主任委员,山东省医学会骨科分会副主任委员,山东省医学会骨科分会脊柱组副组长,山东省脊柱脊髓专业委员会副主任委员,山东省医疗事故鉴定委员会专家库成员,多家学术期刊通讯编委、编委。

郑燕平

发表论文 30 余篇。多次参加国际会议发言、参加和主持国内脊柱高峰论坛和学术研讨会。早在 90 年代初期就常规开展后路脊椎截骨、钉棒系统矫正严重脊柱畸形,在国内率先开展了"后路一期全脊椎切除治疗胸椎单脊椎肿瘤手术""应用内窥镜前路微创手术治疗齿状突骨折和颈椎间盘切除及安放椎间融合器""联合颈前后路手术Ⅰ期治疗陈旧性颈椎双侧小关节脱位""上胸段多脊椎楔形截骨治疗强直性脊柱炎大角度脊柱后凸畸形"等。

李　明

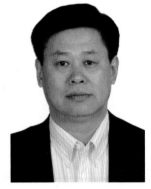

李明，1956年出生。教授，主任医师，硕士研究生导师。齐鲁医院骨科副主任，关节外科主任。兼任山东省医学会骨科分会副主任委员、山东省医师协会骨科分会副主任委员、山东省显微外科分会副主任委员、山东省医学会医疗事故技术鉴定专家库成员、中国残疾人康复协会肢体残疾康复专业委员会副主任委员、中国老年学学会老年脊柱关节疾病专业委员会常委，多家骨科杂志特邀编委。精于脊柱、关节退行性疾病的治疗。

李　明

邹云雯

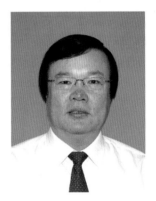

邹云雯，1954年出生。主任医师，教授，博士研究生导师，青岛大学医学院骨科中心名誉主任，终身医学专家，青岛市专业技术拔尖人才。1979年毕业于青岛医学院，1993～1995年国家公派赴英国阿伯丁大学医学院皇家医院骨科留学，师从于国际著名骨科专家Porter教授。1999年在全省率先成立了创伤外科并兼任青岛市第一届创伤外科学会主委。主要技术专长为各类脊柱疾病的手术治疗。已发表论文80余篇，专著6部。近年来获山东省科技进步三等奖2项，山东省医学科技奖三等奖1项，山东省教育厅科技进步一等奖、三等奖各1项，青岛市科技局科技进步二等奖2项。现承担国家自然科学基金1项、山东省自然基金1项、青岛市科技局项目1项，均为首位。

邹云雯

兼任中华医学会骨科学分会第八届全国委员、中华医学会数字骨科学组全国委员、山东省骨科学会副主任委员、山东省骨科医师协会副主任委员、山东省创伤外科学会副主任委员、中华骨科杂志编委、中华创伤骨科杂志编委等。

第二章
山东省骨科学分会学术活动

日益提高的学术地位

山东省目前从事骨科工作的医师已具有相当规模,县级以上的医院骨科已经成为独立的科室,对当地医院的发展作出了巨大的贡献。地市级以上的医院很多已经成立了骨科的亚专业,如脊柱外科、关节外科、骨创伤科、骨肿瘤骨病科、手足外科等。

学术团体任职

经过几代人的努力,目前山东省骨科各专业的发展已经走在全国前列,很多山东省骨科医生在重要的全国学术团体中任职,甚至参加了国际上的学术团体。

山东大学齐鲁医院外科主任张学义教授曾任中华医学会骨科学分会第一、二届委员。山东大学齐鲁医院骨科的王永惕教授曾任第三、四届中华医学会骨科全国委员会委员。胡有谷教授曾任中华医学会骨科学分会第五、六届全国委员及第六届委员会常务委员。陈晓亮教授曾任中华医学会骨科学分会第七届委员会全国委员。邹云雯教授曾任中华医学会骨科学分会第八届委员会全国委员。周东生教授现任中华医学会骨科学分会第九届委员会全国委员。李建民教授现任中华医学会骨科学分会第九届委员会全国委员。陈伯华教授现任中华医学会骨科学分会第九届委员会全国委员。

目前有 2 人任全国脊柱学组的委员,分别是青岛大学医学院附属医院骨科的陈伯华教授和山东大学齐鲁医院骨科的郑燕平教授。有 3 人任全国关节外科学组的委员,分别是山东大学第二医院的王韶进教授、青岛大学医学院附属医院的王英振教授和山东省骨科医院的孙水教授。有 2 人是全国骨创伤学组的委员,分别是山东省骨科医院的周东生教授和山东大学齐鲁医院骨科陈允震教授。有 3 人是全国骨肿瘤学组的委员,分别是山东大学齐鲁医院骨科的李建民教授、杨志平教授,济南军区总医院骨科于秀淳教授。有 3 人为全国关节镜学组委员,分别是青岛市立医院骨科的滕学仁教授、解放军第 89 医院骨科的潘昭勋教授和解放军第 88 医院骨科的孙磊教授。有 6 人为全国运动医疗学组委员,他们是解放军第88医院骨科的孙磊教授、401医院的徐青蕾(上肢创伤组)、千佛山医院骨科的张明教授、山东大学第二医院骨科的王韶进教授(下肢创伤组)、青岛市立医院骨科的杨立明教授(脊柱创伤组)、青岛市立医院骨科的林勇教授(运动康复组)。滕学仁教授为中华医学会运动医疗分会常委兼秘书长,委员有山东大学齐鲁医院骨科的戴国锋教授、解放军第88医院骨科的孙磊教授、泰山医学院附属医院骨科的亓建洪教授和青岛大学医学院附属医院的孙康教授。中华医学会运动医疗分会青年委员会有山东大学齐鲁医院骨科的刘培来副教授和青岛市立医院骨科的张其亮教授。全国手外科学组委员有2人,分别是山东省骨科医院的王增涛教授和青岛401医院的丁小珩主任。全国显微外科学组委员有5人,分别是解放军第89医院的王建立主任、济南军区解放军总医院骨科的曹学成主任、山东省骨科医院的孙文海主任、文登正骨医院的丛海波主任及青岛401医院的丁小珩主任。

后备人才培养

山东省医学会骨科学分会非常重视对年轻骨科医生的培养和栽培。于2012年成立了山东省骨科学分会青年委员会,通过举办各种学术会议专题和讨论会,加强对年轻医生的专业和素质教育,并积极鼓励和创造机会让年轻医生去国外深造学习,给山东省年轻的骨科医生创建了一个很好的学术交流平台。

目前,山东省具有培养高层次骨科专业人才的有利条件。老一代的博士生导师有山东大学齐鲁医院骨科的汤继文教授、山东省骨科医院的张佐伦教授和张金禄教授。新一代的博士生导师有济南军区总医院骨科的蔡锦芳教授,山东大学齐鲁医院骨科的李建民教授、聂林教授、郑燕平教授、陈允震教授,山东省骨科医院的周东生教授、孙水教授,青岛大学医学院附属医院骨科的陈晓亮教授、陈伯华教授、李书忠教授、王英振教授、孙康教授、于腾波教授、孟纯阳教授,山东省中医药大学附属医院骨科的徐展望教授,山东中医药大学第二附属医院的董建文教授,山东威海市文登中心医院的丛海波教授。

科研学术发展

在积极开展临床业务的同时,山东省骨科承载了一些重大科研课题的研究,并取得了很大成就;目前获国家级及省部级科研奖励30余项,出版著作200余部,发表SCI文章90余篇,承担国家继续教育项目20余项。

丰富多彩的学术交流

山东省级会议

山东省医学会骨科学分会秉承学术团体的宗旨,积极组织和推进山东省骨科学术交流和发展,定期举办山东省骨科年会,总结和展示骨科领域内的最新进展和成果。各个学组每年也举办学习班和学术论坛,极大促进了各专业的发展。同时,在骨科学会的组织和要求下，各委员单位积极申请和举办骨科继续教育项目，加强了对基层和年轻医生的培养。

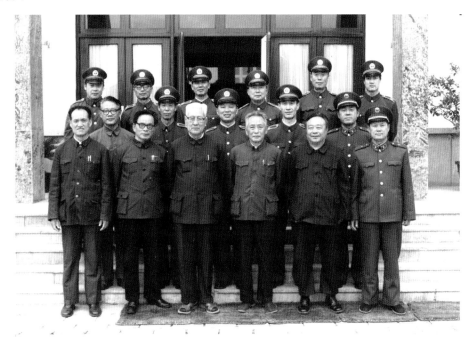

1980 年，山东省第一届骨科学术会议在潍坊举行，酝酿成立山东骨科分会

（前排左起为赵安仁、周秉文、王志先、张学义、米家祥、王成琪；

第二排左一为邵光湘，右一为郑克来）

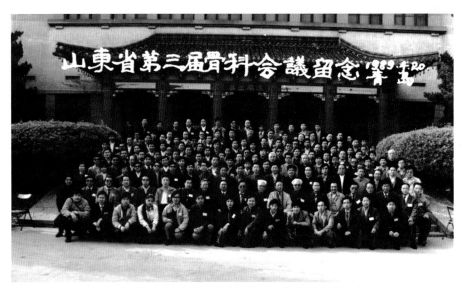

1989 年 4 月，山东省第三届骨科学会换届暨学术交流大会在青岛召开

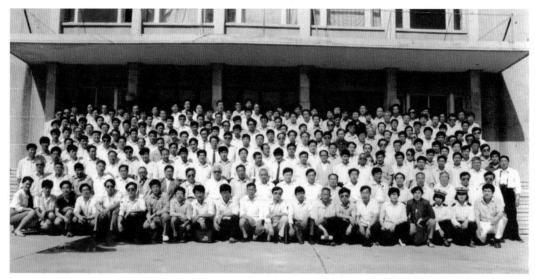

1991 年 6 月，山东省骨科学会暨创伤与脊柱外科交流会在威海召开

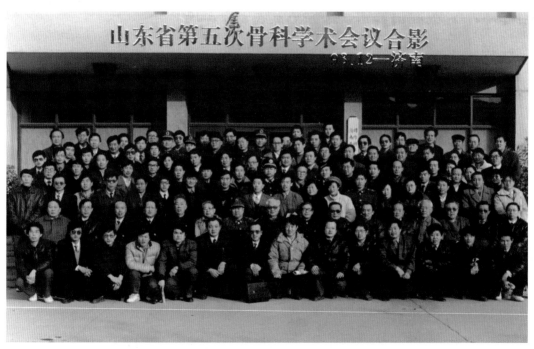

1993 年 12 月，山东省第五次骨科学术会议在济南召开

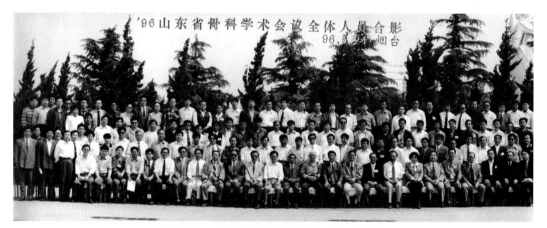

1996年,山东省骨科学术会议全体人员合影

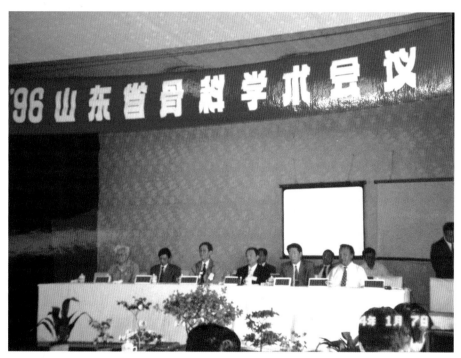

1996年5月,山东省骨科学术交流会在烟台召开

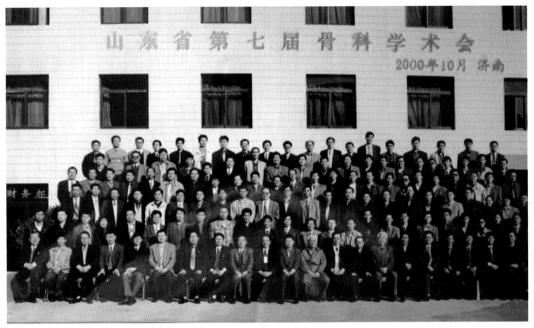

2000 年 10 月，山东省第七届骨科学术会在济南召开

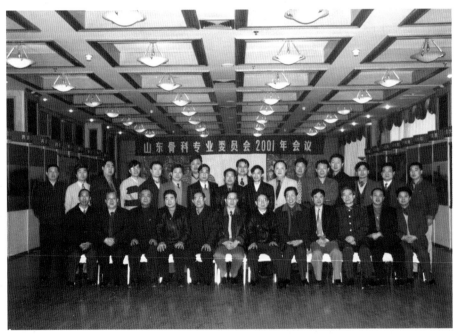

2001 年，山东省骨科学会年会在济南召开

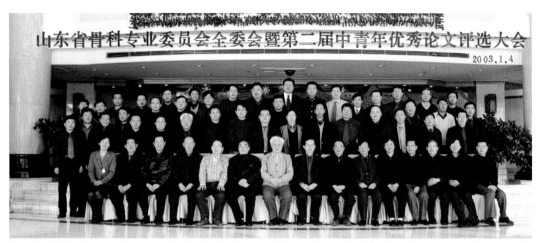

2003 年,山东省骨科学会委员会暨第二届中青年优秀论文评选大会在济南举行

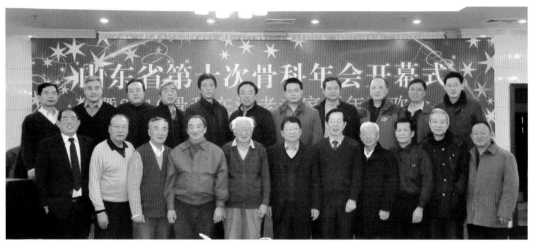

2009 年,第十次省骨科年会开幕式上部分委员与老专家合影

　　2013 年 6 月 13~16 日,在济南成功举办了山东省第十二次骨科学学术会议、第二届山东骨科沙龙及第二届山东省骨科青年医师论坛。大会吸引了来自山东各地的 1000 多名医生参加。会议设主会场及四个分会场,有大会报告、名师讲坛、专题讲座、学术沙龙等多种交流方式,邀请了全国骨科界知名的山东籍骨科专家及在山东工作和学习过的全国知名专家进行专题讲座。会议取得了圆满成功。中华医学会骨科学分会主任委员王岩教授认为,此次会议把多个会议整合成一个大会议来办节约资源和时间,是值得推广的办会模式,不愧是山东省的"COA"(中华医学会骨科分会)。

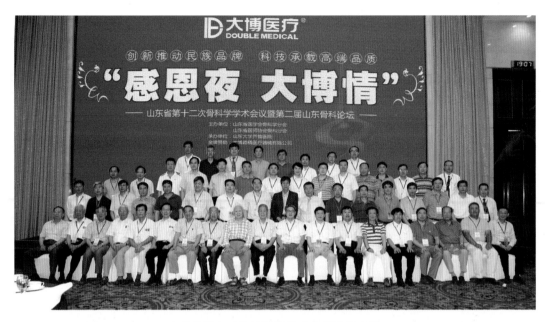

山东省第十二次骨科学学术会议嘉宾合影

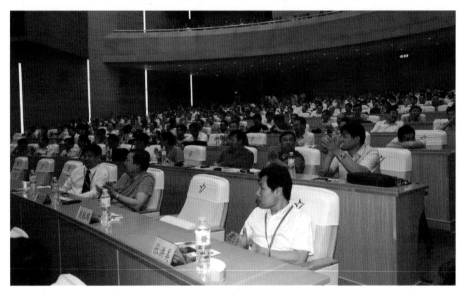

山东省第十二次骨科学学术会议现场

国内会议

山东省骨科学分会自成立以来,在注重省内学术交流的同时,也非常重视国内的学术交流。

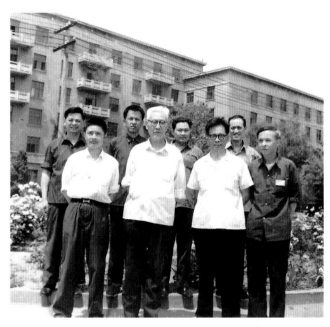

第一届全国骨科学会山东代表团合影

(前排左二为山东骨科第一届省骨科主委王志先教授,左一为手外科专家程国良)

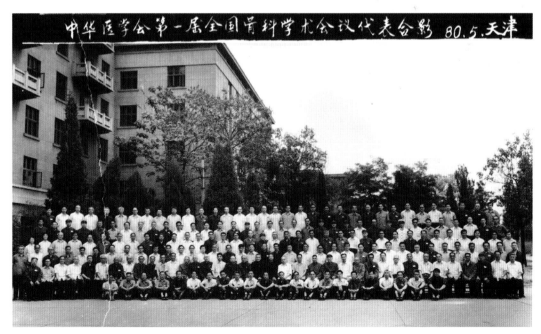

第一届全国骨科学术会议代表合影(天津)

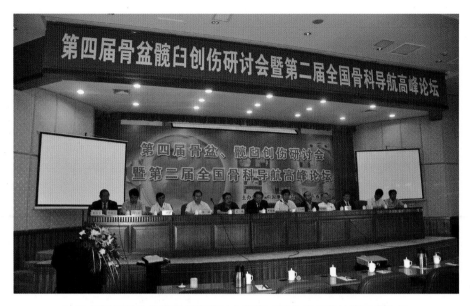

2010年第四届骨盆髋臼创伤研讨会暨第二届全国骨科导航高峰论坛

在国内,注重和全国知名的医院和专家建立定期联系和交流。其中2011年COA大会期间,李建民主委于12月3日晚发起并组织了第九届山东省骨科全体委员及山东省COA大会报告者与北京专家联谊会,有幸邀请到了卫生部尹力副部长、山东籍北京知名专家、山东省骨科老前辈参加。尹力副部长对山东省骨科事业所取得的成绩表示了热烈祝贺,全国知名骨科专家党耕町、胡有谷教授代表骨科老前辈回顾了骨科事业的飞速发展,中华医学会骨科分会王坤正副主任委员代表中华医学会也到场祝贺,李建民主任和北京大学人民医院的郭卫教授分别作为此次活动山东方面和北京方面的主席提出下一步加强合作、共同发展的建议。通过联谊会,加强了彼此合作,增进了大家的友谊。

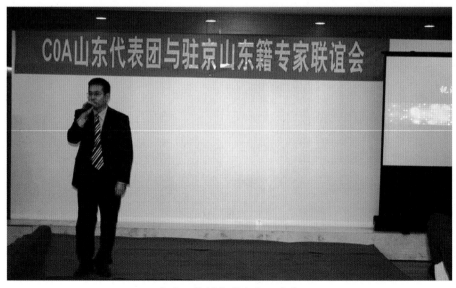

李建民教授在联谊会上致辞

山东省骨科沙龙也是一个很好地加强山东省骨科和国内同行进行交流的形式。2012年6月23日,由山东省医学会骨科分会主办,青岛市医学会骨科分会与运动医疗分会承办的"第一届山东省骨科沙龙"在青岛召开,会议邀请到了目前在国内骨科与运动医学领域知名的学者进行了专题演讲,同时吸引了100余位省内骨科同仁参会。举办此次沙龙的目的是为了加强山东省骨科学术交流与技术提高,既能扩大山东省骨科学会在全国的影响,又能推动山东本土骨科技术的提高,开创了国内同行专家联谊与学术交流的新形式。

2013年6月13～16日,在济南成功举办了山东省第十二次骨科学学术会议、第二届山东骨科沙龙及第二届山东省骨科青年医师论坛。

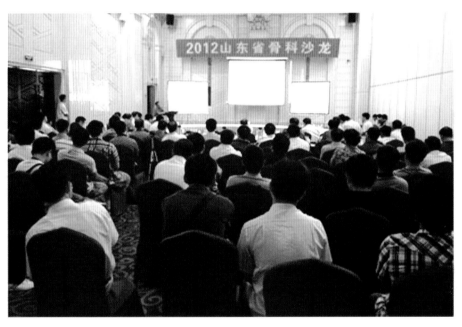

第一届山东省骨科沙龙会场

参加 COA(Chinese Orthopaedic Association)国际学术大会

COA 作为由中华医学会骨科学分会主办的国内骨科界规模和影响最大的国际学术年会,山东省骨科学会每年都积极组织医生参加,展示山东省骨科的风采。自 2006 年创立以来,COA 国际学术大会已经举办七届,分别在北京、郑州、苏州、厦门、成都、北京、北京举行。统计数字显示,山东省参会代表人数和大会投稿、演讲、壁报、主持数量逐年增加。

第一届 COA 大会由骨科学分会主办的第八届骨科学术会议暨第一届国际 COA 学术大会于 2006 年 11 月 12～15 日在北京九华山庄召开,大会的主题覆盖脊柱、关节、创伤、关节镜及运动医学、骨肿瘤、骨质疏松、足踝外科和微创技术等领域,按照专题报告、嘉宾发言、大会发言、展板交流、刊载交流以及卫星会议等多种形式,围绕本次会议的主题"关注骨骼,完美人生"进行学术交流。山东省共拥有 170 余名代表注册参会,投稿近

100 篇。我省共有 16 人次在十余个分会场进行了发言并应邀作为大会主持。

第二届 COA 大会于 2007 年 11 月 8~11 日在河南郑州举办。大会的主题涉及脊柱、创伤、关节、关节镜及运动医学、骨肿瘤等骨科疾病的临床经验交流及新进展研讨；骨质疏松、足踝外科和微创技术将融入相应的各个专题。会议设国际会场、专题讲座、大会报告及展板四种形式，其中国际会场进行全英文交流。此次大会，山东省共拥有 250 余名代表注册参会，投稿近 200 篇。发言人数以及大会主持比第一届明显增多，并张贴各专业壁报共计 10 余张。

第三届国际 COA 学术大会于 2008 年 11 月 13~16 日在江苏苏州国际博览中心召开。会议集中体现一年来国内外在骨科领域所取得的研究成果，反映脊柱、创伤、关节、关节镜及运动医学、骨肿瘤、骨质疏松、足踝外科等方面的最新技术和临床进展。此次大会中，山东省共拥有 400 余名代表注册参会，投稿近 200 篇。我省共有 23 人次在十余个分会场进行了发言并担当主持，其中基础会场 1 人、足踝会场 1 人、脊柱会场 3 人、关节会场 3 人、创伤会场 4 人、骨肿瘤会场 3 人，张贴各专业壁报共计 10 余张。

第四届 COA 大会于 2009 年 11 月 19~22 日在福建厦门国际会议展览中心召开。本届会议是继北京、郑州、苏州召开后的第四届 COA 国际学术大会。会议分脊柱、创伤、关节、关节镜及运动医学、骨肿瘤、骨质疏松、足踝外科、护理等会场，并设国际会场、专题讲座、大会报告及展板四种形式。2009 年第四届 COA 大会中，山东省共拥有 300 多名代表注册参会，列全国第 8 位，投稿近 300 篇。我省共有 32 人次在十余个分会场进行了发言，其中脊柱会场 5 人、关节会场 3 人、创伤会场 5 人、骨肿瘤会场 6 人、关节镜与运动医学会场 5 人，张贴各专业壁报共计 20 余张。

第五届 COA 大会于 2010 年 11 月 11~14 日在四川成都新国际会展中心举行，本届会议是继北京、郑州、苏州、厦门召开后的第五届 COA 国际学术大会会议。此次大会中山东省共拥有 400 多名代表注册参会，投稿近 300 篇。我省共有 29 人次在十余个分会场进行了发言，十余位专家应邀作为大会主持，张贴各专业壁报共计 30 余张，其中优秀壁报 4 张。山东省骨科学会获得 COA 大会颁发的优秀组织奖。

第六届 COA 大会于 2011 年 12 月 1~4 日在北京国家会议中心隆重召开，山东省参会学术代表团规模达到历史最高。仅注册人数就达 694 人，居北京市和上海市之后，名列全国第三。而且，山东省代表团在会议期间展示了极高的学术水平，投稿 267 篇，其中大会发言 46 人次，大会主持近 10 人。在 COA 大会上充分展示了山东省骨科取得的学术成就，宣传了山东省骨科事业的发展。

第七届 COA 大会于 2012 年 11 月 14~18 日在北京国家会议中心隆重举行。山东省共有参会代表 770 人，位列参会人数最多的北京市、上海市之后的第三位，投稿 485 篇。有 60 余人次大会发言，102 人次壁报交流，向大会展示了山东骨科取得的进展和成绩。

国际会议与海峡两岸交流

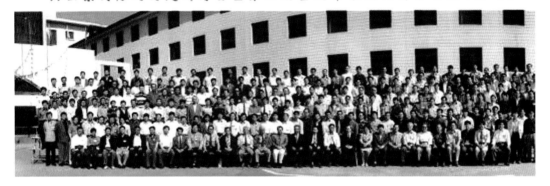

1999 年,山东骨科学分会举办国际内固定研讨会

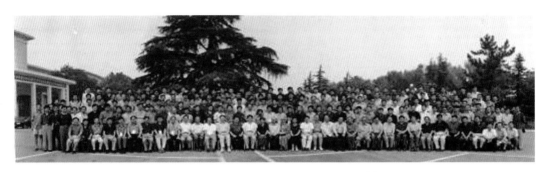

2001 年,山东骨科学分会举办国际脊柱外科研讨会

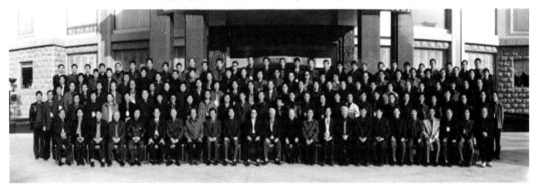

2003 年,山东骨科学分会举办骨盆、脊柱创伤国际研讨会

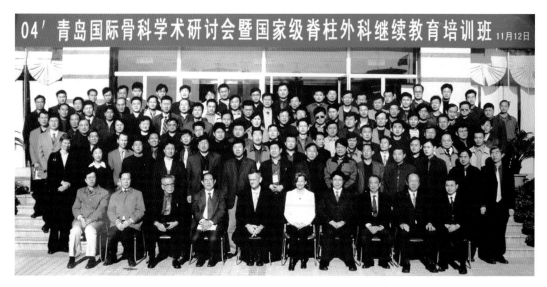

2004 年 11 月，山东骨科学分会举办青岛国际骨科学术研讨会

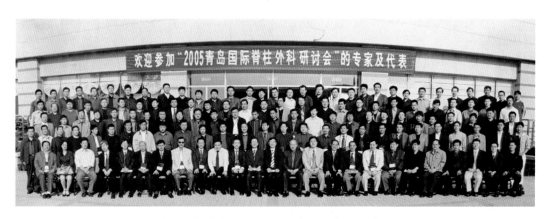

2005 年，山东骨科学分会举办青岛国际脊柱外科研讨会

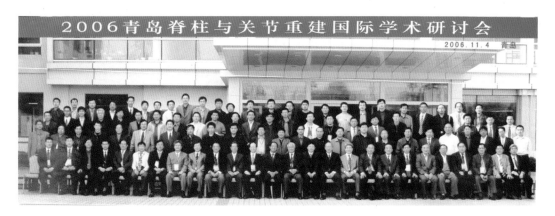

2006 年，山东骨科学分会举办青岛脊柱与关节重建国际学术研讨会

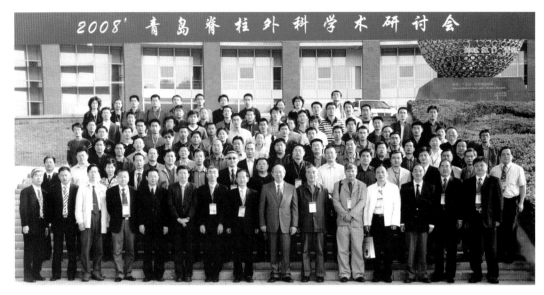

2008 年青岛脊柱外科学术研讨会

对外交流情况

很多山东省骨科医生紧跟国际骨科学术的潮流，走出国门去国外深造，学成归来后致力于本专业的发展，有力推动了山东省骨科事业的发展。从山东省老一辈骨科专家算起，山东省骨科的创始人之一、齐鲁大学医院（现山东大学齐鲁医院）赵常林院长，早在1947 年就赴美国纽约长老会骨科医院留学一年，第一届骨科学会主任委员王志先教授早年毕业于日本京都大学，他们回国后为山东省骨科事业的发展奠定了坚实基础。近年来更多的骨科医生去欧美先进医院去学习，骨科学会也为山东省骨科医生创造了很多机会赴欧洲、北美、亚洲和澳洲等很多国家进行短期交流和学习。

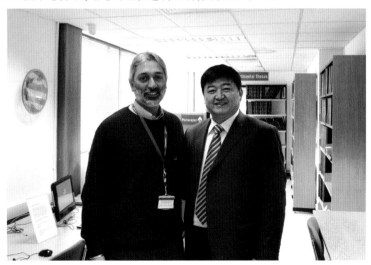

泰山医学院附属医院张辉教授赴英国进行学术交流

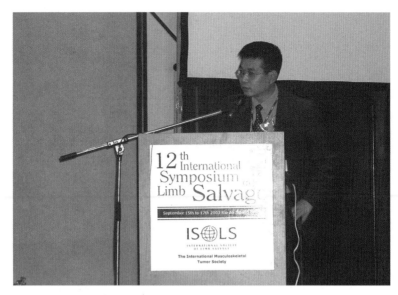

2003 年,李建民教授参加第 12 届国际保肢大会(巴西)

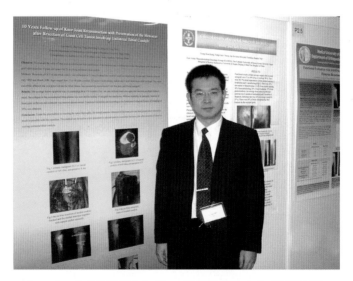

2007 年,李建民教授参加第 14 届国际保肢大会(德国汉堡)

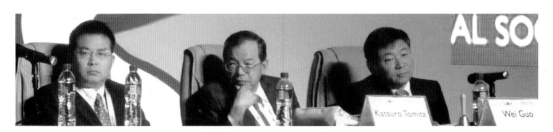

国际肿瘤会议 ISOLS2011,李建民教授主持并发言

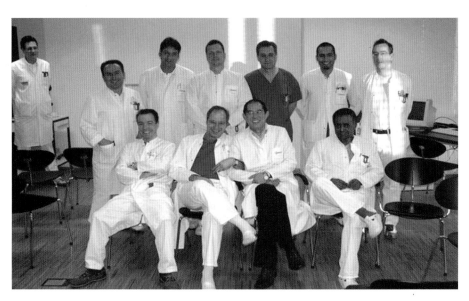

2004～2005 年，周东生教授（前排右二）在德国柏林
本杰明·富兰克林校区医学中心学习

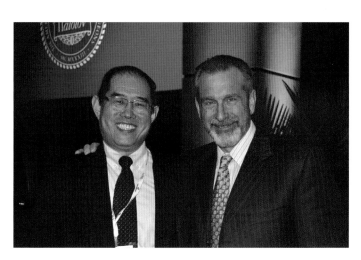

2010 年周东生教授参加美国骨科年会（AAOS）
与骨科年会主席 Zuckerman 教授合影

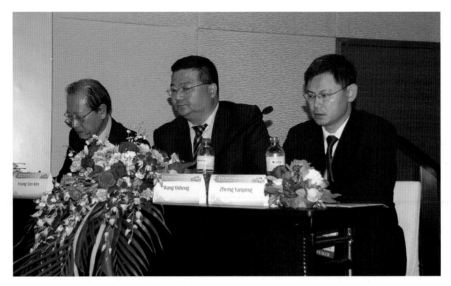

2010 年 5 月，郑燕平教授（右一）在亚太颈椎学会年会上主持

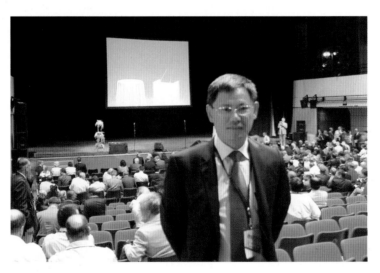

2011 年 9 月，郑燕平教授在捷克布拉格 SICOT 年会参会并发言

　　山东省骨科学会还不断组织和国内外骨科学会的交流，其中鲁台交流项目就是一个非常好的交流典范。2002 年，胡有谷教授和陈伯华教授就开始与台湾财团法人脊椎医学研究基金会董事长陈博光教授进行不定期的学术交流与互访，建立了深厚友谊。2006年，在青岛脊柱与关节重建国际学术研讨会上，陈伯华教授与陈博光教授正式提出发起鲁台骨科学术会议。

　　在省医学会的大力支持下，2007 年，时任山东省医学会骨科学分会主任委员周东生教授带队，山东省骨科医生赴台湾参加了第一届台鲁骨科交流学会，双方取长补短，建立了友谊，取得了显著效果。

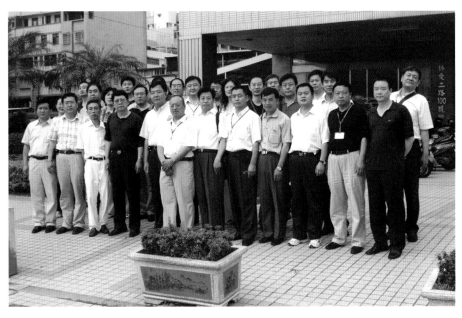

第一届台鲁骨科学术交流论坛山东省代表在台合影

2009年,山东省医学会骨科学分会作为东道主,邀请了以陈博光教授率领的台湾骨科医师访问团,双方进行了第二届鲁台学术交流,并让他们了解了齐鲁文化,进一步增进了友谊。

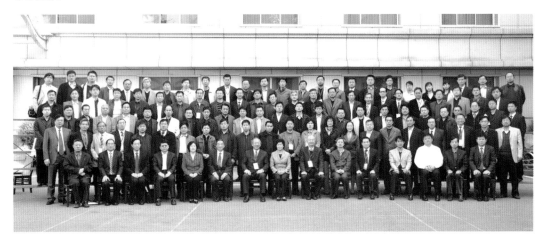

第二届鲁台交流学术交流论坛代表在济合影

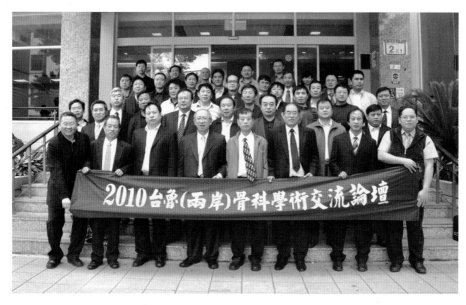

第三届台鲁骨科学术交流论坛代表在台合影

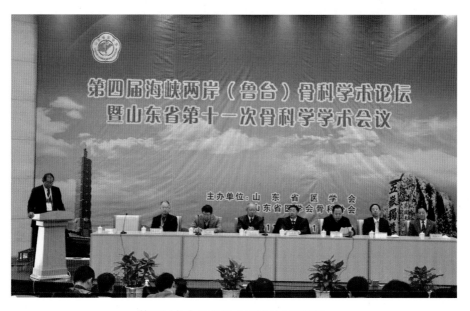

第四届鲁台骨科学术交流论坛(济南)

　　2012年7月28日,山东省医学会骨科学分会主任委员李建民教授及来自全省各地骨科专家一行24人,应邀去台湾新竹市参加了第五届台鲁骨科交流研讨会。会议由台大医院新竹分院、台北荣民总医院、嘉义长庚医院及财团法人脊椎医学研究基金会共同主办,合并台湾脊柱高峰论坛一起召开。除了山东省代表团和台湾本地骨科专家,还有来自韩国、日本、马来西亚、越南等国家的骨科专家共有100余人参加了此次学术交流。会议气氛热烈、友好,学术演讲精彩,山东省代表团共有6位专家进行了专题演讲,受到了与会者的一致高评。通过交流活动,山东省骨科学会和台湾骨科学会进一步加深了了解,增进了友谊,推动了海峡两地了解与合作。

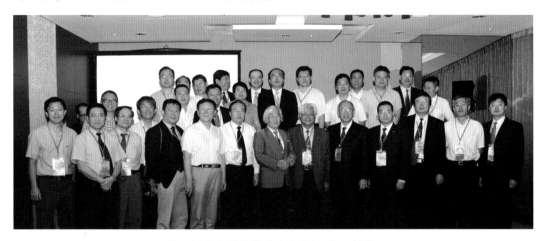

第五届台鲁骨科学术交流论坛(台湾新竹)

第六届鲁台骨科论坛于2013年9月6～8日在青岛凯宾斯基酒店隆重召开。会议搭建了海峡两岸骨科交流的高端平台,推广了骨科领域的最新成果,同时讨论了协会下一年度的发展规划,并借"泰山—曲阜文化之旅",深化两岸同胞的情感交流。

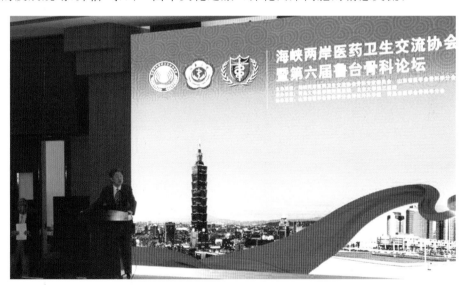

第六届鲁台骨科学术交流论坛(青岛)

山东省各地骨科学会也积极开展对外交流。早在1993年,山东省骨科学分会副主任委员张辉教授携手泰安医学院附属医院骨科和新加坡中央医院骨科建立了合作关系。

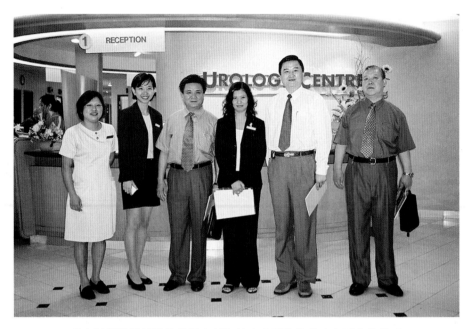

泰安医学院附属医院骨科和新加坡中央医院骨科建立了合作关系

1999 年 5 月 30 日,烟台山医院张树栋院长正式和香港大学骨科学系建立了山东烟台关节外科置换中心。这是香港大学骨科系和内地建立的第一家合作单位,双方商定资源共享、定期交流。从 2003 年开始至今,已经举办了 10 期膝关节外科学习班,并于 2001 年举办了国内第一届髋臼返修学习班。

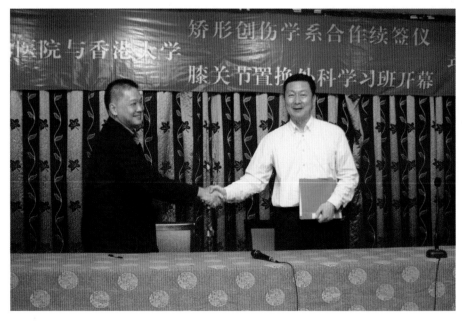

1999 年 5 月 30 日,烟台山医院正式和香港大学骨科学系建立了
山东烟台关节外科置换中心

山东省医学会骨科学分会网站——山东省骨科网

为增进宣传和交流,2011 年重建了山东省骨科网(http://www.sdsgkw.com.cn),作为山东省骨科学会的官方网站。网站在各地市骨科分会专门设立了网站通讯员,负责网站的维护和联络。网站总负责人:山东大学齐鲁医院的刘培来、山东省骨科医院的李连欣和青岛大学医学院附属医院的马学晓。

经各地市骨科学分会主委推荐,山东省骨科网、各地市骨科学分会通讯员名单初步确定如下:

韩建龙(济南市)　　马学晓(青岛市)　　许东谭(淄博市)

王代宪(日照市)　　王　丹(烟台市)　　翟永清(临沂市)

郎明磊(东营市)　　陈　刚(滨州市)　　王朝亮(莱芜市)

朱　喆(枣庄市)　　厉　峰(潍坊市)　　苑振峰(聊城市)

张喜善(泰安市)　　杨金三(济宁市)　　刘　峻(威海市)

周万山(德州市)　　沙其乐(菏泽市)

网站对外宣传了山东省骨科,同时网站设立了学术园地和骨科资源等板块,方便了骨科医生的交流和学习。

第三章
山东省骨科学分会各学组发展史

山东省医学会骨科学分会在山东省医学会的领导下和中华医学会骨科分会的指导下，为促进各个亚专业的发展，目前已经成立了多个专业学组，包括脊柱学组、关节学组、骨肿瘤学组、创伤学组、关节镜学组、骨质疏松学组和微创学组。山东省骨科学分会青年委员会2013年也正式成立。各个学组积极开展学术交流活动，促进和规范了各专业的发展。各个地市骨科分会已经全部成立，但由于历史的原因，目前学术发展还不平衡。

第九届骨科学分会自2011年12月改选后，在李建民主委的领导下，做了一些卓有成效的工作。首先完善了各个学组建设，对骨肿瘤学组、关节学组和脊柱学组进行了改选，新成立了微创学组。

山东省骨科学会脊柱外科学组发展史

山东省骨科学会第一届脊柱外科学组学术活动及组织机构

在第七届山东省骨科学会的倡导下，山东省骨科学会脊柱外科学组于2004年10月在山东省济南市成立，青岛大学医学院附属医院骨科主任、第六届山东省骨科学会副主任委员陈晓亮教授为首任组长，共有成员32人。脊柱学组的成立，在山东省脊柱外科领域形成了巨大的凝聚力，在学组组长的带领下，学组全体成员积极响应，举办了形式多样、水平较高、反响良好的学术活动和继续医学教育活动，大大促进了山东省脊柱外科专业的发展。

组　　长：陈晓亮

副组长：董建文　李书忠　李　牧　郑燕平　孙建民　谭远超

委　　员：梁　进　王大伟　王仁成　王建华　王铁兵　王德春　左金良　伏圣聚
　　　　　刘　亚　孙雪生　闫传柱　张广军　李汉秀　李国顺　李晓光　陈增海
　　　　　彭　明　郭洪敏　郭澄水　高擎书　矫晓昆　龚维明　葛文学　沈炳华
　　　　　刘洪涛

秘　　书：马进峰　左金良

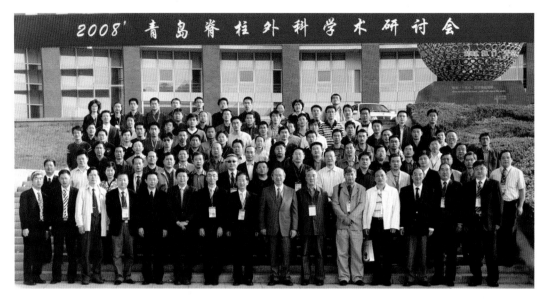

2008 年青岛脊柱外科学术研讨会

山东省骨科学会第二届脊柱外科学组学术活动及组织机构

2009 年,在山东省济南市进行了山东省骨科学会脊柱外科学组的改选,第二届脊柱外科学组产生,由青岛大学医学院附属医院脊柱外科主任陈伯华教授担任组长。同期,山东省脊柱外科学组正式由山东省医学会直接管理,成为山东省骨科学会第一个由省医学会统一管理的学组。山东省骨科学会第二届脊柱外科学组全体成员,在新一届组长的带领下,紧密团结,齐心协力,举办了更为丰富的学术研讨、继续医学教育以及公益活动等,取得了良好的效果。在此期间,规范了学组的常务活动,山东省脊柱外科学术会议成为学组的年会,每年定期在省内不同地市召开,丰富了山东省脊柱外科界的学术交流,增强了山东省脊柱外科界的浓厚学术气氛,使山东省骨科学会脊柱外科学组的学术影响进一步扩大。

组　　长:陈伯华

副组长:孙建民　郑燕平　徐展望　聂　林

委　　员:李　牧　袁泽农　李连欣　高春正　王德春　宋若先　左金良　沈炳华
　　　　　孙　磊　马学晓　杨利民　吉立新　徐兆万　邱玉金　王俊勤　王存平
　　　　　孟纯阳　李咸洲　闫德强　马金柱　马晓春　王永凯　李国顺　阎传柱

秘　　书:马学晓　刘新宇

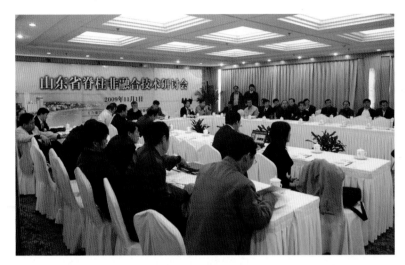

2009 年 11 月，山东省脊柱非融合技术研讨会在青岛召开

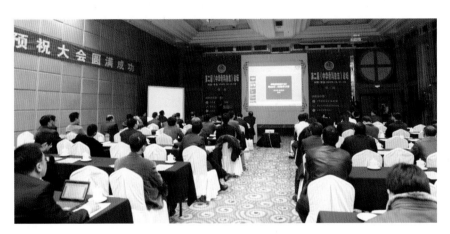

2009 年 12 月，第二届《中华骨科杂志》论坛在青岛举行

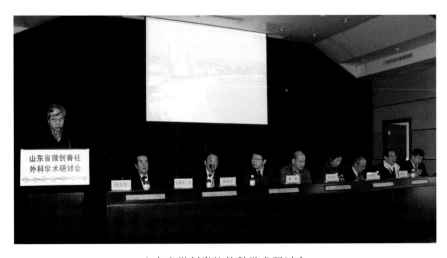

山东省微创脊柱外科学术研讨会

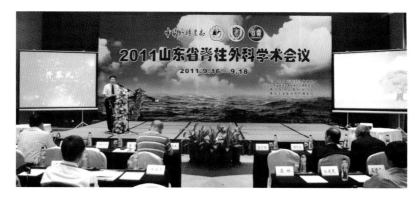

2011 年 9 月,山东省脊柱外科学术会议在青岛举行

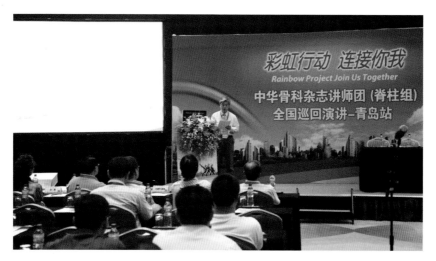

中华骨科杂志讲师团(脊柱组)全国巡回演讲—青岛站

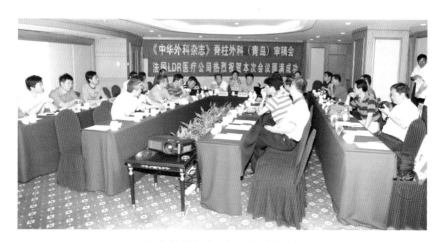

《中华外科杂志》脊柱外科审稿会

山东省骨科学会第三届脊柱外科学组学术活动及组织机构

2012年，在山东省青岛市顺利进行了山东省骨科学会脊柱外科学组换届改选工作，产生了山东省骨科学会第三届脊柱外科学组。在上一届学组的构架下，一些新的成员加入学组，学组仍由青岛大学医学院附属医院脊柱外科主任陈伯华教授担任，学组副组长留任，为使学组更具代表性，增补济南市第四医院左金良副院长为山东省骨科学会第三届脊柱外科学组副组长。本届学组在医学会的直接领导下，学组成员团结一致，推动了省内脊柱外科专业的学术发展，使山东省脊柱外科在国内地位稳步提升。学组成功承办的第十三届中国康复学会颈椎病专业委员会学术会议，向全国脊柱外科界的同仁们展示了我省脊柱外科专业的学术水平和影响力。

组　　长：陈伯华
副组长：孙建民　郑燕平　徐展望　聂　林　左金良
委　员：李　牧　袁泽农　李连欣　高春正　王德春　梁　进　沈炳华　孙　磊
　　　　马学晓　杨利民　吉立新　徐兆万　邱玉金　王俊勤　王存平　孟纯阳
　　　　李咸洲　张　庆　马金柱　马晓春　王永凯　李宜照　李国顺　沙启乐
秘　书：岳　斌

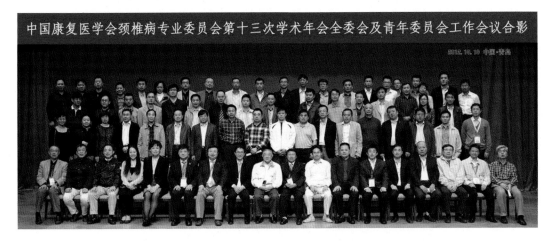

2012年10月，中国康复医学会颈椎病专业委员会第十三次学术年会
全委会暨青年委员会工作会议在青岛召开

山东省医学会骨科学分会创伤学组

首届山东省医学会骨科学分会创伤专业学组组织机构

组　　长：周东生
副组长：陈允震　曹学成　叶发刚　王明喜

委　　员：王鲁博　王伯珉　孙　刚　宫明智　龚维明　段德臣　董建文　王志杰
　　　　　曹　斌　张喜善　潘昭勋　杨晓飞　张　强　孙雪生　李连亭　尹纪军
　　　　　张培良　张旭斌　王　丹　刘明庭　田宝方　陆建中　张　峰　杜生富
　　　　　路青林
秘　　书：李连欣

学术活动

1.2011 年 4 月，成立会议

经山东省医学会骨科学会分会申请，山东省医学会审核批准，2011 年 4 月 20 日在济南泉城大酒店召开了山东省医学会骨科学分会创伤学组成立大会。山东省医学会组织部长张林、主任饶林出席本次会议并讲话，对学组的成立表示热烈祝贺，希望各位委员在学会领导下为创伤骨科的发展，为学会发展作出应有贡献，为山东老百姓做更多实事。

会议应到创伤学组委员 30 人，实到 28 人。在骨科学分会主任委员周东生教授的主持下，经过民主投票选举产生了首届骨科学分会创伤学组的组长及副组长。会上各位参会委员热烈讨论了今后学组的发展重点：要在提高基层医生水平和规范手术治疗方面作出更多努力；加强各地区间学术交流，促进山东各地区的在创伤骨科事业上全面提高和共同发展。骨科学分会主任委员周东生教授提出：要大力提高各地创伤救治水平，搞基础研究和临床研究相结合的发展思路，进一步提高我省创伤骨科在全国的影响力和学术水平。

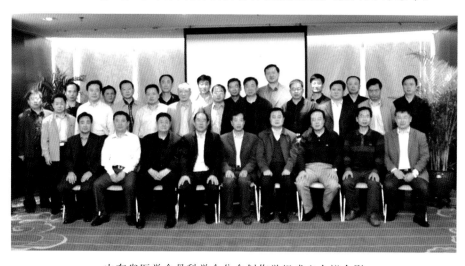

山东省医学会骨科学会分会创伤学组成立会议合影

2. 2011 年 8 月，威海会议

山东省骨科学会、山东省骨科医院与《中华骨科杂志》编辑部合办的"骨盆髋臼骨折新进展研讨会"于 2011 年 8 月 5～7 日在山东威海市海悦建国饭店举行，国内十余位知名专家到会讲座。《中华骨科杂志》在会议期间举办了骨盆髋臼骨折专题审稿会，优秀稿件发表在《中华骨科杂志》第 11 期专刊上。创伤学组 27 位委员在积极参会的同时还积极参与投稿及审稿。

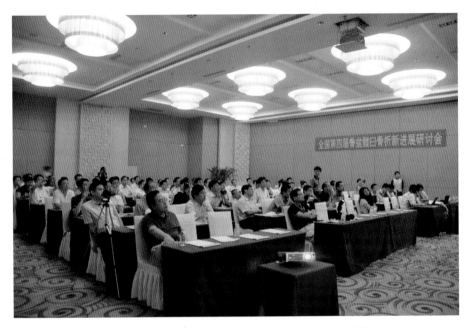

2011年8月,骨盆、髋臼骨折新进展研讨会在威海举行

3. 2012年5月,东都会议

山东省骨科学会创伤学组委员会第三次工作会议于2012年5月18在济南召开,会议与山东省骨科医院国际骨科论坛同期举行,邀请了301医院唐佩服教授、天津医院马宝通教授讲课。27位委员交流与讨论了创伤学组的工作总结及发展计划等有关内容。

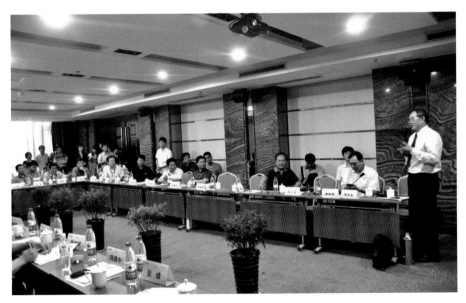

山东省骨科学会创伤学组委员会第三次工作会议在济南召开

4. 2013 年 4 月,军悦会议

2013 年 4 月 12～14 日,由山东省卫生厅应急办公室主办,山东省骨科学会创伤学组、山东省立医院协办的首期创伤应急救治培训班在济南军悦大酒店召开,创伤学组 21 位委员和来自省直及 17 地市医疗单位从事创伤急救等领域的注册学员 211 名到会。本次培训班实际到会学员 400 余名。

学习班课程由来自国内外多位在创伤急救方面具有丰富经验的知名专家主讲,其中有中国工程院院士、北京协和医院骨科主任、山东省骨科医院名誉院长邱贵兴院士,北京大学医学部副主任、北京大学人民医院创伤骨科主任、北京大学交通医学中心主任姜保国教授,德国穆尔诺创伤中心 Oliver Trapp 教授,大连医科大学附属第一医院创伤骨科汤欣教授,温州医学院附属二院创伤骨科郭晓山教授,南方医科大学南方医院创伤骨外科王钢教授,上海华山医院运动医学科陈疾忤教授,以及济南军区总医院骨科蔡锦芳教授等。专家分别就创伤急救体系与流程、院前急救、创伤病员的早期治疗策略、严重创伤病人的救治、创伤合并伤或并发症的处理、创伤应急救治的基础研究进展以及医学的创新与诚信等领域的热点问题作了精彩、生动的学术交流。讨论环节中,学员就工作中所遇到的问题与专家进行了深入细致的探讨,学习班获得圆满成功。

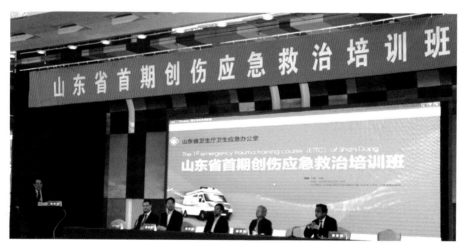

2013 年 4 月,山东省首期创伤应急救治培训班在济南开班

山东省医学会骨科学分会骨肿瘤学组

第一届骨肿瘤学组成立及学术活动(1995 年 6 月至 2000 年 8 月)

1995 年 6 月 20 日,济南军区暨山东省首届骨肿瘤研讨会在济南召开,济南军区总医院骨病科刘晓平教授当选为第一届骨肿瘤学组组长。

会议由济南军区总医院承办,中华医学会骨科学分会骨肿瘤学组组长徐万鹏教授、山东省医学分会骨科专业委员会主任委员胡有谷教授到会祝贺致辞。在学组委员会上,经民主选举产生了山东省第一届骨肿瘤学组,该学组是山东省骨科学分会成立最早的独立学组。

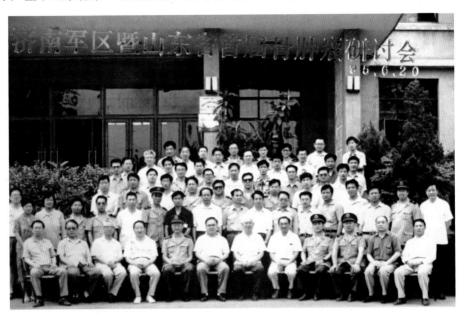

1995 年 6 月 20 日,山东省医学会骨科学分会第一届骨肿瘤学组成立

第二届骨肿瘤学组改选及学术活动(2000 年 8 月至 2008 年 7 月)

2000 年 8 月 17 日,济南军区暨山东省恶性骨肿瘤保肢治疗学习班在济南召开,济南军区总医院骨病科刘晓平教授当选为第二届骨肿瘤学组组长。

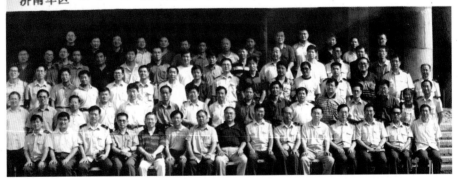

2000 年 8 月 17 日,济南军区暨山东省恶性骨肿瘤保肢治疗学习班在济南召开

第三届骨肿瘤学组改选及学术活动(2008 年 7 月至 2010 年 9 月)

2008 年 7 月 26～27 日,山东省骨肿瘤诊治论坛暨第三届骨肿瘤学组会议在日照召开。

该会议由济南军区总医院骨肿瘤科承办,中华医学会骨科学分会骨肿瘤学组组长郭卫教授、山东省医学分会骨科专业委员会主任委员周东生教授到会祝贺致辞。在学组委员会上,经民主选举产生了山东省第三届骨肿瘤学组,山东大学齐鲁医院骨科李建民教授任组长,46 名来自全省各地的骨科专家为委员。李建民教授对山东省骨肿瘤治疗情况作了回顾与总结,为学组的未来发展提出了新的发展方向,并计划在山东省内开展骨肉瘤的多中心规范化治疗研究。学术会议中,8 名国内知名教授讲授骨肿瘤外科、病理学、放疗专业的新进展、新技术和规范化治疗。

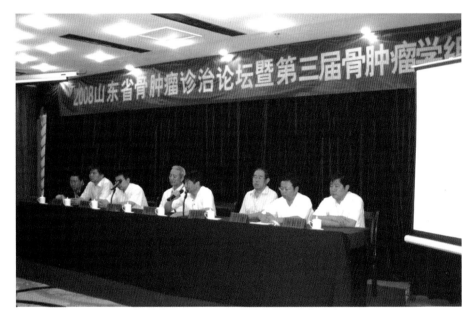

2008 年,山东省骨肿瘤诊治论坛暨第三届骨肿瘤学组会议在日照召开

第四届骨肿瘤学组改选及学术活动(2010 年 9 月至 2012 年 5 月)

2010 年 9 月 24~25 日,山东省第四届骨肿瘤学术会议在山东省济宁市召开,齐鲁医院李建民教授当选为第四届骨肿瘤学组组长。

会议由山东省医师协会骨科医师分会、山东省医学会骨科学分会骨肿瘤学组主办,济南军区总医院骨病科和济宁医学院附属医院骨科联合承办,济宁市医学院附属医院于世鹏、孟纯阳副院长到会祝贺并致辞。会议邀请了北京大学人民医院骨肿瘤治疗中心主任郭卫教授、积水潭医院骨肿瘤科主任牛晓辉教授、西京医院骨肿瘤科主任王臻教授等国内骨肿瘤资深专家到会讲学。

郭卫教授、牛晓辉教授、王臻教授分别就"恶性骶骨肿瘤的整块切除""灭活再植术""保肢治疗新进展"等主题作了专题讲座。会议期间,各位专家就骨肿瘤手术治疗及综合治疗领域的进展等方面进行广泛交流,充分展示近年来我省骨科肿瘤专业的新进展及成果。

在骨肿瘤学组委员会上,经民主选举产生了山东省第四届骨肿瘤学组,山东大学齐鲁医院骨科李建民教授任组长,58 名来自全省各地的骨科专家为委员,李建民教授对第三届骨肿瘤学组工作情况作了回顾与总结,后任组长济南军区总医院骨病科于秀淳主任为学组的未来发展提出了自己的展望。会议期间确定了第五届骨肿瘤会主办单位,并决定组织编写《骨肿瘤手术学图谱》。

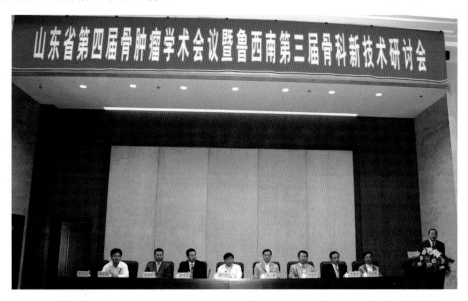

山东省第四届骨肿瘤学术会议暨鲁西南第三届骨科新技术研讨会在济宁召开

第五届骨肿瘤学组改选及学术活动(2012 年 5 月～　)

2012 年 5 月 11～13 日,为促进全军及山东省骨肿瘤领域的学术交流与发展,第五届全军骨肿瘤学术会议暨第五届山东省骨肿瘤学术会议在济南召开,济南军区总医院于秀淳教授当选为第五届骨肿瘤学组组长。

会议由解放军骨科专业委员会、山东省骨科专业委员会联合主办,济南军区总医院骨病科承办。

此次会议共有第五届全军骨科专业委员会骨肿瘤学组 47 名委员及第五届山东省骨科专业委员会骨肿瘤学组 35 名委员参加,济南军区总医院朱建友副院长到会祝贺并致辞。会议邀请了北京大学人民医院骨肿瘤治疗中心主任郭卫教授、积水潭医院骨肿瘤科主任牛晓辉教授、中山大学附属第一医院骨科骨肿瘤外科沈靖南教授、四川大学华西医院骨科屠重琪教授、同济大学附属第十人民医院骨科蔡郑东教授、天津医院骨科《中华骨科杂志》编辑部主任胡永成教授等国内骨肿瘤资深专家到会讲学。

本次大会的学术主题为"分享从医生涯中最难忘的一例骨肿瘤的诊治经验"。与会的军内外资深骨肿瘤专家畅谈其从医生涯中最难忘的一例骨肿瘤病人的诊治体会,并围绕该主题展开讨论。此次会议主题新颖、内容深刻,各位专家以点带面,与大家分享了骨肿瘤诊治过程中的经验,充分展示了近年来骨肿瘤专业的进展及成果。

在第五届山东省骨肿瘤学组委员会上,山东省医学会张林副秘书长宣布第五届山东省骨肿瘤学组成立,委员由来自全省各地的 35 名骨科专家组成,前任学组组长齐鲁医院骨科李建民教授对第三届、第四届骨肿瘤学组工作情况作了回顾与总结,现任组长济南军区总医院骨病科于秀淳主任为学组的未来发展提出了自己的展望。

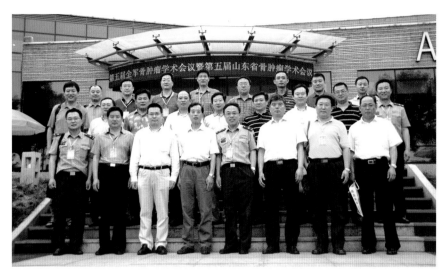

2012 年 5 月第五届山东省骨肿瘤学术会议在济南召开

附:肿瘤组课题、奖励及专著

李建民教授主持的"膝关节周围骨肿瘤大块切除最佳骨切除范围和骨及软组织重建的研究"(JB2010-2-114)获 2011 年山东省科技进步奖二等奖。

于秀淳教授主研的"新辅助化疗在改善骨肉瘤临床疗效中的作用与相关研究"获 2011 年度全军医疗成果二等奖。

济南军区总医院骨病科许宋锋主研"多孔生物陶瓷人工骨干修复骨缺损的相关研究"(JB2010-2-131)山东省科技进步二等奖。

于秀淳教授的"骨巨细胞瘤临床评价与治疗体系的创建与相关研究"2013 年申报了山东省科技进步一等奖。

山东省骨肿瘤专业国家自然科学基金:李建民教授 2009 年、李昕副教授 2011 年各一项;许宋锋博士申报一项。

省部级课题近 10 余项,SCI 论文 10 余篇,国内核心期刊近 50 篇。

2005 年,李建民教授主编的《实用骨科肿瘤诊疗手册》由山东省科技出版社出版。

2009 年,于秀淳、李建民教授主编,骨肿瘤学组成员参编的《骨肿瘤诊治纲要》,由山东省科技出版社出版。

山东省医学会骨科学分会关节镜学组

第一届关节镜学组组织机构(2010 年 10 月至今)

组　　长:滕学仁

副组长:张　明　孙　水　姜　鑫　潘昭勋　戴国锋

委　员：王本龙　王英振　占民广　刘文广　刘明廷　刘树民　孙卫平　孙　康
　　　　孙　磊　毕海勇　许多良　闫新峰　张东方　李廷忠　杨玉宝　胡光亮
　　　　赵鹏飞　郝　鹏　徐　强　焦兆德　董凌岱　路世勇　魏开斌
秘　书：戴国峰　戴世友

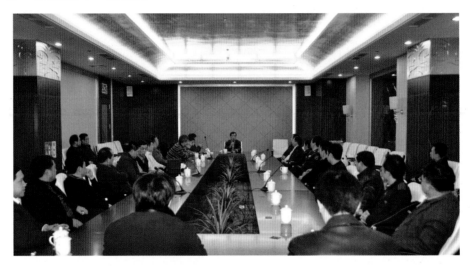

山东省医学会骨科学分会关节镜学组成立会议

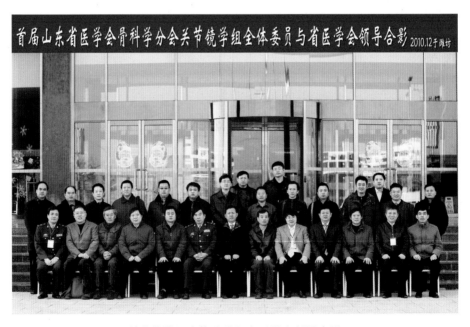

关节镜学组全体委员与省医学会领导合影

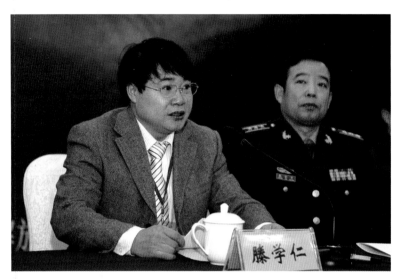

山东省医学会骨科分会关节镜外科学组组长滕学仁教授为关节镜学术会致词

骨科学分会关节镜学组成立及学术活动

1. 2010 年 10 月,成立会议

随着山东省骨科的迅速发展,骨科关节镜手术及技术也在全省逐步开展。为进一步推动关节镜骨科事业的发展,规范并促进关节镜技术在骨科各专业的推广及应用,在山东省医学会骨科学分会李建民主任委员的倡议下,参照中华医学会骨科学分会关节镜学组的组织结构,成立了山东省医学会骨科学分会关节镜学组。山东省医学会骨科学分会关节镜学组于 2010 年 10 月在潍坊市潍坊大酒店召开成立大会。参加会议的有山东省医学会副秘书长张林,山东省医学会骨科学运动医学分会主任委员滕学仁教授以及推荐的学组委员及秘书 29 人。会议由山东省医学会副秘书长张林主持。

滕学仁教授首先就学组前期筹备情况以及今后工作规划向与会人员作了介绍,并转达了骨科学分会主任委员周东生教授对学组成立的庆贺。医学会副秘书长张林详细介绍了学组管理办法及组长、副组长产生过程。滕学仁教授作为学组的主要筹备发起人担任学组组长,张明、孙水、姜鑫、潘昭勋、戴国锋 5 位专家担任副组长。

会议期间,301 医院刘玉杰教授代表中华医学会骨科学分会关节镜学组祝贺山东省医学会骨科学分会关节镜学组成立,并作了"关节镜手术的过去、现在和未来"的主题发言,与会学组委员也结合各自医院关节镜骨科发展情况,展开积极、热烈的讨论。

2. 2011 年 5 月,关节镜高级论坛纪要

山东省医学会骨科分会主办、关节镜学组承办的山东省医学会骨科学分会关节镜高级论坛于 2011 年 5 月 8 日在潍坊市潍坊大酒店举行。会议就关节镜外科、膝关节韧带重建材料选择、内固定选择、单双束重建等热点问题进行了讨论。会议期间,进行了各委员单位关节镜工作情况调查,制订了学组 2012 年工作计划,初步确定了关节镜学组下一次学术会议的会期及地点,通报了山东省医学会关节镜学学术会议的筹备工作,最后进行了关节镜相关技术讲座。

3.2012年,各地学术交流活动

2012年度在济南召开了山东省第三次运动医学学术会议。本次会议由山东省医学会主办、山东省医学会运动医疗分会协办,会议的召开得到山东省卫生厅、山东省医学会领导的高度重视,得到了山东省医学会领导、中华医学会运动医疗分会领导的大力支持,山东省医学会刘岩秘书长、张林副秘书长,中华医学会运动医疗分会李国平主任委员到会祝贺,刘玉杰、陈百成、张静、王雪松等国内知名专家到会并作了精彩的学术交流。会议注册代表70余人,实际参会代表150余人。大会的主题涵盖了运动创伤和关节镜外科、运动康复、医务监督的研究及新进展。本次会议的成功举办,对推进本省运动医学、关节镜外科及骨科康复的发展起到重要作用。

2012年8月19日,在青岛市成功组织中华医学会运动医疗分会高级讲师团全国巡回讲演。讲演由中华医学会运动医疗分会、中华医学会骨科分会创伤学组主办,山东省青岛市立医院(集团)等单位承办。省内运动医学、关节镜外科、骨科康复及相关专业的专家、学者汇聚青岛,采取多种形式开展相关领域、专业、学科间的交流。本次巡回演讲组长由解放军301医院刘玉杰教授担任,其他讲师团专家有:北京积水潭医院冯华教授、复旦大学华山医院陈疾忤教授、解放军88医院孙磊教授、解放军401医院徐青蕾教授。作为全国讲师团的第一次活动,关节镜学组的部分专家与会。

烟台、东营、滨州分别组织关节镜学术交流活动,得到了满意的效果。

山东省医学会骨科学分会骨质疏松学组

在医学会及骨科学会的领导关怀及支持下,山东省骨科学会骨质疏松学组于2011年4月16日在济南成立,学组以山东大学齐鲁医院齐鲁医院陈允震教授为组长,下设4位副组长,普通委员24人,学组总人数为29人,人员分布遍布山东省各地市主要医院。

学组自成立以来,积极开展骨质疏松领域的学术交流及成果共享工作,并于2011年10月28~30日在山东省寿光市召开骨质疏松学组首届学术研讨会。会上各位委员对骨质疏松及其骨折的最新治疗进展及经验作了精彩报告,并编写《会议文献汇编》1部。会议共吸引各地医师超过150人参会,取得了圆满成功,为推动山东省骨质疏松及其骨折的治疗水平起到了极大的促进作用。

随后,学组联合淄博市中心医院于2012年6月23日承办了山东省第二届骨质疏松学术研讨会。有300多名来自山东省各地的骨科医生参与了本次研讨会。出席本次会议的还有山东省医学会及淄博市卫生局的相关领导。会议邀请中华医学会骨质疏松委员会副主任委员、南京鼓楼医院的林华教授和中国老年学会骨质疏松专业委员会委员、上海交通大学医学院附属第九人民医院的郝永强教授作了关于骨质疏松方面的专题学术报告。本次研讨会就目前骨质疏松的机理及诊断治疗方面作了充分探讨,对目前骨质疏松的最新进展及临床难题进行了深入交流。

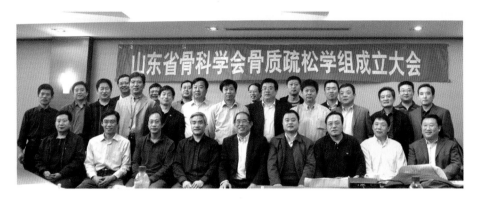

山东省骨科学会骨质疏松学组成立大会

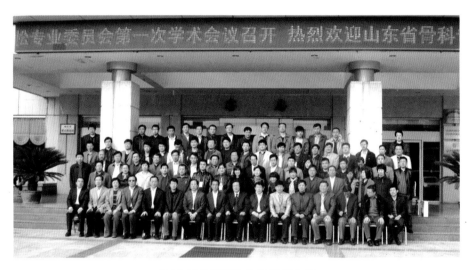

2011 年骨质疏松学组寿光会议

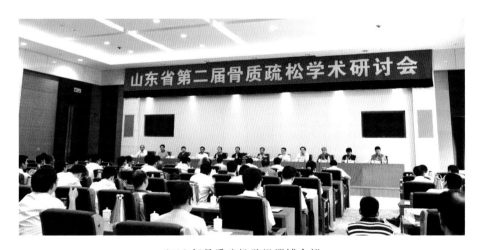

2012 年骨质疏松学组淄博会议

山东省医学会第九届骨科学分会微创学组

第一届微创学组组成人员

组　　长：郑燕平

副组长：刘新宇　王大川　张国庆　张建新

委　　员：张凯宁　高春正　宋若先　王　琛　宋宏亮　刘建青　刘晓阳　钟　军

　　　　　任广军　孙兆忠　马金柱　魏开斌　张喜善　岳红卫　信效堂　陈　雷

　　　　　高迎吉　李咸州　孟纯阳　王洪彬　李　涛　谷增泉　滕海军　刘玉军

　　　　　王学松

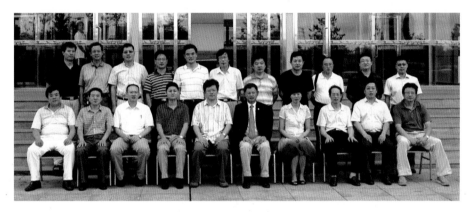

第一届微创学组组成人员合影

学术活动

1. 2012 年 8 月，成立会议

随着山东省骨科的迅速发展，骨科各专业微创手术及技术也在全省逐步开展。为进一步推动微创骨科事业的发展，规范并促进微创技术在骨科各专业的推广及应用，在山东省医学会骨科学分会李建民主任委员的倡议下，参照中华医学会骨科学分会微创学组的组织结构拟成立山东省医学会骨科学分会微创学组。

山东省医学会骨科学分会微创学组于 2012 年 8 月 10 日在临沂市沂景假日酒店召开成立大会。参加会议的有山东省医学会组织管理部张敬、隋意，山东省医学会骨科学分会副主任委员郑燕平教授以及推荐的学组委员 30 人。会议由山东省医学会组织管理部张敬主持。

郑燕平教授首先就学组前期筹备情况以及今后工作规划向与会人员作了介绍，并转达了骨科学分会主任委员李建民教授对学组成立的庆贺。学会组织管理部张敬详细介绍了学组管理办法及组长、副组长产生过程。郑燕平教授作为学组的主要筹备发起人担任学组组长，刘新宇、王大川、张国庆、张建新四位专家担任副组长。

会议期间,第三军医大学新桥医院周跃教授代表中华医学会骨科学分会微创学组祝贺学组成立,并作了"脊柱微创手术的过去、现在和未来"的主题发言,与会学组委员也结合各自医院微创骨科发展情况,与周跃教授及郑燕平教授展开积极、热烈的讨论。山东省医学会骨科学分会微创学组的成立将进一步促进微创骨科技术在我省的发展,为我省微创骨科医生的学术及技术交流提供平台。

2.2012 年 12 月,第二次工作会议

山东省医学会骨科分会主办、第九届骨科学分会微创学组承办的骨科学分会第九届委员会微创学组 2012 年第二次工作会议于 2012 年 12 月 29 日在济南召开。会议进行了各委员单位微创工作情况调查,制定学组 2013 年工作计划,初步确定了微创学组第一次学术会议的会期及地点,通报了 2013 年山东省医学会第十二次骨科学学术会议的筹备工作,最后进行了腰椎微创工作通道技术进展讲座。

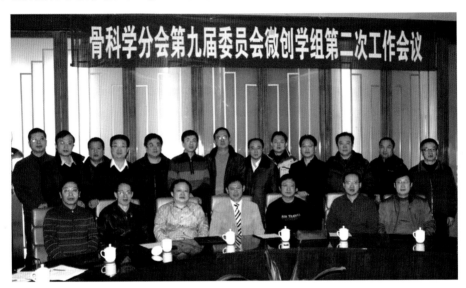

微创学组 2012 年第二次工作会议全体委员合影

山东省骨科学会关节学组

风雨砥砺,岁月如歌。山东省骨科学分会关节学组 1998 年筹备成立以来,在诸位骨科前辈的指导和帮助下,对推动全省关节外科事业的发展作出了积极贡献,学科专业化性质不断加强。据统计,目前全省三甲级医院 90% 以上成立了关节外科或骨科单独成立了关节组。关节置换手术数量突飞猛进,手术质量日益提高,技术不断成熟。学组不断壮大,成员专业技术水平不断提高,年龄、学历等构成情况更加合理。科研创新不断取得突破,科研成果丰硕。学组影响力日益提高,在全国地位举足轻重。

1998 年 7 月潍坊市人民医院承办了"第三期山东省卫生厅骨科医师继续教育培训班",会议期间,时任山东省骨科学分会主任委员胡有谷教授正式提议成立骨科学分会关

节外科学组(当时称关节外科小组),提议王韶进(山东医科大学附属医院骨科)教授任组长,张伟(山东省立医院)、王英振(青岛医学院附属医院)、李汉秀(潍坊市人民医院)、张树栋(烟台山医院)和徐卫东(胜利油田胜利医院)等任副组长,此次会议未设委员。山东省骨科学会较早成立关节学组,走在了全国其他省市的前列,并且在山东省关节外科领域形成了巨大的凝聚力。在学组的带领下,全省各地积极举办了关节培训班和学术会议,其中不乏在国内有影响力的、水平较高、反响良好的学术活动和继续医学教育活动,造就了一批在省内外有影响力的关节外科学术带头人,极大促进了山东省关节外科专业的发展。

山东省骨科学分会第一届关节学组学术会议与组织机构

在山东省骨科学分会的推动下,关节学组积极筹措,结合国内关节外科的发展现状,2003年11月由山东省医学会骨科分会关节学组主办,山东大学齐鲁医院承办、威海市立医院协办的第一届关节外科学术会议在山东威海成功举办。会议邀请省内外知名关节外科专家吕厚山、钱不凡、周乙雄、张洪、吴海山、裴福兴等教授作主题演讲,全省各地医生参会人数400余人。学组第一任委员会讨论决定以后每3年召开一次全省关节外科专业学术会议。在随后的几年,学组推动全省各地市关节外科专业加强对外交流,举办丰富多彩的培训班和学术会议,使山东省的关节外科水平始终走在全国的前列,尤其推动了山东省膝关节置换的规范化、标准化发展。

组　　长:王韶进

副组长:张　伟　王英振　李汉秀　张树栋　李佩佳

委　　员:陈　丹　龚维明　郭洪敏　郭新银　李国顺　吕慧利　潘昭勋

　　　　　王大伟　徐卫东　闫传柱

山东省骨科学分会第二届关节学组学术会议与组织机构

2007年4月20～22日,在省医学会和骨科学分会的领导下,由山东省医学会主办、山东省立医院关节外科承办的山东省关节外科第二届学术会议在山东省济南市召开。会议邀请到了香港 Queen Marry Hospital 的曲广运教授、台湾的谢邦鑫和陈鑑江教授、上海第九人民医院戴克戎院士、北京人民医院吕厚山教授、积水潭医院张洪教授、301医院刘玉杰教授、北医三院敖英芳教授、全国关节学组组长裴福兴教授、西安医大附院王坤正教授、北医三院张克教授等一批海内外关节外科界的名宿授课演讲,参会人数逾300人。参会者反响热烈,极大地推动了山东省关节外科学的发展。学组紧密团结,齐心协力,举办了一系列更为丰富的学术研讨、继续医学教育以及公益活动等,取得了良好的效果,丰富了山东省关节外科学界的学术交流,增强了山东省关节外科界的浓厚的学术气氛,使山东省骨科学会关节学组的学术影响进一步扩大。

会议期间进行了学组的改选,产生山东省骨科学分会第二届关节学组委员(共26人),较上一届增补10人。山东大学齐鲁医院王韶进教授继续担任组长,新增陈丹(胜利油田中心医院)为学组副组长。

```
组　　长:王韶进
副组长:张　伟　王英振　张树栋　李佩佳　陈　丹
委　　员:房清敏　龚维明　郭洪敏　郭新银　黄相杰　姜　鑫　阚金庆　李国顺
　　　　　吕慧利　潘昭勋　孙东升　孙　水　滕学仁　王大伟　王继东　王建然
　　　　　徐卫东　闫传柱　张　明　张元民
```

山东省骨科学分会第三届关节学组学术会议与组织机构

2009年,在省医学会和骨科学分会的领导下,由山东省关节学组主办、青岛大学医学院附属医院承办的山东省关节外科第三届学术研讨会在美丽的海滨城市青岛召开。参会人数300余人,会议论文质量较前明显提高,中青年医生踊跃发言,充分体现了前两届关节学组对山东省关节外科事业的推动作用。会议回顾了山东省关节外科的发展,展望未来,寻找差距,以科学和实事求是的精神带领山东省关节外科的发展,具体而详细地提出了下一步发展目标及培养任务。

会议进行了学组的改选,由山东大学齐鲁医院王韶进教授担任组长,会议新增学组副组长:黄相杰(文登整骨医院)、姜鑫(潍坊市人民医院),并增加了中青年委员的比例。名单如下:

```
组　　长:王韶进
副组长:张　伟　王英振　张树栋　李佩佳　陈　丹　黄相杰　姜　鑫
委　　员:戴国锋　房清敏　付志厚　龚维明　郭洪敏　郭新银　阚金庆　李国顺
　　　　　李　明　刘明廷　刘文广　吕慧利　潘昭勋　曲卫东　孙东升　孙　水
　　　　　滕学仁　万连平　王昌耀　王大伟　王光达　王继东　王建然　魏开斌
　　　　　徐青镭　闫传柱　张　明　张元民
```

山东省骨科学分会第四届关节学组学术会议与组织机构

2012年11月,在山东省东营市召开了山东省骨科学分会关节学组第四届学术研讨会,会议由山东省千佛山医院关节外科和胜利油田中心医院关节外科共同承办,参会人数超过300人;会议邀请到了关节外科前辈吕厚山教授和全国关节学组组长王坤正教授等著名学者授课答疑,入会的省外专家学者对山东省关节外科事业的发展也给予了高度评价;会议决定学组每年在各个地市举办学术活动,以推动各地市积极参与学组活动,进一步提升各地市的临床和学术水平。

会议进行了学组的改选,山东大学第二医院王韶进教授改任名誉组长,会议选举以山东省立医院关节外科主任张伟教授为组长的新一届组织结构。张伟教授高度评价了王韶进教授数年来任关节学组组长期间对山东省关节外科事业的贡献和推动作用,并表示接过接力棒,团结关节学组,更上一层楼,在全国同仁面前展现山东省关节外科的风采,继续使山东省关节外科水平走在全国的前列。新一届学组成员名单如下:

```
名誉组长:王韶进
组　　长:张　伟
副组长:王英振　张树栋　李佩佳　陈　丹　黄相杰　姜　鑫　张　明　孙　水
```

委　　员：陈永志　戴国锋　房清敏　付志厚　关　涛　龚维明　郭洪敏　郭新银
　　　　　康立新　李国顺　李华贵　李　明　刘明廷　刘士明　刘文广　吕慧利
　　　　　潘昭勋　曲卫东　孙东升　滕学仁　万连平　王昌耀　王大伟　王光达
　　　　　王继东　王建然　王梯健　魏开斌　徐东潭　徐青镭　闫新峰　燕树义
　　　　　张冠宏　张化武　张益民　张元民

山东省骨科学分会青年委员会

为提高我省青年骨科医师的临床及学术水平，进一步推动骨科事业的发展及后备力量培养，在山东省医学会骨科学分会李建民主任委员的倡议下，参照中华医学会骨科学分会青年委员会组织结构成立山东省医学会骨科学分会青年委员会。

山东省医学会骨科学分会青年委员会于2012年5月5～6日在山东省聊城市阿尔卡迪亚国际温泉酒店召开成立大会。参加会议的有山东省医学会副秘书长张林主任，组织管理部张敬，山东省医学会骨科学分会主任委员李建民教授以及推荐的青年委员33人。会议由山东省医学会组织管理部张敬主持。

李建民教授首先就青年委员会前期筹备情况以及今后工作规划向与会人员作了介绍。学会组织管理部张敬详细介绍了青年委员会管理办法及副主任委员产生过程。李建民教授作为骨科学分会主任委员，兼任青年委员会主任委员，刘培来、李伟、郝延科、于腾波担任副主任委员。

2012年5月6日召开了第一届青年骨科医师论坛。会议期间，北京大学第三医院刘晓光教授代表中华医学会骨科学分会青年委员会祝贺山东省医学会骨科学分会青年委员会成立，并回顾了中华医学会骨科学分会青年委员会的成立及发展历程，鼓励在座的青年委员为山东省骨科的发展作出自己的贡献。李建民主任委员为与会代表介绍了新成立的青年委员会成员，并向青年委员及各位青年骨科医师提出了殷切希望。济南市卫生局局长贾堂宏，泰安医学院附属医院党委书记张辉结合自身经历，向山东省青年骨科医师的成长提出了自己的建议。

刘培来、李伟、郝延科、于腾波、刘新宇、张鹏、谭江威、苑振峰、李涛等9位青年委员作学术发言，山东省骨科学分会副主任委员周东生、陈伯华、李明、郑燕平、于秀淳主持并点评了各位青年医师的发言。

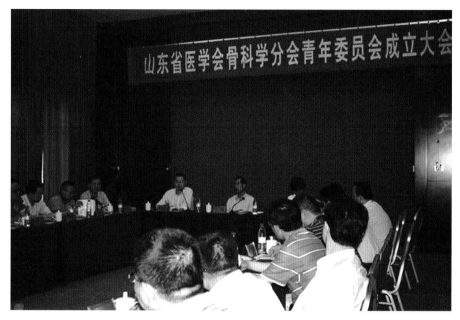

山东省医学会骨科学分会青年委员会成立会议

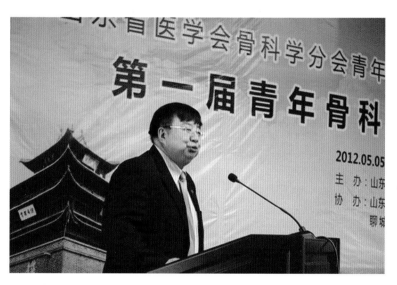

中华医学会骨科学分会青年委员会副主任委员刘晓光教授讲话

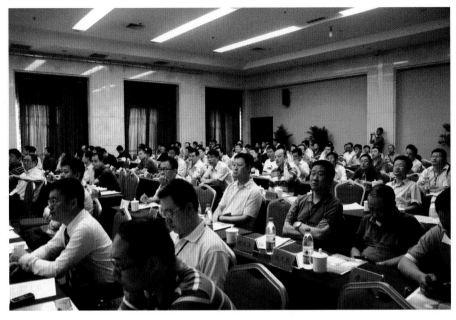

第一届山东省青年骨科论坛会议照片

山东省骨科学分会第一届青年委员会名单

主 任 委 员：李建民
副主任委员：刘培来　李　伟　郝延科　于腾波
委　　　员：刘新宇　王志杰　袁　振　宋若先　蒋振松　刘文广　罗永忠
　　　　　　王业本　赵永生　张　鹏　贾庆卫　赵　铭　唐述森　魏彦春
　　　　　　张元民　刘永涛　王学华　付　鹏　丁　明　李　涛　谭江威
　　　　　　陈　阳　苑振峰　王存平　尹纪军　朱　涛　姜洪江　历　锋
　　　　　　岳红卫

第四章
积极参与公共卫生突发事件处置

唐山大地震医疗救助

1976年7月28日,河北唐山发生了7.8级大地震,山东省作为近邻,山东骨科医生在伤员的救治过程中发挥了重要的作用。

济宁市第一人民医院:刘培棠1976年参加了唐山地震伤员抢救工作。其撰写论文《地震导致四肢软组织挤压伤的探讨》,获济宁市优秀论文三等奖。

山东大学齐鲁医院骨科:陈国瑞是1976年唐山大地震山东抗震救灾治疗指导小组成员;1983年,他还参与了东明县地震抗震救灾工作。

青岛骨伤医院:(1)栾作风主任根据医院委派,参加了青岛市奔赴灾区救援队。经过一个月的艰苦努力,出色完成医疗救援任务,为医院赢得了荣誉,得到省、市领导的表彰。(2)从8月10日凌晨开始,先后有两批灾区的113名骨折伤员到青岛骨伤医院进行治疗,该院成为当时全市接受病员最多的医院。8月下旬开始,为防青岛地区震情,医院在台东六路小学搭起一个个帐篷,就地进行救治伤员的工作。在市、区各级部门的支持帮助下,增添了许多骨科牵引床、救灾防震帐篷及专用物资。经过医院医护人员3个月的精心救治,伤员基本痊愈。1976年9月中旬和10月底,由医院委派年轻的仲崇昆医生将他们护送回家乡。

淄博市中心医院:1976年12月16日,冯宝龄医生赴河北省唐山地震灾区第一线抗震救灾,获淄博市人民政府表彰。

烟台山医院:1976年唐山地震医院接受了大批伤员,同时派医生张广通等前往唐山,得到了社会的好评。

泰山医学院附院:1976年,接受唐山地震灾区伤员188人,治疗优良率80%,好转16%,差2.4%,死亡率1.6%,因圆满完成任务,受到上级的表扬。王世勤医生首批到唐山现场参加抗震救灾工作,回来后参加了先进事迹报告团,向全市人民作汇报,使大家深受鼓舞和教育。

济南市中心医院:唐山大地震时收治大批脊柱损伤截瘫的患者,取得较好疗效。曾国英医生积极开展中西医结合治疗骨折,并掌握血管移植、断肢再植等先进技术用于救助伤员。

济南市四院:收治149例脊柱脊髓损伤患者,对其中近百例患者实施了脊柱后路全椎板切除手术治疗。

汶川大地震医疗救助

2008年5月12日,四川汶川发生特大地震,时任山东省骨科学分会主任委员的周东生教授随即率队奔赴现场救灾,出色完成任务并受到奖励。

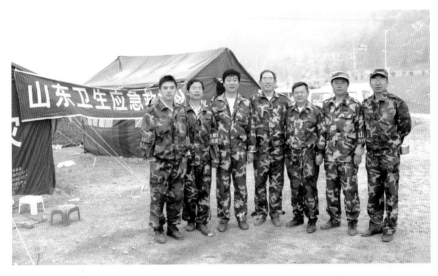

山东骨科救援队部分队员在灾区平武合影

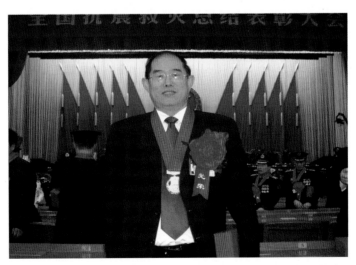

在2008年汶川大地震救灾中,周东生教授因表现突出被中
共中央、国务院、中央军委授予全国抗震救灾模范

　　济南军区总医院抗震救灾医疗队是全国最早到达灾区的医疗队之一,骨创伤外科 11 名医护人员参加,于 2008 年 5 月 13 日凌晨 2 点开始集结,13 日晚到达四川彭州通济镇开展抗震救灾工作,于 8 月初圆满完成任务。

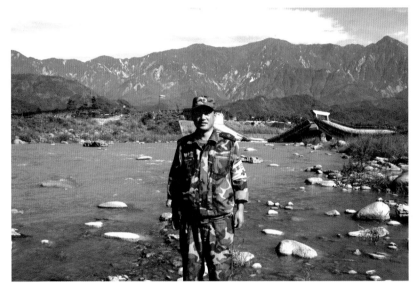

王平山在汶川大地震抗震救灾中荣立二等功

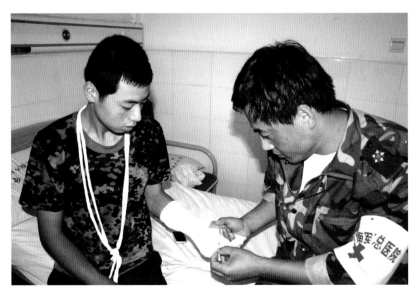

济南军区总医院医生在医治伤员

　　淄博市中心医院张峰参加汶川地震救灾医疗队,抗震救灾持续一个月之久,圆满完成了抗震救灾任务。

　　青岛市市立医院参与"5·12"四川汶川大地震中出川伤员的救治工作,圆满完成任务。

　　齐鲁医院骨科:2008年四川地震发生后,戴国锋教授作为山东第一批医疗队队员于5月13日第一时间奔赴四川都江堰市,克服种种困难,抢救病患30余名。2008年5月24日上午,李建民主任作为山东省卫生厅本次伤员救治专家组成员,于山东大学第二医院参与会诊相关震灾患者;24日下午接紧急通知会同齐鲁医院王可富主任(ICU)、普外科胡三元主任及泌尿内科胡昭主任于当晚8点赶到青岛,25日对由四川转来分布在青岛大学医学院附属医院、市立医院、中心医院、海慈医院、401医院及青岛市第五医院等6家医院的70余名震灾患者进行会诊评估,进一步完善诊断和治疗方案。5月28日,孙刚教授奔赴灾区第一线。7月28日,孙刚、戴国锋教授获得"全省卫生系统抗震救灾先进个人"称号,均记三等功。孙刚、戴国锋教授获"中国致公党抗震救灾先进党员"称号,致公党医卫支部也获"中国致公党抗震救灾先进支部荣誉"称号。

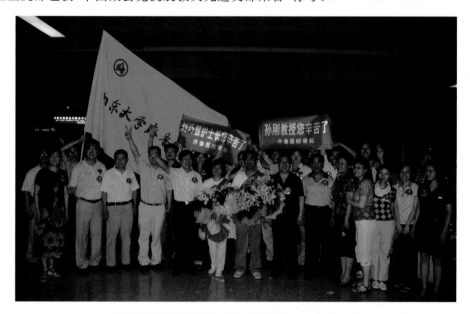

齐鲁医院骨科孙刚教授和刘巧慧护士长载誉归来

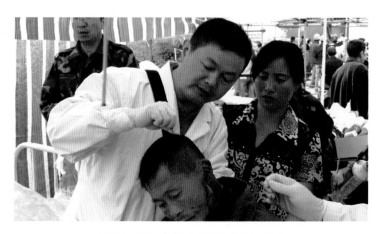

齐鲁医院骨科戴国锋教授在救治病人

中石化东黄输油管道"11·22"特别重大事故医疗救助

2013年11月22日10时30分许,位于青岛经济技术开发区的中石化东黄输油管道发生泄漏爆炸特别重大事故,造成55人遇难、9人失踪、136人受伤。青岛大学医学院附属医院迅速启动应急预案,紧急调集救治力量,积极组织抢救。院级主要领导带领相关学科负责人,以及各级医护队伍赶赴青医附院黄岛院区,以黄岛院区为依托,不惜代价,全力科学救治。之后,在青岛市11·22事故医疗救治指挥部的统一指挥下,紧张有序地进行伤员救治,最终以零死亡的卓越成绩出色地完成了本次特别重大事故的医疗救护工作。认真贯彻了中共中央总书记、国家主席、中央军委主席习近平在黄岛视察时所作出的重要指示,圆满完成了习总书记下达的各项任务。

青医附院骨科在本次事故的医疗救助过程中承担了重要任务。骨科中心主任陈伯华教授接到医院下达的紧急通知后,立即安排黄岛院区骨科在岗全体医护人员取消十余台常规手术,全力投入伤员的安置和救助工作中,同时致电青医附院东院区创伤外科主任叶发刚教授,带领季爱玉副主任、陶昊主任助理组织安排创伤外科人员赶往黄岛院区支援。随后通知关节外科王英振主任、脊柱外科王德春副主任安排关节外科、脊柱外科人员紧急前往。半个小时内骨科20余名医生投入到抢救工作中。骨科主任陈伯华教授第一时间终止外地学术会议,立即返青,与黄岛院区骨科孙康主任、郑修军副主任巡视所有病人,及时处理各类特殊情况。并于当夜2点,为一骨盆骨折并尿道断裂、血胸的重症伤员行床边骨盆外固定架固定,为其他伤情的处理打下了基础。接下来3天,陈伯华主任带领骨科其他各专业的4位教授全程参与了伤员的后期处理,直至所有伤员病情稳定。在此期间,作为此次医疗抢救重点专业之一的学科带头人,陈伯华主任陪同王新生院长一行获得了习近平总书记的亲切接见,并从骨科专业角度向习总书记汇报了伤员的救治情况。

山东大学齐鲁医院骨科李建民主任率队,山东省骨科医院王伯珉主任医师前往现场进行救援及伤员的救治工作。不久,周东生主任作为第二批专家组成员前往黄岛,继续进行伤员的诊疗救治工作。

其他医疗救助活动

1. 2008年4月28日发生胶济铁路特别重大事故,山东省立医院周东生主任带领骨科医护人员迅速赶往现场进行抢救及伤员的救治工作,顺利完成了任务。齐鲁医院骨科刘新宇主治医师随齐鲁医院医疗队先后到淄博市第一人民医院和淄博万杰医院,参加伤员抢救工作。在骨科李建民主任及李明教授的安排指导下,顺利将重伤员安全转至齐鲁医院骨科及重症监护室。千佛山医院骨科也参加了抢救工作。

2. 2009年10月16~28日,第十一届全国运动会在济南举办,齐鲁医院骨外科李建民主任和李明教授作为医疗保障专家组成员参加全运会医疗保障工作,戴国锋副教授和刘新宇副教授参加了开幕式和闭幕式医疗保障工作;省立医院骨外科周东生主任、王伯珉主任及赖建君护师作为医疗保障专家组成员参加全运会医疗保障工作,并出色完成任务。

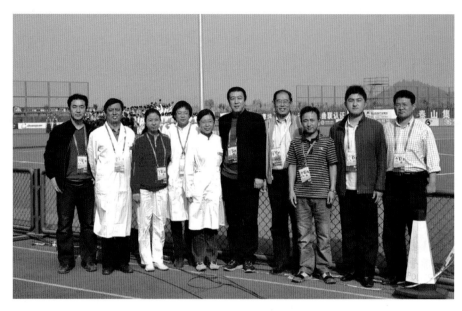

骨科学会成员在全运会济南保障现场

3.2009年4月30日下午,淄博市第十一中学门口的地下蒸汽管道发生爆裂事故,造成31人受伤,受伤人员立即被送到当地医院。齐鲁医院骨科李建民主任立即赶赴淄博医院,检查病情,制订治疗计划,现场抢救患者,指导治疗。5月1日晚赶回济南,协调医院救治。

4.青岛市市立医院骨科作为奥运会帆船赛的定点保健单位,圆满完成了奥运会帆船比赛的保健任务,并承担了"克利伯"帆船赛、"石化杯"帆船比赛的保健任务。

5.2010年2月28日,荣城韩国旅游团发生交通事故,省立医院周东生主任给予救治及手术治疗,出色地完成了任务并获得了好评。

6.2012年10月7日,青银高速公路淄博段发生重大道路交通事故。造成14人死亡,6人重伤,山东省骨科医院医护人员迅速反应,赶往现场进行救治工作。

7.2012年12月14日,济广高速平阴段发生重大交通事故,受伤人员立即送往当地医院,当天晚上,省立医院周东生教授冒雪奔赴平阴,检查伤情,制订诊疗计划。前后5次进行手术治疗,共完成手术10余台。

8.2013年5月20日,章丘市保利民爆发生特大爆炸事故,部分受伤人员被送往山东省立医院东院区,山东省骨科医院全体医护人员,在周东生教授的带领指挥下,对受伤人员进行了及时的诊治,使他们恢复了健康。

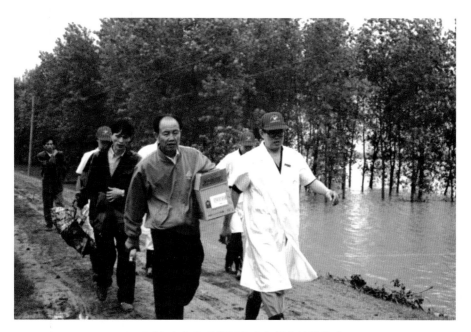

1998 年，山东省骨科医生参加湖北抗洪抢险

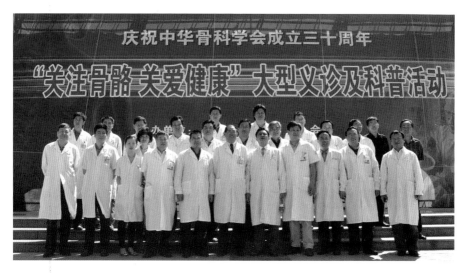

2010 年 5 月 6 日，山东省骨科学会在济南组织大型义诊及科普活动

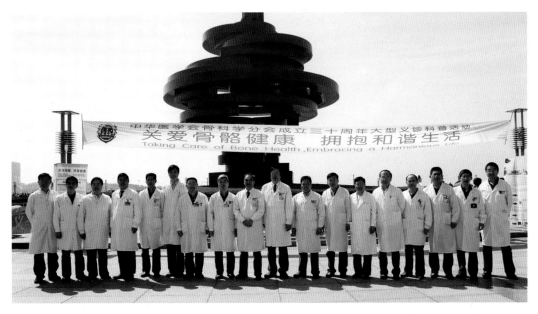

2010 年 5 月 14 日，山东省骨科学会在青岛组织大型义诊及科普活动

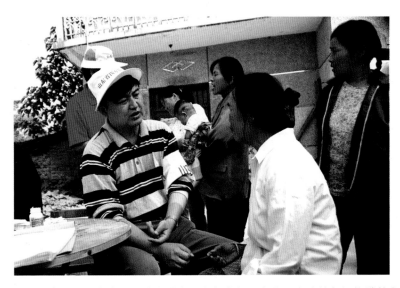

1998 年，泰山医学院附属医院党委书记张辉参加山东省医疗队赴九江抗洪救灾

第二篇

大学附属医院骨科发展史

第一章
山东大学齐鲁医院骨科发展史

一、发展概况

早在 1949 年,院长赵常林(兼外科主任、骨外科专家)即在外科创立骨外科专业,次年单独设骨科(矫形)。

1951 年 1 月,医院正式开设骨科专业门诊,单独对外挂号,直至 1955 年上半年;以后又和外科其他专业病人一起挂号。

1952 年 10 月,骨外科专业组有 1 名教授(赵常林)、2 名主治医师(张学义、米嘉祥)。当时该专业住院发散收住,男骨科病人收住共合楼东上病房,女骨科病人收住南三病房等。

1954 年底,健康楼启用,北三病房遂为骨外科专业病房,设床位 37 张。

1957 年,该专业有 1 名教授(赵常林)、1 名副教授(张学义),米嘉祥已调离该院。

1983 年,该组有教授(张学义)、主任医师(王永惕)、副研究员(陈国瑞)各 1 名。(赵常林教授已于 1980 年病逝。)

1986 年,该组除正高级职称 3 名同上外,有副主任医师 2 名(张达、王集锷)。

1987 年 7 月,该组从大外科中分出单独建立骨外科,主任王永惕,副主任王集锷,病房仍在北三,门诊系在外科门诊中专设房间诊察骨外科病人。

1989 年底,新病房大楼启用,骨外科病房由北三迁入西三病房,专业病床增加到 43 张。

1990 年,该科共有医生 21 人,其中有 3 名正高职称,2 名副高职称,6 名主治医师,10 名住院医师。(含学校编制人员 8 人:手术学教研室和外科教研室各 4 人。)

1991 年,王集锷任外科副主任兼骨外科主任,宫良泰任骨外科副主任。陈国瑞和王永惕教授退休返聘。

1997 年,宫良泰任外科副主任兼骨外科副主任,主持骨外科工作。王韶进与李建民同时被任命为骨外科副主任。王集锷等 2 人调至山医大二附院工作,张达教授退休返聘。全科医生19人,其中主任医师1名、副主任医师与主治医师各8名、住院医师2名。骨外科床位增加至49张。

2000年4月,医院调整临床科室及其负责人,李建民任外科副主任兼骨外科主任,宫良泰、王韶进任骨外科副主任,郭公英任骨外科病房护士长;李牧任外科副主任兼骨创科主任,组建骨创科,聂林、陈允震任副主任,闫琰任骨创科副护士长。此时,骨外科医师11人,其中2名正高职称,7名副高职称,3名主治医师,护士16人,其中3名主管护师,1名护师,12名护士;另外科室还有王永惕和陈国瑞两位退休返聘老教授;骨创科有正高职称7名,副高职称3名,主治医师4名。

为了骨外科的长远发展,自2000年4月开始,在李建民主任主持下将科内划分为四个专业组:肿瘤组、关节组、创伤组和脊柱组,分别由李建民、王韶进、李明和郑燕平担任组长,各专业组各司其职。科室进一步完善临床制度建设,推进学术进一步发展,制定出每周大查房制度、每周病例讨论制度、每日英文交班制度、每周骨科新进展讲座、每周继续教育系列学习讲座等特色制度。为促进科室团结,调动医护人员积极性,自2000年始骨外科首创年终表彰制度,奖励内容包括发表学术文章,科研基金申报,科研成果奖励,各类国家、省级、校级与院级获奖,科室临床工作(门诊量、手术量、住院票量)等,与科室年终联谊会共同进行,以鼓励科研、教学及临床工作进步。

2002年,刘新宇分配到骨外科。

2003年,为扩大科室影响,加大科室宣传力度,开始筹备山东大学齐鲁医院骨外科网站——齐鲁骨科网(http://qilu-orthop.com),并于2004年1月正式开通。

2004年4月,郭公英护士长退休,刘巧慧接任护士长。

2004年,刘培来分派至骨外科。

2006年12月,闫琰调至总务处,张世君继任骨创科副护士长。

2008年1月,王韶进调至山东大学第二附属医院任骨科主任,李振峰分派至该科。

2009年,原所茂、李德强和田永昊分派至骨外科。

2011年7月,随着华美楼的启用,骨科病房迁至华美楼,共有四个病房:F7B、F7C、F7D、F8B,拥有脊柱外科、骨与软组织肿瘤外科、关节外科及手足外科4个病区,正式开放床位216张,重症监护室4个,有正高职称教授、主任医师7人,副教授14人,主治医师15人。年均门诊量6万余人次,年均手术量4500台次。目前拥有术中3D-CT、脊柱手术神经电位监护系统、微波治疗仪、骨伤治疗仪、动静脉脉冲系统、持续被动活动机、高速磨钻、显微镜、椎间盘镜、椎间孔镜、关节镜、C臂、关节灌洗系统、血栓泵、冰毯等先进医疗设备。

二、医疗业务

1952年,开展腰椎间盘突出症髓核摘除术(开窗法)、胸椎结核后路病灶清除术、腰椎结核腹膜外病灶清除术、髋关节结核病灶清除术,骨关节结核的手术治疗结束了石膏床的应用史。

1954 年,在国内首建酒精骨库,用 70％酒精保存异体骨及软骨,用于临床植骨术,开展同种异体半关节移植术。

1955 年,采用石膏背心楔形切开矫正脊柱侧弯畸形,并于后方开窗行脊柱融合术。

1957 年,开展自体皮肤关节成形术,恢复髋关节、肘关节(少数用于手指关节)功能,在人工关节移植术未开展以前有较大价值。

1958 年,设计研制套模式小血管吻合器,并在运动实验基础上应用于临床断肢再植。在显微外科技术开展以前,对促进小血管吻合起到一定作用。

1959 年,开展腰椎间盘髓核切除用环钻的研制和临床应用,减少了术后神经根粘连,提高了疗效,废弃了惯用的后纵韧带十字切开摘除髓核的方法。

1960 年,对临床多发病"慢性腰腿痛"总结了"直腿扳拿疗法",予以推广应用。

1962 年,开展了第一例跖骨截骨术治疗姆外翻病,比原来单纯切除骨赘等方法更为理想。

1964 年,施行断臂再植手术,省内首例成功。同年开展颈椎结核前路病灶清除术和胸椎结核侧前方病灶清除减压术。

1965 年,扩大断肢再植适应证,再植成活各类型断肢居省内领先。

1971 年,施行断指再植术,省内首例成功,又行多断指再植成功,进一步推动了显微外科技术的开展。同年进行松解下移固定术治疗先天性高肩胛症。

1974 年,发展酒精存骨(关节),扩大手术和适应证,完成"保存的同种异体半关节移植治疗骨肿瘤"课题后,于 1979 年通过全国性鉴定为国内先进水平。

同年,开展股方肌骨瓣移植加内固定治疗囊内型股骨颈骨折,疗效满意,为国内最先开展者。

1975 年,开展经膝关节髓内针治疗股骨干下段骨折,克服了以往经大粗隆穿髓内针的弊端。同年施行中节食指完全断离再植成活。

1976 年,设计制作胫骨牵引加压固定器治疗胫腓骨开放性粉碎骨折。

1978 年,在断肢再植基础上进行瘤骨段切除体缩短再接术,治疗骨肿瘤。同年为一失去双手的病人施行前臂分叉术,为胫腓开放骨折感染伴骨缺损病人在肉芽中多次植入异体骨促进骨愈合。

1979 年,使用陶瓷人工全髋关节置换术治疗股骨头(颈)疾患,开展股四头肌粘连硅橡胶膜成形术。

1980 年,开展股骨颈骨折加压螺钉固定术,保存的异体全膝关节移植术治疗骨巨细胞瘤(国内首例成功),上肢肿瘤段切除远侧肢再接术和骨牵伸肢体延长术(伊里扎洛夫法)。

1981 年,开展异体骨段植入股骨干一次延长术。

1982 年,施行 Harrington 棒矫正脊柱侧凸畸形术。

1984 年,开展腹直肌转位代股四头肌手术治疗婴儿瘫后遗症,旋转臀中肌髂骨肌骨瓣治疗股骨颈转子部病理骨折,前臂逆行岛状皮瓣"修复手套状脱伤"及"自体指骨再造拇指"术,游离肩胛骨皮瓣修复足背皮肤及第一跖骨缺损,骨盆延长术及关节镜检查术。

1985 年,开展保存的异体全肱骨移植术治疗肱骨巨大骨肿瘤(国内首例),经腋入路切除第一肋骨肿瘤和胸廓上口综合征,腓肠神经小隐静脉动脉化修复神经缺损,同种异体脱钙骨的临床应用等。

1987年,开展秋水仙碱治疗腰椎间盘突出症,弧形截骨治疗膝内(外)翻畸形,腓肠肌内外侧头的肌皮瓣修复小腿前部缺损。

1988年,开展经颈前路多节段减压锁骨肌瓣植骨治疗脊髓型颈椎病,骨水泥加抗癌药物充填肌肿瘤缺损,颈椎后路双开门和单开门椎管成形术治疗颈椎管狭窄症,"张力带"内固定治疗肱骨外科颈骨折及尺骨鹰嘴骨折,经皮项韧带棘间韧带松解治疗颈椎病。

1989年,开展带肌蒂阔筋膜为垫治疗膝关节僵硬畸形(国内首例)。

1990年,开展"张力带"内固定治疗髌骨骨折,经颈前路减压原位植骨治疗颈椎病,C-D矫形法治疗脊柱畸形,椎板截骨再植治疗腰椎疾患。

1991年,开展椎板截骨再植及棘突再植术,阔筋膜瓣翻转包被股骨头治疗类风湿性髋节关僵直畸形,双侧开窗椎管成形术治疗腰椎间盘突出症,显微外科腰椎间盘突出髓核摘除术,前臂骨间动静脉皮瓣及掌长肌腱移植修复手背皮肤肌腱缺损,双侧腹股沟皮瓣修复阴茎皮肤套状撕脱伤,腹股沟轴心交叉皮骨瓣修复前臂皮肤骨缺损,生物活性微晶玻璃(BEG)人工骨椎板置入椎管成形术治疗颈椎骨折脱位并不全瘫痪,张力带内固定治疗锁骨外端骨折,张力带内固定治疗肱骨髁上骨折,椎板切除后皮肤隔膜置入防止硬脊膜粘连,瘤段切除后应用含抗肿瘤药物骨水泥假体修复骨缺损,含抗肿瘤药物骨水泥在骨肿瘤手术中的应用,恶性骨肿瘤的新辅助化疗,螺旋刃活检针在骨肿瘤诊断中的应用,B超引导下骨肿瘤穿刺活检,关节镜下半月板修整-半月板切除-滑膜切除和游离体摘除,椎弓根钉短棒复位固定术治疗胸腰椎骨折脱位,单FSU复位固定三椎融合术治疗腰椎滑脱症,液压扩张治疗肩周炎,颈后路双开门棘突嵌入植骨椎管扩大成形术治疗颈椎病,腰椎板截骨转位再植治疗腰椎间盘突出症及腰椎管狭窄症,轴心减压治疗股骨头缺血坏死,股骨头病灶清除肌骨瓣移植或带旋髂深动脉髂骨瓣移植治疗股骨头坏死,股骨头及转子间测压和静脉造影诊断股骨头坏死。

1992年,开展膝内侧转移皮瓣修复膝关节软组织缺损髌骨裸露,分叶梅花针治疗股骨干骨折,恶性骨肿瘤瘤段骨体内灭活术,CDI椎弓固定矫形术治疗脊柱侧凸,椎板关节突多节段"V"形截骨椎弓根螺钉矫形固定术治疗强直性脊柱炎后凸畸形,1/4椎板截骨原位再植腰椎间盘髓核摘除术,骨皮质开窗减压术治疗静息痛性骨关节炎。

1993年,开展经前路腹膜外突出腰椎间盘切除术,微孔型生物活性微晶玻璃人工骨植入治疗骨纤维异样增殖症及骨囊肿,髋部肿瘤切除-髋旋转成形术,后路经椎间椎体截骨矩形固定治疗胸腰椎角状后突畸形,椎弓根钉钩板复位固定峡部修整植骨术治疗腰椎峡部不连接,γ钉治疗转子间骨折,股骨髁肿瘤切除后髌骨移位重建肌骨髁术。

1994年,开展外踝上皮瓣修复足跟皮肤缺损,CT引导下经皮椎弓根脊柱肿瘤穿刺活检,张力带固定技术在肩部骨折脱位中的应用,DICK钉内固定治疗胸腰椎骨折脱位。

1995年,开展小腿完全性离断再植术,Steffee钢板治疗腰椎滑脱,保留半月板的胫骨近端肿瘤切除,胫骨平台重建术,胸椎波形钢板固定治疗中上段胸椎骨折脱位,梯形钢板关节突螺钉内固定治疗下颈椎骨折脱位。

1996年,开展带旋股外动脉血管束的大粗隆骨瓣治疗股骨头坏死,MTX/BGC复合载体人工骨治疗Ⅱ～Ⅲ级骨巨细胞瘤及单发骨髓瘤,钢丝绑扎复位固定治疗腰椎滑脱,Buck 技术在腰椎滑脱中的应用,含药物栓塞物处理骨肿瘤穿刺后通道,后路椎板夹固定寰枢椎融合治疗寰枢椎脱位,多个胸椎板整块切除旋转 90°再植椎管扩大治疗胸椎管狭窄。

1997 年,开展 LSRF 钉复位固定治疗腰椎滑脱,带蒂半椎板截骨原位再植术,骨肿瘤患者自体预存血的术中应用,后路侧块螺钉固定融合治疗寰枢椎脱位,Ender 针钢丝张力带固定治疗肱骨外科颈骨折,髂后上棘骨栓加压复位固定治疗骶髂关节脱位,带旋股外动脉升支髂骨瓣移植治疗股骨头坏死。

1998 年,开展臀中肌大粗隆肌骨瓣治疗早期股骨头缺血性坏死,颈椎半椎板切除 Gui 式椎管扩大成形术,枕颈融合复位固定治疗枕颈交界畸形脱位,上胸椎椎间截骨矫形环脊髓减压术治疗胸椎管狭窄症,颈前后路联合Ⅰ期手术治疗颈椎双侧小关节脱位并椎体Ⅲ°前滑脱,颈后路钩形钢板治疗颈椎外伤性脱位,开胸椎体截骨治疗脊柱侧凸畸形,胸椎后路多段-全脊椎"V"形截骨治疗强直性脊柱炎胸椎后凸畸形,Interlocking Nail 治疗陈旧性肱骨干骨折,绞锁髓内钉固定治疗胫腓骨粉碎性骨折,髋臼截骨治疗髋臼发育不良,绞锁钉内固定治疗股骨骨折。

1999 年,开展 Bilglass/臀中肌大粗隆肌骨瓣治疗早期股骨头缺血性坏死,人工髋关节翻修术——钛形态记忆合金环抱接骨板固定股骨假体再造术,Recon 钉治疗股骨多段骨折,外伤性颈椎脱疝前后路联合内术,后路双开门椎管成形及椎间盘摘除治疗颈椎间盘突出并椎管狭窄症,Ventrofix 脊柱前路固定治疗椎体骨折或肿瘤,动力髋螺钉(DHS)固定治疗股骨粗隆间骨折,AO 重建钢板内固定治疗严重骨盆骨折,股骨干骨折闭合复位绞锁钉固定,形态记忆合金髌骨环抱器治疗粉碎性骨折,定制人工膝关节假体治疗恶性骨肿瘤,人工髋关节返修术——钛形态记忆合金环抱接骨板固定股骨假体末端骨折,臀中肌大粗隆骨瓣治疗股骨头坏死,Perio Glass 填充骨缺损,胸椎板截骨减压-黄韧带切除-椎板原位再植术,胸椎板及椎体截骨俏髓探查-CDI 复位内固定术,微波灭活保肢结合新辅助化疗及树突状细胞回输综合治疗肢体肉瘤,前路全椎板切除髂骨植骨椎体再造术,DHS 治疗转子间骨折,经后路硬膜外经椎间盘摘除-颈髓减压术,颈丛-膈神经移位治疗臂丛神经损伤。

2000 年,引进德国鲁道夫腰椎间盘镜手术系统,成功开展了"椎间盘镜下腰突出髓核摘除"的微创手术 400 多例,走在了省内同类手术的前列,填补了院内该项技术的空白。其独创的"非 C 臂定位后路腰椎间盘镜技术"受到了国内同道的关注:天津中医一附院、天津天河医院派科主任来院专项进修腰椎间盘镜技术;河北省邯郸医院、山西省长治二院、安徽省安庆中医院、内蒙古自治区林业局总医院、解放军 91 医院、淄博齐都医院、文登正骨医院等省内外医院,均派人来院参观腰椎间盘镜手术表演,并相继在各自医院开展了该项手术。宫良泰多次应邀赴天津市、福建省、河南省、内蒙古自治区及省内医院开展该项手术;2001 年,被天津中医学院第一附属医院聘为该院的骨伤科技术顾问。

2001 年,在省内率先开展髋臼旋转截骨治疗先天性髋关节发育不良等新手术。

2003 年,开展应用脊柱导航系统经椎间盘镜治疗新鲜齿状突骨折,腰椎后路全椎板截骨再植,椎体间 PEEK Cage＋自体骨融合治疗腰椎不稳等新手术。

2003 年,在省内率先开展了腰椎间盘摘除人工髓核植入术,设计并首创了髓核固定技术。同年,在省内首先开展腰椎人工椎间盘置换术。

2004 年,改进腰椎椎体间植骨融合技术,采用碎骨配合植骨块或融合器的方法提高融合率。同年还开展了肩关节镜治疗肩关节疾患。

2005 年,开展大角度颈椎后凸畸形的手术矫正。

2005 年,率先应用 VSD 负压封闭引流技术治疗大面积软组织损伤缺失合并感染的患者,使患者的住院时间缩短,医疗费用降低,减少病人换药痛苦,康复时间大大缩短。

2005 年,开展 C 臂监视下骶髂拉力螺钉微创治疗骶骨骨折。

2005 年,在省内率先开展人工颈椎间盘置换术,并率先在齐鲁医院开展了关节镜下半月板缝合术,临床效果良好。

2006 年,开展心脏移植术后股骨头激素性无菌坏死患者的关节置换,为器官移植后患者的后继手术围术期治疗提供了宝贵经验。

2007 年,开展腰椎后路棘突间弹性固定技术,增加腰椎稳定性,减少椎间盘突出复发率。

2008 年,开展颈后路寰枢椎经椎弓根侧块螺钉固定融合治疗寰枢椎骨折脱位。

2009 年,开展了经 Wiltse 入路腰椎滑脱复位椎间盘融合固定术。

2009 年,开展了改良黑川法颈椎后路双开门椎管扩大成形术,脊柱侧凸蛋壳技术截骨矫形固定融合术,脊柱后凸蛋壳技术截骨矫形固定融合术。

2010 年,开展了经关节突入路胸椎间盘切除术,保留棘突椎板的经关节突入路胸椎间盘切除术。

2012 年,开展了经 Wiltse 入路胸椎结核病灶清除钛网支撑固定融合术。

三、教学与在职培训

1949～1999 年

担任学校临床骨科部分的授课、见习实习等教学工作,每学期均有任务。教学对象包括医学系(含英语班)、口腔系、卫生系、护理系、夜大学及卫生学校。

部分教师属学校外科学总论教研室编制,有课时任教,无课时在骨科临床工作。每年接受见习、实习学生平均各 120 人。

进修医师培养:1957 年曾举办骨科医师进修班(全国性,为期一年)。当时主要由米嘉祥医师负责,结合天津医院骨科进修班的经验进行临床骨科专业培养提高。此后,每年均有进修医师培养任务,期限一年,一般平均 8 人左右,学员主要来自省内市、县及厂矿企业医院。进修期间,对学员按住院医师安排工作,亦担当相应的教学工作(带见习、实习等)。另外,经常举办专题讲座,在进修结束前进行测验,以保证学习质量。

研究生培养:早在 1956 年,赵常林教授即招收副博士研究生一名。后因"文化大革命"，研究所培养工作被迫中止。1983 年开始招收骨科硕士研究生，由张学义、王永惕任导师；1985 年陈国瑞亦任研究生导师。至 1999 年共培养硕士研究生 16 名(其中为青海医学院代培 1 名，另有在职研究生 1 名)。

骨科亦很重视科内在职人员的培训工作，除在 1952 年派人赴天津医院参加骨科学习班外，20 世纪 80 年代以后不断派员至北京(如积水潭医院等)、上海进修，参加关节镜、显微外科、脊柱外科等学习班，提高了业务素质。

2000～2013 年

医学生教学：2000～2009 年每年承担山东大学医学院临床医疗系五年制、六年制(英语班)、七年制(本硕连读班)、口腔系、卫生系、护理系、夜大、专修科、护理专科班等课堂授课、临床见习和实习任务。对实习医生均实施目标化管理，入科教育、出科考试规范化，并建立了统一试题库；见习生均由专人脱产带教，以确保教学质量。教学工作取得了丰硕成果，带教医护人员多次获优秀荣誉称号。

研究生教学：1998 年，汤继文晋升为博士生导师，共培养硕士研究生 4 名，培养博士研究生 25 名，博士后研究生 2 名。2000 年之前硕士研究生导师有宫良泰、李建民、王韶进、李牧；2000 年之后，先后有郑燕平、李明、孙刚、杨志平、戴国锋、陈允震、贾玉华、潘新任硕士研究生导师。2004 年，李建民被遴选为博士研究生导师。2000～2009 年先后培养出博士研究生 8 名，其中统招博士 4 名，在职博士 4 名；硕士研究生 50 名，其中统招硕士 42 名，在职硕士 8 名。2009 年，聂林被遴选为博士生导师。2000 年以来共培养硕士研究生 60 余名，同时担任医学院、护理学院本科课堂教学，担负医学院七年制、六年制、五年制临床见习和实习任务。

进修医师培训：2000～2013 年全省各地共有 145 名医师到骨外科进修，科室定期举办专题讲座，对进修医师进行相关技能培训和理论讲授。

四、科研与学术交流

1949～1999 年

骨科(专业)所完成的科研项目均应临床需要而设立，或承接上级课题，完成后又应用于临床，推动了专业技术的提高。其成果以论文和专著形式发表。历年来获奖成果共 12 项，其中获学校奖励 3 项、省厅级奖励 9 项，发表在各级杂志的论文共 100 余篇，其中全国性杂志 15 篇。

该科(专业)共主编专著和教科书 4 部，计有：赵常林主编《外科学》(华东医务生活出版社，1952 年)、赵常林等主编《急症外科学》(第一篇，上海科技出版社，1957 年)、张学义等主编《膝关节外科》(人民交通出版社，1990 年)；另外，该科 6 人还参与编著《腰背痛》《诊疗常规》《外科护理》《外科手术学讲义》《中国现代医学》《急症外科手册》《手术解剖学》《常见肿瘤防治》等 10 余部专著。

　　获奖成果有:陈国瑞等的"断肢与断指再植"获1978年省医药卫生科学大会奖和1979年省科委二等奖;陈国瑞的"保存的同种异体半关节移植"获1978年省医药卫生科学大会奖和1981年省科委二等奖;王永惕的"股方肌骨瓣移植加内固定治疗股骨颈骨折"获1978年省医药卫生科学大会奖;张学义、聂林等的"骨关节炎的实验研究"获1989年省卫生厅科技进步三等奖;汤继文的《骨纤维组织异样增殖症的手术治疗》获1989年省科协优秀论文三等奖;陈国瑞的《保存的异体半关节移植治疗骨肿瘤》获1990年省科协成果二等奖;王永惕的《腓骨肌腱脱位的治疗》获1990年省科协优秀论文二等奖;王永惕的《股骨干骨折再手术治疗88例原因剖析》获1990年省科协优秀论文三等奖;张学义主编的《膝关节外科》获1990年省教委优秀著作二等奖。

　　专利工作:李牧创制的"全斜齿螺纹挡环锯"和"螺旋刃活检针"同于1989年获实用新型国家专利权。

　　学术交流:历年来该科积极参加各级学术会议,交流学术经验,以期互相启发,共同提高业务水平。据不完全统计,共发表学术论文197篇,其中全国性学术会议发表32篇,华东地区会议发表21篇,省级学术会议发表142篇,国际会议交流2篇。

　　王永惕于1988年参加在北京召开的第二届世界语国际科技学术会,发表论文《异体骨段植入股骨干一次延长术》(世界语)。

　　同年,加拿大医学访问团到该院进行学术交流,王永惕又发表论文《肌方肌蒂骨瓣移植治疗股骨颈骨折》(英文)。

　　1990年,王永惕赴美国进行访问和学术交流。

2000~2013年

　　骨科:2000~2013年骨科科研工作取得了丰硕的成果,共承担了国家级科研课题1项,省厅级科研课题21项,院级科研课题8项,申报国家实用专利8项,共获得科研资助60.5万元。共发表论文180篇,其中SCI文章15篇;主编或参编学术著作27部。

2000~2012年骨科科研成果一览表

课题名称	授予单位及等级	时间	负责人
Decorin基因转染调控TGF-beta/Smad抑制腰椎黄韧带增生的实验研究	国家自然科学基金	2012	刘新宇
以DNA依赖性蛋白激酶为靶点逆转骨肉瘤肿瘤干细胞化疗耐药及其分子机制研究	国家自然科学基金	2011	李昕
以DNA依赖性蛋白激酶为靶点逆转骨肉瘤肿瘤干细胞化疗耐药及其分子机制研究	山东省自然科学基金	2011	李昕
Decorin基因转染调控TGF-beta/Smad抑制腰椎黄韧带增生的实验研究	山东省自然科学基金	2010	刘新宇

续表

课题名称	授予单位及等级	时间	负责人
利用生物反应器体外构建预血管化的组织工程化骨治疗股骨头缺血性坏死	山东省自然科学基金	2010	李德强
脊柱肿瘤外科新技术——全脊椎整块切除术及相关器械的设计改进	医院临床实用新技术启动基金	2009	李建民
大蒜素对骨肉瘤多药耐药细胞株肿瘤干细胞作用效果及分子机制研究	国家自然科学基金	2009	李建民
全脊椎整块切除术治疗脊柱肿瘤的技术改进与肿瘤切除的彻底性研究	山东省医药卫生科技发展计划项目	2009	李建民
VEGF 基因转染 MSCs 联合血管活性药物介入治疗激素性 ANFH 的实验研究	中国博士后基金	2007	刘培来
人类骨肉瘤的发生与转移机制与骨髓间充质干细胞关系的实验研究	科技攻关	2007	杨志平
DNA-PKcs 与骨肉瘤多药耐药机制的相关研究	山东省医药卫生科技发展计划项目	2007	李昕
药物联合血管内皮生长因子转染的骨髓间质干细胞重复介入治疗激素性股骨头坏死的实验研究	山东省博士后创新基金	2007	刘培来
重组人血管内皮抑制素治疗骨肉瘤的临床疗效	技术合作	2006	李建民
载氨甲喋吟(MTX)的磷酸钙骨水泥(CPC)的基础研究	山东省科技发展计划项目	2003	杨志平
膝关节周围骨肿瘤大块切除最佳骨切除范围和骨及软组织重建的研究	省医药卫生发展计划	2002	李建民
碱性磷酸酶及其同工酶在骨肉瘤预后判断中的价值	山东省医药卫生科技发展计划项目	2001	杨志平

骨创科:共承担了省厅级科研课题 11 项,共获得科研资助 79.5 万元;主编或参编学术著作 16 部。

2000～2013 年骨创科科研成果及获奖课题

课题名称	授予单位及等级	时间（年份）	负责人
峡部不连性腰椎滑脱的病理改变及手术方法选择	山东省卫生厅	2003	李　牧
外周神经桥接对完全性脊髓损伤治疗的实验与临床研究	山东省科技厅	2000	聂　林
中国人工颈椎间盘的设计与研制	山东省科技厅	2007	聂　林
椎板截骨对脊髓神经影响的实验研	山东省科技厅	2003	陈允震
自体干细胞诱导分化对脊髓损伤修复的实验研究	山东省科技厅	2005	陈允震
联合应用指数曲线电刺激和神经干细胞移植治疗脊髓损伤的基础研究	山东省科技攻关计划	2006	陈允震
骨质疏松症 I 型胶原的变化及其与骨密度、骨生物力学的相关性研究	山东省科技攻关计划	2007	陈允震
自体干细胞诱导分化对脊髓损伤修复实验研究	山东省科技攻关计划	2007	陈允震
骨胶原在骨质疏松发生及其治疗中作用机制的分子生物学研究	山东省科技攻关计划	2009	陈允震
应用诱发电位确定脊髓损伤手术时机的实验研究	山东省优秀中青年科学家科研奖励基金	2009	侯　勇
CDNF 基因转染神经干细胞治疗大鼠脊髓损伤的实验研究	山东省自然科学基金	2008	程　雷
医用生物活性玻璃人工骨复合体及组织工程学研究	山东省医学会首届医学科技进步奖二等奖	2004	聂　林
指数曲线电刺激治疗周围神经损伤的研究	山东省科技厅科技进步三等奖	2003	陈允震
医用生物活性玻璃人工骨复合体及组织工程学研究	山东省科技厅科技进步三等奖	2004	陈允震

2000～2013 年主编或参编著作

著作名称	著作方式	出版社	时间（年份）	著作人
《外科学（执业医师考试指导）》	参　编	人民卫生出版社	2000	李　牧
《急危重疾病与急救》	副主编	人民卫生出版社	2002	李　牧

续表

著作名称	著作方式	出版社	时间（年份）	著作人
《脊柱动力性重建学》	主　编	山东科学技术出版社	2008	聂　林
《常见骨科伤病问答》	主　编	山东科学技术出版社	2003	陈允震
《外科学——执业医师考试辅导》	主　编	人民卫生出版社	2000 2001 2002	汤继文
《诊断学》（全国高等医药院校教材）	编　委	吉林卫生出版社	2000	汤继文
《手术学》	主　编	高等医学院校教材，山东科技出版社	2002	汤继文
《手术学》	主　编	高等医学院校教材，人民军医出版社	2007	汤继文
《骨外科学全真模拟试卷》	主　编	人民军医出版社	2007	汤继文
《普通外科学全真模拟试卷》	主　编	人民军医出版社	2007	汤继文
《骨外科学会真模拟试卷》	主　编	人民军医出版社	2008	汤继文
《普通外科学全真模拟试卷》	主　编	人民军医出版社	2008	汤继文
《骨外科学全真模拟试卷》	主　编	人民军医出版社	2009	汤继文
《普通外科学全真试卷》	主　编	人民军医出版社	2009	汤继文
《骨外科学试题解析》	主　编	人民军医出版社	2009	汤继文
《普通外科学试题解析》	主　编	人民军医出版社	2008	汤继文

对外交流及培训

2004 年 1 月，李明教授赴英国进行访问交流 2 月。2004 年 8 月，应山东大学齐鲁医院李建民主任和李明教授的邀请，国际内固定研究学会（AO/ASIF）常务理事、AO 德国校友会秘书长、德国厄尔福特医院创伤科主任 Winker 教授莅临齐鲁医院骨科参观指导。期间进行了查房、病例讨论和学术交流及专题研讨会。2005 年 8 月，戴国锋教授赴德国海德堡 ATOS 医院进行深造。陈允震于 2007 年以山东大学访问学者身份赴美国进行学术交流半年，后于 2009 年赴日本参加国际骨科学术年会。2007 年 6 月，加拿大 Alberta 大学 Harry Jiang 教授作为访问学者来齐鲁医院骨科进行学术交流，这也是山东大学与加拿大 Alberta 大学之间友好校际交流的一部分。2007 年，刘新宇副教授到日本医科大学访问学习 1 年，2011 年 8 月赴美国 Hartford 医院访问学习 3 个月。刘培来副教授于 2008 年 4 月赴加拿大 University of Regina 的运动医学中心和 General Hospital 进行了为期 14 个月的访问学习，于 2010 年去香港玛丽医院学习髋关节置换术后假体松动翻修术，于 2012 年 11 月赴美国纽约 Beth Israel Medical Center 关节中心访问学习 3 个月。2008 年 4 月 11 日，四川大学华西医院关节重建外科中心暨中国西部关节重建外科中心主任裴福兴教授和中国医学继续教育视听杂志的丁晓榕女士一行亲临山东大学齐鲁医院骨科参观并指导工作。骨科医护人员与两位专家就骨科未来的发展方向进行了深入讨论,随后裴福兴教授和李建民教授、王韶进教授一起对骨科近期接诊的疑难病例进行了热烈的学术讨论。2009 年 10 月,李昕赴美国留学深造。

学术活动

2002 年 6 月 28～30 日,由山东省医学会骨科分会和《中国矫形外科杂志》编辑部举办、山东大学齐鲁医院承办的"膝关节修复与重建外科专题研讨会"在济南召开,邀请国外、国内及省内专家就膝关节修复与重建专题进行了演讲。

2002 年 11 月 1 日,成立山东省医学会骨创科专业委员会,骨创科汤继文任主任委员,陈允震任副主任委员兼秘书。

2003 年 9 月,由骨创科组织承办的"山东省骨创科新技术新进展学习班"在山东省临沂市开班。

2004 年 3 月 28 日,由北京协和医院脊柱外科中心、《中华骨科杂志》编辑部、《中国脊柱脊髓杂志》编辑部及山东大学齐鲁医院联合举办国际胸椎疾患诊治研讨会在济南召开。本次会议在国内首次就各类胸椎疾患的诊断治疗、胸椎脊柱内固定的基础理论及临床应用等方面进行了专题探讨。大会邀请了国内外著名脊柱外科专家教授 10 余人,来自全国各地的骨科医生代表 300 余人参加了会议。

2005 年 8 月 30 日～31 日,由《中华外科杂志》编辑部、中华医学会骨科分会骨肿瘤学组和山东大学齐鲁医院骨科共同主办的"全国骨肿瘤治疗进展及并发症防范策略学术研讨会"在济南召开。大会对近年来我国在骨肿瘤治疗及其并发症防治方面取得的进展进行了总结和交流。大会期间,来自韩国、马来西亚和北京、上海、广州、西安、成都等地的著名骨肿瘤专家作了专题报告,全国各地的 300 多名骨科医生参加了此次会议。会议期间,齐鲁医院骨科李建民教授、杨志平教授作了骨肿瘤治疗方面的专题报告,总结了我省近年来在骨肿瘤治疗方面取得的成功经验。

2006 年 6 月 16～18 日,为了促进我国骨科肿瘤领域的学术交流与发展,由中华医学会骨科学分会骨肿瘤学组主办、《中华外科杂志》编辑部及《中华骨科杂志》编辑部协办、山东大学齐鲁医院承办的第八届全国骨肿瘤学术会议在青岛召开,此次会议共有 300 余位国内骨肿瘤领域专家、医生及相关人员参加,并有来自韩国、日本、土耳其等国骨肿瘤专家与会。

2006 年 6 月,山东省医学会骨创科专业委员会进行了换届改选,骨创科陈允震当选第二届主任委员,汤继文任名誉主任委员,山东省第二届第一次骨创科学术会议于 10～11 日举行。

2006 年 10 月,骨创科、山东省医学会骨创科专业委员会陈允震主持组织的"全国脊柱脊髓损伤诊治新进展学习班"在济南举行。

2007 年,成立中华山东省康复医学会脊柱脊髓损伤专业委员会,骨创科聂林任主任委员。

2007 年 6 月,骨创科陈允震在烟台市主持"全国脊柱脊髓损伤诊治新进展"学习班。

同时主持召开了山东省第二届第二次骨创科学术研讨会。

2007～2009 年,主持举办了三届山东省康复医学会脊柱脊髓损伤专业学术研讨会。

2007 年,中华医学会骨科学分会、中华医学继续教育视听杂志编辑部组织开展了"方圆工程"系列活动,在全国 12 个城市召开《骨关节炎诊治指南》《骨科常见疼痛的处理专家建议》推广会"暨"方圆工程有我参与"演讲赛。齐鲁医院骨科戴国锋副教授获得第一名,取得了参加在苏州举行的总决赛资格。总决赛在中华医学会第十届骨科学术会议暨第三届国际 COA 学术大会期间举行,戴国锋在比赛中一举获得冠军。

聂林 2008、2009 年主持召开了两届"中国颈椎人工椎间盘手术技术学习班暨研讨会"。

2008 年 9 月,在陈允震的主持下,第四届全国脊柱脊髓损伤诊治新进展学习班于山东邹城举行。

2008 年 10 月 18～19 日,由山东大学齐鲁医院骨科承办的山东省脊柱关节论坛在济南举行,来自北京 301 医院、北京协和医院及省内脊柱及关节专业知名专家、教授及代表 200 余人参加。北京 301 医院王岩院长,北京协和医院翁习生教授、仉建国教授,青岛大学医学院附属医院胡有谷教授,分别就"强直性脊柱炎重度后凸畸形的治疗策略""全膝关节置换术后感染的处理""先天性脊柱侧凸的治疗和胸椎管狭窄的治疗"作专题发言。

2009 年 6 月 19～21 日,由中国老年学学会老年脊柱关节疾病专业委员会主办,山东大学齐鲁医院骨科承办的"中国老年学学会老年脊柱关节疾病专业委员会第二届学术大会暨山东省老年学学会老年脊柱关节疾病专业委员会成立大会"在济南召开。在大会先期举行的山东省老年学学会脊柱关节疾病委员会成立大会中,山东大学齐鲁医院骨外科郑燕平教授当选为山东省老年学学会老年脊柱关节疾病委员会第一届主任委员,山东大学齐鲁医院骨外科李建民教授、李明教授等当选为副主任委员,戴国锋副教授当选为学会秘书及委员,刘新宇当选为学会秘书。本次学术大会邀请到 50 余位国内知名脊柱、关节和老年疾病方面专家,参会代表 300 余人。山东大学齐鲁医院骨外科李建民教授作了"脊柱转移瘤的外科干预"、郑燕平教授作了"颈前路手术对食管压力的影响"、李明教授作了"高龄粗隆间骨折的全髋关节置换术"、戴国锋副教授作了"骨关节炎药物治疗进展"的报告,向全国各地与会代表介绍了山东大学齐鲁医院骨外科在治疗老年脊柱和关节相关疾病方面取得的成就和经验教训。

2009 年 9 月 12～13 日,由山东省医学会骨科学分会骨肿瘤学组和山东省医师协会骨外科医师分会主办、山东大学齐鲁医院骨外科和烟台市烟台山医院承办的"骨转移性肿瘤治疗学术论坛"在山东省烟台市举办。会议就骨转移性肿瘤手术治疗及综合治疗领域的进展和典型病例等方面进行广泛讨论,国内著名骨肿瘤专家、北京大学骨与软组织肿瘤治疗中心郭卫教授和积水潭医院骨肿瘤科牛晓辉教授作专题演讲。

2011 年 2 月 26 日,在济南承办了山东省医师协会骨外科医师分会委员会议暨高层学术论坛。

2011 年 5 月,在济南承办了第一届齐鲁骨关节外科论坛。

2011 年 7 月 9 日,在银川举办了第二届鲁宁校际骨科高级论坛。

2011 年 8 月,在烟台承办了山东省老年学会第三届学术研讨会暨山东省医师协会骨科分会医师培训。

2011年8月19日,在泰安承办了全国骨转移性肿瘤诊治专题研讨会。

2011年12月3日,在北京承办了COA山东代表团与驻京山东籍专家联谊会。

2012年5月,在青岛承办了第二届齐鲁骨关节外科论坛。

2012年6月23日,在青岛承办了第一届骨科沙龙。

2012年7月28日,在台湾新竹承办了第五届台鲁骨科交流研讨会暨台湾脊柱高峰论坛。

2012年8月8日,在济南承办了第三届鲁宁校际骨科高级论坛。

2012年8月8日,在济南承办了2012齐鲁骨科研修生联谊会,山东省内14个地市、70余家医院的140余名进修医生参加。

2012年8月10日,山东省医学会骨科学分会微创学组成立,骨科郑燕平任主任委员。8月11日在山东临沂承办了山东省老年学会老年脊柱关节疾病专业委员会第四届学术研讨会。

2012年12月29日,承办了山东省医学会骨科学分会2012年工作会议;12月30日,承办了山东省骨科学分会第九届委员会微创学组第二次工作会议。

五、社会卫生工作

2003年,刘巧慧在非典型肺炎防治工作中有突出表现,获"防止非典型肺炎工作先进个人"荣誉称号。

2008年四川地震发生后,戴国锋副教授作为山东第一批医疗队队员于5月13日第一时间奔赴四川都江堰市,克服种种困难,共抢救病患30余名。2008年5月24日上午,李建民主任作为山东省卫生厅本次伤员救治专家组成员到山东大学第二医院参与会诊相关震灾患者,下午接紧急通知会同齐鲁医院王可富主任(ICU)、普外科胡三元主任及泌尿内科胡昭主任于当晚8点赶到青岛,25日对由四川转来分布在青岛大学医学院附属医院、市立医院、中心医院、海慈医院、401医院及青岛市第五医院等6家医院的70余位震灾患者进行会诊评估,进一步完善诊断和治疗方案。2008年5月28日,孙刚教授及刘巧慧护士长奔赴灾区第一线。2008年5月30日,在四川灾区连续奋战17个昼夜的戴国锋副教授平安抵达济南。2008年6月26日,在灾区奋战一月余的孙刚副教授、刘巧慧护士长从绵阳返济。2008年7月28日,孙刚、戴国锋副教授及刘巧慧护士长获得"全省卫生系统抗震救灾先进个人"称号,均记三等功。孙刚及戴国锋教授获"中国致公党抗震救灾先进党员"称号,致公党医卫支部也获"中国致公党抗震救灾先进支部荣誉"称号。刘巧慧护士长荣获"山东省三八红旗手"称号。2008年9月8日,刘巧慧护士长因在抗震救灾工作中作出的突出成绩,获山东省委组织部表彰的"支援抗震救灾优秀共产党员"称号。2008年9月16日,刘巧慧护士长获"全国科协抗震救灾先进个人"。

2008年4月28日,胶济铁路特别重大事故发生,骨科刘新宇主治医师随齐鲁医院医疗队先后到淄博市第一人民医院和淄博万杰医院参加伤员抢救工作。在骨科李建民主任及李明教授的安排指导下,顺利将重伤员安全转至齐鲁医院骨科及重症监护室。

2009年4月30日下午,淄博市第十一中学门口的地下蒸汽管道发生爆裂事故,造成31人受伤,受伤人员立即被送到当地医院。齐鲁医院骨科李建民主任立即赶赴淄博医院,检查病情,制订治疗计划,现场抢救患者,指导治疗;5月1日晚赶回济南协调医院救治;2日清晨带领张元凯医师再次赶赴淄博,将2名骨盆骨折、大面积烧伤病情暂稳定的重症患者亲自陪送到齐鲁医院骨科和ICU。骨科全体医护人员在刘巧慧护士长和李明教授的带领下,集体动员,迅速准备监护室、抢救仪器和药品,组织医护人员负责接车、搬运患者、执行治疗。两名重症患者于2日中午11点30分安全到达齐鲁医院病房。骨科李建民主任和齐鲁医院闫明处长及ICU、普外、烧伤、泌尿、心内科等科室的教授及山东省卫生厅和淄博当地领导迅速会诊、制订抢救治疗计划。

2009年9月,骨外科韩莎莎护师积极响应组织号召,参加甲型H1N1流感的防治工作。

2009年10月16～28日,第十一届全国运动会在济南举办,骨外科李建民主任和李明教授作为医疗保障专家组成员参加全运会医疗保障工作,戴国锋副教授和刘新宇副教授参加了开幕式和闭幕式医疗保障工作。

六、医疗技术指导

2004年6月,骨外科刘新宇主治医师赴苍山卫生支农。

2006年11月,应卫生部要求,齐鲁医院派出专家组成员赴宁夏支援边远地区医疗建设,骨外科派出戴国峰教授赴宁夏中宁县医院的医疗活动。戴国峰教授在支边一个月时间内,共开展当地新手术2项,亲自主刀手术10台,专家门诊量257人次,专题讲座7次,院内主持查房8次,义诊20次,得到医院领导及科室全体医护人员好评。

2007年4月及8月,为响应"万名医师支援农村卫生工程",齐鲁医院骨科李昕、刘培来主治医师分别前往威海荣成县第二人民医院(石岛镇)进行工作援助。

2008年7月,骨外科杨志平副教授参加了齐鲁医院团委与山东大学医学院团委联合组建2008年医学专家博士综合服务团,赴枣庄市薛城区人民医院开展暑期"三下乡"社会实践活动。协助薛城区人民医院骨科完成手术3台,其中关节置换2台,手脱套伤1台。医疗队部分专家还应当地卫生局的要求,来到薛城区老年大学,为老年人开办健康讲座并接受咨询。

2008年10月19日,骨外科杨志平副教授到四川奉节,参加由卫生部组织的医疗扶贫工作。

2009年1月5日,由致公党山东省委、省人事厅、济宁市人民政府联合主办的"践行科学发展观专家鲁南农村行"活动在嘉祥县万张乡举行,骨外科戴国锋教授与来自省内医疗卫生系统和农业部门的20名专家开展了免费义诊服务、农业技术指导和咨询服务等活动。专家们还深入困难家庭为老病号治疗,奔赴农业示范基地为群众进行了现场指导,并发放了科普书籍、农业种养殖资料、卫生保健手册和部分种子、药品。活动受到了广大农村群众的欢迎和好评。

七、学科带头人简介

李建民

山东大学齐鲁医院骨科主任,骨肿瘤科主任。(详见历任主委介绍)

李 牧

山东大学齐鲁医院骨科副主任,脊柱外科主任。

1956 年 4 月生,1982 年毕业于山东医学院医疗系本科,毕业后留校分配至本院外科,1986 年固定骨科专业,1988 年晋升主治医师,1995 年晋升副主任医师,2000 年晋升主任医师。

2000 年 10 月组建骨创科,并担任科主任。2011 年 7 月搬入华美楼新病房,担任骨科一区科主任。在颈椎病、胸椎疾病、腰椎间盘突出症、腰椎滑脱、脊柱侧凸、脊柱结核、脊柱肿瘤、复杂脊柱骨折以及关节疾病等方面有深入的研究。担任医疗系七年制和本科班教学工作,并培养硕士研究生 17 人,协助指导博士研究生 10 人。90 年代初在国内率先开展了 Cotrel-Dubousset 器械治疗各种脊柱畸形,设计了胸椎椎间椎体截骨术,腰椎单纯峡部不连钩板椎弓根螺钉固定融合术以及钩板侧块螺钉寰

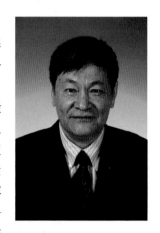

李 牧

枢固定融合术等手术应用于临床。2003 年在省内率先开展了椎间盘摘除人工髓核植入术,设计并首创了髓核固定技术。参编论著 5 部,发表学术论文 20 余篇,发明的螺纹挡环锯、螺旋刃活检针获国家专利,并应用于临床,取得良好效果。担任山东省骨科学会委员、山东省创伤外科学会委员、山东省脊柱脊髓损伤学会委员。

聂 林

山东大学齐鲁医院骨科副主任,脊柱外科主任。

1955 年 8 月生,山东临朐人。1982 年毕业于山东医科大学医学系,医学博士学位。曾师从美国骨科医师协会主席 Brace Browner 教授,并以第一科研者身份获得美国哈特福德医院科研基金。聂林教授回国后曾多次在法国、德国脊柱外科访问并进行临床手术深造。2009 年 8 月成为山东省有史以来第一个脊柱外科专业的骨科博士生导师,培养国内"211"和"985"院校的博士研究生和硕士研究生多人,并培养外国骨科研究生一人。现任山东大学齐鲁医院脊柱外科教授,主任医师,科室副主任。系山东大学关键技术岗位教授、博士生导师、山东省卫生系统杰出学科带头人,兼任山东省脊柱脊髓损伤专业委员会主任委员、

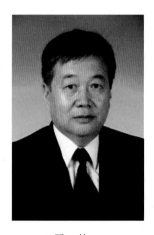

聂 林

国际脊柱功能重建委员会常委,中国康复医学会脊柱非融合学组创始委员,山东医学会骨科分会委员兼脊柱学组副组长,山东骨质疏松委员会副主任委员,山东修复重建外科委员会副主任委员,山东骨科脊柱学组副组长,《中国矫形外科杂志》、《中国脊柱脊髓损伤杂志》编委。为北美脊柱学会会员、亚洲创伤骨科协会会员、瑞士内固定协会会员,多次在美国、德国及法国进修学习、访问。

擅长脊柱及关节疾病的诊治,在国内和省内率先开展了多项手术。

曾获山东省医学会首届医学科技进步奖二等奖、山东大学齐鲁医院新技术二等奖。现承担课题多项。发表 30 余篇论文,被 SCI 收录 6 篇。主编专著 2 部。

李 明

山东大学齐鲁医院骨科副主任,关节外科主任。(详见现任副主委介绍)

陈允震

山东大学齐鲁医院骨科副主任,创伤骨科主任,脊柱脊髓损伤研究室主任,山东大学博士生导师、教授、主任医师。中华医学会创伤外科分会常务委员、山东省医学会创伤外科分会主任委员、中华医学会骨科分会创伤学组委员、山东省医学会骨科分会骨质疏松学组组长、山东省医学会骨科分会创伤学组副组长、山东省医学会修复重建外科分会常务委员、山东省医学会骨质疏松论文分会常务委员,同时任国际(AO)内固定博导学会中心中国校友会会员、华裔骨科协会理事、《长期中华创伤骨科杂志》编委、《山东医药杂志》编委等。

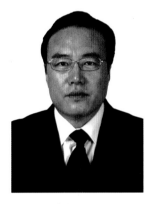

陈允震

郑燕平

山东大学齐鲁医院骨科副主任,脊柱外科副主任。(详见现任副主委介绍)

朱 磊

山东大学齐鲁医院骨科副主任,手足外科主任。

1975 年生。2000 年 7 月毕业于山东医科大学,同年 9 月在山东省立医院手足外科参加工作,历任住院医师、主治医师、副主任医师,2011 年 11 月调任山东大学齐鲁医院手足外科主任、骨外科副主任。兼任山东省医学会手足外科学分会副主任委员、山东省医学会创伤专业委员会委员、"国际外固定与骨重建联盟"中国组委会委员、《中华临床医师杂志》特约编辑。专注于手足部创伤显微外科修复重建、关节镜微创治疗等,开展的学科技术项目包括复杂断指(肢)再植,组织块(如断耳、断鼻、阴茎离断、头皮撕脱伤等)离断再植,拇指、手指全形再造,指尖再造,各

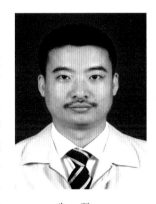

朱 磊

种软组织缺损后皮瓣及组合皮瓣修复重建,手足先天畸形显微外科修复重建,手足晚期功能重建;腕关节、踝关节镜检查治疗,四肢神经血管肌腱损伤,足踝部畸形的矫正,足踝部骨与关节损伤治疗,前足和足跟再造等。参与完成世界首例和第二例深低温冷冻手指再植,先后在香港职业治疗学院和威尔士亲王医院学习手外科和腕关节镜技术。发表论著 10 余篇,参编专著 5 部。

第二章
山东大学第二医院骨科发展史

一、发展概况

1997年,医院试开诊,王集锷教授来山东大学第二医院任外科主任,同时有于胜吉、曲卫东、高春正、宫明智、李其一等医生从事骨外科工作。

1997年8月,陈增海副教授从山东医科大学护理学院调来骨科工作。

1998年,骨科单独成立病房,王集锷教授担任外科主任兼骨科主任,郝玉娜为骨科护士长,护理人员13人。

2002年底,骨科发展壮大,拥有医师15人,正高2人,副高4人,主治医师5人,住院医师4人,博士学位2名,硕士学位者9人。

2004年,骨科分为两个病区,分别由王集锷教授和陈增海教授担任科室主任。

2009年,王韶进教授由齐鲁医院调到山东大学第二医院,担任骨外科主任。

二、医疗业务

1997年,开业之初就成功开展了CD/AF/RF等椎弓根钉治疗脊椎骨折脱位、腰椎滑脱、脊柱侧凸等,开展AO技术治疗复杂骨折,开展多开窗椎间盘髓核摘除术,腰椎板截骨再植治疗椎间盘突出、椎管狭窄,开展全髋关节置换术,旋转皮瓣治疗组织缺损,经胸胸椎结核病灶清除植骨等手术。

1997年,引进单光子骨密度测定仪,开展尺桡骨密度测定。开展颈椎前路减压胸锁乳突肌骨瓣转移植骨术,膝关节恶性肿瘤切除定制人工关节置换术。

1998年,开展胫骨股骨交锁髓内钉治疗下肢骨折。

1999年,开展记忆合金环抱器治疗髌骨骨折,膈神经、肋间神经移位治疗臂丛神经损伤;动力髋螺钉治疗股骨转子间骨折,全膝关节表面置换术,颈椎单开门椎管内神经鞘膜瘤切除术,镍钛记忆合金网球植入治疗股骨头坏死。

1999 年底,购置枢法模椎间盘镜开展椎间盘镜下髓核切除术,开展膝关节镜下半月板切除术。

2000 年,成功为一例骨盆肿瘤患者进行半骨盆切除、人工半骨盆置换。在体微波灭活保肢结合新辅助化疗治疗肢体肉瘤;成功开展颈椎前路椎间盘切除术,Orion 钢板植骨固定术等。

2001 年,开展髋臼旋转截骨治疗髋臼发育不良。

2002 年,开展腰椎前路钢板内固定治疗椎体肿瘤,肱骨交锁髓内钉治疗肱骨骨折。

2003 年,开展 Chiari 畸形矫形术。

2004 年,开展踝关节置换术、肩关节置换术。

2005 年,开展(转移第二足趾)手拇指再造术。

2007 年,开展颈枕融合内固定治疗枕寰畸形脊髓压迫症。

2010 年,髋膝关节置换年手术量突破百例,成功为高脱位成人先髋(crowe Ⅳ 型)实施髋关节置换手术,完成复杂髋膝关节翻修手术。成功开展髋关节镜手术。引入股骨头坏死规范化治疗和早期股骨头坏死的钽棒植入治疗。

2011 年,开展膝关节交叉韧带重建和半月板缝合,累计超过 100 例,成功开展肩关节和踝关节镜手术、关节镜下治疗臀肌挛缩。

2012 年,关节置换和关节镜手术超过 200 例,开展脊柱微创矫形和内固定手术。

经过近 15 年的发展,山大二院骨科从无到有,由原来的一个病区 10 余张床位,发展到现在的 3 个病区 150 张床位;骨科医生由骨科医院成立初期的 6 人,发展到现在的 26 人,其中主任医师 4 人,副主任医师 6 人,主治医师 9 人。手术量由医院成立初期的约 200 台/年,发展到现在的约 2000 台/年。

三、历任科主任及学术带头人

王集锷

王集锷教授,山东青岛人,1938 年出生,1964 年毕业于山东医学院。主任医师,硕士研究生导师。曾任山东医科大学附属医院骨外科主任、山东大学第二医院骨外科主任。曾担任山东骨科分会副主任委员、山东康复医学会修复重建外科学会副主任委员、山东省老年骨质疏松学会副主任委员,山东省医学会医疗事故技术鉴定专家库成员。从事医疗临床工作近 40 年,成功救治大量疑难危重患者,特别是为我省骨科显微外科的发展及新技术推广作出了突出贡献。

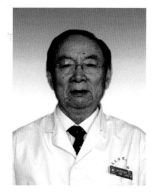

王集锷

王韶进

山东大学第二医院骨外科主任。（详见现任副主委介绍）

陈增海

陈增海教授（1951～2008），曾任山东大学第二医院骨外二科主任，硕士生导师。

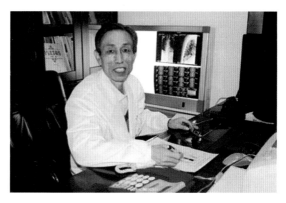

陈增海教授在工作中

1973年毕业于莱阳医专医疗系，先后于烟台、青岛工作和学习，1980年，任山医大卫校教师、山医附院骨科医师、1997年，调至山东大学第二医院骨外科，担任骨科副主任。1992年，任副主任医师。2000年被聘任为山东大学教授、山东大学第二医院骨外科主任医师，2002年被山东大学聘为硕士生导师。从事骨科临床工作近40年，发表论文近40篇，出版著作近10部，培养研究生15人，承担省级课题多项。曾担任亚太地区关节学会委员、山东省医学会骨科学会委员、山东省骨质疏松学会委员、山东省和济南市医疗事故鉴定专家库成员、山东省科技咨询与评估专家。

陈增海教授晚年身患胃癌，仍坚持临床一线工作。中央及省市级媒体多次对其事迹进行报道，并倡议学习陈增海教授事迹。

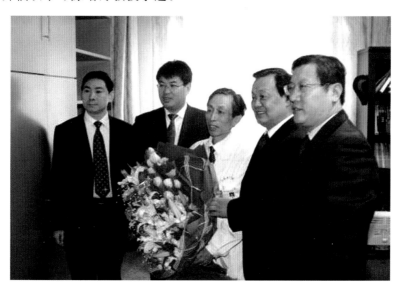

山东大学领导看望生病中的陈增海教授

第三章
青岛大学医学院附属医院骨科发展史

一、青岛大学医学院附属医院骨科发展概况

青岛大学医学院附属医院(青医附院)骨科系山东省首批重点学科,所配备的山东省创伤骨科研究所为山东省重点实验室。青医骨科专业的雏形起于 1947 年,创始人为时任医院院长兼骨科主任沈福彭教授,从事此专业方向者还有李温仁和张之湘两位医生。1952 年,骨科专业组正式成立,设床位 24 张,由外科副主任张之湘任组长,孙进修协助。同期,乐兴祥教授调入骨科。1960 年,孙进修主要负责骨科工作,胡有谷、赵振久医师分配入科。1971 年,外科副主任乐兴祥兼任骨科组长,夏精武、周秉文来科。1981 年成为青医附院第一批被国务院批准为硕士研究生授权点的学科。1985 年 2 月,外科主任胡有谷兼任骨科组长。20 世纪 70 年代后期至 80 年代,先后有陈晓亮、邹云雯、陈伯华、叶发刚、王英振、郑英刚、季爱玉等医师来科。1988 年 1 月,骨科独立建科,由夏精武任主任。1990 年骨科迁入新病房大楼,夏精武仍任骨科主任,陈晓亮、邹云雯任副主任。床位扩张为 44 张。1995 年,床位调整为 85 张。1997 年 9 月,陈晓亮任主任,邹云雯、李书忠任副主任,有医师 18 人,其中教授和主任医师 4 人、副教授和副主任医师 5 人、讲师和主治医师 8 人,住院医师 1 人,设病床 55 张。1995 年,骨科被卫生厅列为山东省首点学科。1999 年,骨科中创伤外科独立建科,骨科仍由陈晓亮任主任,陈伯华、李书忠任副主任,创伤外科主任为邹云雯,副主任为叶发刚。2009 年底,为了学科发展,在青岛市南区医院建立青岛大学医学院附属医院西院区,拥有床位 21 张,由骨科副主任陈伯华兼主任。2006 年学科重组,骨科分为脊柱、关节、创伤及手足外科三个专科并独立建科。2007 年 3 月,邹云雯任大骨科主任,陈伯华、孙康任副主任。当时骨科医师共 35 人,其中教授、主任医师 9 人,副教授、副主任医师 19 人,讲师(主治医师)9 人,住院医师 2 人,设病床 128 张,使大骨科在规模及学科建设上均有了长足发展。2009 年,青医骨科规模再次扩大,增设黄岛院区骨科,邹云雯教授任科主任,拥有床位 41 张。创立山东省创伤骨科研究所,所长由陈伯华教授担任,副所长由孙康教授、王德春教授担任。2009 年获批成为骨外科临

床型博士生培养点,2010年获批成为骨外科学术型博士生培养点。时至今日,青医附院骨科已经形成了脊柱外科、关节外科、创伤骨科、骨肿瘤外科、修复重建外科五个专业方向。其中,前三个方向为独立专科,脊柱外科主任为陈伯华教授,关节外科主任为孙康教授,创伤外科主任为叶发刚教授。骨肿瘤外科为脊柱外科内部专业组,修复重建外科为创伤外科内部专业组。总床位数达143张。年门诊量72559人次,年手术量4047台。2013年初,青岛大学医学院骨科诊疗中心获批,于下半年正式成立,总床位数增至180余张,骨肿瘤专业和修复重建外科专业将独立建科。

二、代表性新技术

新中国成立初期及20世纪50年代,主要开展对常见病如急慢性骨髓炎手术和骨折钢板内固定、闭合复位、石膏外固定、牵引、结核性寒性脓肿病灶清除及良性肿瘤切除等简单手术。1953年,首例腰椎间盘摘除手术成功后,又相继开展脊椎结核病灶清除及婴儿瘫矫形、脊椎骨折减压等手术。

20世纪60年代,开展胸椎间盘突出摘除、胸椎结核侧前方减压、胸腰椎管狭窄减压、神经根管减压、椎管肿瘤切除等手术。1968年9月,首例断指再植手术成功,12月,首例人工髋关节置换手术成功。1969年9月,首例全肱骨置换手术成功,进入省内先进水平。20世纪70年代,先后开展了颈椎前路减压融合、股骨头颈干置换、人工膝关节置换、人工肘关节置换、人工全髋关节置换、断肢再植、人工指间关节置换等复杂手术。1974年11月,首例瘤段切除手术成功,进入国内先进水平。

20世纪80年代以来,青医附院骨科进一步向高难技术方面迈进,相继开展了Harrington棒固定矫正脊椎侧弯、半盆切除术、脊椎骨折合并脊髓损伤大网膜移植术、人工肩关节置换、游离足趾移植拇指再造术、前臂异位再植、臂丛神经损伤多组神经移位术、各种皮瓣肌皮瓣移植修复软组织缺损、晚期手外伤修复带血管蒂骨移植等手术。1983年,周秉文等开展脊柱侧凸矫形手术,采用Harrintong-Luque技术,矫正特发性脊柱侧弯近百例,优良率达80%。乐兴祥、夏精武、邹云雯、季爱玉等开展显微外科手术100余例,成功率达96%。1987年,开展的股骨头直径预测法,达国内领先水平。1988年6月,首例双上肢断肢移位再植手术成功,填补了省内空白。

1988～1997年,骨外科发展较快,10年中开展大量新技术,使骨外科在业务技术发展、科研教学均有了快速发展,并于1993年定为医院重点科室,在省内同类医院中居领先地位。1995年,成为山东省卫生厅首批重点学科。

脊柱外科在20世纪80年代末已经形成规模,对脊柱退行性疾患、脊柱畸形和脊柱肿瘤等脊柱常见疾患的治疗已经形成系统、成熟的治疗策略。1995年,进行了国内第三家、省内首例颈椎前路椎体次全切术。在腰椎间盘突出症的临床和基础研究方面一直处于国内领先地位。同时注重新技术、新项目的应用,先后开展了经口腔入路寰枢椎病变切除术、术中脊髓监护、人工颈椎间盘置换等先进手术和技术。其中在单病种"腰椎间盘突出症"的微创治疗方面有了突破性的进展。并在此基础上,扩大了微创手术在本专业领域内的应用范围，在省内率先开展了 Quadrant 与 X-Tube 下腰椎管狭窄症和腰椎滑脱症的手术治疗。依次开展了腰椎经皮椎弓根螺钉技术、腰椎后路 Quadrant 通道下减压植骨融合内固定术、经皮球囊扩张后凸成形术、前路齿状突螺钉内固定技术等先进的脊柱微创手术。在国内首次采用微创通道，完成了颈椎后路 Keyhole 手术。2012 年申请了骨小梁 Cage 技术及 XLIF 技术，提高了科室知名度。2012 年青医附院骨科添置了新的脊髓监护仪，开始了运动诱发电位监护，实现了术中对脊髓从感觉到运动功能的全方位监护，大大提高了手术的安全性，并有利于开展更高风险的手术。手术头灯与放大镜的使用，也使得脊柱外科手术又有了新的突破，使得手术的安全性、快捷性得到了迅速提升。

在关节外科方面，1968 年 12 月即成功完成了首例人工关节置换手术，并获卫生部科技进步二等奖。后逐渐开展了人工膝、髋关节、人工指间关节、全股骨、全肱骨及肩胛骨置换等手术。现年均完成人工髋、膝关节置换千余例，其中复杂的关节置换和关节翻修手术也已成为常规手术，诊治方法已与国际接轨，在手术数量与完成质量方面均居国内一流、省内领先水平。在运动医学领域，科室先后派人到国外学习，在国内率先开展了膝、踝、肩和肘关节镜手术，许多技术在国内外处于领先或先进水平。现年均关节镜手术500 余例，其中膝关节镜下前后交叉韧带解剖重建术已达国际领先水平，微创肩关节镜下肩袖、盂唇缝合修补术处于国内先进水平。近年来又相继开展了微创关节镜下前后交叉韧带解剖重建，微创膝关节单髁置换，全膝、全髋关节翻修及双侧全膝、全髋同期置换等高难度手术，在国内外均处于领先水平。

创伤及手足外科在重大创伤急救、脊柱脊髓损伤、关节损伤、骨盆及髋臼骨折、四肢复杂骨折、复杂手足外伤等疾病的诊断和手术治疗方面都具有较强大的优势和知名度。每年高质量完成 800 余例骨科各类高难度手术。臂丛神经损伤的诊断与治疗及人发角蛋白人工材料移植已达国内领先水平，并成为国家级继续教育基地和培训中心。1995 年3 月完成带血管蒂腓肠浅动脉皮瓣移植术。1995 年 6 月，完成自体睾丸移植术，7 月开展膝关节髌韧带损伤移植及髌韧带重建术，8 月开展双侧股静脉搭桥，大隐静脉游离移植治疗髂股静脉血栓形成。股外侧皮瓣移植术和小腿后侧腓肠浅动脉逆行岛状皮瓣移植术也于 1995 年之后逐渐应用于临床。1996 年后又先后开展了带旋髂深动脉髂骨移植治疗股骨头坏死、人发角蛋白人工腱移植术 100 余例，达到国内领先水平。1996 年 6 月开展了健侧大隐静脉转流术治疗患侧髂股静脉血栓形成获得成功。此后外踝带蒂皮瓣治疗足跖溃疡也都收到良好的治疗效果。自建科以来，在脊柱损伤的诊断和治疗方面有了较大发展，采用国内外最新的研究成果和技术，对此类患者进行综合评定和治疗：寰枢椎骨折、寰枢椎半脱位采用颈前后内固定术；枢椎基底部骨折采用前路空心钉内固定术；颈胸腰椎骨折采用各种入路减压复位内固定术；微创治疗老年胸腰椎骨折（PKP）。承担主办国家级"髋臼及骨盆骨折诊治新进展"继续医学教育学习班。将 VSD 技术成功应用于处理复杂的肢体创面修复、软组织感染、急慢性骨髓炎、糖尿病的肢体坏死、大面积植皮等骨科专业较难处理的疾病，被卫生部授予十年百项计划"VSD 技术培训基地"。

三、科研成果

1959～1998年,完成科研课题7项,获奖6项,其中全国医药卫生科学大会奖1项、省科研奖3项、医学院科技成果奖2项。1998年承担国家自然科研基金4项,山东省自然科研基金5项,青岛市各类科研基金10余项。1959～1988年,骨外科发表学术论文100篇,出版专著3部,参编著作2部。1988～1998年,共撰写发表论文计118篇,其中国家级杂志62篇,省级杂志56篇,医学专著5部,参编著作14部。1998～2007年,共发表学术论文217篇。

1989～1998年,共获国家、省、市科技进步奖39项。1998～2007年,完成科研课题数十项,先后有19项获得山东省或青岛市科技进步奖。其中山东省科技进步二等奖4项、三等奖4项,山东省医学会奖9项,青岛市科技进步奖5项。

2010年,骨科共完成国家级课题立项3项,拨款总数达150万,省级课题立项4项,拨款总数达20万,其中纵向课题经费共59万,横向课题经费共60万,获省级奖励6项,发表SCI论文9篇,高质量学术论文42篇,出版专著5部。

2011年骨科共完成国家级课题立项3项,拨款总数近200万,省级课题立项3项,拨款总数近50万,其中纵向课题经费共100余万,横向课题经费共60万,获省级奖励6项,获实用新型专利1项,发表SCI论文9篇,高质量学术论文38篇,出版专著5部。

2012年,骨科共完成国家级课题立项2项,拨款总数达140万,参加5项科技鉴定,发表SCI论文4篇,高质量学术论文40篇。获教育部科技进步二等奖1项。山东省科技进步三等奖1项,青岛市科技进步三等奖1项,胡有谷主编,由人民卫生出版社出版的《腰椎间盘突出症》已出第四版。

椎间盘退变的基础研究是青医骨科的主要研究方向。10年来,对正常椎间盘及退变椎间盘的超微结构,椎间盘自身免疫状态,椎间盘主要细胞外基质成分(胶原、蛋白多糖及弹性蛋白)的分布及基因表达水平,椎间盘细胞培养模型及退变动物模型的建立,重组人TGFβ对椎间盘细胞Ⅰ、Ⅱ、Ⅲ型胶原基因表达的调节,以及腺病毒和腺相关病毒介导TGFβ1对退变椎间盘细胞蛋白多糖及胶原表达水平的调节作用,应用腺相关病毒介导的hTGFβ1联合应用AAV2-hVEGF165促进纤维环细胞的生物学作用等方面,均进行了较为深入的研究。其中,椎间盘退变基因治疗相关研究已与国际接轨,达到了国际先进水平。陈伯华教授主持完成的"腰椎间盘退变的生物学机制和临床基础研究"于2012年获教育部科技进步二等奖。另外,在骨质疏松的易致骨折基因的筛选和维生素D受体和骨质疏松关系的研究方面取得了阶段性成果,应用番茄红素可成功促进成骨细胞的活性而抑制破骨细胞的活性。在人角发蛋白合成人工肌腱和人工腱膜方面作了卓有成效的工作并取得了丰硕的成果。

四、教　学

1952 年开始担任医学院临床医学专业的授课和见习、实习任务,20 世纪 60 年代增加青岛业余大学的教学任务,80 年代又承担医学院儿科、影像、检验、护理和营养专业及成人教育、护理专业等的教学任务。1981 年,作为国内首批硕士研究生单位,开始招收硕士研究生,截至 2008 年已经培养硕士研究生 197 名。毕业生中,在各大医学院校工作者甚众,有些已经成为国内骨科界的佼佼者。2009 年后,骨科硕士研究生的培养规模进一步扩大,每年培养数量增至 30～35 名,培养质量进一步提高。青医骨科在认真贯彻教育部关于研究生培养方案的总体要求的基础上,总结本专业多年来培养硕士研究生的经验,在研究生教育的时间安排、科研能力、临床实践、阅读能力和表达能力的培养等方面形成了特色,并制定出了硕士研究生综合素质培养策略,而且已付诸实施。通过科学的时间规划,在有限的 3 年培养周期内,最大限度地的激发研究生的潜能,调动其主观能动性,达到理想的培养效果。组织安排读书报告会、专题讲座和英语教学查房,三种形式交替进行,教学相长,在提高研究生业务水平的同时,也使其幻灯制作、口头表达及逻辑思维等重要的教学能力得到了提高。

在东南亚留学生授课过程中,国内著名骨科专家胡有谷教授老骥伏枥,承担了首堂专业课的教学工作,准备充分、语言生动,赢得了留学生的高度评价。在临床工作及科研工作中也极其重视教学建设。

五、人才培养

1990 年 2 月至 1992 年 4 月,乐兴祥作为国家教委公派高级访问学者赴澳大利亚墨尔本 MONASH 大学的 PRINCE HENRY'S 和 ALFRED 两医院骨科访问。

1993～1995 年,邹云雯医师赴英国 Aberdeen 大学医学院皇家医院骨科做访问学者与进修。

1994 年 7～10 月,陈伯华去韩国延世医科大学进修。

1994 年～1995 年,郑英刚赴美国纽约州立大学医学院进修。

1997 年 2 月至 1998 年 1 月,吕振华赴芬兰坦佩雷大学医学技术研究所做博士后研究。

1997～1998 年,王英振赴德国进修关节外科。

1996 年 11 月至 1998 年 12 月,陈伯华在美国芝加哥 Rush 大学骨科部进行博士后研究。

1996 年 12 月至 1997 年 5 月,季爱玉赴韩国延世大学医学院进修手外科。

1997 年,叶发刚参加香港骨科医师高级培训班。

2002 年 8 月至 2003 年 9 月,陈伯华受山东省政府委派,前往德国海德堡大学骨科学院进修学习并获得医学博士学位。

2004～2005年,刘金钊受山东省政府委派前往澳大利亚进修学习1年。

2006年11月至2007年3月,2008年8月～2009年7月郑修军两次到美国 TWIN CITIES SPINE CENTER 做访问学者进修学习。

2010年7月至2011年1月,西永明赴美国芝加哥 RUSH 医学中心、达拉斯 TSRH 医学中心及圣路易斯巴恩斯医院做访问学者进修学习。

2012年9月到10月,刘勇赴美国 Rush 大学脊柱外科培训中心进修。

2012年4月至2013年3月马学晓公派至美国华盛顿大学医疗中心和 Rush 大学医疗中心学习脊柱退变性疾患和脊柱畸形的诊疗技术,进行博士后研究。

六、学术交流

1990年8月,日本札幌医科大学骨科教授中原正雄来院讲学。

1991年12月,英国 Aberdeen 大学医学院骨科 David Night 来医院骨科进修学习1月。

1992年10月,英国 Aberdeen 大学 Poter 教授来骨科访问及讲学1周。

1993年7月,大韩民国东亚医科大学代表团来院访问及参观3天。

1993年8月,日本东方医院院长二本柳贤司来院参观。

1993年9月,英国 Aberdeen 大学医学院骨科 David Night 等四人来院访问及讲学1周。

1993年10月,大韩民国大学医学院附属医院骨科代表团访问及参观3天。

1995年10月,国际骨科学术会议,有英、法、德、韩、日本、新加坡、美国、荷兰、瑞士等17个国家以及中国香港和台湾地区的学者来院参观访问。

1996年10月,AO 代表团来自瑞士、奥地利、新加坡的专家来院参观访问。

1997年11月,香港大学骨科学系来院参观访问。

1998年7月,香港大学骨科张文智医生来院商谈脊柱侧弯动物实验合作事宜。

1998年9月,两名英国医生 Davei、Wardlavo 来科内进行学术交流。

1998年9月,新加坡国立大学医学院骨科代表团来院进行学术交流并做手术表演。

1999年1月,与美国、中国香港教授合作猴子脊柱侧弯动物模型的制作。

1999年11月,香港大学张文智医师来科了解动物实验的进展状况。

2000年1月,美国、中国香港教授再次来青岛进行动物实验。

2000年5月,7位日本医生和3位香港医生参加山东省第四次骨科医师进修班并授课。

2001年11月,香港大学梁智仁教授来科进行学术交流。

2001年7月,台湾荣民总院骨科罗惠熙教授一行5人来院进行学术交流。

2002年5月,香港大学骨科张文智医生来科进行合作研究的结题工作。

2003年3月,香港大学骨科张文智医生来科进行学术交流。

2004年9月,英国南安普敦大学医学院遗传学系教授 Dayln 来院参观。

2005年5月,香港公开大学梁智仁院士来院参观。

2005年1月,延世大学医学院脊柱学系3位医生来科进行学术交流。

2010年,举办2次全国性会议,山东省脊柱外科年会,山东省骨质疏松学术研讨会,极大提高了骨科在全国的地位,开展了3项国家级继续教育培训。

2011年,举办2次全国性会议,开展了脊柱融合与内固定新进展、骨科领域创面修复、骨盆与髋臼骨折的诊治进展等8项国家级继续教育项目。

2012年,举办3次全国性会议,开展了脊柱融合与内固定新进展、骨科领域创面修复、骨盆与髋臼骨折的诊治进展等4项国家级继续教育项目。

七、学术任职

骨科现为第九届中华骨科学会委员、第九届骨科学会脊柱外科学组成员、中国康复学会颈椎病专业分会常务委员、山东省骨科学会副主任委员、山东省医学会骨科学分会脊柱外科学组组长和青岛市医学会骨科学专科委员会主任委员单位。为《中华骨科杂志》《中国脊柱脊髓杂志》等多家国内专业杂志编委、常务编委单位。

八、山东省骨科质控中心

骨科质量控制中心建设是保障全省骨科医疗质量的有效手段,是医疗质量管理与控制体系建设的重要组成部分,是深化医药卫生体制改革的重要内容,与人民群众切身利益息息相关,加强骨科质量控制中心建设,对于有效利用卫生资源,提高诊疗水平,规范诊疗行为,改进医疗服务,促进合理检查和合理诊疗,降低患者就诊费用,强化患者对深化医药卫生体制改革切身感受具有重要意义。

青医附院骨科自2005年开始承担山东省骨科质控中心的工作,至今已有8年的时间,在这8年的时间里,山东省骨科专业医疗质量控制中心从无到有、从有到强,在省级卫生行政部门指导下切实稳妥地开展医疗质量控制工作,收到了满意的效果,积累了宝贵的经验,促进了全省骨科医疗技术水平的提高。除此之外,骨科质控中心每年都借助于国家级、省级的骨科会议,组织全省范围内骨科专业医师培训学习,推动山东省骨科质量管理工作的全面开展,取得了巨大的成绩,使山东省骨科在国内地位稳步上升。

九、学科带头人介绍

陈伯华

青岛大学医学院附属医院骨科主任,脊柱外科主任。(详见现任副主委介绍)

邹云雯

青岛大学医学院附属医院骨科中心名誉主任,创伤外科主任。(详见副主委介绍)

王英振

青岛大学医学院附属医院东院骨科主任。(详见副主委介绍)

陈晓亮

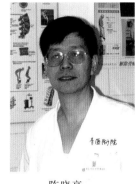

陈晓亮

陈晓亮,1951 年生于济南市,医学硕士,教授,博士研究生导师。1977 年毕业于青岛医学院医疗系,1987 年获青岛医学院骨外科专业医学硕士学位,1998 年晋升教授。1994 年任硕士研究生导师,2010 年任博士研究生导师。曾先后赴香港、澳大利亚、瑞士等国做访问学者。

为中华医学会第七届骨科分会委员,中国医师协会骨科分会委员,《中华骨科杂志》等杂志编委,国家级医药临床实验基地负责人,山东省医学会骨科专业委员会副主任委员兼任脊柱学组组长,青岛市医学会骨科专业委员会主任委员,山东省康复学会脊柱脊髓专业委员会副主任委员,山东省卫生厅骨科专业医疗质量控制中心主任,山东省创伤骨科研究所所长,名誉所长(第一批山东省卫生厅重点实验室),青岛大学医学院外科教研室副主任及骨科教研室主任,青医附院大骨科及脊柱外科主任、名誉主任(第一批山东省卫生厅重点学科),青岛市专业技术拔尖人才、青岛市高级专家协会会员。

从事骨外科专业工作 30 余年,现从事脊柱外科专业,主要研究方向为脊髓损伤、骨病及骨质疏松、脊柱骨融合遗传基因方面的研究。精通业务,技术精湛,特别擅长对脊柱疾患、骨肿瘤疾患的诊治。

近 20 年来率先引进和推广应用国际上流行的各种新型脊柱内固定器械,主持和完成了各种复杂的脊柱外科手术,包括上颈椎疾病Ⅰ期前后路手术、脊柱侧弯前后路矫形术、省内首例人工颈椎间盘置换术、脊柱肿瘤全脊柱切除重建术、椎体成形术等。为进一步加强科室单元建设,根据医院的发展形势,于 2005 年将骨外科重组为脊柱外科、关节外科、创伤外科,使科室有专攻、个人有特长。

除临床工作外,主持并参与了多项国家级、省部级及厅市级科研课题的研究,先后获山东省科技进步二等奖 3 项、山东省科技进步三等奖 2 项、山东省医学科技进步三等奖 1 项、青岛市科技进步三等奖 2 项。主译及参译著作 3 部，参编著作 5 部，在中华级和核心期刊上发表论文 50 余篇。主持举办了国家级继续医学教育项目数项。

叶发刚

叶发刚，教授，主任医师，硕士研究生导师，医学博士。青岛大学医学院附属医院骨科医疗中心副主任，创伤外科主任。1984 年毕业于山东医科大学医学系，到青岛医学院附属医院骨科工作至今，骨科专业硕士研究生毕业，获同济医科大学博士学位。兼任中国医促会医用材料专业委员会常务委员、中华医学会疼痛学分会颈肩腰痛学组委员、中华医学会山东省骨科学会创伤学组副组长、中华医学会山东省修复重建外科专业委员会常务委员、中华医学会山东省创伤外科学会委员、中华医学会山东省中西医结合学会骨科专业委员会常务委员、中华医学会山东省手外科学会委员、中华医学会青岛市创伤外科专业委员会主任委员、中华医学会青岛市中西医结合创伤学会委员，为 AO 国际内固定学会成

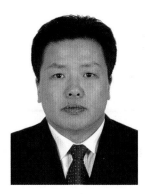

叶发刚

员、卫生部"十年百项计划"VSD 技术培训基地专家。1995～1996 年在上海医科大学附属华山医院进修，师从著名手外科专家顾玉东院士学习手外科及臂丛神经损伤的诊治。曾于 2000 年留学美国纽约 Albany 医学院及医学中心，主要从事创伤骨科的学习及研究。2003 年赴英国及 1997 年在香港进行培训学习和学术交流。从事骨科及创伤专业近 30 年，精通骨科及创伤专业各种疾患的诊断和治疗，尤其在骨盆及髋臼骨折诊治、四肢复杂骨折诊治、脊柱损伤、骨科感染及臂丛神经损伤治疗等有丰富成功经验。现已发表论文 50 余篇，主篇专著 2 部，副主编专著 1 部，参编参译专著 8 部。在研课题 2 项，获奖 8 项。

孙 康

孙康，1959 年生，教授，博士生导师。青岛大学外科学博士点及运动医学硕士点学科负责人，青医附院关节外科及运动医学科创始人，首任（2005～2013）关节外科及运动医学科主任，青医附院西海岸医疗中心骨科主任，青医附院优秀科技创新人才，青岛大学优秀研究生指导教师，青岛市专业技术拔尖人才。

为国际关节镜、膝关节外科与骨科运动医学学会（ISAKOS）委员、国际内固定协会（AO）会员、中华医学会运动医学分会委员、中国医师协会骨科医师分会关节外科委员会常务委员、中华医学会骨科分会关节外科学组髋关节外科工作委员会委员、中国康复协会肢体残疾康复专业委员会委员、国家自然科学基金委员

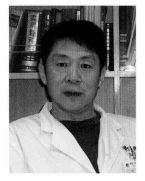

孙 康

会通讯评审专家、山东省骨科学会委员、山东省骨科学会骨质疏松学组副组长、青岛市医学会手显微外科分会副主任委员；为《中华创伤杂志》编委，《中国矫形外科杂志》与《中国

骨与关节损伤杂志》常务编委，*Journal of Orthopaedic Research*、《中华骨科杂志》与《中华外科杂志》特邀审稿专家。

曾先后多次赴美、德、英、韩及中国香港等地做临床 Fellow，研修人工关节置换与关节镜外科技术；在国内较早的开展了髋、膝关节置换与翻修、微创膝关节单髁置换、肩、肘、踝及指间关节置换、关节镜下半月板缝合、关节镜下前交叉韧带双束四隧道解剖重建、微创肩关节镜下肩袖修补、盂唇缝合以及踝、肘、腕关节镜手术等。多年来率领青医附院关节外科同仁齐心协力，使青医附院的人工关节置换的手术数量及质量一直处于省内领先、国内一流的行列。

曾多次申请获得骨外科国家级医学继续教育项目，并成功举办了多次全国性的学术会议，在国内骨外科学术界具有较高的学术影响力。以第一及通讯作者在国内外学术刊物上发表论文 90 余篇，其中 11 篇被 SCI 收录、11 篇被 Medline 和 CA 收录，中华级论文 30 余篇，主编或参编出版专著 3 部；已完成省部级、厅市级课题 5 项，现承担国家自然科学基金 2 项、省部级课题 2 项、厅市级课题 1 项、校级课题 1 项；以第一位获得省级科技进步三等奖 4 项、厅市级及其他科研奖励 21 项。目前已培养毕业硕士研究生 30 人，在读博士及硕士研究生 15 人。

王德春

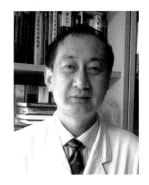

王德春，1965 年出生，主任医师，医学博士，硕士研究生导师，脊柱外科副主任，山东省创伤骨科研究所副所长。1999 年 7 月毕业于上海医科大学外科学（骨科专业），获博士学位。2000 年 1 月至 2003 年 2 月，先后去意大利 Pavia 大学和美国 Boston 大学医学院作博士后；2008 年 8～12 月作为访问学者于美国明尼苏达双子城脊柱外科中心进修学习。现任中华医学会山东省分会骨科学专业委员会委员、青岛市骨科学专业委员会委员。

王德春

熟练掌握骨科常见病和多发病的诊治，对脊柱退变性疾病，如颈椎病、腰椎间盘突出症、腰椎管狭窄症、腰椎滑脱症、胸椎管狭窄症、脊柱创伤、脊柱肿瘤及脊柱畸形等有较深的造诣，对脊柱外科一些高难度手术如 Charis 畸形后路枕骨大孔扩大成形硬膜扩大修补减压术、难复性寰枢椎脱位的前路松解术及后路椎弓根或侧块螺钉固定植骨融合术、脊柱后凸畸形的一期后路截骨矫形术、脊柱侧弯矫形术、脊柱肿瘤的一期后路全脊椎切除重建术、脊柱结核的前后路联合病灶切除植骨融合术、脊椎翻修术等有较成功的治疗经验，目前开展以 Quandrant 通道下腰椎髓核摘除 100 余例，微创腰椎滑脱及腰椎管狭窄症的减压植骨融合内固定术为特点的微创脊柱外科手术 80 余例，山东省首次开展 XLIF 手术治疗腰椎疾患。

在基础研究方面，主要从事脊柱退变性疾病的实验研究，熟练掌握了分子生物学方面的高新技术，如分子克隆、基因工程、细胞培养、蛋白定量检测、免疫组织化学等。曾承担国家自然科学基金 2 项，承担市级课题 1 项，曾获上海市卫生局科技进步二等奖 1 项，山东省医学科技三等奖 1 项，青岛市自然科学一等奖 1 项，参编著作 5 部，在国内外核心期刊发表论文 30 余篇，有多篇被 SCI、EM 等收录。

第四章
潍坊医学院附属医院骨科发展史

潍坊医学院附属医院(潍医附院)骨外科始建于 1975 年,起始阶段作为大外科中的一个骨外科病组与胸外科共用一个病区,设床位 20 张,共有 8 名医生,其中主任医师 1 名,主治医师 4 人,住院医师 3 人。米嘉祥担任外科主任,主持骨科工作,主要从事小儿麻痹症后遗症矫形工作。

1981 年,侯希敏任外科副主任,主持骨科工作,经过多年努力,奠定了潍医附院骨科在小儿麻痹症后遗症治疗方面全国领先地位,病人遍及全国各地。

1985 年 10 月,由刘儒森主治医师主持完成了附属医院首例断指再植手术。1986 年,刘儒森主持开展了游离和带蒂组织瓣转移修复组织缺损术。

1986 年,侯希敏调离,李柏顺任外科主任并主持骨科工作,同年刘亚在上海长征医院进修学习归来,在潍坊市率先开展了人工髋关节置换术和脊柱手术,包括腰椎间盘髓核摘除、脊柱内固定手术等。

1989 年,陈怡华担任外科副主任,主持骨科工作。

1993 年,刘亚担任骨科主任。1995 年,戴志刚主持开展了多组神经转位治疗臂丛神经根性撕脱伤。

1996 年,被国务院学位委员会批准为硕士学位授权点。

1998 年,附属医院新病房大楼启用,骨科成立独立病区,分为骨一、骨二两个病区,床位 80 张。1999 年,刘亚担任医院副院长兼骨科主任,全科年手术量达到 1000 台以上

2001 年,管春和开展了膝关节镜下半月板部分切除手术,田云虎主持开展了椎体成形术。

2005 年,成为潍坊医学院外国留学生培训基地。

2006 年,刘亚任医院院长,兼骨科主任,刘儒森任骨科副主任主持工作。

2006 年,骨科成立脊柱外科病区和关节外科病区,刘亚任副院长兼骨科主任;戴志刚担任副主任,负责关节病区工作;邱玉金任副主任,负责脊柱病区工作。

2009 年,戴志刚受山东省卫生厅选派美国约翰霍普金斯大学医院访问学者,成为骨科首位国外医院临床留学人员。

2011 年,戴志刚担任骨科主任,田云虎担任骨科副主任,邱玉金担任脊柱病区主任,韩桂全担任关节病区主任,病床总数达到 94 张。

一、发展概况

骨科是潍医附院临床重点学科之一,历任学科带头人米嘉祥、鲁继轩、侯希敏、李伯顺、陈怡华、刘亚、刘儒森等骨科前辈,为附院骨科的创立发展作出了突出贡献。经过全体骨科人多年的不懈努力,从最初的仅有20张的专业单一的科室,发展到目前拥有总开放床位94张,包含脊柱、关节两个专科,专业涵盖脊柱、关节、运动医学、创伤、足踝、骨肿瘤、手外科等多专业的综合性学科,能够开展各种微创治疗,如关节镜治疗膝关节半月板损伤、韧带重建、肩袖修补、肩峰成形术、髋膝关节置换和翻修手术、各种复杂骨折内外固定术、脊柱矫形、寰枢椎病变、颈椎病、胸腰椎病变、椎间盘突出、椎体滑脱、椎旁肿瘤等的治疗,并新引进了椎间孔镜,开辟了腰椎微创治疗时代。1996年成为潍坊医学院骨科学硕士学位授予权单位。目前学科在编医师共计26人,其中教授、主任医师6人,副教授、副主任医师5人,讲师、主治医师6人,住院医师9人,其中潍坊名医4人,硕士生导师5人,硕士12人,已形成一支老、中、青结合,专业技术职称结构合理的学术梯队。

现任骨科主任戴志刚主任医师作为山东省首批高层次卫生科技人才,被选派美国霍普金斯大学、匹兹堡大学医学中心、马里兰大学医学中心留学,主攻运动医学和关节外科疾病,擅长关节镜微创及人工关节关节置换、肩关节外科、臂丛神经诊治等。骨科副主任田云虎主任医师师从于我国著名脊柱外科专家、北京协和医院丘贵兴教授,擅长脊柱及创伤外科,2001年以来致力于脊柱疾病的微创治疗,并在省内率先开展了应用椎体成形术和后凸成形术治疗骨质疏松性椎体压缩性骨折、椎体肿瘤等,以及应用椎间盘镜椎间孔镜微创技术治疗椎间盘突出症等。

通过多年努力,学科在脊柱、骨关节疾病、骨创伤的等方面已经形成了自己的专业特色和技术优势,在潍坊市骨外科专业方面处于领先地位,在省内也有明显的优势,具有持续快速发展的潜力。年门诊工作量约2.3万人次,年完成大中型手术2400余例,科室配备和可利用的大型设备有数字减影C臂X线机、美国进口关节镜、德国产的椎间盘镜及椎间孔镜、瑞士产的手术显微镜、丹麦产的肌电图仪及1.5T菲利浦磁共振、64层螺旋CT、螺旋CT、ECT、最新的柯达DirectviewCR900X线光机、直线加速器、全自动生化分析仪等,完全可以满足骨科临床的需要。借助潍坊医学院各基础教研室的人才资源及先进的仪器设备的支撑,可将学科最前沿的新进展、新理论、新技术应用到临床和科研中去,不断提高科室对骨科常见病、多发病的诊断和治疗水平。目前骨外科已经成为山东省潍坊市集医疗、教学、科研于一体的特色学科。

积极开展临床工作的同时,在学科建设、人才培养以及国际交流等方面也投入了大量的精力,学科骨干先后12人次赴美国、德国、意大利、俄罗斯、韩国及中国台湾、香港等地进行学术交流和留学访问,接受外院进修学习和访问28人次,举办大型学术会议和专项技术推广班21期,医护人员参加国际性学术会议43人次。2013年,学科通过山东省教育厅海外人才招聘项目——泰山学者海外特聘专家,成功引进美国哈佛大学骨组织工程学者周栓虎教授,从而为学科在学术领域的发展提供了新的动力。

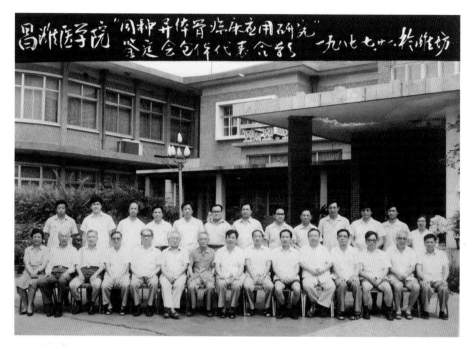

1987 年 7 月，潍坊医学院（原昌潍医学院）
"同种异体骨临床应用研究"鉴定会与会人员合影

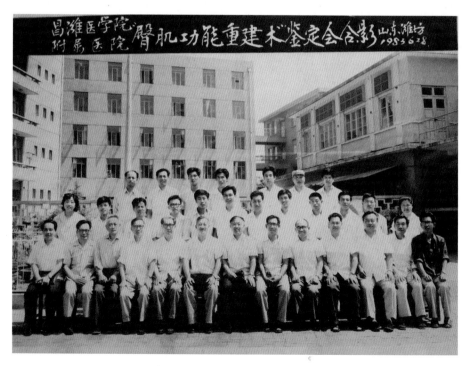

1983 年 6 月，潍坊医学院（原昌潍医学院）
"臀肌功能重建术"鉴定会与会人员合影

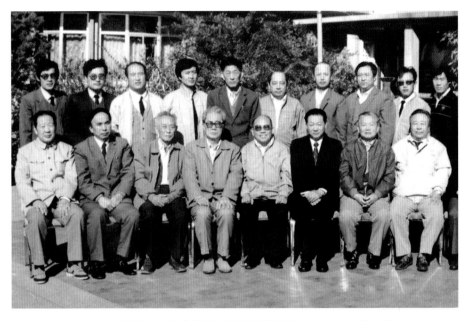

1986年,潍坊市医学院附属医院骨科科研鉴定会参加人员合影
（前排左二至右依次为范启申、张学义、沈俊惠、刘殿珍、陈中伟、郭世发、米嘉祥）

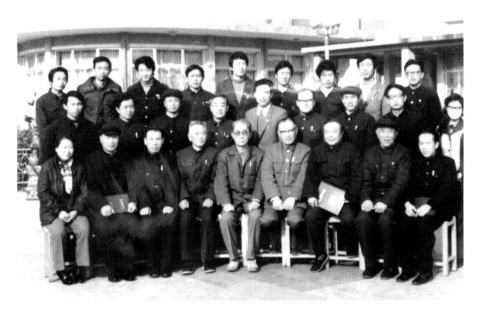

1989年,潍坊市骨科学术会议

二、学科带头人介绍

刘 亚

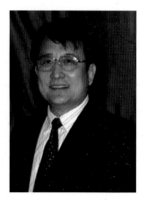

刘亚，1956年出生，山东省昌邑人。中共党员，教授，硕士生导师。1976年毕业于潍坊医学院，历任潍坊医学院附属医院骨科副主任、主任，潍坊医学院附属医院副院长，党委副书记、院长，潍坊医学院临床学院院长等职务。兼任山东省脊柱脊髓损伤专业委员会副主任委员、中国老年学学会老年脊柱关节疾病专业委员会常务委员、山东省医学伦理学学会常务理事、中华医学会山东省骨科专业委员会委员、山东省医师协会外科医师分会骨外科专业医师委员会委员、中华医学会潍坊市骨科专业委员会副主任委员、潍坊医学会理事、《山东医药》杂志主编。

刘 亚

擅长脊柱脊髓及老年骨关节病的诊断和治疗，是潍坊市最早开展脊柱手术的医生之一。1999年因工作需要进入医院管理工作岗位，2006年担任附院院长，2007年被评为山东省医院管理工作先进个人并记三等功，获"中国五十佳医院管理与创新优秀院长"荣誉称号。2008年获得"山东医师奖"荣誉称号。

戴志刚

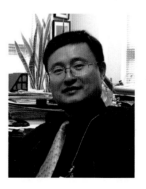

戴志刚，1962年出生，山东省潍坊市人。中共党员，医学硕士，硕士研究生导师，主任医师。1985年毕业于青岛医学院医学系，历任潍坊医学院附属医院骨科副主任、骨二科主任、骨科主任等职。为山东省医学会骨科分会委员、山东省医师协会骨科分会委员、山东省医学会运动医疗专业委员会委员、潍坊市医学会骨科专业委员会副主任委员、潍坊市医学会运动专业委员会副主任委员。

戴志刚

曾留学美国霍普金斯大学医院、马里兰大学医疗中心，擅长关节镜微创技术及关节置换技术治疗四肢关节运动损伤、半月板损伤、韧带损伤、肩关节不稳、盂唇损伤、肩袖损伤、老年性骨性关节炎、股骨头坏死、四肢骨折、周围神经损伤、足踝疾病等。发表文章20余篇，SCI收录2篇，完成6项课题，获山东省科技进步三等奖2项、潍坊市科技进步二等奖2项。

刘儒森

刘儒森，中共党员，主任医师，1948年出生，1982年毕业于潍坊医学院。历任潍坊医学院附属医院骨科副主任、党支部书记等职。为中华医学会山东省外科学创伤专业委员会委员、咨询专家，中华医学会山东省骨质疏松、骨矿盐疾病专业委员会委员，山东省康复医学会修复重建专业显微外科委员会委员，中华医学会潍坊创伤专业委员会副主任委员；中华医学会潍坊市骨科专业委员会副主任委员。曾任潍坊市医疗事故技术鉴定专家库成员、潍坊医学院附属医院司法鉴定中心专家。

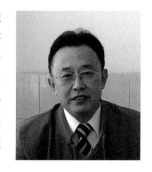

刘儒森

擅长创伤显微外科，手足及四肢矫形外科，臂丛神经损伤、复杂四肢骨折创伤、脊柱关节疾病的诊治。

参与多项课题研究，分获省市各级奖项；曾主编、副主编、参编专业著作8部，发表论文23篇。

第五章
滨州医学院附属医院骨科发展史

一、科室简介

滨州医学院附属医院（滨医附院）自 1977 年开诊以来即成立骨科专业，由我国著名骨科专家毛宾尧教授担任第一任骨科主任。治疗范围涵盖脊柱、创伤、关节置换和骨科畸形的矫形治疗等，尤其在脊髓灰质炎后遗症畸形矫治方面，和国内同级医院骨科开展的矫治手术处于同一水平，而且独创性地开展了腹直肌联合髂胫束代股四头肌手术方式，自行设计了小腿延长外固定支架。同时，毛宾尧教授还积极参加国内各种学术会议，撰写了国内第一本《足外科学》《膝关节外科学》等骨科专业书籍，之后又陆续出版了《髋关节外科学》《肘关节外科学》《肩关节外科学》等骨科专业书籍，在国内较早开展了足踝外科的基础研究。骨科重视后备人才的培养，先后采用外出进修、研究生学位攻读等方式培养人才，从骨科考取的研究生遍布国内各重点医学院校。

滨医附院骨科随着我国经济、科技文化的发展不断发展壮大，虽然地处鲁北，经济欠发达，但是仍然在骨科治疗方面不断进取，先后开展了山东省内第一例人工椎体置换、人工半骨盆置换，滨州地区第一例髋关节置换和铰链式膝关节假体置换等高精尖手术。在国内较早开展了颈椎病的前后路减压固定手术、脊柱侧突矫形手术等复杂手术，并一直将脊柱外科的治疗和国内同步。在国内较早开展关节镜手术并成立专业组，成立了滨州市第一个手足外科专业病区。目前滨州医学院附属医院骨科在房清敏副院长和刘明廷主任的带领下，共有 4 个病区 168 张床位，长期住院病人 200 人左右，年手术量 5000 余台次；骨科共有专业 C 臂透视机 2 台，术中 DR 3 台，专业人员 3 人，为骨科手术的微创化治疗打下了良好的基础。骨科专业划分为脊柱、关节、创伤、手外科和足踝外科等，满足了周边群众的就医需求。骨科是滨州医学院重点学科，自 2006 年以来成为硕士研究生培养专业，目前共有医护人员 104 人，其中教授 4 人，副教授 10 人，硕士研究生导师 8 人，山东省医学会骨科委员会委员 1 人，青年委员 1 人，山东省医学会手外科分会委员 1 人，山东省医学会创伤分会委员 1 人。

滨医附院骨科重视教学工作,不但担负着大量滨州医学院临床医学专业的教学工作,还承担研究生教学和进修医师教学工作。

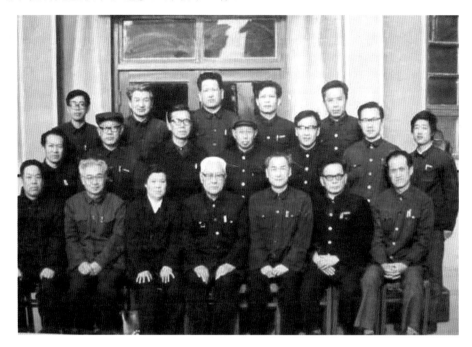

1984年,毛宾尧教授(中排左二)主持的一项科研课题通过鉴定
(前排左四为山东省骨科学会主任委员王志先)

二、学科带头人

房清敏

房清敏,滨州医学院附属医院副院长,滨州医学院附属医院脊柱外科教授(主任医师)、研究生导师。兼任全国肢体残疾矫治与康复专业委员会常务委员,山东省医学会骨科学分会委员,山东省骨科医师分会委员,山东省骨肿瘤学组委员,中华医药学会继续教育分会委员,滨州市骨科专业委员会副主任委员,《中国矫形外科杂志》《滨州医学院学报》编委。

获"山东省首届杰出医师"称号、"滨州医学院附属医院首届十大杰出青年"称号,多次获得"滨医附院先进个人"等荣誉称号。三次获得滨医附院突出贡献奖,15项新手术获新技术项目奖,发表论文50余篇,出版专著3部,获省、部、厅级科技奖励23项。

具备全面的骨科临床能力,熟练开展多项代表骨外科水平的

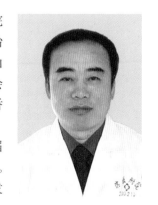

房清敏

标志性技术项目,如颈椎骨折脱位椎弓根螺钉内固定术、颈椎前路齿状突骨折螺钉内固定术、寰枢椎不稳或先天性疾病寰枢椎融合术等。

刘明廷

刘明廷,滨州医学院附属医院外科副主任,骨关节外科主任,外科教研室副主任,主任医师,硕士研究生导师。兼任山东省医学会骨科分会关节镜学组委员、山东省医学会骨科分会关节外科学组委员、山东省医学会运动医疗分会委员、山东省医学会骨科分会创伤学组委员、山东省滨州市医学会骨科分会副主任委员。曾获山东省卫生厅优秀医务工作者、山东省卫生厅医德医风标兵称号。

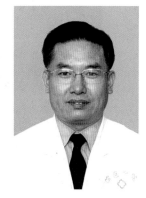

刘明廷

2004年,参加卫生部复旦大学华山医院骨科医师进修班;2009年,作为山东省卫生厅首批优秀中青年医生,公派到美国学习。多次到美国、德国、日本、奥地利、泰国、新加坡及中国台湾参观学习和参加学术交流。

擅长骨关节疾病的诊断与治疗,膝关节韧带重建及髋膝关节置换的技术达国内先进水平。积极开展累及关节复杂骨折的微创治疗,使骨关节的复杂创伤治疗取得了长足进展。开展了肩关节镜技术,为众多肩关节疾病患者解除了痛苦。创建了医院外科首个无痛病房。

毛宾尧

毛宾尧,1938年生,浙江奉化人。1962年毕业于青岛医学院,1978年在滨州医学院附院外科骨科参加工作后,历任讲师、副教授、教授,外科总论教研室和外科学教研室副主任、主任和附属医院院长。1992年,获"国家级有突出贡献中青年专家"称号,享受国务院特殊津贴。

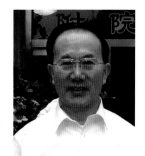

毛宾尧

主持过34项省级科研课题,创新和改进27项手术方法,获24项省级以上科技进步二、三等奖,共发表论文346篇,参加了32部骨科专著的撰写。主编有《脊髓灰质炎后遗症的外科治疗》《临床骨科手册》《骨筋膜室综合征》等著作。此外,还参与了《骨科手术学》(第2、3版)、《黄家驷外科学》(第6、7版)和《骨科学》等国家级巨型教学工具书的编著。

第六章
泰山医学院附属医院骨科发展史

泰山医学院源于 1891 年创办的华美医院医校,1903 年在华美医院医校基础上组建共合医道学堂,即后来的齐鲁大学医学院,1952 年齐鲁大学医学院与创办于 1932 的山东医学院合并组建新的山东医学院(校址在济南)。1970 年山东医学院与山东中医学院合并为山东医学院,搬迁至泰安市新泰县楼德镇(济南设留守处);1974 年建立山东医学院楼德分院;1979 年山东医学院楼德分院迁至泰安市区,改名为"山东医学院泰安分院";1981 年经国务院批准,山东医学院泰安分院更名为"泰山医学院"。

一、泰山医学院附属医院骨科的成立与发展

山东医学院楼德分院于 1987 年由楼德迁往泰安,更名为泰山医学院附属医院(泰医附院)。

泰山医学院附属医院骨科始成立于 1990 年。成立之初拥有床位 12 张,由张备基教授出任骨科第一任主任。1991 年发展为 35 张病床的独立病区,1994 年被山东省教委批准成立泰山医学院骨科研究所,鲁玉来教授任骨科研究所所长、学术带头人,张备基教授、阮汝清教授任副所长。同年被批准为山东省教育厅重点学科,得到了省教育厅 120 万元的资助,科室迅速成立了实验室,购买了 Cebex、培养箱、双极骨密度测定仪等一批与科室发展息息相关的新的设备,使科室得到了快速的发展,能够开展颈椎前后路手术、膝关节置换术、全髋关节置换术,完成了第一例拇指重建术。

张备基教授于 20 世纪 90 年代初主持发明的"腰椎滑脱提拉复位器"和"鲁氏圈"均获得了国家专利,经鉴定达到国际领先水平,被英国自然杂志称赞为具有划时代意义。此后,王仁成医师主持完成的"椎体融椎器"也获得了国家实用新型专利(专利号:ZL 94 2 35795.7)。腰椎滑脱的治疗步入了以应用我院自主研发的提拉复位器复位、鲁氏圈固定、椎间融椎器融合的切开复位内固定时代,在国内处于领先地位,成果鉴定会上受到了我国著名骨科学者、《中华外科杂志》第八届编委会编委、《中华骨科杂志》第三和第四届编委会总编辑郭世绂教授及青岛大学医学院附属医院胡有谷教授的高度评价。学术

成果在《中华骨科杂志》等杂志上发表。

鲁玉来教授从事肢残矫治与康复工作,在这方面做了大量的研究和临床工作。1990年5月,山东省教委启动省级重点学科申报与评审。鲁玉来教授总结分析了骨外科三个科研方向以及医疗教学成果、人才梯队建设等,多次赴山东医科大学和农业大学向有关教授请教,七易其稿,最终于1991年5月编写了《山东省高等学校重点学科(专业)申报书》和《骨外科"八五"建设规划》。1991年10月,经过相关评审,泰医附院骨外科成为泰山医学院有史以来第一个省级重点学科。1992年4月,有关专家对泰医附院的"八五"规划进行了现场论证,充分肯定规划,并提出了改进意见,使规划更加完善。省级重点学科的创立,是骨外科建设与发展的良好平台。1993年3月,鲁玉来教授申报省级骨科研究所。1996年12月离休,但为迎接省教委复查,与骨科同志精心准备,并提供了个人多年积累的资料,开展儿麻后遗症矫治手术的照片270余幅,从一个侧面佐证了骨外科的发展,使这次复查顺利通过。在骨外科稳步发展的基础上,院领导组织先后两次申报硕士研究生培养单位,于1997年获批。鲁玉来教授获得山东省教委科技进步二等奖1项、三等奖2项,山东省科技进步三等奖1项,山东省教学成果三等奖1项,全军科技进步奖1项。被评为《中国矫形外科杂志》优秀审稿专家。还获得了中国康复协会肢残专业委员会授肢体残疾康复贡献奖(2009)、终身成就奖(2012)。主编著作13部,发表论文32篇。

1995年,张备基教授调往泰安市荣军医院,由鲁玉来教授担任骨科主任至1996年5月离休;1996年6月,阮汝清教授担任骨科主任。1997年阮汝清教授退休后,由王仁成教授任骨科主任,兼任泰山医学院外科教研室主任、泰山医学院附属医院外科主任。2005年3月,贾庆卫博士毕业后回泰山医学院工作,并担任骨科主任,王俊勤、张喜善任副主任。2007年6月,贾庆卫博士出任泰山医学院附属医院副院长,王俊勤任骨科主任,张喜善任副主任。2010年12月,王俊勤教授担任泰山医学院附属医院副院长,张喜善博士任骨科主任,郭其勇、于连祥、蔡国栋任骨科副主任。

1998年经国务院批准,骨科成为泰山医学院第一个硕士研究生培养点,标志着泰山医学院成为医学硕士培养单位,也标志着泰山医学院附属医院成为硕士生培养基地,附院骨科进入了一个崭新的发展时期。目前有硕士研究生导师7名,培养研究生50多名。

张辉教授作为学科学术带头人和首席专家,一直致力于骨科的发展。1993～1994年分别主办了全国膝关节外科研讨会和全国足外科学术研讨会,极大提升了泰山医学院附属医院在全省乃至全国的知名度和学术地位。他利用早年在积水潭医院进修学习的经历和人脉,将科室的年轻医生派往国内外著名的医院进修学习和培训;1993年开始七次到新加坡中央医院接受脊柱、关节和创伤方面最新理念的培训,先后到英国、美国、德国等发达国家进行学术交流,并不断将国外的专家教授请来演示手术,举办学术讲座,使科室的学术水平有了较大幅度提高。张辉教授曾担任中国肢体残疾康复专业委员会副主任委员、山东省医学会骨科分会副主任委员、山东省医学会创伤分会副主任委员、山东省医师学会副主任委员、山东省中西医结合骨科学会副主任委员、国际骨折固定学会会员(AO/ASIF)、山东省老年学会脊柱与关节专业委员会副主任委员、《中国矫形外科杂志》常务编委、《山东医药》编委、《医学与哲学》编委、亚洲创伤学会会员、山东省儿麻后遗症研究会副会长、泰安市骨科学会主任委员。在泰安地区率先引入AO技术治疗全身多发性骨与关节损伤,形成了系列化治疗模式,大大降低了病残率和骨折不愈合率;在省内率先开展了有限手术治疗腰椎间盘突出症,获得了良好的社会效益和经济效益。

　　张辉教授不仅关注泰山医学院附属医院骨科的发展,还一直致力于泰安市骨科事业的发展。2010年,张辉教授与泰安市儿家大医院的骨科学者们共同努力,经过认真筹备,于2011年5月成立泰安市骨科学会,在学会中担任主任委员,为全市骨科同道成立了自己的组织。学会成立后,多次组织学会活动,请国内外专家授课,传授经验,提高我们的技艺,更好地为泰安及周边地区的人民服务。

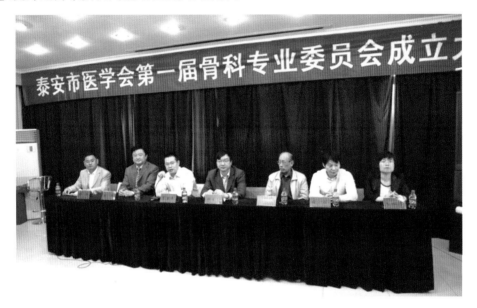

2011年5月,泰安市第一届骨科专业委员会成立现场

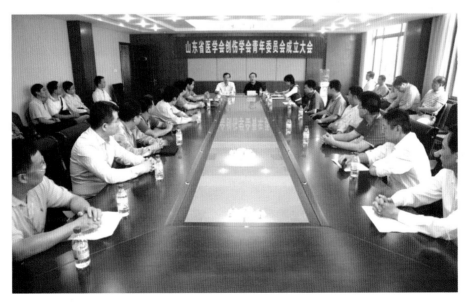

泰山医学院附属医院骨科承办的山东省创伤学会青年委员会成立现场

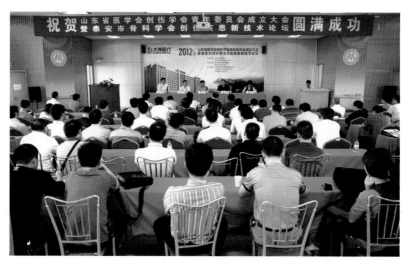

2012年9月，泰山医学院附属医院骨科主办的学术会议现场

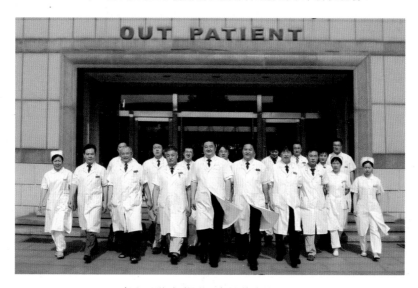

泰山医学院附属医院骨科医护人员

目前，泰山医学院附属医院骨科已经发展为包括脊柱、关节、创伤、显微外科四个专业方向的第一大科室，拥有床位150张，医师30人，其中主任医师、教授5人，副主任医师、副教授7人，硕士研究生导师7人，医学博士5人，医学硕士16人。除学科带头人、泰山医学院附属医院党委书记张辉教授外，还有美国Wake Forest大学医学中心关节置换及运动医学专业访问学者、中华医学会运动医学专业委员会委员亓建洪博士，新加坡中央医院运动医学专业访问学者、泰安市医学重点学科优秀中青年学科带头人贾庆卫博士，泰安市优秀骨科专家、泰安市骨科学会副主任委员王俊勤教授，美国北卡罗来纳州Wake Forest大学医学中心脊柱专业访问学者、山东省创伤学会青年委员会副主任委员、泰安市创伤外科学会副主任委员张喜善博士，以及郭其勇、于连祥、蔡国栋等一大批优秀专家，为科室创新与发展提供了强有力的人才保证。

从 20 多年前参加了泰安市开展的第一台全膝关节置换术到现在,张辉教授率领这只年轻的团队,在全髋和全膝关节置换、关节镜下前后交叉韧带的重建、关节镜治疗膝关节半月板损伤、膝关节骨性关节炎、类风湿性关节炎、肩关节习惯性脱位、肩袖损伤、肩周炎等,腰椎间盘切吸技术、臭氧治疗、叠加疗法、胶原酶溶核术、PKP、PVP 技术、高位颈椎内固定技术、脊柱侧凸矫治、腰椎滑脱的治疗、脊柱返修手术等方面做了大量卓有成效的工作。多篇 SCI 论文的发表、自然科学基金课题的成功申请,标志着骨科已经逐步成为医教研齐头并进的重点学科。

二、学科带头人

张 辉

泰山医学院附属医院党委书记,骨科首席专家。(详见现任副主委介绍)

贾庆卫

贾庆卫,1998～2004 年先后跟随全国著名髋关节外科专家孙俊英教授,中国工程院院士、著名骨科专家戴尅戎教授学习,攻读医学硕士、医学博士学位。2005 年任泰山医学院附属医院骨科主任、泰山医学院运动医学研究所副所长,2007 年 6 月担任泰山医学院附属医院副院长。2007 年 8 月主持创建了泰安市第一个专业的运动医学病房。2008 年开始担任泰安市骨科医学重点学科青年学科带头人。2010 年在新加坡中央医院运动医学专业进修,将专业方向确定在关节微创外科领域。擅长骨与关节疾病的诊治及关节镜手术,每年完成大量关节镜手术,其中包括常见的关节镜下半月板成形、半月板缝合和交叉韧带重建手术,还开展了肩关节、踝关节、肘关节等关节镜手术技术。

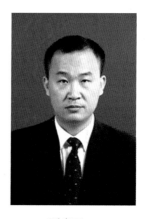

贾庆卫

王俊勤

王俊勤,1990 年毕业于青岛医学院临床医学系。1997 年师从全国著名脊柱外科专家胡有谷教授,专攻脊柱外科。历任骨科副主任、骨科主任兼骨二科主任、外科教研室主任、外科副主任。2010 年 12 月任医院副院长。擅长手术或非手术治疗颈椎病、腰椎间盘突出症、腰椎管狭窄症、腰椎滑脱症、脊柱与四肢关节损伤、恶性肿瘤等。

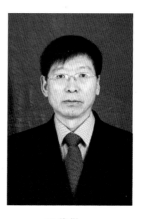

王俊勤

张喜善

张喜善，医学博士，主任医师，硕士研究生导师，访美学者。现任泰山医学院附属医院骨科主任。

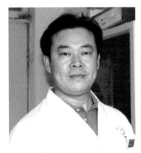

张喜善

擅长脊柱微创技术，椎间盘突出症及颈椎骨折、脱位等颈椎病的治疗。在泰安地区率先开展了椎体成形术、椎体后凸成形术治疗骨质疏松性椎体压缩骨折、椎体肿瘤、椎体血管瘤等疾患，应用注射治疗对一些复杂的颈肩痛和腰腿痛提供了新的治疗手段。2009～2010 年在美国维克森林大学医学中心进行脊柱疾患的学习和研究，获得美国维克森林大学医学中心授予的美国脊柱专业 FELLOWSHIP 证书。在山东省教育厅立项科研课题 1 项，获泰山医学院资助科研课题 6 项；获山东省保健协会科技进步二等奖 1 项、泰山医学院科技成果奖 5 项，取得国家专利 2 项，主编论著 9 部。

第七章
济宁医学院附属医院骨科发展史

一、发展概述

济宁医学院附属医院骨科为济宁市重点学科、济宁医学院重点学科,集医疗、教学、科研、康复、预防的医、教、研工作为一体,医院对骨科加大了扶持和支持力度,其诊疗技术已达到省内和国内领先水平。

济宁医学院附属医院骨科成立于 1977 年 5 月,当时骨科为附属医院外科的一个专业组,有床位 11 张,仅能开展一般清创缝合术。1977 年 8 月,开展了股骨颈骨折切开复位三翼钉内固定术,同年开展了股骨干骨折梅花钉内固定术、双重钢板股骨干骨折(粉碎性)内固定术、骨阻滞钉内固定矫治骨骺发育不良。1977 年 10 月,开始收治婴儿瘫后遗症,先后开展了三关节融合术,四关节融合术,截肢术,截骨骨延长术,髋膝关节置换术,踝关节肌腱移植术,先天性髋关节脱位造盖术,髂骨截骨术。

1978 年 8 月,开展人工股骨头置换术,还开展了胸椎腰椎结核病灶清除术,髋前脱位、髌骨点移位术,弹响髋的手术矫治,膝关节外翻内翻纠正术。

1980 年,开展了肱骨肿瘤段切除、腓骨小头代肱骨头肩关节成形术。

1981 年,开展了大网膜脊髓移植治疗外伤性截瘫。

1982 年,开展了加压钢板加压股骨干骨折内固定术。

1983 年,研制成功股骨颈骨折加压固定器,获济宁市科技进步三等奖。同年开展了血管、神经吻合治疗踝关节离断,一例成功。

1985 年,开设立外一科,骨科、普外为一个护理单元,钱金福任外一科主任,设 43 张床。钱金福、高峰研制成功锁骨骨折复位器,用于临床。

1986 年,在鲁西南首先开展了显微技术腰椎间盘突出髓核切除术。

1987 年,开展了小血管吻合技术、断指再植术,并获得成功。

1989 年,开展了 Harrington 棒治疗脊柱侧弯治疗外伤性截瘫成功,同年开展了腰椎管狭窄症的手术治疗。

1990年,开展了颈椎管后路、后开门及椎管扩大成形术,治疗椎管狭窄症,同年开展了人工全髋关节置换术。

1991年,开展了前斜角肌综合征的手术治疗。

1992年,开展了跟痛症减压术的治疗。

1994年,骨外科由外一科分出,为单独科室,床位30张。主任钱金福,副主任丁少峰,护士长张秀芳,副护士长李华。开展了狄克钉内固定治疗脊柱骨折及腰椎滑脱术。

1995年,开展了侧前方入路、颈椎间盘切除术,以及腰椎间盘突出髓核切吸术,同年建立骨科研究室。

1996年底,科室有医护人员29人,医疗12人,有主任医师1人,副主任医师3人,主治医师3人,医师6人,护理人员17人,其中主管护师2人,护师4人,护士11人。主任丁少锋(后出国),副主任刘书成、周玉江,其中周玉江兼儿麻矫治中心主任。开展了外固定架治疗骨折。

1998年4月,骨外科病房搬入东病房楼8楼,床位41张,刘书成任主任,周玉江为副主任。1998年,开展了跟骨刺切除及选择性神经切断治疗跟痛症、颈椎损伤前路减压、植骨术,椎管成形治疗腰椎骨折等。

1999年,开展了全段胫腓骨移植代股骨治疗股骨缺损、带血管神经皮瓣移植、RF内固定术治疗截瘫等新项目。

2000年,开展了脊柱骨折脱位并脊髓损伤的前路减压植骨融合术。

2001年,开展了骨盆骨折切开复位内固定术等新技术项目。

2002年7月,刘书成任骨外科主任,房体义任副主任,科室实行医疗分组,成立两个医疗组,组长为刘书成和房体义。开展了指动脉、掌背动脉逆行岛状皮瓣修复手部深度软组织缺损,以及自体骨髓移植术。

2003年,开展了下肢骨外露及皮肤损伤的皮瓣修复和关节镜下手术治疗膝关节疾病、断肢再植术,手指多段离断再植技术。

2004年,开展了中华长城椎弓根钉棒内固定系统手术、颈椎前路钢板内固定技术、脊柱侧弯前后联合矫形、双侧全髋关节置换术、关节镜下关节内骨折内固定等。

2004年1月,刘永涛任骨科主任,韩清銮为骨科副主任。2004年5月,蔡国强任骨科主任,刘永涛、韩清銮为骨科副主任。同年6月,骨外科成立脊柱组和关节组,7月,医院成立手足外科诊疗中心,是济宁市较早建立的以治疗手足外伤及其病为主的专业科室。

2005年10月,骨外科病房搬入门诊医技病房综合楼10楼,设床位67张,开展了关节镜下前后交叉韧带重建或修复;手足外科开展了游离足趾移植拇指、手指再造术,踇(趾)甲瓣再造拇指、手指技术,游离胸脐皮瓣修复大面积骨外露技术,口唇组织块离断再植技术,伸腕伸拇指功能重建等技术,填补了鲁西南多项技术空白。

2007年6月,骨关节专业从骨外科单独分出,成立骨关节中心,张元民任科主任;10月,张元民为骨外科主任(兼)。

2008年3月,王海滨、孔祥清任骨科副主任。7月,骨外科分为创伤外科和脊柱外科,张卫红任脊柱外科主任兼骨科副主任,孔祥清任脊柱外科副主任,王海滨任创伤骨科主任。

自此,骨外科共有脊柱、创伤、手足、骨关节四个二级专业科室,床位扩大到 206 张。

2008 年 5 月,骨科护士张晓荣随医疗队赴四川灾区承担为期 3 个月的救灾任务。

2009～2011 年,共派出 8 人到北京积水潭医院等进修学习。

脊柱外科

2008 年 7 月,脊柱外科从骨外科分出,张卫红任主任,孔祥清任副主任,张晓荣任副护士长(主持工作),病房设立 28 张床位,二级监护室床位 3 张,专业医师 5 人,其中副主任医师 3 人,住院医师 2 人,护理人员 12 人,康复医师 1 人,当年手术量 140 余台。开展了脊柱退行性疾病、脊柱创伤和部分先天性脊柱畸形等常见疾病以及颈椎颈髓损伤并不全四肢瘫的前后路手术治疗,开展多节段颈椎病的手术治疗。开展了颈椎后路侧块螺钉内固定的新技术项目,巩固了在鲁西南脊柱外科的领先地位,解决了颈椎后路手术彻底减压后导致颈椎鹅颈畸形的发生。颈椎侧块螺钉在颈椎外科中广泛应用。

2008 年 12 月,在鲁西南地区率先开展了经皮穿刺胸腰椎骨质疏松性压缩性骨折的微创(PVP,PKP)治疗;本年度开展单间隙颈椎间盘切除治疗颈椎病;开展一期前后路或后前路手术治疗联合治疗颈椎后纵韧带骨化症及颈椎骨折脱位并四肢瘫,并开展枢椎创伤性脱位前路植骨内固定术。

2009 年 1 月,孟纯阳副院长任大外科主任,兼任骨外科、脊柱外科主任,张卫红、孔祥清任副主任,床位扩大至 35 张,并设立监护室 5 张,其中主任医师、教授 1 人,博士、硕士生导师 1 人,副主任医师、副教授 4 人,主治医师 1 人,住院医师 2 人,博士 2 人,硕士3 人;护理人员 13 人,主管护师 3 人,康复师 1 人。年手术量近 510 台。

2010 年 5 月,开展了颈椎后路锚定法单开门手术,为多节段颈椎病、发育性颈椎管狭窄症、OPLL 患者提供了安全、疗效确切、花费较低的治疗方法;并开展枢椎创伤性脱位后路减压植骨内固定术。年手术量为 676 余台。2010 年 9 月,为 96 岁高龄患者行经皮穿刺椎体成形术,术后当天即感到疼痛明显缓解,可以在床上坐立。术后第二天在其儿女的搀扶下下地活动良好。

2011 年 7 月,科室有医护人员 21 人,有专业康复师 2 人,其中主任医师 1 名,副主任医师 4 名,其中博士 2 名,硕士研究生 7 名。2011 年脊柱外科手术达到 1191 台次,手术量及手术难度均在鲁西南处于领先水平。1 月开展了后路椎间盘镜下腰椎突出椎间盘髓核摘除术(MED),2 月开展了经胸腔病变胸椎切除植骨内固定术,7 月开展颈椎人工椎间盘置换和胸腰椎肿瘤后路全脊椎切除修复重建术等。

2012 年 4 月,医院通过三甲评审后科室床位调整,脊柱外科迁至门诊楼 7 楼西区,床位数量增加为 50 张,二级监护室床位 6 张,主任医师、教授 1 人,硕士生导师 1 人,副主任医师、副教授 4 人,主治医师 2 人,住院医师 5 人,该年度年手术量 1278 余台。4 月份,在鲁西南率先独立开展齿状突骨折前路空心螺钉内固定和上颈椎不稳后路经寰枢椎关节Margel 螺钉内固定术。

骨关节科

2007 年 6 月,骨关节专业从骨外科单独分出,成立骨关节中心,张元民任科主任,黄英丽任护士长,范成娟任副护士长,张玉革任科秘书。科室有医生5名,护理人员12名,康复师1名,床位42张,聘请美籍华人、国际著名骨关节专家、院长顾问张中南博士为名誉主任。该科是鲁西南地区成立的第一个手术治疗各种关节疾病的整体化护理病房,实现了从生活护理、基础护理到专科护理的全方位护理模式。该科的整体化优质护理、专业化的康复锻炼、围手术期镇痛、临床路径的管理是科室的亮点。曾荣获山东省巾帼文明岗、山东省青年文明号、山东省护理服务示范病房、山东省医疗质量示范科室、抗菌药物合理用药先进科室、临床路径和单病种质控先进科室,是一支富有朝气,勇于拼搏,团结奋进,具有凝聚力的年轻团队。2007年,成功开展了双髋关节同时置换术、膝关节置换术、踝关节镜、髋关节镜、关节翻修术等复杂手术,手术成功率100%,技术水平达到国内先进。

2008年3月,赵晓伟任副主任。科室鼓励医疗护理人员英语口语能力的训练,实行了双语交班。2008年,成功开展了强直性脊柱炎、髋关节骨关节病双侧人工全髋关节同时置换,为各种原因导致的初次关节置换失败患者成功实施人工关节翻修术,继续充实关节镜下前交叉韧带损伤后重建的相关理论及操作,手术操作技术及理论日益成熟。

2010年,成功开展了肩关节镜、肘关节镜、复杂的膝关节外翻畸形置换及膝关节骨缺损的关节置换术,取得了非常满意的疗效,使无数失去关节功能的患者重新获得关节功能,获得了良好的社会口碑。

截至2012年12月,骨关节科有医生10名,其中副主任医师4名,主治医师5名,医师1名。硕士研究生4名,博士在读3名,研究生在读3名。有护理人员16名,95%达到本科学历,其中主管护师2名,护师11名,护士3名,有康复治疗师2名,病房在门诊医技病房综合楼5楼,设床位42张。2012年关节置换、关节镜数量大幅度增长,年平均关节置换量达400例,关节镜手术量400余例,其中前后交叉韧带重建手术量50余例。

创伤骨科

2008年7月,骨外科进行专业划分,分为创伤外科和脊柱外科,王海滨任骨外科副主任兼任创伤外科主任,贾存岭任创伤外科副主任。2008年大量开展了股骨干、胫骨干骨折的闭合复位交锁髓内钉固定术治疗。

2009年,开展了对肱骨骨折、胫骨、股骨远、近段骨折采用MIPPO技术间接复位内固定骨折治疗的新技术,使骨折愈合率大大增加,内固定失效率极大降低。

2010年,开展了复杂骨盆骨折的手术治疗及四肢骨折微创复位内固定术,在鲁西南地区处于领先水平。

2011年4月,为进一步明确科室工作性质,创伤外科更名为创伤骨科,目前,创伤骨科有医疗人员12人,护理人员16名,主任王海滨,副主任贾存岭,科室床位56张。年底,科室床位调整,床位在原来基础上有所增加,2011年开展了微创接骨术治疗胫骨骨折。目前,创伤骨科对骨科复杂疑难手术治疗处理,骨盆骨折手术治疗,不论A、B型骨折,还是C型骨折,都可以独立开展手术治疗,每年手术量15~25例,手术效果较好。应用"骨科创伤控制理论"对大量急危重病人采用首先控制稳定生命,再进行骨折治疗理论,挽救了大量危重病人的生命,对最为复杂的开放性骨盆骨折的抢救成功率明显提高。

手足外科

2004年7月19日,医院成立手足外科诊疗中心,该科是济宁市较早建立的以治疗手足外伤及其疾病为主的专业科室,病房位于原影像楼与老外科楼连廊楼3楼,设床位15张,林彬任科主任,韩清銮任副主任,张玉任护士长。有专业医生4人,护理人员5人,其中主任医师1人,副主任医师1人。2004年,科室开展了断指再植、各种手足外伤的急症修复、手足先后天畸形的矫形手术等。"多指、多段离断再植""一手多指旋转撕脱性离断再植""带腓肠神经伴行血管的逆行岛状皮瓣修复大面积皮肤软组织缺损的皮瓣修复"等获得医院年度医疗科技技术进步奖。

2005年9月,病房搬迁到门诊医技病房综合楼10楼东区,床位扩大至41张。手足外科开展了游离足趾移植再造拇指、手指术,踇(趾)甲瓣再造拇指、手指技术,游离胸脐皮瓣修复大面积骨外露技术,口唇组织块离断再植技术,伸腕伸拇指功能重建等技术项目等,填补了鲁西南多项技术空白。

2005~2006年,完成鲁西南第一例部分口唇完全离断再植成活手术,开展游离足趾及足部复合足趾再造各种手指、游离股前外侧皮瓣、游离胸脐皮瓣修复创面组织缺损、周围神经损伤后功能重建。"游离足趾移植再造拇指、手指"获得医院年度医疗科技技术进步奖。

2007年,广泛开展了各种游离皮瓣修复皮肤软组织缺损、复杂创伤的急症修复,开展各种肌皮瓣修复骨髓炎伴皮肤缺损、踇(趾)腓侧皮瓣加粗再造拇指等各种疑难手术。

2008年,开展急症手再造2例,背阔肌肌皮瓣转移屈肘功能重建2例,患者术后获得良好的功能。

2009年10月,韩清銮任科主任,张磊任副主任。2009年,继续开展急症手再造,联合应用VSD敷料及皮瓣修复创面皮肤大面积缺损,填补了济宁市的空白。

2010年,开展了复杂跟骨、距骨、舟骨粉碎骨折的切开复位内固定及踝关节融合术,手术量持续增长。

2011年,科室扩展至床位56张,有专业医师13名,其中主任医师1名、副主任医师2名,有护理人员21名,其中副主任护师1名、主管护师4名。2011年,开展了臂丛神经肿瘤切除+臂丛神经卡压综合征的探查松解手术、尺侧腕屈肌移位屈肘功能重建技术。

2012年开展了踇甲皮瓣复合第2足趾趾骨全型再造拇指手术、先天性垂直距骨矫形手术、臂丛神经多组神经转位功能重建技术等。

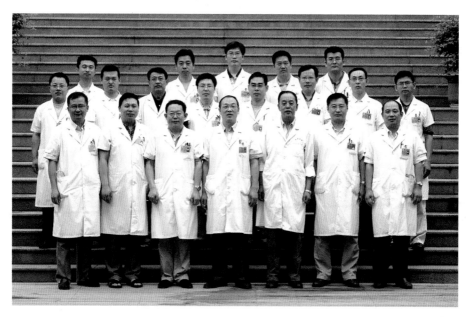

济宁医学院附属医院骨科医疗专家团队合影

二、举办会议

2007 年,成功举办鲁西南首届骨科新技术研讨会。至 2012 年,已经成功举办了五届。

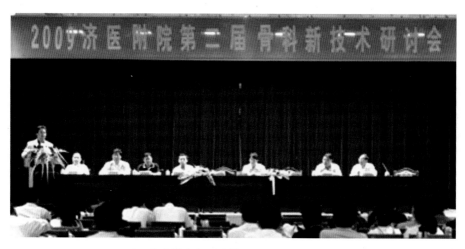

2009 年,成功举办鲁西南第二届骨科新技术研讨会

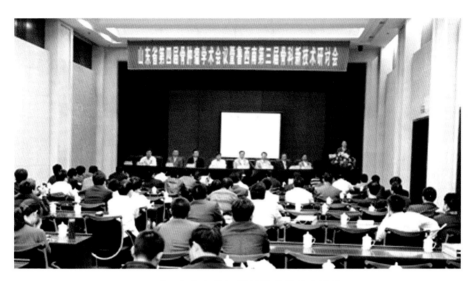

2010年,山东省第四届骨肿瘤学术会议及
鲁西南第三届骨科新技术研讨会在济宁召开

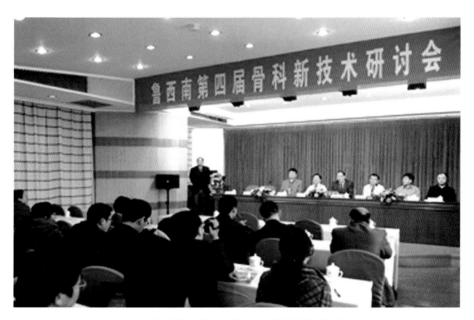

2011年,成功举办第四届鲁西南骨科新技术研讨会

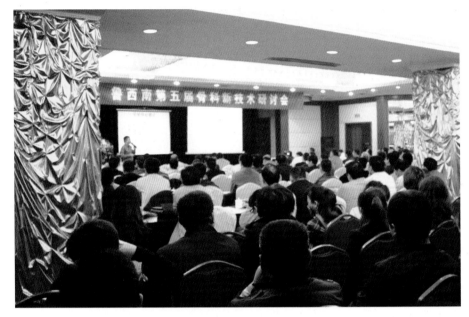

2012年,成功举办鲁西南第五届骨科新技术研讨会

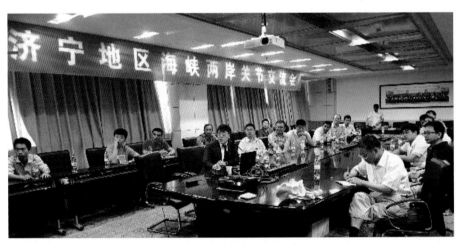

2012年5月,骨关节科承办济宁地区海峡两岸关节交流会

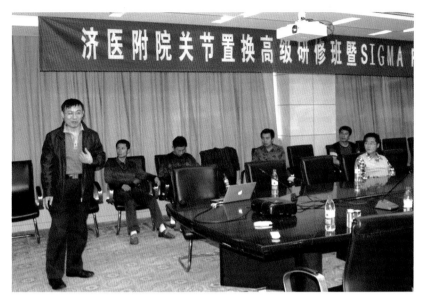

2012年，骨关节科举办了关节置换高级研修班及 SIGMA RP 旋转平台研讨班

三、学科带头人

孟纯阳

孟纯阳，医学博士，主任医师，教授，博士研究生导师，济宁医学院附属医院副院长，骨科主任兼脊柱外科主任。中华医学会山东省医学会骨科学分会第九届委员，山东省康复医学会脊柱脊髓损伤委员会副主任委员，山东省医学会骨科学分会脊柱专业学组成员，《颈腰痛杂志》编委。济宁市有突出贡献的中青年专家。山东省科技攻关项目评估专家。

擅长脊柱常见退变性疾病以及脊柱创伤、肿瘤、结核以及脊柱侧弯和后凸畸形的诊治，以及胸腰椎骨质疏松压缩骨折的微创手术治疗。在鲁西南率先开展经皮椎体成形术（PVP）及经皮椎体后凸成形术（PKP）等脊柱微创手术；开展了颈椎后路锚定法单

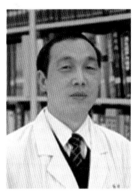

孟纯阳

开门手术、椎间盘镜下髓核摘除术、经胸腔病变胸椎切除植骨内固定术、胸腰椎肿瘤后路椎体全切稳定性重建术等。

招收在读硕士研究生11名，博士研究生1名。先后在国内多家医院及瑞士国际 OA 内固定学会，美国、泰国、马尔代夫、奥地利等地参加短期专业技术培训和国内外学术交流。

开展4项新技术，并获3项新技术进步奖。发表论文20余篇，SCI论文2篇，CSCD核心论文16篇，著作1部。获专利1项。2010年5月被济宁市人民政府评为济宁市第四批有突出贡献的中青年专家；2012年6月被山东省卫生厅评为山东省科技创新人才。

第八章
山东中医药大学附属医院骨科发展史

一、发展概述

　　山东中医药大学附属医院前身为山东省立中医院,于1955年7月5日在济南成立。医院成立之初,设有内科(含小儿科)、妇科、针灸科、痔瘘科和整骨科5个临床科室,有床位50张。其中整骨科是最早成立的科室之一。1959年10月12日,经山东省卫生厅研究决定,山东省立中医院为山东中医学院教学医院。1962年11月15日,山东省立中医院正式改名为"山东中医学院附属医院暨山东省中医院"。

　　骨科建立之初,有梁铁民、杨锡煆、梁鸿恩3位医师,病房床位7张,日门诊量20～30人次,以手法整复、夹板固定、中药外敷熏洗治疗四肢闭合骨折脱位为技术特色。梁铁民主任(1915～1978)出生于世医之家,1935年在山东国医专科学校学习,1955年医院成立时进入山东省立中医院整骨科工作。根据山东国医专科学校杨茂芳先生讲授的骨科学,结合自己的临床经验,编写了《整骨学》一书,由山东人民出版社于1959年5月出版。

　　1960年至1983年,受卫生部委托,山东省中医院先后举办了四期全国性的中医师资进修班,1960年4月骨科举办全国"正骨师资进修班",学制半年,共招收来自全国25个省市的48名学员。学员多具有不同程度临床经验和祖传经验(包括甘肃省中医院姚胜年、江西省中医学院涂文辉、湖北省立中医院张健民、安徽省中医学院汤琢成、南京中医学院诸方受、长春中医学院滕立衍、黑龙江中医学院樊春洲、上海第二军医大学附属医院李光邺等)。梁铁民、董伯津、陶瑞秀根据培训班交流的正骨经验资料整理成《正骨经验荟萃》,于1964年4月由人民卫生出版社正式出版。书中资料都是来自于各地有祖传特长的正骨医师的实际临床经验,其中既有许多独特的手技操作,也有多年的实际临床经验及不少有效验方,为一般正骨书籍所不多见,该书于2011年作为"现代著名老中医名著重刊丛书"之一,由人民卫生出版社整理再版。

　　1962年,梁铁民任骨科主任。

　　1963年,董伯津任骨科副主任。

1965 年,病床增加至 54 张。骨科坚持中西医结合办科方针,积极学习借鉴现代科学技术,相继开展了骨折切开复位内固定,骨髓炎、骨结核病灶清除,骨肿瘤切除等手术。

1976 年,邵光湘任骨科副主任。

1978 年 8 月,为了继承梁铁民主任和正骨老中医杨锡嘏先生的丰富临床经验,由山东中医学院骨伤教研室与山东中医学院附属医院骨科对骨科 20 余年的临床和教学经验进行了系统总结,编写了《临床正骨学》,并于 1979 年 3 月由山东科技出版社正式出版。

1980 年,曹贻训任骨科副主任,床位增加至 80 张。相继购置双人双目显微镜 2 台、骨折牵引复位床 1 台、关节镜 1 台、骨折治疗仪 6 台。积极开展学术交流和人才培养,继承发扬骨科中医传统和特色,总结出版了《中医正骨学》,开展了人工关节置换、发育性髋关节脱位、同种异体骨移植、肢体畸形矫正、血管束植入治疗骨缺血性坏死等技术项目,对肱骨外髁翻转骨折、肱骨外科颈骨折并肩关节脱位、踝关节骨折脱位等复杂损伤的手法复位也达到较高水平。

王衍纯、邵光湘、吕振好等研究的"行车式"骨折复位固定器,于 1985 年 12 月 23 日通过鉴定。

1984 年,骨科全年门诊量 8866 人次,住院患者 151 人次。

1985 年,邵光湘任骨科主任,曹贻训、于光华任副主任。

1985 年,科室有医师 23 人,包括临床教师 7 人,其中主治医师、讲师 6 人,住院医师、助教 15 人,医士 2 人。

1988 年 1 月,邵光湘、李月珠编著的《骨缺血与坏死病》由青岛出版社出版。

1989 年 7 月至 1991 年 7 月,邵光湘担任中国援坦桑尼亚医疗队队长。

1996 年,于光华任骨科主任。

1999 年,董建文任骨科主任,张世华、徐展望、王明喜任副主任。董建文、张俊忠分别任脊柱科主任、副主任;张世华、李金松分别任关节科主任、副主任;徐展望、毕荣修分别任创伤骨科主任、副主任;刘复奇任小儿骨科主任。

1999 年 9 月,邵光湘和杨淮沄主编的《股骨头缺血性坏死》由河北科学技术出版社出版。

2000 年,骨科进行了专业分化,成立四个病区,编制床位 148 张,开放床位 160 张。

2001 年 5 月 19 日,骨科承办的山东省骨科进展学习班在我院召开,邀请国内外知名专家授课,来自全省各地约 200 人参会。

2003 年 12 月,徐展望任主任,王明喜、毕荣修、李金松任副主任。二级科室:董建文、张俊忠分别任脊柱科主任、副主任;张世华、邱红明分别任关节科主任、副主任;刘复奇任小儿骨科主任,王明喜、高飞分别任显微骨科主任、副主任;齐尚锋任创伤骨科副主任。

2005 年,骨科门诊达 72906 人次,急诊 5937 人次,住院 3405 人次,手术 3300 台次。

2007 年,门诊患者达 93021 人次,住院患者达 3508 人次。

2007 年 4 月,山东中医药学会骨关节病专业委员会成立,张世华任主任委员,李金松任副主任委员,李刚、颜冰、蔡余力任秘书。同时举办了骨关节疾病进展学习班,参加会议委员 80 余人。

自 2007 年 8 月始,王少山、田鸿来、滕加文 3 位医师先后到新疆建设兵团农五师医院

(博乐市)骨科参加援疆工作。

2008年4月12日,李金松主任、李刚医师赴广州参加中华中医药学会骨伤科分会股骨头坏死专业委员会第二次会议,参与国家中医药管理局"十一五"重点专科股骨头坏死临床诊疗方案审核工作。

2008年,门诊患者达98148人次,住院患者达3862人次。

2009年1月7日,徐展望主任、李刚副教授赴上海中医药大学参加科技部"十一五"科技支撑计划《膝骨关节炎中医药治疗方案的优化研究》方案制定和审核工作。

2009年,门诊患者达102935人次,住院患者达4145人次。

自2009年7月开始参加山东省卫生厅"强基工程",骨科对口支援蒙阴县中医院骨科。

2009年8月,徐展望任骨科主任,毕荣修、王明喜、李金松任骨科副主任。二级科室:徐展望、郝延科分别任脊柱骨科主任、副主任;毕荣修、谢进分别任创伤骨科主任、副主任;王明喜、李刚分别任显微骨科主任、副主任;李金松、邱红明分别任关节骨科主任、副主任;刘复奇、黎立分别任小儿骨科主任、副主任;张俊忠、肖毅分别任运动损伤科主任、副主任。

2009年10月10日,骨科整体搬迁至经十路16369号山东省中医院东院区,专业进一步分化优化,规模扩大。科室分化为脊柱骨科、创伤骨科、显微骨科、关节骨科、小儿骨科、运动损伤科等六个二级专业科室,由专业分化前的四个病区的148张床位,扩大到六个病区244张床位。

2010年,门诊量达到104890人次,住院患者达到4738人次。

2010年,李杰副教授入选山东省第13批援塞舌尔医疗队,于2010年7月26日赴塞舌尔执行为期两年的援外医疗任务。

2011年,门诊量达到136724人次,住院患者达到5547人次。

2012年5月,徐展望主任荣获"山东省卫生科技创新人才"荣誉称号。

2012年7月,卞泗善医师入选山东省第14批援塞舌尔医疗队,执行援外医疗任务。

2012年9月,省卫生厅、省中医药管理局根据《关于开展第一批山东省五级中医药师承教育项目指导老师和继承人遴选工作的通知》(鲁卫中综合字[2012]21号),经山东省五级中医药师承工作专家委员会评议,确定骨科张世华教授、王明喜教授为指导老师。

2012年10月,根据《山东省有突出贡献的中青年专家选拔管理办法》(鲁政办发[2011]62号),经评审和公示、考察,授予李刚教授"山东省有突出贡献的中青年专家"荣誉称号。

2012年10月,山东省卫生厅下发《关于表彰第13批援塞舌尔医疗队队员的通报》(鲁卫人字[2012]23号),李杰副主任医师被授予"援外医疗工作先进个人"荣誉称号,并记三等功。

2012年,门诊量达到148787人次,住院患者达到5787人次。

二、科室现状

　　山东中医药大学附属医院骨科现为国家中医药管理局"十一五""十二五"重点专科，山东省卫生厅重点专科，省教育厅重点学科，山东省重点学科，博士、硕士学位授予点。骨科现有医师 62 人，其中博士 15 人，硕士 36 人，学士 9 人；正高 18 人，副高 15 人，讲师 3 人；博士生导师 1 人，硕士生导师 18 人；有主任委员 1 人，副主任委员 6 人，委员 30 人；有山东省省级优秀中医临床带头人 1 人，山东省高层次优秀中医临床人才 2 人，山东中医药大学学术骨干 1 人，山东省名中医药专家 6 人，山东省五级中医药师承教育项目指导老师 2 人，山东省教学名师 1 人，山东省卫生科技创新人才 1 人，山东省有突出贡献的中青年专家 1 人。自 1995 年以来，共培养硕士研究生 400 余人，博士研究生 3 人。设有创伤、脊柱、关节、显微、小儿、运动损伤等 6 个二级专业，床位 244 张。各个二级科室在发展过程中，逐渐形成了自己的特色和优势。

　　脊柱骨科技术力量雄厚，经过多年的发展，该科专业治疗脊柱和脊髓损伤和脊柱脊髓方面的疾病，如颈椎病，颈、腰椎间盘突出症，椎管狭窄，脊柱滑脱，脊柱结核，脊柱肿瘤，脊柱畸形等，取得了较大的进展，并在以下领域形成了明显的技术特色和优势：①形成了系列脊柱骨折中医闭合整复固定方法和中药方剂；②脊柱退行性疾病，如颈椎病、腰椎间盘突出、腰椎管狭窄症的中医特色保守疗法；③腰椎间盘突出症的椎间孔镜及微创手术治疗；④脊髓型颈椎病、颈椎管狭窄、颈椎后纵韧带骨化症的手术治疗；⑤脊柱脊髓损伤的救治；⑥腰椎管狭窄症、腰椎滑脱症的手术治疗；⑦脊柱畸形的矫形；⑧老年骨质疏松性压缩骨折的椎体成形术；⑨脊柱肿瘤的切除与重建；⑩脊柱结核的外科治疗。

　　创伤骨科擅长运用中医药及中西医结合的方法治疗创伤骨科常见病、多发病、疑难病。四肢骨与关节损伤、骨盆损伤、严重复合创伤及软组织损伤是其主要临床研究方向。在临床诊断和治疗方法上，采用中医传统手法整复、自制小夹板外固定及手术治疗四肢骨折、脱位，配合自制剂治疗各种疑难骨折、骨折迟缓愈合和骨折后遗症，积累了大量研究成果和丰富临床经验，形成了特色鲜明的一整套正骨复位手法和系列药物，在省内享有较高声誉。运用国际先进的 AO、BO 理论和技术，治疗了大量骨盆、髋臼和四肢复杂骨折病人，取得了满意的临床疗效；进行了复杂性损伤、复合性损伤、多发性损伤、多脏器损伤和创伤并发症的协同救治工作。

　　关节骨科擅长对因关节创伤、关节退变、非特异与特异性炎症、缺血性骨坏死、肿瘤、先天与后天畸形等引起的骨关节疾病进行关节修复、矫形、置换与重建。关节骨科技术优势包括：采用中医疗法对各种炎性关节病进行非手术修复性治疗，采用中西医结合方法对股骨头坏死进行保髋治疗，采用镜下和开放手术方式进行关节病的修复、清理或置换手术，对创伤和非创伤原因引起的晚期关节病进行初次置换或翻修手术，对恶性及转移性骨肿瘤切除保肢治疗，对先天性和发育性关节畸形进行矫形手术。

　　显微骨科擅长运用显微外科技术对严重创伤、骨与软组织缺损、四肢开放骨折及复合伤中伴有神经、血管损伤进行治疗，为组织的修复提供了有力的保障，具体表现在用皮瓣、肌皮瓣及骨瓣修复严重的皮肤、骨组织缺损,同时修复神经、血管、肌腱损伤。在国内率先提出并运用"动静结合,筋骨并重"的理论,指导各种骨折的治疗和康复,临床疗效达到了国内先进水平。显微骨科特色诊疗项目包括:①严重的高能量骨盆骨折导致的大出血,利用显微外科技术进行组织修复治疗。②骨折晚期骨不愈、延迟愈合,利用显微技术进行带血管蒂骨移植术。③早期股骨颈骨折或股骨头坏死、肱骨头坏死、腕舟骨坏死、距骨坏死等,应用显微技术进行带血管蒂骨瓣移植术。④严重的四肢骨折,上肢血管损伤的吻合修复。⑤严重骨折合并大面积皮肤脱套伤、皮肤缺损,利用显微外科技术进行皮瓣、肌皮瓣移植。⑥严重周围神经损伤,包括臂丛、腰丛、骶丛神经损伤,利用显微技术缝合,移位移植术进行修复;周围神经卡压症及周围神经瘤利用显微技术治疗。

小儿骨科运用手法复位外展铝板固定治疗小儿发育性髋关节脱位积累了丰富的经验,位于国内领先水平。对于保守治疗无效的患儿采用三联手术治疗已积累了 5000 余临床病例,学术水平和医疗质量已达到国内领先水平。对马蹄内翻足、斜颈、儿童股骨头缺血性坏死、脑瘫、小儿麻痹后遗症等疾病的手术和非手术治疗、康复治疗均取得了显著成效。其中,对大年龄发育性髋脱位、马蹄足、股骨头坏死的手术治疗疗效显著,对小儿骨关节损伤及其后遗畸形、骨关节感染、骨肿瘤等的防治及康复,以及各种疾病的非手术物理治疗等亦积累了丰富的经验。

运动损伤科在继承创新的基础上,坚持理论与临床研究相结合,主要特色和优势是:①治疗骨折不愈合和迟缓愈合。深入研究了骨不连发生的原因和防治措施,针对骨不连不同类型,应用优化的植骨方法治疗骨不连,对骨迟缓愈合审因论治,综合防治措施,防止骨迟缓愈合发展成为骨不连。②治疗复杂骨折。骨折治疗 BO 原则的指导下,对如粉碎骨折、多发骨折等严重创伤采用先进的交锁髓内钉、锁定钢板、LISS 钢板内固定技术,对股骨颈骨折和老年性股骨粗隆间骨折采用微创的闭合复位经皮内固定术取得了满意的疗效。③关节镜技术。微创理念指导下的关节镜技术在治疗骨性关节炎,膝关节损伤如半月板损伤、交叉韧带损伤、关节游离体、关节内骨软骨损伤、肩袖损伤、肩峰撞击综合征等方面有着传统方法不可比拟的优势。④功能康复。遵循骨折愈合规律,利用科学的方法指导骨折患者进行有效的功能康复是本科室的特色,并创立骨折康复的新理论和新方法在不影响骨折愈合的情况下最大可能的恢复受损肢体的功能。⑤正骨手法。继承创新传统的正骨方法,整复治疗常见骨折脱位,取得了骨愈合快、病人痛苦轻、关节功能恢复好和治疗费用低的效果。

三、承担课题与科研成果

在学习继承全国名老中医、学术带头人学术理论和丰富经验的基础上,重视并积极开展科研工作。目前,骨科承担国家"十一五"科技支撑计划 2 项,国家中医管理局课题 2 项,省自然基金项目 4 项,厅局级课题 20 余项,科研经费总数达到 500 万元。完成国家中医药管理局课题 1 项,省级课题 2 项,厅局级课研 3 项。

徐展望教授主持的"解痉止痛、活血通络法治疗颈椎病临床与实验研究"获 2004 年山东省科技进步三等奖,"溶胶凝胶生物活性玻璃复合 BMP 人工骨修骨缺损的实验及临床研究"获 2005 年山东省科技进步三等奖,"骨缺损修复的组织工程学实验研究"获 2010 年山东省科技进步二等奖。

王明喜教授主持的"跟骨牵引复位外固定支架治疗跟骨骨折的研究"获 1998 年山东省科技进步三等奖,"驱邪通痹、益肾养血法治疗强直性脊柱炎的临床与实验研究"获 2002 山东省科技进步三等奖,"步态分析对跟骨骨折术后疗效评价的客观化研究"获 2012 年山东省医学会科技进步三等奖,"跟骨骨折撬拨术的规范性研究"获 2012 年山东省中医药科技进步三等奖。

张俊忠教授主持的"过伸复位外固定治疗胸腰椎压缩骨折操作规范"获 2010 年山东省科技进步三等奖。

毕荣修教授主持的"带旋髂深髂骨瓣移植及中药治疗股骨头缺血性坏死的临床及实验研究"课题获 2003 年山东省科技进步三等奖,2006 年参研课题"骨疽消颗粒治疗慢性创伤性骨髓炎的临床及实验研究"获山东省医学科技创新成果三等奖,2009 年主持课题"中药调节免疫治疗股骨头缺血性坏死的作用机理研究"获山东省医学科技创新成果二等奖,"关节止痛胶囊对关节软骨蛋白多糖代谢的作用机理探讨"获 2011 年山东省医学科技创新成果三等奖。

李刚教授主持的"骨生胶囊治疗股骨头坏死的研究"获 2007 年山东中医药科技进步奖二等奖,"激素性股骨头坏死发病机制及中药干预研究"获 2009 年山东中医药科技进步奖二等奖,"补肾活血胶囊促进骨修复与血管生成治疗股骨头坏死新方法"获 2011 年山东省科技进步二等奖,"股骨头坏死中医药治疗理论研究及应用"获 2011 年山东省软科学优秀成果二等奖。

另外,获山东中医药科学技术二等奖 2 项,山东省医学科技进步二等奖 2 项。

出版《临床导师骨伤出生科学》《临床主要中西医结合发现骨伤诊疗学》《儿童正骨学》《正骨图解》《中西医结合骨病诊疗学》《发育性髋关节脱位的诊断与治疗》《常见骨病影像学诊断与治疗》《骨科软组织损伤治疗》《实用外科临床技能手册》等学术著作 30 余部,全国统编教材 20 部,发表核心期刊论文 800 余篇,其中 SCI 文章 6 篇。

现科室人员全部具备本科、硕士、博士学历,学科和专业研究指导教师已经形成合理的梯队。先后共有 4 人赴德国、香港进行关节重建研修和学术交流,另有北京大学第三医院脊柱外科进修 2 人,北京大学第三医院创伤康复 1 人,北京积水潭医院肘关节及骨盆创伤修复 1 人,解放军 401 医院显微外科 4 人,山东省立医院手外科专业培训 1 人,第三军医大学新桥医院脊柱微创 2 人,上海瑞金医院 1 人。另有 3 人赴加拿大、美国的著名大学进行访问、学习。

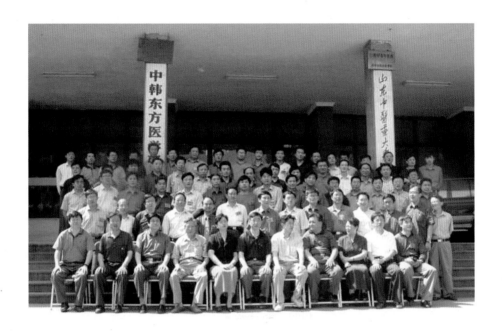

2001年,山东省骨科新进展学习班人员合影

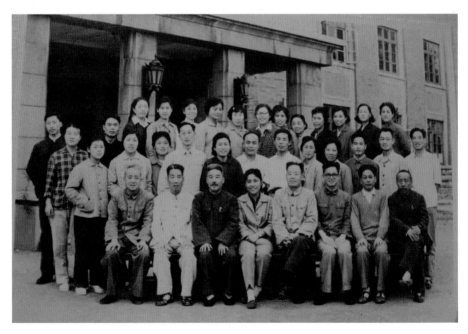

1962年,欢送外科张慈忱主治医师的合影
(前排左起为骨科梁铁民主任、张景敏所长、韦继贤院长、张慈忱医生、
李世昌副院长、王超副院长、张立仁书记、痔瘘科韩长泰主任)

四、学科带头人

徐展望

山东中医药大学第一附属医院骨科主任兼脊柱科主任,主任医师。(详见副主委介绍)

第九章
山东中医药大学第二附属医院骨科发展史

一、发展概况

山东中医药大学第二附属医院(山东省中西医结合医院)位于济南市市中区经八路1号,是山东省首批三级甲等综合性医院。医院始建于1904年,迄今已有百年历史,1959年改名为济南铁路局济南铁路中心医院,2004年由济南铁路局整建制移交山东中医药大学并改为现名,是山东省卫生厅直属三级甲等中西医结合医院。从建院起就开始接诊外科患者,1916年起设有外科病床,1940年起开设外科病房。

骨外科专业从20世纪60年代起步,曾派专人赴天津骨科医院进修后从事骨外科专业。1982年骨外科成为独立专科,当时设床位20张,有专业医生5人、护理人员10人。骨科历任科主任为:孙雪峰、陈明哲、刘兆贵、张传厚、董建文。在20世纪60~70年代,医院外科能开展各种创伤救治、腰椎间盘突出症的手术治疗。1969年成功进行省内首例、全国第2例下肢断肢移位再植术,该项技术获得山东省科技进步3等奖。1985年开展腰椎间盘突出后路开窗椎间盘切除术。1988年开展脊髓型颈椎病前路椎间盘切除术和全髋关节置换术。1990年完成骨肿瘤段切除保肢术。1993年完成人工肩关节置换术。1999年开展脊髓型颈椎病后路单、双开门椎管扩大成形术。2000年科室引进关节镜系统和C臂X线机,并开展了全膝关节置换术和四肢长骨骨折绞锁髓内钉内固定术。2001年开展胸椎间盘突出环脊髓减压术、颈椎间植骨融合钢板内固定术、腰椎间盘突出后路椎间盘切除大块回植椎管扩大成形术和腰椎滑脱后路复位、减压、植骨融合、内固定术。2003年开展椎体转移瘤侧方入路椎体切除人工椎体植入、椎管减压、内固定术。

2006年原山东中医药大学附属医院董建文教授调任骨外科主任。随着人才引进和学术交流的增加,成立中西医结合骨伤科,开放床位增加至60张。目前,骨伤科是中华中医药学会骨伤分会常务理事单位、中国中西医结合学会常务理事单位、山东中西医结合学会骨科专业委员会主任委员单位、山东中医药学会脊柱专业委员会主任委员单位、山东中医药学会常务理事单位、山东省中医药管理局重点专科、山东省第一批临床路径试点科室、全省卫生系统"两好一满意"示范集体等。骨伤科成立以来,重点突出中医特色的治疗原则,坚持以医疗质量为核心,以过硬技术为保障,狠抓服务质量,上下一心,齐心协力,科学发展,经过近几年的建设,在临床、科研和人才培养三个方面都取得了巨大的成就。

团队建设

山东中医药大学第二附属医院骨伤科现有医护人员 27 人,其中主任医师 7 人、副主任医师 3 人、主治医师 5 人、副主任护师 2 人、主管护师 1 人、护师 5 人、护士 4 人。其中博士生学历 3 人、硕士研究生学历 5 人。

学科带头人董建文教授为博士研究生导师、国家正高二级教授、山东省首批名中医药专家、首届齐鲁名医、山东首届杰出医师、享受国务院特殊津贴。擅长治疗颈椎病、腰椎间盘突出症、腰椎管狭窄症、腰椎滑脱症、脊柱骨折脱位、脊髓损伤、四肢骨折脱位、强直性脊柱炎、外伤性骨髓炎、老年骨性关节炎、骨质疏松症、股骨头缺血性坏死、先天性髋关节脱位、脊髓灰质炎后遗症矫治、人工关节置换术、手法整复治疗四肢骨折脱位和中药内服外洗相结合治疗软组织损伤等。

业务水平

骨伤科成立后设脊柱、关节、创伤、显微 4 个专业学组,发挥中西医结合优势,开展 10 余项新的诊疗技术,并呈每年逐步递增趋势。2006 年开展小针刀治疗手指狭窄性腱鞘炎、瘢痕粘连、骨性关节炎等,手法复位小夹板固定治疗四肢骨折、脱位。手术相继开展骨盆骨折、创伤性浮膝、浮肩、复杂髋臼骨折内固定术,儿童肱骨髁上骨折及老年人肱骨外科颈骨折、肱骨髁间粉碎性骨折的切开复位内固定术。自 2008 年以来先后开展了保留棘突韧带复合体腰椎间盘摘除术和腰椎管减压成形术、高龄股骨粗隆间粉碎骨折人工半髋关节置换术,大龄先天性髋关节脱位切开复位三联式成形术。2009 年以来开展了老年股骨上段及粗隆间骨折闭合复位 PFN-a 内固定术,双侧人工全髋、全膝关节置换、全髋关节翻修术,颈椎前路椎间盘摘除椎体固定及后路开门成形术等多项技术。随着医疗水平的不断提高,骨伤科已成为省内中西医结合的领先科室。

科研活动

近 5 年来科室主持国家自然科学基金项目 1 项,完成省、市级科研课题 10 余项。发表论文 60 余篇,出版专业著作 6 部;并与乌克兰、澳大利亚等多个国家和地区的医疗、科研机构共同协作进行骨科新材料、新技术项目的开发研究和应用。

作为山东省中西医结合学会骨科分会和山东省中医药学会骨伤分会脊柱专业委员会的主任委员单位,按照上级医学会发展计划定期召开学术交流、新技术培训等,均获得省内外中医、中西医结合骨伤专业同仁的广泛好评。

人才培养

科室主任董建文教授作为全国名老中医,2011 年经山东省中医药管理局评审通过、继于 2013 年经国家中医药管理局评审通过,成立国家名老中医工作室,并作为全国第 5 批名老中医传承指导教师,开展名老中医传承带徒工作,面向全国指导优秀中青年中医师,总结研究名老中医药专家擅治疾病的诊疗经验和学术思想,形成系统的诊疗方案,并推广运用于临床,将名老中医药专家学术经验、学术理论推广应用于中医药理论研究、教材建设及教学之中,进行汇编并出版专著。

科室近年来相继安排医师赴中国人民解放军总医院、北京积水潭医院、北京大学第三医院等国内本专业最高水平医院进修学习。作为山东省中医药大学、潍坊医学院、泰山医学院等各医学院校的临床教学单位,近 5 年来科室共接收本科实习生 200 余人,培养硕士研究生 27 人,接待省内外进修医师 6 人。科室主任董建文参编了"十二五"普通高等教育本科国家级规划教材《中医伤科学》《中医骨病学》。

中医药特色服务项目

骨伤科成立以后,以中西医结合为宗旨,发掘祖国传统医学宝库,利用现代医学科技手段和祖国传统医学诊治疾病,开展并形成了具有中医特色和优势疗效的多项诊疗技术,包括手法复位小夹板外固定治疗四肢骨折,扎刺法治疗屈指肌腱狭窄性腱鞘炎,中药验方外洗治疗急慢性软组织损伤,"四藤汤"治疗强直性脊柱炎,"骨疽消颗粒"治疗外伤性骨髓炎,"解毒洗药"治疗软组织感染,"骨宝胶囊"治疗老年骨质疏松症,"可调式外固定器"治疗先天性髋关节脱位,三期辨证中药口服治疗骨折及软组织损伤,过伸复位桥式固定架治疗胸腰椎压缩骨折等。

骨伤科虽然成立时间仅有 7 年,但近年来在学习继承全国名老中医、学术带头人学术理论和丰富经验的基础上,结合原有西医技术力量,科室业务水平发展迅速,各专业学组临床经验丰富、人员配备结构合理,逐渐成为省内中西医结合骨伤专业的一线带头科室。

二、学科带头人

董建文

董建文,曾任山东省中医院骨科主任,现任山东中医药大学第二附属医院大外科主任兼骨科主任、教授(正高二级)、主任医师、博士研究生导师。为山东省首批名中医药专家、首届齐鲁名医、山东首届杰出医师,享受国务院特殊津贴。兼任中华中医药学会骨伤专业委员会常务委员、全国高等中医院校骨伤研究会副会长、中国中西医结合学会骨科专业委员会常务委员、世界中医药联合会骨伤专业委员会常务委员、国际华裔骨科学会理事、中国老年协会脊柱关节病专业委员会委员、山东中医药学会常务委员、山东中医骨伤分会副会长、山东中西医结合学会骨科专

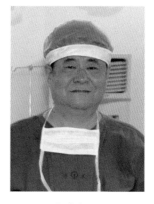

董建文

业委员会主任委员、山东中医学会脊柱专业委员会主任委员、山东医学会骨科专业委员会副主任委员、山东医学会创伤外科专业委员会副主任委员、山东医学会骨质疏松专业委员会副主任委员、《中国中医骨伤科杂志》编委、《中医正骨》杂志编委等。

　　承担完成国家级课题5项,省级、厅级课题7项,获各级成果奖5项。出版学术著作6部("十二五"规划教材2部),在国内外杂志发表学术论文58篇,已培养研究生50人。

第三篇

山东省属医院骨科发展史

第一章
山东省立医院骨科发展史

一、山东省立医院骨科发展历史及大事记

发展历史沿革

1950年，山东省立医院骨科正式成立，王志先任第一任主任，床位42张。

1965年，赵安仁、肖子范主持骨科工作（王志先主任调往泰安地区医院工作）。

1980年，肖子范担任骨科负责人。

1985年，骨科成立显微外科，邓世良主持工作，床位15张。

1989年，骨科搬入新的外科病房大楼。

1992年，张佐伦担任骨科主任。

1992年，骨科成立创伤骨科，周东生主持工作，床位28张。

1996年，于锡欣担任骨科主任。

1997年，骨科成立脊柱、关节及肿瘤专业组。

2000年，周东生担任骨科主任兼创伤骨科主任，张伟担任骨科副主任兼关节外科主任。

2002年，成立脊柱外科、关节外科、骨肿瘤科，脊柱床位35张，关节床位25张，肿瘤床位10张。

2006年10月，成立急诊外科创伤病房，创伤骨科扩为2个病区。

2010年1月，成立东院区创伤骨科病房，床位42张。

2010年11月，山东省卫生厅批复同意山东省立医院成立山东省骨科医院。

2011年3月18日，山东省骨科医院病房正式启用。

2011年5月12日，山东省骨科医院在山东省立医院东院区挂牌成立。

骨科历届负责人

姓　名	职　务	任职时间(年份)
王志先	主任	1950～1965
赵安仁	负责人	1965～1980
肖子范	负责人	1980～1992
张佐伦	主任	1992～1996
张进禄	省立医院副院长、院长	1991～1999
于锡欣	主任	1996～2000
周东生	主任	2000 年至今

骨科业务开展大事记

20 世纪 50 年代中期,在我国首先开展了脊柱结核经胸病灶清除术。

1958 年,王志先主任采用前苏联古道夫缝合技术开展小血管缝合技术,并开展狗头移植动物实验,存活 48 小时。

1959 年,王志先主任最先发现和报道了脊柱结核椎旁脓肿破溃入肺,文章发表在《中华医学杂志》(英文版)。

1960 年,开展兔和狗的断肢再植实验并成功应用于临床,当时狗腿移植动物实验成活是世界第一例,相关文献发表在《山东医刊》1960 年第 3 期。

1962 年,开展了食指转位拇指再造术。

1965 年,对下腰椎棘间韧带破裂开展棘间韧带造影与手术治疗,获得成功;同时开展了硬脊膜外碘水造影诊断不典型的腰椎间盘突出症,对椎间盘病变的多发性取得了明确认识。

1967 年 7 月,第一例断臂再植成功。

1976 年,在肉眼下成功进行了完全断指再植手术。

1974 年,开展了颈、肩、腰等部位的软组织疾病的松解术。

1975 年,开展了腰椎截骨术治疗强直性脊柱炎合并驼背畸形。

1976 年,开展了人工股骨头置换术治疗股骨颈骨折,并改进了手术方法。

1978 年,进行了带血管的游离皮瓣和游离肌肉移植术。

1978 年,开展了拇指再造术(游离足趾代替拇指)。

1978 年,开展了保留主要血管神经的骨肿瘤大范围切除术。

1979 年,开展了人工全髋关节置换术。

1979 年,开展了脊柱侧弯的 Harrington 棒矫形术。

1979 年,开展了颈椎病的前路减压加植骨融合术。

1982 年,开展了膝关节镜手术。

1984 年,开展了显微镜腰椎间盘摘除术。

1984 年,开展了颈椎脊柱肿瘤前后路一期手术。

1987 年，开展了颈椎椎管扩大成形术。

1989 年，开展了颈椎间盘前路减压术。

1989 年，开展了 Steffee 椎弓根钢板治疗脊柱滑脱（论文发表在《中国脊柱脊髓杂志》1992 年第 1 期）。

1989 年，开展了脊椎肿瘤切除术。

1991 年，开展了人工关节翻修术。

1992 年，开展手术治疗骨盆、髋臼骨折。

1993 年，开展了 CD 棒结合配套的椎弓根钉（钩）治疗严重脊柱侧弯。

1993 年，开展了人工椎体治疗椎体肿瘤。

1993 年，开展了 RF 系统治疗胸腰段爆裂骨折。

1994 年，开展了脊柱各段截骨治疗严重的后凸畸形。

1994 年，开展了人工全膝关节置换术，人工肱骨头置换术。

1995 年，开展了带锁髓内钉治疗长骨干骨折，γ 钉治疗粗隆间骨折。

2000 年，开展了复杂表面人工全膝关节置换术和复杂的初次人工全髋关节置换术。

2001 年，开展了微创人工全膝、全髋关节置换术。

2002 年，开展了经皮球囊扩张椎体成形术

2004 年，开展了计算机导航辅助下骨科手术，开展导航下齿状突前路双螺钉内固定、Margerl 手术、寰枢椎椎弓根固定、骶髂螺钉固定、髋臼前后柱拉力螺钉固定、人工髋膝关节置换、脊柱侧弯矫形等手术。

2005 年，开展了颈腰椎间盘置换术。

2006 年，开展了 PSO、VCR 手术治疗脊柱畸形。

2008 年，开展了经皮微创脊柱内固定手术。

2008 年，开展了椎板间开窗髓核摘除及 Wallis、Dynesys 等脊柱弹性固定术。

山东省骨科医院，是在整合山东省立医院原骨科各个专业科室资源的基础上，经山东省卫生厅批准于 2010 年 11 月成立的省级三级甲等骨科专科医院。医院坐落于省立医院东院新院区内，面对奥体中心。

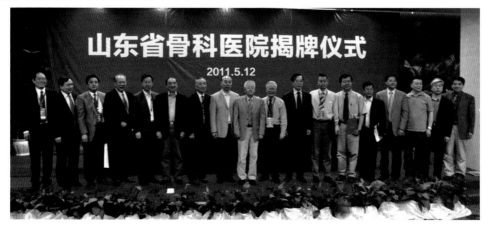

2011 年 5 月 12 日，山东省骨科医院揭牌成立

二、山东省立医院骨科(山东省骨科医院)发展及现状

山东省立医院骨科成立于1950年,床位42张,由40年代毕业于日本京都大学的王志先一手创建。经过几代人的不懈努力,现已发展为专业设置合理、技术力量雄厚、人才梯队完备、临床与基础并重、医教研为一体的综合学科,是山东大学博士后流动站,山东大学博士、硕士培养单位,山东大学临床实习基地。

医院现有床位300余张,现有医护人员100余名,专业医师63名,其中主任医师21名,副主任医师17名,主治医师25名,博士生导师4名,硕士生导师15名,40余人具有博士学位。现拥有创伤骨科、脊柱外科、关节外科、骨肿瘤科、小儿骨科、急诊外科和骨与关节康复等7个专业8个病区,骨科实验室1个,专业网站1个。特色专业在骨盆骨折、骨科导航、脊柱侧弯、颈椎病、关节置换与翻修等方面在省内、国内有一定影响。

山东省立医院创伤骨科在国内较早开展骨盆骨折手术,于2003年出版了《骨盆创伤学》专著,并于2009年出版了《骨盆创伤学》第二版。同时山东省立医院是国内较早应用骨科导航技术的医院之一,目前已经购置导航设备2台。于2007年出版了《实用骨科导航技术》一书,推动了国内导航技术的发展,成为美敦力亚太地区导航培训中心。科研实力雄厚,承担国家自然科学基金及省级以上科研项目10余篇,发表SCI论文20余篇,获省级以上科技奖励10余项。

创伤骨科

1992年成立,是山东省成立最早的创伤骨科专业,在全国具有较大的影响力,已代表山东省在全国创伤骨科方面进行多次讲学、技术表演等,培训了大量创伤方面的人才,受到全国同行的赞誉。现有3个病区,1个门诊,1个急诊,开放床位110张,专业医护人员60名,医生20名,其中博士生导师2名,硕士研究生导师5名,主任医师6名,副主任医师7名,12人具有博士学位。与美国、德国、澳大利亚、加拿大、中国台湾等多个国家和地区建立了业务联系,进行广泛的交流、合作。

20世纪80年代,在山东省率先推广并应用AO治疗原则及技术治疗四肢骨关节及脊柱骨折,90年代初在国内较早开展了系列带锁髓内钉技术。

开展了椎弓根钉技术治疗脊柱骨折,率先应用Steffee钢板治疗腰椎滑脱症,应用Dick钉、AF、RF、颈椎和胸腰椎前后路钢板治疗脊柱骨折,在治疗颈椎骨折、胸椎骨折、腰椎骨折方面走在了全省的前列,为大量截瘫病人解除了痛苦。

开展手术治疗复杂骨盆髋臼骨折,特别是对骨盆骨折的急救和开放性骨盆骨折的治疗总结了大量的经验,有了较高的救治水平,出版了国内第一部详细介绍有关骨盆、髋臼骨折诊治的专著——《骨盆创伤学》。

2004年,引进德国西门子实时三维数字化移动CT及枢法模公司导航设备,为在全国范围内属首批使用该系统的单位之一,开展了导航下齿状突前路双螺钉内固定、Margerl手术、寰枢椎椎弓根固定、骶髂螺钉固定、髋臼前后柱拉力螺钉固定及四肢创伤等,

使手术更加安全,更微创,同时出版《实用骨科导航技术》一书,推动了国内导航技术的发展。

在治疗髋关节周围骨折方面,已达到国际先进水平。对股骨粗隆间骨折、股骨颈骨折等,采用 PFN 技术、动力髋技术以及人工股骨头置换等,使广大患者得到了康复。

基础研究方面:在国内较早开展骨组织工程研究修复骨缺损,在种子细胞和支架材料的研究方面处于国内领先水平。

目前创伤骨科有 6 项成果填补了国内技术空白,有 15 项成果填补了省内技术空白,对骨盆创伤、脊柱创伤及四肢骨关节骨折的治疗居国内领先水平,成功举办了多次国际性学术会议。近年来承担并完成省级自然科学基金课题 10 余项,获省部级奖励 7 项。主编著作 10 部,发表论文 200 余篇(SCI 收录 10 余篇)。已成为山东省创伤救治中心、危重病例抢救中心、疑难病例会诊中心、法医咨询鉴定中心、医疗事故鉴定中心、伤残评定的中心。每年还承办多个国家级及省级继续教育项目,承担着研究生、进修人员的教学培训任务,是全国部分省市培养创伤专业人才的基地之一。

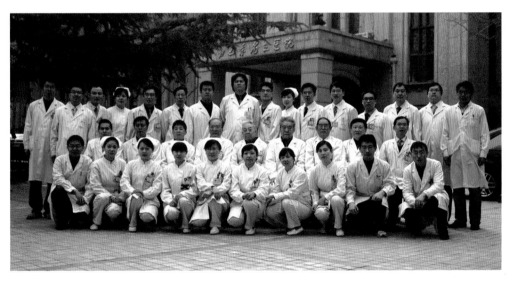

创伤骨科医护人员合影

关节外科

关节外科成立于 2002 年。早在 1993 年就由张伟主治医师领衔成立了关节外科专业组,当时有三位专业关节外科医师(张伟、孙水、王健),经过近 20 年的不断努力,学科从无到有,不断进步,现已发展为拥有 40 张病床的专业科室,专业队伍实力雄厚,人才梯队合理,已实现 50 岁以下所有医生博士化,是一个管理优秀和团结合作的团队。有专业医生 9 人,其中主任医师、副主任医师 5 人,医学博士 7 人,医学博士后 2 人,山东大学博士研究生导师、硕士研究生导师 5 名。是山东省关节外科专业的临床、科研、教学、培训中心,对全省关节外科专业的发展和学科建设发挥着重要指导作用;是我省关节外科的"龙头",技术先进,实力雄厚,开展项目在山东省最先进、最齐全,年均手术量居全省第一。

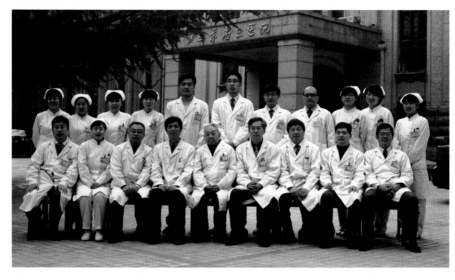

关节骨科医护人员合影

　　早在 20 世纪 70 年代末期就开展了人工全髋关节置换术。随着专业学科的成立,逐步开展了人工膝关节、肩关节、肘关节及踝关节置换术;2000 年后省内最早开展了微创人工全膝、全髋关节置换术、髋膝关节翻修术、复杂的人工髋膝置换术,手术数量由最初的专业刚成立时的每年几十例到今天的近 500 台关节置换术。在 80 年代初期就引进了日本的关节镜开展关节镜手术,1993 年张伟主任成立了关节组后又引进史赛克(Stryker)关节镜设备及杰西等离子设备(Arthrocare),在关节镜下行前后交叉韧带重建,半月板损伤缝合术等膝关节镜技术,还陆续开展了髋、肩、肘、踝关节等关节镜手术。是山东省的关节置换及关节镜培训基地之一。

　　关节外科重视对外交流与人才培养,主治医师以上职称的医生均有到欧美及新加坡、香港、韩国、日本进行专业培训的经历,并定期邀请国外及港澳台的著名关节外科专家来院授课及手术指导。

　　关节外科拥有雄厚的科研实力。2006 年同时获得两项国家自然科学基金资助,专业成立来,也获得多项省部级课题的资助,总经费达 300 余万元;主编及参编著作 10 余部,近 5 年发表论著 50 余篇,其中 SCI 文章 6 篇。

脊柱外科

　　早在 20 世纪 90 年代早期就已成立了脊柱专业组,2002 年成立独立的脊柱外科,并建立脊柱外科病房,是山东省脊柱外科临床、科研、教学、培训的中心,对全省脊柱外科专业的发展和学科建设发挥着重要指导作用,并在全国具有较高的知名度和影响力。科室技术力量雄厚,现有临床医师 10 人,其中博士生导师 1 人,硕士生导师 2 人,正高职称 2人,副高职称 6 人,中级职称 2 人,其中已获博士学位 8 人。开放床位 40 张,年门诊量1.5 万余人次,年手术量 1000 余台。

　　全体医务人员勇于开拓创新,努力提高技术水平,特别是近年来在国内较早应用三维矫形理论治疗脊柱侧凸患者,引入最先进的脊柱侧凸矫形技术,在省内最早开展胸腔镜下脊柱侧凸前路松解、经后路半椎体全切除矫形、经后路椎间隙松解侧凸矫形、PSO(Pedicle Subtraction Osteotomy)截骨、VCR(Vertebra Column Resection)截骨等高难度手术,已完成脊柱侧凸矫形手术 400 余例,其中包括 90°以上的重度侧凸百余例,取得了非常满意的效果。此外,孙建民教授还在省内最早开展多项脊柱非融合手术,例如颈椎Discover 人工椎间盘置换术、腰椎 Wallis 置入术、腰椎 Dynesys 弹性内固定术等手术,并完成了脊椎肿瘤 en bloc 全切除术等高水平手术,均获成功,获得了良好的社会效益。

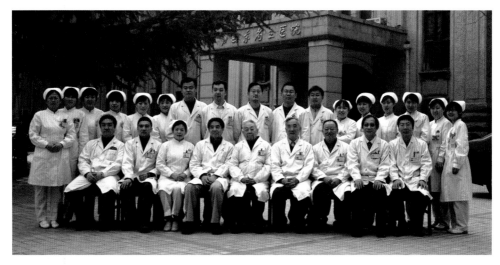

脊柱骨科医护人员合影

目前科室承担山东省自然科学基金项目 5 项。近年来,获山东省科学技术进步二等奖 3 项,三等奖 5 项,主编出版脊柱外科专著 3 部,每年平均在国家核心期刊发表论文 20余篇。连续 5 年主办山东省脊柱疾患与畸形研讨会,每次会议与会人数达到 500 余人,对山东省脊柱外科技术交流与发展发挥了重要作用。

骨肿瘤科

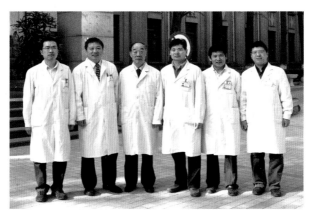

骨肿瘤科医生合影

骨肿瘤科成立于 2002 年,现有医师 6 人,其中主任医师 2 人、副主任医师 1 人、主治医师 3 人。其中高丰同教授曾公派留学耶鲁大学。骨肿瘤科主要从事骨与软组织肿瘤疾病的诊治,常规开展各种恶性骨肿瘤的保肢手术、骨盆肿瘤半骨盆切除人工半骨盆置换、椎体肿瘤切除重建及骶骨肿瘤次全切除术等(同时辅以正规的化疗、放疗措施)。对骨肉瘤综合治疗、骶骨肿瘤的手术治疗、四肢恶性肿瘤的保肢治疗、脊柱肿瘤的手术治疗、骨盆肿瘤的手术治疗等有独特的治疗经验,在四肢、骨盆大块肿瘤切除后肿瘤骨回植方面取得了令人满意的结果,在国内享有较高的知名度。

三、科研与学术

科研实力雄厚,具有雄厚的科研资金和良好的实验条件。现有骨科实验室 1 个,近几年获得各级科研项目 60 余项,科研经费 500 余万元,其中国家自然科学基金 2 项,山东省自然科学基金 10 余项。目前已出版专著 20 余部,在国内外核心期刊发表论文 400 余篇,其中中华系列期刊发表论文百余篇,SCI 收录 20 余篇。近年来有 20 余项科研成果荣获国家级、省级科技进步奖。

骨科始终把教学工作放在重要位置,是山东大学博士后流动站,山东大学博士、硕士培养单位,山东大学本科教学单位。承担着本科生、研究生、留学生、进修医生和住院医师规范化培训等多个层次的教学任务。经过骨科全体成员的努力,形成了一支以高学历、高素质、高层次为特点的教师团队,培养了大批优秀的骨科人才,多名带教医师荣获山东大学优秀指导教师称号。

2006~2013 年承担的省级及以上科研课题情况

主要科研课题项目名称	级　别	立项时间 (年)	参加研究人员
不稳定性骨盆骨折致腰骶干神经牵拉损伤的生物力学和神经电生理研究及有限元分析	国家自然科学基金	2011	穆卫东
生物反应器内应用富血小板血浆构建血管化组织工程骨修复骨坏死的实验研究	国家自然科学基金	2013	孙　水
PGRN 抑制骨骼肌成肌分化作用机制的初步研究	国家自然科学基金	2013	王大伟
NF-kB 信号通路在磨损颗粒诱导炎症性骨溶解中的作用机制	国家自然科学基金	2013	张　伟
应用生物反应器体外培养骨软骨复合组织修复关节软骨损伤的动物实验研究(30672116/C03030306)	国家自然科学基金	2007	孙　水

续表

主要科研课题项目名称	级　　别	立项时间（年）	参加研究人员
ADAMTS-7 在骨不连发生中的作用	山东省自然科学基金	2011	周东生
ADAMTS-12 通过调控 GEP 抑制软骨分化的研究	山东省自然科学基金	2012	王大伟
经典与非经典 Wnt 信号通路对不同程度骨关节炎患者的影响及干预研究	山东省科技厅	2013	李　伟
颈椎后路动态稳定（弹性固定）系统的设计与研制及相应解剖学与生物力学研究	卫生厅	2011	崔新刚
FGF 信号通路在 Ranvier 骨化沟形态发生与压力阻滞过程中的作用	卫生厅	2011	李天友
济南市卫生应急信息联动与预警系统的研究及应用	济南市科学技术发展计划	2013	张　鹏
经典与非经典 Wnt 信号通路对不同程度骨关节炎患者的影响及干预研究	山东省科学技术发展计划	2012	李　伟
骨性关节炎早期软骨基质生化成分改变与磁共振功能成像的相关性研究	山东省科学技术发展计划	2013	张　鹏
脊柱外科围手术期停服阿司匹林对心脑血管事件和下肢静脉栓塞风险及出血影响的综合研究及临床意义	山东省科学技术发展计划	2012	孙建民
骨盆骨折的临床研究	山东省科技厅软科学项目	2006	周东生
干扰素诱导 MNDA 蛋白对骨肉瘤生长及肺转移抑制的研究	山东省自然科学基金	2009	孙成良
自杀基因 HSV.TK 结合 IL.1Ra 基因转染抑制骨关节炎软骨破坏的实验研究	国家自然科学基金委员会	2007	李　伟
骨盆地形图、髋臼前柱钢板与后柱拉力螺钉内固定的定量解剖学研究	山东省科技厅	2007	王先泉、张伟、孙水、张凤华、王健、李伟、张进禄、邢子英
髋骨的地形图及髋臼前柱钢板内固定技术的定量解剖学研究	山东省科技厅	2007	王先泉、张伟、周伟、王健、邢子英、孙成良、张进禄、孙水、李伟

续表

主要科研课题项目名称	级　别	立项时间（年）	参加研究人员
多基因转染骨髓间充质干细胞向软骨细胞分化的实验研究	山东省自然科学基金	2007	王　健
VEGF 基因转染联合嗅鞘细胞移植对脊髓损伤再生修复作用的试验研究	山东省自然科	2007	孙建民
VEGF 基因转染重建损伤后脊髓微循环对脊髓再生影响的试验研究	山东省卫生厅	2007	孙建民
胸椎椎弓根根外内固定的应用解剖与生物力学研究及临床应用评价	山东省科技厅	2007	崔新刚
以棘突定位胸腰椎椎弓根内固定的应用解剖学	卫生厅	2007	崔新刚
多基因转染脊髓基质干细胞移植治疗脊髓损伤	山东省科技厅	2008	孙占胜
骨质疏松性骨盆骨折生物力学研究	山东省优秀中青年科学家科研奖励基金	2008	李连欣
Bmscs 复合Ⅱ型胶原组织工程修复关节软骨缺损研究	山东省科技厅	2007	王健、张伟、孙水、李伟、王先泉

2007～2013 年获省级二等奖以上科研项目情况

主要科研课题项目名称	级　别	获奖时间（年）	获奖项目单位（人）排序
骨盆地形图、髋臼前柱钢板与后柱拉力螺钉内固定的定量解剖学研究	科技创新成果奖三等奖	2013	王先泉
多基金转染 MSCs 复合纳米仿生骨治疗骨缺损的实验研究	科技创新成果奖一等奖	2013	周东生
多基金转染 MSCs 复合纳米仿生骨治疗骨缺损的实验研究	山东省科技进步二等奖	2013	周东生
《骨盆创伤学》(著作)	山东省医学科技奖成果推广应用二等奖	2008	周东生
《实用骨科导航技术》(著作)	山东省医学科技奖成果推广应用三等奖	2011	周东生

续表

主要科研课题项目名称	级　别	获奖时间（年）	获奖项目单位（人）排序
脊髓型颈椎病合并后纵韧带退变的病因和病理变化研究及临床意义	山东省科技进步三等奖	2010	孙建民
电针治疗脊髓继发性损伤机理探讨	山东卫生厅科技创新成果三等奖	2009	张进禄 李连欣
《实用地震伤诊疗指南》（著作）	山东省医学科技奖成果推广应用三等奖	2008	周东生
隔膜技术下 VEGA 复合煅烧骨对骨缺损修复作用的实验研究	山东省科技厅科技进步奖	2007	周东生
脊髓损伤的细胞组织移植治疗	山东省卫生厅科技进步三等奖	2007	周东生
带神经血管预置皮瓣的实验和临床应用研究	山东省科技进步三等奖	2007	孙占胜

2008～2013 年论文发表情况

作者（序号）	主要发表论文题目	发表期刊	期刊类别
傅佰圣 周东生	Epigenetic regulation of BMP2 by 1, 25-dihydroxyvitamin D3 through DNA methylation and histone modification.	PloS One. 2013，April. 8 (4)	SCI 收录
王国栋 孙建民	One stage correction surgery of scoliosis associated with syrigomyelia：Is it safe to leave untreated a syrinx without neurological symptom?	J Spinal Disorder&Tech. 2013，Nov 8	SCI 收录
谭国庆① 周东生②	Lumbopelvic fixation for multiplanar sacral fractures with spinopelvic instability	Injury. 2012，Aug 43(8)	SCI 收录
王国栋① 孙建民②	Pedicle morphology of Thoracic and lumbar spine in scoliosis associated with Chiari malformation/Synringomyelia：Compared with AIS.	J Spinal Disorder&Tech. 2012，May 25(3)	SCI 收录
张　鹏	Surgical management of penetrating pelvic trauma：a case report and literature review.	Chin J Traumatol. 2012，15(6)	SCI 收录

续表

作者（序号）	主要发表论文题目	发表期刊	期刊类别
张　鹏 周东生	Management of hemodynamically unstable pelvic fracture in pregnancy：a case report and review of literature.	Chin J Traumatol. 2012，15(4)	SCI 收录
杨永良① 周东生② 何吉亮③	Comparison of isocentric C-Arm 3-dimensional navigation and conventional fluoroscopy for C1 lateral mass and C2 pedicle screw placement for atlantoaxial instability.	J Spinal Disord Tech. 2013，May 26(3)	SCI 收录
杨永良① 周东生②	Computer navigated percutaneous screw fixation for traumatic pubic symphysis diastasis of unstable pelvic ring injuries.	Chin Med J (Engl). 2009，Jul 20	SCI 收录
董金磊① 周东生②	Bone regeneration with BMP-2 gene-modified mesenchymal stem cells seeded on nano-hydroxyapatite/collagen/poly(L-lactic acid) scaffolds.	Journal of Bioactive and Compatible Polymers. 2010 25(6)	SCI 收录
谭国庆① 周东生②	Lumbopelvic fixation for multiplanar sacral fractures with spinopelvic instability.	Injury. 2012，43(8).	SCI 收录
孙水	The expression of PADI4 in synovium of rheumatoid arthritis.	Rheumatology International. 2009，29(12)	SCI 收录
WangXianquan① CaiJinfang② CaoXuecheng③	A quantitative anatomic study of plate-screw fixation of the acetabular anterior column through an anterior approach.	Archives of Orthopaedic and Trauma Surgery. 2010，Feb 130(2)	SCI 收录
Weidong Mu① Xianquan Wang② Tanghong Jia③	Quantitative anatomic basis of antegrade lag screw placement in posterior column of acetabulum.	Archives of Orthopaedic and Trauma Surgery. 2009，Nov 129(11)	SCI 收录
王国栋① 孙建民② 蒋振松③	Surgical treatment of Adersson lesion associated with ankylosing spondilitis.	Othopedics. 2011，Jul 7	SCI 收录
王国栋① 孙建民② 崔新刚③	Pedicle morphology of thoracic and lumbar spine in scoliosis associated with Chiari malformation/synringomyelia：compared with AIS.	J Spinal Disorder & Tech. 2012，May 25(3)	SCI 收录

续表

作者(序号)	主要发表论文题目	发表期刊	期刊类别
董金磊① 周东生②	Management and outcome of open pelvic fractures: a retrospective study of 41 cases.	Injury. 2011,Oct 42(110)	SCI 收录
孙水	The expression of PADI4 in synovium of rheumatoid arthritis.	Rheumatology International. 2009,29(12)	SCI 收录
孙水① 任强② 王栋③	Repairing cartilage defects using chondrocyte and osteoblast composites developed using a bioreactor.	Chin med J. 2011,124(5)	SCI 收录
周东生	Enhanced bone formation in large segmental radial defects by combining adipose-debived stem cells expressing bone morphogenetic protein2 with nHA/RHLC/PLA scaffold.	Journal of Bioactive and Compatible Polymers. 2010,34(8)	SCI 收录
王大伟① 白晓卉②	ADAMTS-7, a direct target of PTHrP, adversely regulates endochondral bone growth by associating with and inactivating GEP growth factor.	Molecular and Cellular Biology. 2009, 29(15)	SCI 收录
王大伟① 白晓卉②	Regulation of chondrocyte differentiation by ADAMTS-12 metalloproteinase depends on its enzymatic activity.	Cell Mol Life Sci. 2009 Feb,66(4)	SCI 收录
王大伟① 白晓卉②	Study on the pathomorphology of myelodysplasia.	Pediatr Neurosurg. 2008, 44(6)	SCI 收录
MU Weidong① WANG Hong② ZHOU Dongsheng③	Computer navigated percutaneous screw fixation for traumatic pubic symphysis diastasis of unstable pelvic ring injuries.	Chinese Medical Journal. 2009,122(14)	SCI 收录
Xu P① Gong WM② Li Y③	Destructive pathological changes in the rat spinal cord due to chronic mechanical compression.	J Neurosurg Spine,2008,8(3)	SCI 收录
Li T① Xiao J② Wu Z③	Transcriptional activation of human MMP-13 gene expression by c-maf in osteoarthritic chondrocyte.	Connect Tissue Res. 2010,51	SCI 收录

续表

作者（序号）	主要发表论文题目	发表期刊	期刊类别
Xiao J① Li T② Wu Z③	REST corepressor（CoREST）repression induces phenotypic gene regulation in advanced osteoarthritic chondrocytes.	J Orthop Res. 2010,28	SCI 收录
Zhang L① Ning B② Jia T③	Microcarrier bioreactor culture system promotes propagation of human intervertebral disc cells.	Ir J Med Sci. 2010,179	SCI 收录
Zhang L① Jia TH② Chong AC③	Cell-based osteoprotegerin therapy for debris-induced aseptic prosthetic loosening on a murine model.	Gene Ther. 2010,17	SCI 收录
Li T，Xiao J① Wu Z② Qiu G③	Over-expression of c-maf by chondrocytes in osteoarthritis.	J Int Med Res. 2009,37	SCI 收录

2007～2012 年著作出版情况

作 者	著作名	出版社	出版年份
周东生	《实用骨科导航技术》（第二版）	人民军医出版社	2012
周东生	《骨科微创治疗技术》	人民军医出版社	2010
周东生	《腰椎间盘突出症》	人民军医出版社	2010
周东生	《骨盆创伤学》（第二版）	山东科学技术出版社	2009
周东生	《实用骨科导航技术》	人民军医出版社	2007
周东生	《实用地震伤治疗指南》	山东科学技术出版社	2008
王先泉	《临床骨科手术技巧与失误防范》	人民军医出版社	2007
路小勇	《肿瘤科诊疗思路点拨》	山东科学技术出版社	2007
张佐伦 孙建民 袁泽农	《实用脊柱外科学》	山东科技出版社	2009
王延宙	《骨科临床检查图解》	山东科学技术出版社	2011
周东生	《实用外科诊疗常规》	山东科学技术出版社	2007
周东生	《外科及药物治疗学》	人民卫生出版社	2007
张鹏	《创伤外科指南》	科学技术文献出版社	2012
崔新刚	《现代骨科疾病诊疗学》	吉林科学技术出版社	2011

续表

作　者	著作名	出版社	出版年份
孙水	《骨科临床检体手册》	山东科学技术出版社	2010
李伟	《临床骨与关节外科学》	天津科学技术出版社	2011

2007～2012 年获得专利情况

专利者	专利名称	类　别
穆卫东	骨科导航专用空心钻	中国知识产权局,实用新型专利
周东生	医用骨钻导向测深保护器	中国知识产权局,实用新型专利
周东生	横向调节颅骨牵引弓	中国知识产权局,实用新型专利
李连欣	骨盆后环生物型锁定钢板	中国知识产权局,实用新型专利
李连欣	耻骨联合生物型锁定钢板	中国知识产权局,实用新型专利
郝振海	骨肿物活检取出器	中国知识产权局,实用新型专利

四、对外交流

骨科采取多种措施进行科室医生的综合素质培养,加强对外交流,鼓励在职或外出学习,不断提高科研和临床技术水平,进一步发展壮大了科室的技术实力,提高了骨科在国内、国际的影响力。目前已和美国、澳大利亚、德国等国家及中国台湾、香港地区的著名大学、研究机构建立了联系,定期进行学术交流和科研合作。

五、学科带头人

周东生

主任医师,教授,博士生导师。山东省骨科医院院长,省立医院外科主任。(详见历任主委介绍)

张　伟

主任医师,教授,硕士生导师。山东省骨科医院副院长,省立医院外科副主任兼关节外科主任。(详见现任副主委介绍)

孙建民

主任医师,教授,博士生导师。山东省骨科医院副院长,省立医院脊柱外科主任。

（详见现任副主委介绍）

孙　水

孙水，教授，主任医师，博士生导师，美国骨科协会会员，山东省医学会骨科学会关节学组副组长，山东省医学会骨科学会运动学组副主任委员，华裔骨科协会关节外科分会理事，山东省医学会骨科专业委员会委员、关节镜学组副组长。

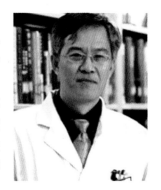

擅长骨关节疾病（各类关节炎、关节的运动损伤和股骨头坏死等）的诊断和外科治疗。在人工关节置换和关节镜手术方面有丰富的临床经验和深入的研究。具有上千例关节镜手术及髋、膝、肩、肘等人工关节置换的临床经验。完成省部级课题多项，发表论文 20 余篇，现承担国家自然科学基金项目 1 项。

孙　水

第二章
山东省千佛山医院骨科发展史

一、建置和历史沿革

骨科为临床二级学科,负责骨科疾病的医疗、教学、科研等工作。分骨关节科、骨脊柱科、骨创伤科(包括显微外科)3 个专业科室。

骨外科专业正式成立于 1977 年 12 月,当时称为大外科骨科组,董伯津为大外科主任兼骨科组组长。

1984 年,马学义任骨科专业组组长。

1993 年,卢美源任骨科主任,李晓光开设脊柱外科专业组。

1998 年,卢美源任科室主任,李晓光任副主任,分骨关节、脊柱、手外科三个专业组。

2002 年 3 月,骨关节专业组独立成立骨关节病治疗中心(以下简称关节中心),张明任中心主任,病房设在外科楼 2 层,后迁入内科二号楼 3 层。

2003 年,李晓光任骨外科主任。

2004 年 8 月,路青林任急救中心副主任兼急症外科主任,病房仍然在外科楼 13 层;闫新峰任关节中心副主任。

2005 年 1 月,成立骨脊柱外科,李晓光任科室主任。

2007 年 3 月,成立骨科中心,张明任中心主任,闫新峰、张凯宁、路青林任副主任,分骨关节、脊柱、创伤三个专业组。

2007 年 6 月,脊柱专业组迁到内科二号楼 3 层与骨关节专业组合用一个病房,创伤专业组迁到门诊医技综合楼 7 层。

2008 年 1 月,骨关节、脊柱专业组迁到内科二号楼 1 层。8 月,骨关节、脊柱、创伤三个专业组迁到新门诊医技综合楼 8 层,骨关节专业组病房与眼科同在十九病区,脊柱、创伤专业组病房在十八病区,床位共 60 张。同年,十九病区建立省内第一个无陪护病房。

二、人员结构与变化

1977 年,骨科专业组成立时只有 2 名医师,其中副主任医师 1 名,医师 1 名。

1980 年,科室有医师 4 名,副主任医师 1 名(董伯津),主治医师 2 名(马学义、卢美源),医师 1 名(张洪俊)。

1983 年李晓光由中国医科大学毕业,1984 年张维广由部队转业,1986 年张明由泰山医学院毕业,1987 年谢朝明由泰山医学院毕业,1988 年韩建波由泰山医学院毕业,1993 年张健从北医三院进修运动医学归来,1993 年闫新峰由山东医科大学硕士研究生毕业,以上人员先后进入科室工作,为千医骨科的早中期发展充实了人员及技术力量。

至 2000 年,科室共有职工 9 人,其中主任医师(教授)1 名,副主任医师 1 名,主治及以下人员 7 名。

2000 年 7 月,任延军由山东大学医学院硕士研究生毕业分配到科室工作;李树峰由第二军医大学毕业分配到科室工作。同年,路青林被聘为山东大学硕士研究生导师。

2001 年 7 月,袁振由山东大学医学院硕士研究生毕业分配到科室工作。李晓光赴日本学习一年。

2002 年,闫新峰由国家公派赴澳大利亚学习一年。同年,科室特聘请国际著名关节置换专家吕厚山教授为骨外科导师,聘请美籍华人张中南教授、澳大利亚心南威尔士大学 Allen Turnbull 教授为客座教授。

2003 年 7 月,白正武由泰山医学院硕士研究生毕业分配到科室工作。8 月,吴莹光到北京大学攻读博士研究生学位,吕红伟到北京市骨科研究所(积水潭医院)攻读硕士研究生学位。卢美源退休。

2004 年 4 月,张明、闫新峰、张凯宁、韩建波被聘任为副主任医师。7 月,张虎由山东大学医学院硕士研究生毕业分配到科室工作。张凯宁由国家公派赴德国海德堡大学和马尔堡大学附属医院骨科学习一年。

2004 年 7 月,陈猛由耳鼻喉科调入到骨科工作。李树峰到解放军 89 医院进修半年。

2005 年 6 月,李晓光被聘任为主任医师,兼任泰山医学院教授、硕士生导师。张明被低职高聘为主任医师。7 月,迟增德由中山医科大学硕士研究生毕业分配到科室工作。路青林赴德国短期学习。

2006 年 7 月,吴莹光由北京大学博士研究生毕业回到科室工作;吕红伟由北京市骨科研究所(积水潭医院)硕士研究生毕业回科室工作;邹德波由山东大学医学院硕士研究生毕业分配到科室工作;彭大勇由泰山医学院硕士研究生毕业分配到科室工作;张文强由潍坊医学院硕士研究生毕业分配到科室工作。11 月,路青林获主任医师任职资格。

2007 年 7 月,袁振由上海交通大学医学院博士研究生毕业分配到科室工作。

2008 年 5 月,路青林参加山东省四川抗震救灾卫生应急救援队,被山东省卫生厅授予"抗震救灾优秀共产党员"称号并荣立三等功。闫新峰被聘为山东大学硕士研究生导师。

2010 年,孙华强由山东大学医学院硕士研究生毕业分配到科室工作。

2011年赵建莉由泰山医学院硕士研究生毕业分配到科室工作。张虎到北京大学人民医院进行博士后研究工作。

2012年,张磊由山东大学医学院博士研究生分配到科室工作,禹虔由华中科技大学医学院博士研究生分配到科室工作。

2012年,创伤急诊外科成立,张刚任主任,韩建波任副主任。

至2012年,科室共有医师20人,其中主任医师(教授)4名,副主任医师7名,主治医师9名,住院医师5名。

三、医疗技术发展

大骨科时期

1977～1992年,先后开展了脊柱及四肢关节结核的病灶清除及关节成形术、人工股骨头置换术、人工全髋关节置换术、双开门颈椎管扩大成形术、腰椎管减压椎弓回置术、吻合血管的腓骨近段代桡骨远段自体移植术、异体肱骨近段移植术、脊髓灰质炎后遗症矫治术、harrington和luque脊柱侧凸矫治术、断指及断肢再植吻合术、足趾代拇指术、骨盆及肩关节离断术、大片复合组织瓣移植术、渡边式关节镜膝关节滑膜切除及半月板切除修补术。

早期的科研工作有:卢美源的《梨状肌综合征的手术治疗》,马学义的《标枪肘的临床研究》,张洪俊的《骑马运动员的落马损伤》,张健的《摔跤耳的临床研究》,卢美源的《吻合血管的腓骨近段代桡骨远段自体移植术》,张维广的《股四头肌粘连松解术的改进》,李晓光的《颈椎后纵韧带骨化症的流行病学研究》,李晓光的《高血糖大鼠脊髓损伤后功能恢复的研究》。这些文章均发表在《中华骨科杂志》《中国运动学杂志》等权威期刊上。

专业分组时期

1. 脊柱专业组。科室在国内首先开展了后路双开门人工骨植入颈椎管扩大成形术,在省内率先开展了SEP的术中监护。1992年以来,科室开展了Dick钉、Steffee钉、Rf钉、Af钉的临床应用,对胸椎腰椎骨折脱位进行有效治疗;开展了经皮穿刺腰椎髓核摘除术、腰椎糜木瓜酶髓核溶解术、巨大髓核切除术、应用ORION及APOFEIX治疗颈椎损伤的手术,其中APOFEIX系山东省首例。2003年,开展了各种脊柱微创手术,包括经皮激光气化治疗颈椎腰椎间盘突出症,经皮椎体成形术(PVP)治疗椎体压缩骨折和椎体肿瘤,椎间盘镜下髓核摘除术,并且完成了第一例腰骶髂联合钉棒固定术(Galveston)治疗腰椎结核,同时开展了脊柱侧凸三维钉棒技术矫形手术;开展了脊柱肿瘤的en bloc切除术,包括颈椎、胸椎、腰椎各种肿瘤及巨大骶骨肿瘤切除术等。近年来又相继开展了PKP椎体成形术,Pro-disk颈椎间盘置换术,Wallis腰椎非融合固定术。

2. 骨关节专业组。骨关节专业致力于关节疾病与运动创伤外科治疗,较早在山东省内开展人工髋膝关节置换术、关节镜手术,并已达到国内先进水平。其中,人工关节置换术是骨关节专业的优势项目,年手术量从 1993 年的十几例达到 2012 年的 500 余例。早在 1993 年,该专业即完成了山东省首例人工膝关节置换术,并在 1995 年成功完成了山东省双膝人工关节置换术,取得了良好的手术效果。关节镜手术是骨关节专业的另外一个优势项目,开展于 1999 年,并迅速达到年手术量 300 余例,先后有 6 名全国及世界冠军在该专业接受关节镜手术治疗后重返赛场。关节镜和关节置换手术这两大特色技术已成为关节专业的品牌。关节镜下前交叉韧带的重建技术,关节镜下治疗肩关节 Bankart 损伤等关节镜手术在国内处于先进地位。髋膝关节置换术和关节翻修术每年手术量大,自 2002 年起,作为学科带头人的张明专攻膝关节置换及翻修手术,闫新峰则专攻髋关节置换和翻修手术,专业分工和合作使关节置换技术日臻完善。在处理关节置换的手术过程中,异体输血仅占 10% 左右,极大地减轻了患者的经济负担以及并发症的发生。2008 年,骨关节科建立了异体骨库,可以为需要关节置换或翻修的患者及时提供合适的材料,不仅能最大程度减轻患者病痛,也能为患者节省不菲的医疗费用。治疗髋臼发育不良的髋臼旋转截骨术(Ganz 截骨术)是骨关节中心(后改称"骨关节科")在 2004 年开展的新技术,目前在全国处于先进行列。另外,骨关节中心的髋关节、肘关节、踝关节镜手术也逐步达到国内先进水平。病区还配备了专业的康复护士,对病人进行康复治疗。开展了"以病人为中心,满足个性化护理,为医疗服务"的无陪护病房,为病人提供全方位的服务。

3. 创伤专业组。自 2004 年起,创伤专业开展了复杂手外伤的修复,包括拇指再造、各种皮瓣再造手术,微创下以空心螺钉治疗骶骨骨折、骨盆骨折。参加胶济铁路翻车重大事故抢救工作,其中包括治疗一名截瘫残奥会帆船教练,帮助其恢复神经功能;参加汶川大地震伤员救治工作,其中包括治疗一例严重下肢毁损伤患者。2012 年后开展濒临截肢伤及复杂复合外伤的治疗,上了一个新台阶。

四、教学培训

骨科承担了山东医科大学临床医学专业、山东中医药大学中西医结合系、泰山医学院临床医学专业的授课和见习、实习任务,并且承担山东大学、山东中医药大学、泰山医学院骨科研究生的招收和培养任务。

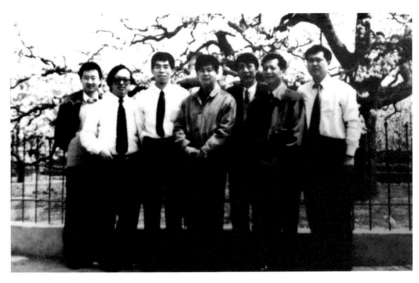

部分科室人员合影

（从左到右：吕宏伟、李晓光、闫新峰、张凯宁、谢朝明、卢美源、路青林）

五、学科带头人

李晓光

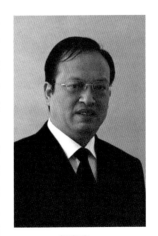

李晓光

李晓光，山东省千佛山医院骨科主任医师，技术专长脊柱外科专业，历任千医骨科副主任、主任，脊柱外科主任。中国中西医结合学会脊柱专业委员会委员，山东骨科学会委员，山东脊柱脊髓损伤学会委员，山东骨创伤学会委员，中国残疾人康复协会肢体伤残专业委员会委员，《中国矫形外科杂志》编委及该杂志"经典文献史料"专栏特约撰稿人，泰山医学院硕士生导师。

1978年考入中国医科大学医学系，先后师从董伯津、马学义、卢美源主任。曾两次在日本进修，其指导教授是日本著名的脊柱外科专家井形高明先生。完成的课题《高血糖对脊损动物脊髓功能恢复的影响》在1991年的日本骨科基础学会上演讲，并发表在同年《日本骨科学会杂志》上。回国后先后开展了首例应用自体骨的双开门颈椎管扩大成形术、应用羟基磷灰石人工骨的颈椎管扩大成形术、首例颈神经根管扩大术、PLDD、PVP等微创技术治疗退变性脊柱疾病。2007年与中华慈善总会合作开展脊柱侧凸矫正"爱心工程"活动。2009年开展Wallis、X-stop、PKP、Pro-Disco人工颈椎间盘置换式。

科研项目《羟基磷灰石人工骨的研制和应用研究》获1995年山东省科技进步三等奖。主编有《骨与关节X线测量》（山东科技出版社1996年版），发表文章10余篇。

路青林

路青林,1985年毕业于上海第二军医大学。曾任解放军八十九医院全军创伤骨科研究所军医;1995年部队转业后,进入山东省千佛山医院工作。2004年任省千佛山医院创伤骨科任主任,2012年调任脊柱专业任骨科副主任。为山东大学硕士生导师、山东省老年骨病专业委员会主任委员、山东省骨科专业委员会委员、山东省创伤专业委员会委员、山东省骨科质量控制委员会委员。

于2008年5月13日赴汶川参加地震抢救工作,获得卫生厅三等功和优秀共产党员称号。著有两部骨科专著,发表论文近30篇。

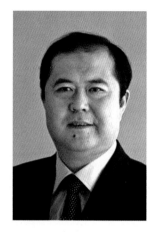

路青林

张　明

张明,1986年毕业于泰山医学院,历任山东省千佛山医院住院医师,主治医师,副主任医师,现任骨科主任,主任医师,泰山医学院硕士研究生导师、山东大学医学院教授。

系山东省千佛山医院"四一○"人才工程学科带头人,1998年被评为山东省卫生系统"三学三创标兵",2003年被山东省卫生厅评为省直职业道德建设十佳标兵,2004年被卫生部评为全国优秀医务工作者。

1992年,被选派到北京大学人民医院进修学习骨科,师从吕厚山教授,开始接触人工关节置换手术。1999年,在北京慧忠医院骨关节中心师从美籍华人、著名骨关节专家张中南教授,系统学习关节置换和关节镜技术。学成归来后,于2002年4月8日创立山东省千佛山医院骨关节中心,任骨关节中心主任。

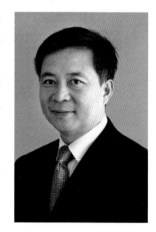

张　明

张凯宁

张凯宁,1989年毕业于山东医科大学医学系,副主任医师。山东省千佛山医院骨科副主任,脊柱外科主任,山东大学副教授、硕士研究生导师,山东省医学会骨科专业委员会骨质疏松学组副组长,山东省脊柱脊髓损伤专业委员会委员,山东省医师协会骨科分会委员。

2003年考取国家留学基金并于2004年至2006年由国家公派分别到德国海德堡大学附属医院骨科和德国马尔堡大学骨科医院脊柱外科中心留学一年。在省内率先开展了SEP术中监护、ORION、APPOFIX治疗颈椎外伤手术,其中APPOFIX系省内首例。2003年开始开展脊柱微创手术、经皮椎体成形术、

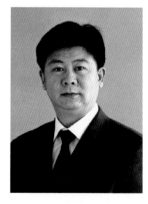

张凯宁

椎间盘镜下髓核摘除术,2003 年完成第一例改良式腰骶髂联合钉棒固定术治疗腰椎结核,同时开展脊柱侧凸三维钉棒矫形手术。在省级以上专业杂志发表多篇学术论文。

赵　刚

赵刚,第三军医大学野战外科研究所硕士研究生毕业,山东大学硕士生导师,现任山东省千佛山医院骨科副主任、创伤骨科主任、急诊外科主任。2001 年 1 月被济南军区授予"专业技术拔尖人才"。兼任山东省医学会手外分会副主任委员、济南军区战创伤委员会委员、济南军区骨科委员会委员、济南军区显微外科专业神经显微修复学组委员、山东省修复重建学术委员会委员、山东省脊柱脊髓损伤学会委员、第二军医大学临床医学院副教授。

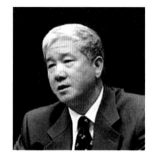

赵　刚

第四篇

驻鲁部队医院骨科发展史

第一章
济南军区总医院全军创伤骨科研究所发展史

2012年3月,总后卫生部批准济南军区总医院成立全军创伤骨科研究所。研究所由骨创伤外科、骨病科和脊髓修复科组成。蔡锦芳教授任所长,曹学成、于秀淳、赵廷宝任副所长。

一、骨创伤外科

科室发展概况

济南军区总医院创建于1954年,骨科专业隶属于外二科,时任外二科主任张宝赞,骨科专业由主治医师张锐负责。1978年,外二科分为骨科、泌尿、烧伤、皮肤、神经等科室,沈志鹏任骨科主任。1987年,骨科分为骨创伤科和骨病科,刘树滋任骨创伤科主任,蔡锦芳任副主任,主治医师有刘晓平、李建民、潘冀清、李秉胜、曹学成、张洪旭、王源瑞等人,文卉任护士长。开展了断指(肢)再植术、游离皮瓣移植术、拇指再造术、关节镜手术及各种常见骨折手术;其中刘树滋主任于1975年在山东省内最早引进并开展关节镜手术。

1987年:蔡锦芳国际首创"足跟再造"。

1989年:蔡锦芳国际首创"前足再造";承担全军"七五"协作攻关课题"战伤性骨缺损修复研究";开展拇指旋转撕脱离断再植术,四肢大面积皮肤缺损游离皮瓣转移修复术。

1990年:山东省修复重建外科专业委员会建立,蔡锦芳为主任委员;开展急诊拇指再造术。

1991年:"手部创伤显微外科修复"获军队科技进步二等奖。蔡锦芳国际首创用"腹直肌前鞘显微移植重建跟腱";成功进行世界第一例"圈状断掌合并多指多段断指再植";承担全军"八五"医药卫生重大研究课题"胎神经移植修复周围神经缺损研究"。

1992 年:"手部创伤显微外科修复"获国家科技进步三等奖;"手掌环形离断再植"获军队科技进步二等奖。蔡锦芳在国际上首先提出"指节再造"问题并创用"前臂复合组织瓣逆行移植再造指节"。

1993 年:开展指间关节置换术。

1994 年:骨创伤外科承办第四届全国修复重建外科暨第二届山东省修复重建外科会议;蔡锦芳为主任,并被聘为第二军医大学硕士生导师;孙宝国为科室副主任。

1995 年:骨创伤外科承办全国外固定学习班;"足部缺损的显微外科修复"获山东省科技进步二等奖;被授予济南军区骨科中心;曹学成为骨创伤外科招收的第一位博士研究生,并受世川奖学金资助到日本奈良医科大学学习;开展跟骨骨髓炎的显微治疗。

1996 年:"足部缺损的显微外科修复"获国家科技进步三等奖;开展游离腓骨移植治疗股骨头无菌坏死。

1997 年:蔡锦芳教授晋升技术三级(文职将军),被聘为第二军医大学博士生导师;辛海霞任护士长。

1998 年:科室扩展为两个病区,展开治疗床位 80 张;曹学成被任命为科室副主任;"足跟再造"获军队科技进步一等奖;承担全军"九五"科研课题"足部战创伤缺损的基础与临床研究";开展外固定架在远位皮瓣修复皮肤缺损中的应用。

1999 年:时任中央军委主席江泽民签署命令,授予蔡锦芳主任二等功。

2000 年:蔡锦芳主任担任山东省医学会骨科分会主任委员;"周围神经端侧吻合研究"获军队科技进步三等奖;开展颈 3、4 转位修复臂丛神经损伤系列研究。

2001 年:被总部批准为全军创伤骨科中心;蔡锦芳教授晋升技术二级;"几丁糖预防脊髓粘连"获军队科技进步三等奖;开展关节镜下交叉韧带重建术等。

2002 年:李秉胜、张永先任科室副主任;骨创伤外科承办国际足踝外科会议;曹学成第二次受世川奖学金资助到日本名古屋医科大学学习;出版书籍两部:《显微足外科学》《骨科手术入路图谱》;脊髓修复科并入全军创伤骨科中心;"足跟再造术后患者的护理"获军队科技进步三等奖。

2003 年:"手掌缺损的重建与再造"获山东省科技进步二等奖;《骨科手术入路图谱》获华东优秀科技图书一等奖;"足跟骨有限元分析""创伤应激并发症早期预防及护理研究"获军队科技进步三等奖;李秉胜被任命为科副主任;开展人工肱骨头置换术、可调外固定支架下肢体矫形术等。

2004 年:曹学成被任命为科主任;承办山东省骨科年会;开展人工肘关节置换术等。

2005 年:成为骨科博士后流动站;创建创伤康复研究中心;"战创伤性关节软骨缺损修复的组织工程学研究"获军队科技进步三等奖;开展人工膝关节置换术、长段骨缺损游离骨移植术等。

2006 年:济南军区骨科委员会关节镜学组成立,张抒为组长;承担全军"十一五"医药卫生科研项目杰出人才基金课题"臂丛神经根性撕脱伤对脊髓修复方法研究";开展关节镜下软骨缺损修复术。

2007 年:引进 VSD 技术;开展穿支皮瓣的应用、椎体成形术、计算机辅助术前手术设计等。

2008年：科室扩展为三个病区，全科治疗床位达到120张；"周围神经损伤的修复"获山东省科技进步三等奖；承担全军"十一五"专项课题"战伤及灾害伤骨髓炎的预防与治疗"；开展颈椎前后路减压固定术、肢体延长术等。

2009年："跟腱缺损的显微修复研究"获山东省科技进步二等奖；开展颈椎次全切除减压融合术等。

2010年：王平山任科室副主任；被济南军区批准为"济南军区骨科研究所"；承担军队医院临床高新技术重大项目"改变背根过渡区微环境修复臂丛根性撕脱伤"。

2011年：蔡锦芳教授获选首届"山东省十大名医"称号；科室被中华医学会显微外科学分会批准为"显微外科培训基地"；承担全军"十二五"医药卫生科研基金课题"神经的可塑性研究及其在战创性神经损伤中的应用"。

2012年：被总部批准为"全军创伤骨科研究所"，蔡锦芳任所长，曹学成任副所长；科室扩展为四个病区，全科治疗床位达到160张；建立数字骨科研究部；曹学成任全军战创伤专业委员会副主任委员、济南军区战创伤专业委员会主任委员。

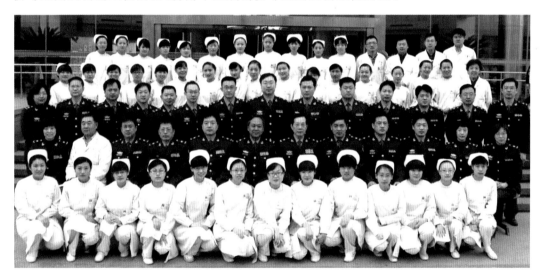

骨创伤外科全科人员合影

科室现状

济南军区总医院骨创伤外科1987年列编组建，2000年被批准为全军创伤骨科中心，2012年被批准为全军创伤骨科研究所。现为济南军区总医院博士后流动站联合培养点，第二军医大学硕士及博士培养点，山东大学、泰山医学院、辽宁医学院硕士培养点，国家药理基地，中华医学会显微外科学分会"显微外科技术培训基地"。现有主任医师及教授7名，副主任医师及副教授6名；主治医师10名，医师14名，护士57名；其中博士生导师1名，硕士生导师5名。研究生以上学历占医生总数的三分之二。科室划分为七个专业组，分别为脊柱组、骨盆组、髋关节组、肩肘组、手显微组、膝运动医学组、足踝组。设有四个治疗病区，一个康复病区，展开治疗床位160张，康复床位20张。并设有一个资料室、两个治疗室（创伤骨科整复室、创伤功能恢复室）、六个实验室（生物力学实验室、神经电生理实验室、细胞培养室、骨科病理实验室、显微外科实验室以及数字骨科研究部）。现有专科设备 147 台件,其中万元以上的专科设备 73 台件,总价值 1000 余万元,较好地满足了临床医疗、教学、科研工作的需要。科室每年治疗 1 万余例军内外各类患者,收容3000 余例,手术量达到 3500 余例,诊断正确率及治愈率均达 90%,患者满意率达 98%。诊治范围涵盖创伤骨科领域的各类疾病,在四肢复杂骨与关节创伤、脊柱损伤、骨盆骨折治疗、关节置换、手足外科、臂丛神经损伤修复、肢体畸形矫正、四肢创面覆盖、骨髓炎、断指再植及拇手指再造等领域处于国内先进水平。最具特色的是手与足的创伤显微外科修复。科室在足创伤显微修复方面做了许多开拓性工作,共有 10 余项国际首创新技术,足跟再造、跟腱的显微修复、骨髓炎的显微治疗达到国际先进水平。在复杂骨盆骨折、长骨大段骨缺损的治疗、四肢损伤中晚期治疗及并发症的处理方面也有独到的经验。

近 20 年来,科室承担国家及军队各项重大课题 10 余项,在各级学术期刊上发表学术论文 400 余篇,SCI 收录近 20 篇。主编及参编专著 40 余部;获国家级、省部级科研奖励 20 余项,其中国家科技进步奖 2 项,省、军队二等奖以上奖项 20 余项。

经过长期的积累与发展,科室形成了以显微外科为特色,在创伤骨科领域全面发展的良好局面,发展成为了集实验研究、临床治疗、术后康复为一体,并与发达国家相接轨的综合性研究治疗机构。

学科带头人

蔡锦芳

蔡锦芳,济南军区总医院外科教研室主任,全军创伤骨科研究所所长。1994～2004年任骨创科主任。（详见历任主委介绍）

曹学成

曹学成,1963 年出生,济南军区总医院全军创伤骨科研究所副所长、骨创伤外科主任,主任医师,博士,第二军医大学教授,硕士研究生导师。1996 年、2002 年两次受世川奖学金资助分别到日本奈良医科大学和名古屋医科大学学习。现任国际显微重建外科学会委员、中国医师协会骨科分会委员、全军战创伤外科专业委员会副主任委员、济南军区战创伤委员会主任委员、山东省修复重建学会主任委员、中华显微外科学会委员、中华骨科分会创伤分会委员、山东省手外科学会副主任委员、山东中西医结合学会骨科专业委员会副主任委员、*Journal of Clinical Anatomy* 编委等学术职务。2005 年被总政治部表彰为"学习成才先进分子",并荣立个人二等功。获科技进步奖 6 项。主编著作 3 部,发表论文 60 余篇,被 SCI 收录 10 篇。承担全军"十一五"杰出人才基金项目 1 项,军队临床高新技术重大项目 1 项,全军医学科技"十二五"科研项目 1 项。培养硕士、博士(后)研究生 20 余名。

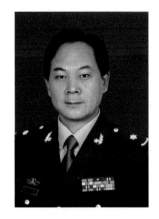

曹学成

二、骨病科

科室发展概况

建院初期,骨科方面的专业隶属于外二科,时任外二科主任张宝赞,当时骨科专业由主治医师张锐负责。

1961 年至 1962 年,骨科工作由主治医师郑克来负责。

1965 年,负责骨科工作的沈志鹏主治医师任外二科副主任。

1968 年,沈志鹏任外二科主任,郑克来任副主任。

1978 年,外二科分为骨科、泌尿、烧伤、皮肤、神经等科室,沈志鹏任骨科主任。

1987 年,骨科分为骨病科和骨创伤科,沈志鹏任骨病科主任,吕金柱任骨病科副主任,周兰任护士长。主治医师有苑正太、周银、张云昌、王本堂、陆兆琼、于秀淳、付志厚、赵廷宝。

1991 年至 1994 年,吕金柱任骨病科主任,刘晓平任副主任,周兰任护士长。

1994 年至 2003 年,刘晓平任骨病科主任,周银任副主任;1994 年至 1997 年冯兰任护士长;1997 年开始于共荣任护士长。

1995 年,科室依据学科发展,提出科有特色、人有专长的学科发展思路,分为脊柱专业组、关节专业组和肿瘤专业组。于秀淳主治医师任肿瘤组组长,付志厚主治医师任关节组组长,赵廷宝主治医师任脊柱组组长。

2003 年开始,于秀淳任骨病科主任,付志厚任副主任,于共荣任护士长。

2008 年,骨病科开始施行主诊负责制的分组制度,肿瘤组由于秀淳主任负责,关节一组由付志厚副主任负责,关节二组由孙海宁副主任医师负责,脊柱一组由周银副主任医师负责,脊柱二组由宋若先副主任医师负责。

2009 年 8 月,宋若先副主任医师赴北京攻读博士期间,脊柱二组由梁进副主任医师负责;肿瘤一组由徐明主治医师负责,肿瘤二组由许宋锋副主任医师负责。

2012 年 6 月,曲新涛赴北京同仁医院足踝外科进修归来后,科室成立足踝外科专业组,由曲新涛主治医师负责;并成立脊柱三组,由宋若先副主任医师负责。

骨病科是全军及山东省最早独立的、以非创伤骨科疾病为诊治和研究方向的科室,经过几代骨病科人的共同奋斗,在骨与软组织肿瘤、脊柱疾患和骨关节疾病的诊治方面形成了科室的独特优势,尤其是恶性骨肿瘤的保肢治疗在国内处于领先水平。科室拥有椎间盘镜、关节镜、C 臂 X 线机、肢体静脉循环治疗机、离子射频消融机等多种先进的骨科专用医疗设备。科室为山东大学、第二军医大学、泰山医学院及辽宁医学院硕士研究生培养点。

骨病科一路走来不断发展壮大,2010 年从 1 个病区扩为 2 个病区,2012 年扩为 3 个病区。骨病科现有医护人员 60 人,其中主任医师(教授)3 人,副主任医师(副教授)5 人,副主任护师 1 人,主治医师 4 人,主管护师 1 人,副主任护师 1 人。现有博士 7 人,硕士

15 人。经过科室全体人员不懈努力，目前已形成四个亚学科（骨与软组织肿瘤外组、脊柱外科、骨关节外科、足踝外科），八个医疗专业组，并开展了七种常见疾病（腰椎疾病、颈椎病、髋关节疾病、膝关节疾病、恶性骨与软组织肿瘤的化疗与手术治疗以及骨盆、脊柱肿瘤和足踝疾病）的临床规范系列治疗。

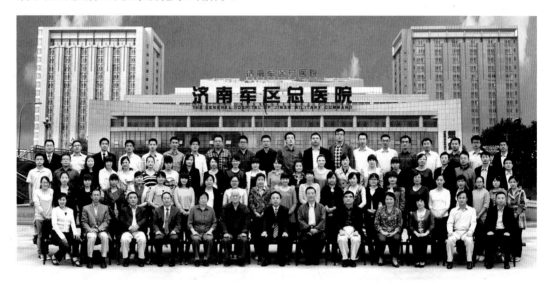

济南军区总医院骨病科在前进中发展

2003～2005 年被医院表彰为全面建设先进单位、先进党支部和学习雷锋先进单位；2006 年被联勤部表彰为人才培养先进单位；2011 年被评为"十一五"人才建设先进单位。因工作成绩突出，分别于 2005 年、2011 年由军区司令员和政委联合签署命令，授予骨病科集体三等功。

医疗业务及专科特色

1. 医疗业务

1966 年，开展椎间盘突出的手术治疗。

1969 年，开展胸腰椎骨折的手术治疗。

1984 年，开展慢性骨髓炎的治疗。

1985 年，开展异体骨移植治疗小儿四肢肿瘤型骨缺损、新鲜胎儿软骨移植治疗股骨头无菌坏死。

1987 年，开展成人髋臼发育不良的手术治疗、环锯法前路手术治疗脊髓型颈椎病、单开门颈椎管成形术治疗脊髓型颈椎病。

1988 年，开展改良椎管成形术治疗椎管狭窄、颈后单开门椎管扩大成型治疗椎管狭窄固定方法改进、单节段椎板截骨治疗脊柱后凸畸形。

1989 年，开展脊柱侧凸矫形 Luque 棒内固定。

1990 年，开展骨肿瘤囊状缺损的修复。

1991 年，开展老年骨质疏松的系列研究、特制人工关节修复肿瘤型骨缺损的治疗、瘤腔内化疗治疗骨巨细胞瘤、人工膝关节治疗股骨下段骨肿瘤。

1992 年,开展椎板截骨治疗脊柱后凸畸形、肩部恶性骨肿瘤的保肢治疗。

1994 年,开展脊柱侧凸的相关治疗、大龄先髋的手术治疗、经皮穿刺近距离放射治疗晚期椎体肿瘤。

1995 年,开展胫后动脉逆行皮瓣修复足跟部肿瘤性软组织缺损、组合式外固定支架在修复肿瘤性骨缺损中的应用。

1996 年,开展人工髋关节感染的诊断与治疗。

1997 年,开展大龄先天性髋脱位手术治疗、原发骶骨肿瘤手术治疗、肿瘤型假体翻修手术。

1998 年,开展前后路联合手术治疗胸腰椎结核、肢体恶性软组织肿瘤的保肢治疗。

2001 年,开展保留骨骺灭活再植术治疗儿童股骨远端骨肉瘤。

2003 年,开展脊柱肿瘤切除术后稳定性重建相关手术、上颈椎不稳的手术治疗。

2004 年,开展了骨肉瘤、骨巨细胞瘤的分子生物学研究、恶性骨肿瘤保肢治疗。

2005 年,开展了保留骨骺保肢术的实验与临床研究、新辅助化疗与骨肉瘤的保肢治疗、人工关节翻修术、应用椎间盘镜治疗腰椎间盘突出症、上颈椎的手术治疗、多关节同时置换手术。

2006 年,开展了倒 V 形截骨治疗膝内翻畸形、儿麻后遗症足部畸形手术改进、骨肉瘤新辅助化疗、改良切口的髋臼肿瘤切除关节重建术、髋臼严重缺损的人工全髋关节置换术。

2007 年,开展了人工全踝关节置换术、上颈椎不稳的手术治疗、小切口髓芯减压植骨术治疗早期股骨头坏死、经胸骨的上胸椎肿瘤切除术;国内率先开展单髁膝关节置换术,其技术及手术量均处于国内领先水平。

2008 年,开展了钽棒植入治疗早期股骨头无菌性坏死、肘关节镜的临床应用、LARS 韧带重建交叉韧带、软组织肉瘤的新辅助化疗、保留骨骺灭活再植术治疗儿童股骨远端骨肉瘤、椎间盘侧路镜微创治疗腰椎疾病、人工指间关节置换术治疗指间关节疾病。

2009 年,开展了腰椎动态内固定治疗效腰椎不稳症、累及骶髂关节骨肿瘤切除与骨盆环重建术、有限减压植骨内固定治疗腰椎不稳、肩关节镜的临床应用与肩袖损伤的手术治疗、髋关节镜的临床应用、颈椎椎弓根钉技术的临床应用;改良 TLIF 技术进行腰椎管狭窄症腱性疾病的射频治疗。

2010 年,开展了腰椎动态内固定治疗腰椎退行性疾病、上胸椎后凸畸形的手术治疗、肩关节镜的临床应用与肩袖损伤的手术治疗、经皮穿刺骶管囊肿减压蛋白胶封闭术、经皮穿刺骨肿瘤低温射频消融术、经椎旁间隙入路的腰椎减压内固定术。

2011 年,开展了肩关节镜下关节盂唇修复治疗习惯性肩关节脱位、单侧内固定治疗腰椎退行性病变、小切口椎旁间隙入路的椎弓根螺钉植入技术、强直性膝关节的表面置换术、蹞外翻钉治疗蹞外翻、成人腰椎侧凸的手术治疗。

2012 年,开展了肩关节镜下关节盂唇修复治疗习惯性肩关节脱位、髌骨关节置换术、骨骺牵张术、脊柱侧弯的三维矫形、足部畸形的手术治疗。

2.专科特色

骨肿瘤专业组在汲取国内外先进经验的基础上先后开展了各种骨肿瘤保肢手术。完成了经胸椎体切除人工椎体置换术、骨盆肿瘤切除骨盆环重建术、骶骨肿瘤切除腰骶髂内固定术、后路脊柱肿瘤部分切除椎管减压椎弓根内固定术;率先在国内开展了瘤腔内化疗治疗骨巨细胞瘤、保留骨骺的瘤骨灭火再植术以及肿瘤假体置换术后翻修手术,填补了多项军区及山东省空白,达到了军内领先、国内先进水平。

骨关节组专业治疗股骨头无菌性坏死、膝骨性关节炎、人工关节置换与翻新已形成专业特色,常规开展了股骨头坏死的髓芯减压术、带肌蒂或带血管的植骨术、截骨术、髋关节表面置换术、微创全髋关节置换术、陶瓷全髋关节置换术、保留股骨颈的全髋关节置换术、全髋关节置换翻修术。开展了膝骨性关节炎的透明质酸补充疗法、关节镜清理术、全膝关节表面置换术、单髁膝关节置换术、旋转铰链式全膝关节置换术、全膝关节置换翻修术。

脊柱专业组专业治疗腰椎间盘突出症、颈椎病已形成了规范的治疗体系,常规开展了后路椎间盘镜(MED)腰椎髓核摘除术、等离子射频消融髓核成形术、经皮椎间盘切吸术、小切口腰椎间盘髓核切除术、复发性椎间盘切除椎间融合术、脊柱活脱复位内固定术、单节段固定治疗腰椎峡部裂、多间隙开窗腰椎管扩大减压术、颈椎病前路减压固定术、颈后路单(双)开门椎管扩大成形术、前后路联合手术治疗颈椎后纵韧带骨化症等手术;年手术治疗腰椎间盘突出症 400 余例,腰椎不稳与滑脱近百例,颈椎病 60 余例。

足踝专业组是军区最早成立的以足踝畸形矫治为诊疗目的的专业组,师从国内最优秀的足踝矫形专家,吸收欧美先进的足踝矫形经验及理论,多种手术方案针对踇外翻、扁平足及脑瘫、儿麻后遗症等引起的马蹄足、高弓足等施行个体化治疗,对于跖痛症、踝关节不稳、踝关节关节炎、踝关节韧带损伤、跟痛症等采用保守与手术治疗,取得了良好的疗效。

教学与干部培训

1.临床教学

历年承担了第二军医大学、第四军医大学、武警医学院、泰山医学院等大专院校的军医本科、军医大专的临床医学、护理大专及护理中专等专业授课任务。目前研究生导师有于秀淳主任医师、付志厚主任医师及刘晓平主任医师。2001 年以来,共接收培养研究生 38 人,目前已毕业 24 人。1 人次被评为全国优秀硕士研究生论文。

2.培训班情况

1989 年,举行股骨头坏死疾病治疗培训班一期,时间 14 天,80 人参加。

1998 年,举行第五届全国骨肿瘤学术会议,时间 7 天,230 人参加。

2007 年 7 月,承办了由中华骨科杂志编委会和山东省医学会骨科分会主办的全国骨科新技术、新进展学习班,时间 3 天,110 人参加。

2008 年 6 月,举办了山东省第三届骨肿瘤学术会议,时间 2 天,100 人参加。

2009 年 7 月,举办了山东省骨关节疾病高峰论坛,时间 2 天,120 人参加。

2010 年 2 月,举办了山东脊柱微创外科学习班,时间 3 天,200 人参加。

2010年5月,举办了山东省首届单髁关节置换学术会议,时间3天,70人参加。

2010年6月,承办了2010年山东地区《中华骨科杂志》审稿定稿会,时间2天,50人参加。

2011年3月,承办了《中华骨科杂志》约稿、审稿、定稿会,时间2天,60人参加。

1986年以来共接收进修生132人。

科学研究及学术交流

骨病科成立以来,一贯重视临床科研,以临床带动科研,以科研促进临床,历年来主持完成骨肿瘤型膝关节临床应用研究、术前化疗对骨肉瘤细胞超微结构影响的研究、ⅡB期骨肉瘤术后化疗疗效影响因素的研究、无创可延长假体的研究、基于快速成型技术的可控结构多孔硅酸钙支架的制备及体外研究、骨组织工程修复髋臼骨缺损的研究、核素骨显像评价组织工程骨修复骨缺损效果的研究、射频消融髓核成形术治疗腰椎间盘突出症的临床研究、骨肉瘤化疗后影像学变化与肿瘤细胞 PCNA 和 P-gp 表达的相关性研究、前后路联合手术治疗胸腰椎结核的临床研究、原发骶骨肿瘤手术治疗相关问题的研究、保留骨骺灭活再植术治疗儿童骨肉瘤临床长期随访研究、小切口髓芯减压植骨术治疗早期股骨头坏死临床研究、经皮椎体成形术治疗骨质疏松椎体压缩性骨折的临床研究、脊柱肿瘤切除术后稳定性重建的临床探索、肿瘤型假体翻修手术的相关研究、骨肉瘤基因表达与化疗疗效的相关性研究等科研项目10余项,发表论文200余篇,其中 SCI 10篇,主编或参编学术专著10篇。获军队及山东省奖科技成果奖10项。

1986年至2011年,考取骨科专业研究生5人,2人获硕士学位,3人获博士学位。外出进修骨科专业6人。

近年来,骨病科先后选派3人8次分赴德国 Endo 医院、澳大利亚 Norwest 医院、澳大利亚悉尼大学附属医院、美国 Mayo Clinic、英国牛津大学技术培训中心、意大利 Rizzolio 医院进行访问及学术交流,学习并引进国外相关领域最先进技术与理念,同时邀请牛津大学单髁膝关节创始人之一的 Murry 教授,德国东柏林医院著名脊柱外科专家 Reinhart 教授来骨病科进行教学查房与学术交流,并建立了长期合作关系。

历任科主任和学科带头人

吕金柱

吕金柱,1937年生于山东兖州市。1962年毕业于山东医学院医疗系。1983年调入济南军区总医院骨病科,任科主任。曾荣立三等功2次。1994年被选为先进医务工作者。从事骨科专业30余年,对骨科疑难病症的手术治疗均有独自的建树。研究方向为:

(1)成人股骨头缺血坏死的系统研究。①临床检验结果分析。②DSA 中的特殊表现。③新鲜胎儿软骨、颅骨骨膜移植的临床应用。

(2)筋膜覆盖防止椎板切除后粘连的研究。

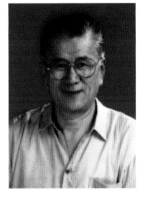

吕金柱

（3）侧方 V 形截骨矫正膝内外翻畸形。

（4）中西医结合（手术＋中药）成功治疗慢性骨髓炎。

（5）大块异体骨（6cm）移植的研究。

（6）大年龄先天性髋脱位的联合手术。

出版《运动系统综合征》一部，发表文章 60 余篇，获得军队科技进步奖 16 项，其中一等奖和"八五"全军后勤重大科技成果奖 1 项。尤其最近几年，苦心钻研中西医结合治疗骨病疑难杂症，如股骨头缺血坏死、强直性脊柱炎，已取得可喜的治疗效果。

刘晓平

刘晓平，江苏省人，毕业于中山医科大学医疗系，骨病科主任医师，教授。第二军医大学、山东大学医学院、泰山医学院兼职教授，硕士研究生导师。在国内、军内有较高的学术地位。现担任中华骨科学会骨肿瘤学组委员、山东省暨济南军区骨肿瘤学组主任委员、全军骨科专业委员会委员、中国肢体残疾康复委员会委员、中国抗癌协会肉瘤专业委员会委员、山东省脊髓损伤专业委员会副主任委员、济南军区骨科专业委员会副主任委员、《中国骨肿瘤骨病杂志》编委、《颈腰痛杂志》编委。

从事医疗工作 30 余年，在骨科专业方面，技术精湛、经验丰富，尤其在颈椎病、腰椎病、股骨头坏死、膝关节增生、骨肿瘤等疾病的多项治疗技术方面达到国内先进水平。

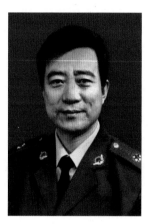

刘晓平

于秀淳

于秀淳，济南军区总医院骨病科主任，主任医师，教授，博士生导师。（详见现任副主委介绍）

三、脊髓修复科

发展概况

2004 年 2 月 20 日，济南军区总医院脊髓修复科正式成立。成立之初，与口腔科共用一个护理单元，床位 13 张，共 3 名医生（赵廷宝主任，张云昌副主任医师，张晓君主治医师），在国内外率先成立以外科手段为主治疗脊髓损伤（截瘫）的专业科室。

2004 年 2 月 25 日，收治第一例住院患者。

2004 年 2 月 28 日，开展第一台手术。

2004 年 3 月 8 日，第一例颈 6、7 骨折脱位脊髓损伤并完全截瘫（Frankel 分级 A）患者在山西太原车祸外伤转入脊髓修复科。

2004 年 3 月 16 日，为第一例脊髓损伤患者实施"设备介导下促神经再生药物局部注射治疗脊髓损伤技术"。

2004年8月,以干细胞培养和骨库为重点的实验室开始建立。

2004年10月,第一台自行研制的"90-I型手控自动步行训练仪"投入临床使用。

2004年底,科室开展的"设备介导下促神经再生药物局部注射治疗脊髓损伤技术"获得医院技术创新一等奖。

2004年年终总结,被医院表彰为"全面建设先进单位"。

2005年1月,组建脊髓损伤(截瘫)康复部。

2005年3月5日,科室搬迁到住院部3楼东区,病区独立,设计床位40张,展开床位34张;科室被纳入正式编制,编制床位18张,编制人员10名;设计医疗区、水疗室、康复训练室、实验室(病区外),脊柱脊髓损伤综合修复与康复初具规模。

2005年7月16日,第一例"自体骨髓间充质干细胞＋异体嗅鞘细胞联合移植治疗T12椎体骨折并完全截瘫"患者获得成功。

2005年10月,与军事医学科学院吴祖泽院士合作,将Ad-HGF(腺病毒介导的肝细胞生长因子)转染自体骨髓间充质干细胞应用于临床治疗脊髓损伤。

2005年11月24日,第一例Ad-HGF转染自体骨髓间充质干细胞移植治疗腰2骨折并完全截瘫患者获得成功。

2005年底,科室开展的"自体骨髓间充质干细胞＋异体嗅鞘细胞联合移植治疗脊髓损伤"获得医院技术创新二等奖。

2005年年终总结,被医院表彰为"全面建设先进单位"。

2006年,科室对外医疗毛收入突破1000万元。

2006年,赵廷宝主研的"骨形成蛋白脱钙骨基质颗粒骨水泥复合材料的研制和应用"获得山东省科技进步二等奖。

2006年年终总结,被医院表彰为"全面建设先进单位"。

2007年7月,北京吴祖泽科技发展基金会投资脊髓修复科100万元,用于建立符合GMP标准的实验室,生物治疗中心开始筹建。

2007年8月,科室承办"第20届全国脊柱脊髓学术年会暨中国残疾人协会脊髓损伤康复专业委员会成立20周年纪念大会",获得圆满成功。

2008年,符合GMP标准的实验室建成并投入使用,成立生物治疗中心条件成熟。

目前科室共有工作人员67名,其中正高4名,副高5名,中级16名,初级42名。治疗范围包括各类创伤、疾病、炎症、肿瘤等原因造成的脊髓部分或完全损伤。科室成立以来,已接受国内万余例患者的咨询并为来自全国22个省市自治区(含台湾)近500例脊髓损伤患者进行了系统治疗,绝大多数患者获得了满意恢复,部分患者实现了科室"让截瘫患者重新步行人生"的治疗目标。科室开展的工作和治疗结果先后在中央电视台七套"军事新闻"、山东电视台"健康之路"、《解放军报》、《大众日报》、《齐鲁晚报》、《前卫报》、《山东青年》、《齐鲁名人》等媒体报道。在降低脊髓损伤的早期死亡率,减少早期并发症,治疗脊髓损伤后的顽固性低钠、低蛋白血症,褥疮,泌尿系统并发症,顽固性疼痛和痉挛等领域进行了卓有成效的探索。

学科带头人

赵廷宝

赵廷宝,科主任,主任医师。神经解剖学专业硕士,骨缺损与骨缺损修复专业博士,脊髓损伤与修复专业博士后。国际脊髓学会会员,中国残疾人康复协会脊髓损伤康复专业委员会常务委员,中国残疾人康复协会肢体残疾康复专业委员会副主任委员,中国老年学学会骨质疏松专业委员会委员,山东省骨质疏松专业委员会主任委员,山东省骨科专业委员会委员,山东省康复学会脊柱脊髓损伤专业委员会副主任委员,全军生物技术专业委员会委员,全军康复与理疗学专业委员会副主任委员,济南军区生物技术专业委员会主任委员,《中国矫形外科杂志》常务编委,第二军医大学、辽宁医学院、泰山医学院教授,第二军医

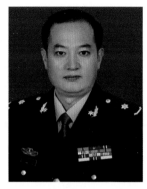

赵廷宝

大学、辽宁医学院、泰山医学院硕士研究生导师。专注于脊柱外科、脊髓损伤修复、骨缺损修复临床与相关研究。主编专著 2 部,参编 3 部,发表论文 60 余篇,获"全国三项康复工作先进个人"称号 1 次,荣立三等功 2 次。

张云昌

张云昌,医学硕士,主任医师,山东省骨质疏松专业委员会副主任委员,第二军医大学教授。精于诊治骨科、脊柱外科、小儿骨科各种疾病和脊髓损伤,独立开展的异体胎骨移植治疗小儿四肢骨缺损技术等达到国内先进水平。主编专著 2 部,参编 3 部,发表论文 30 余篇,荣立三等功 2 次,曾被济南军区后勤部表彰为军地两个文明建设先进个人 1 次。

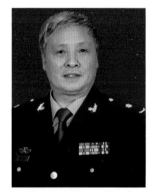

张云昌

第二章
解放军第89医院全军创伤骨科研究所发展史

一、发展概述

成立于 2001 年 1 月 22 日的中国人民解放军第 89 医院全军创伤骨科研究所,前身是 1978 年总部批准的全军创伤骨科中心(外二科),其成长历史可以追溯到革命战争年代。

第 89 医院是一所有着光荣历史的红军医院,在革命战争中,跟随红军、八路军、人民解放军转战南北,收治战伤伤员数以万计。当时医院医治战伤的主要手段是骨外科手术,由清创缝合、接骨截骨等手术治疗逐步培养了一批外科、骨科医生,成为以后医院特色外科的基础。如著名的骨外科技术专家王成琪就是从战争年代成长起来的。

新中国建立后,医院步入正规化建设历程,面临由简单的野战救治转入规模规范医疗综合型医院发展的挑战。通过对自身人才高等学校培养进修及大批引进高学历高水平的院校毕业生,使医院在短时间内完成转型,实行分科收治伤病员,先是有了独立的外科,后又设立了独立的骨外科。学科建设和专业人才队伍建设得到快速发展。以王成琪、范启申为代表的一批青年医生在 20 世纪 60 年代初,瞄准断肢(指)再植等当时最具有挑战性的世界难题,克服种种困难开展动物试验,很快掌握了吻合微小血管断肢再植技术,于 1966 年和 1969 年分别完成两例断肢再植手术,不久又于 1973 年成功完成世界首例 3 岁小儿双臂再植手术,轰动世界。短短几年,第 89 医院骨科不断创造奇迹,在断肢(指)再植、小血管吻合技术、显微神经、肌腱修复技术及软组织缺损修复等诸多方面都达到国内外领先水平。

1978 年正式创建全军骨科中心,在王成琪、范启申、周建国、张尔坤、汉恒德、张成进等历任老主任以及相继调离第 89 医院的蔡锦芳、朱世俊、徐宝德、裴国献、田万成等主任的共同努力下,向显微外科高峰不断攀登。20 世纪 80 年代中期发展迅猛、硕果累累。先后成功突破吻合 0.2 毫米微小血管世界极限,足趾移植再造 760 只手指无一例失败,创造了当时 10 个月小儿断指再植的世界纪录,创造了"王氏"小血管吻合方法及改良显微肌腱修复方法,完成了世界第二例十指断指再植等,创造了多项震惊国内外医学界的奇迹。1979 年,外二科被济南军区授予"勇攀创伤医学高峰的先进科"荣誉称号。1994 年 6 月,外二科被中央军委授予"勇攀创伤医学高峰的先进科"荣誉称号。外二科荣立集体一等功、集体二等功各一次。同时,培养了一批高水准的护理队伍,在配合医疗工作同时不断进行科研创新,在显微外科护理领域成就非凡。在赵莲香、王月秋、蒲建繁、王爱兰、墨天燕等护士长的努力下,取得了多项军队科技成果,多次荣立集体二等功。

2001 年 1 月,骨科中心升格为全军创伤骨科研究所以后,继续保持荣誉,在医疗、科研创新、培养人才方面走在前列。在保持原有创伤显微外科手外科优势学科的基础上,关节外科、脊柱外科、骨病科、小儿骨科等学科,在医院重点扶持下,在学科带头人王剑利、任志勇、潘昭勋、魏海温、田青业、孙海燕、滕海军、周祥吉、张祚勇、刘光军、潘朝晖、付兴茂、李永江、赵志刚、孙新君、张树明、潘希贵、蒋纯志、张敬良等专家、主任带领下迅猛发展。现在该研究所拥有 13 个专科病区、1 个国家标准中心实验室,共 650 张床位。在全体医护人员努力下,自 1978 年全国科技大会以来,研究所获各类成果奖 135 项,获国家及全军(省部级)二等奖以上成果 33 项;其中获全国首届科技大会奖 1 项,国家二等奖 2 项,三等奖 1 项,全军一等奖 3 项。先后获国家、军队基金项目 65 项,其中包括国家重点"863""973"合作项目。截至 2012 年年底,发表 SCI 论文 21 篇。自 1986 年以来举办每年一期的全国创伤(显微)外科学习班,截至 2013 年已达 27 期,平均每期学员 60～70 人。为军内外培训显微外科技术骨干 4000 余人;主办、承办国家、军队专业委员会会议 10 余次,并多次主办、承办山东省及济南军区专业委员会会议,为学术交流搭建了良好平台,提高巩固了骨研所在国内、军内学科领域的地位和影响,也为推广普及和应用创伤显微外科技术作出了应有贡献。

目前,全军创伤骨科研究所正在以所长王剑利为首的新一代学科带头人的领导下,向着更新更高的目标前进。

二、大事记

1952 年 11 月,山东军区医院(第 89 医院前身)按照山东军区卫生部下发编制命令实行分科,由原辖四所、一个卫校改编为内科、肺科、混合科、卫校,其中混合科由外科、妇产科、五官科、牙科组成。至此,外科(含普外、骨外)作为独立专业科系开始门诊、接收伤病员。

1954 年 10 月,山东军区医院改编为中国人民解放军第 89 医院,外科单独列编,科主任耿国典。这时的外科既有普通外科和骨科专业,又包括妇产科专业。

1964 年 5 月,医院实施上级下达的新编制,骨科从外科析出,单独列编为外二科,科主任肖波育,王成琪任主治军医。是年秋,该科王成琪等手术组医生开始进行断肢再植动物实验,选 12 条狗进行断离再植,成活 11 条,为以后应用于临床开展人体断肢再植取得重要依据。

1966 年 1 月 10 日,外二科收治一名上肢不完全断离重伤患者,由副主任王成琪主刀实施断臂再植手术,使断臂成活,功能恢复正常。这是全军第一例断肢再植成功的手术,标志着外二科历史性进步的开端。

1969 年 10 月 15 日,24 岁女工张世英左上臂被柴油机轮带绞伤成多段完全断离,缺血达 13 个小时,送外二科急诊。科主任王成琪组织全科人员经 9 小时紧张手术,将复杂断臂成功接活,病人术后发生急性肾衰竭、肺水肿、心功能衰竭等严重并发症,经 20 余天精心抢救,手术获得成功,为国内外罕见病例。

1973 年 2 月 22 日,外二科收治一名 3 岁 8 个月幼儿曹春玲,其双上臂完全断离,经全科医务人员分两组紧张手术,将双断臂再植成活,这是世界第一例幼儿双断臂再植成功,创造了世界医学史上的奇迹,在国内外医学界引起巨大影响。为此,上级给断臂再植小组记一等功一次,王成琪记一等功一次,杨为学记二等功一次,范启申、徐保德、朱士俊、张云阶、阎中秀记三等功一次。

1976 年 8 月 4～7 日,先后收治唐山、丰南地震灾区伤病员 249 名,外二科主任王成琪和副主任李江汉采用"侧前路减压治疗外伤性截瘫"取得突破性成果。

1977 年 8 月,外二科被军区授予"唐山抗震救灾先进单位"称号。10 月,外二科完成了总后卫生部下达的《野战外科学》中"断肢再植与截肢"部分的编写任务。

1978 年 3 月 18 日,全国科学大会在北京召开,外二科两项科研成果"小儿双断臂再植成功"和"侧前路减压治疗外伤性截瘫"被授予大会最高奖——全国科学大会奖,这是济南军区历史上获得的最高奖项。

1978 年 9 月,总后勤部在北京召开全军医院工作会议,确定将全军创伤外科中心设在第 89 医院,该中心编制人员 26 名,床位 50 张,展开床位 100 张。本年度外二科用六种方法为 13 例病人实行拇指再造获得成功。

1979 年底,外二科主任王成琪带领团队经对 144 只小白鼠膝下动静脉吻合方法实验研究,攻克了吻合 0.2 毫米微小血管技术难关,突破了只能吻合 0.3 毫米微小血管的世界纪录。缝合针距、边距、针数、针序及缝合技巧研究形成一套有效的吻合方法,后被医学界称为"王氏吻合法"沿用至今,此项技术对断肢(指)再植成功有重大作用。

1979 年 12 月,外二科被济南军区授予"勇攀医学科学技术高峰的先进科"称号。

1980 年 10 月,王成琪"微小血管缝合方法研究"获军队科技进步二等奖,全年施行断肢(指)再植手术 24 例,全部成功,其中一例幼儿 2 岁 8 个月左手 2～5 指全断离再植成功,一例 1 岁 8 个月左上臂全断离再植成功。这标志着该中心显微外科技术又上新水平。

1983 年 1 月 8～13 日,总后卫生部在第 89 医院召开全军医学专科中心管理学术经验交流会,结合全军创伤外科中心建设情况进行检查验收,认为该中心合格,宣布建成。7 月 6 日,济南军区通令给第 89 医院外二科记集体二等功一次,给副院长兼外二科主任王成琪记一等功一次,号召全区指战员向外二科和王成琪同志学习。

1984 年 10 月 1 日,王成琪作为全军英模代表应邀参加国庆 35 周年盛大阅兵观礼。

1986 年 9 月,医院受军区委托,举办第一期全国显微外科学习班,21 名学员参加。自此,每年举办一期全国显微外科学习班。

1986 年 11 月 30 日,外二科收治莒南县一名十指断离患者,组织 16 名专业技术骨干分 5 组同时进行断指再植手术,经 22 小时手术,吻合血管 22 条,修复屈伸肌腱和指神经各 20 条,10 指全部成活,为国内第二例,同时也是世界第二例。

1987 年 7 月下旬,著名创伤外科、显微外科专家,外二科主任王成琪赴京参加建军 60 周年庆祝活动暨全军英模代表大会,受到中央和中央军委领导接见。

1987 年 9 月 10 日,济南军区为表彰创伤外科中心完成显微外科手术 2038 例,发布命令为第 89 医院记集体二等功。

1989 年 3 月,济南军区为外二科护理班记集体二等功。5 月,外二科护士长赵莲香被评为全军模范护士。

1989 年 7 月,王成琪作为有突出贡献的中青年专家被批准享受国务院特殊津贴。11 月,王成琪"断肢和断手指再植研究项目"获国家科技进步二等奖。

1989 年 12 月,获三项大奖:①王成琪、范启申、蔡锦芳、周建国、张成进研究的"断肢(指)再植研究"在全国首次医药卫生科技成果展览大会荣获银杯奖。这是济南军区第一次在全国性大会获大奖。②王成琪、范启申、蔡锦芳、周建国、张成进"小儿断手指再植研究"荣获军队科技进步一等奖。③王成琪、范启申、周建国、张尔坤、张成进研究项目"吻合血管的游离皮瓣移植在创伤整复外科中应用"获军队科技进步二等奖。

1992 年 1 月,王成琪、陈中伟、朱盛修主编的《实用显微外科学》由人民军医出版社出版。9 月,著名创伤外科、显微外科专家王成琪、范启申被总政和国家人事部批准为"有突出贡献的中青年专家",军区政治部在医院隆重举行颁发证书仪式,医院党委发布文件号召全院同志向王成琪、范启申两位专家学习。12 月,范启申被批准享受国务院特殊津贴。同月,范启申、王成琪研究的"感觉神经植入皮瓣重建感觉实验研究与临床应用"获军队科技进步二等奖。

1993 年 4 月,军区在医院隆重举办全军创伤外科中心成立 10 周年庆祝大会。聘请王树寰、盛志勇、李鳌、程天民、王正国、卢世璧等著名专家为医院创伤外科中心顾问。5 月,济南军区后勤部第二次知识分子代表大会在济南召开,王成琪、范启申、赵莲香参加会议。10 月,范启申、王成琪研究的"含有血运血旺氏细胞外膜管桥接神经缺损的实验研究与临床应用"获军队科技进步二等奖。

1994 年 6 月 8 日,中央军委主席江泽民签发命令,中央军委授予外二科"勇攀创伤医学高峰的先进科"荣誉称号。7 月 11 日,军区在济南召开授称表彰大会。军区党委发出《关于向第 89 医院外二科学习的决定》。12 月,范启申因科技工作成绩突出获军区中青年拔尖人才一等奖。

1995 年 10 月,医院有三项研究成功获得"八五全军后勤重大科技成果奖","断肢和断手指再植研究"获国家科技进步二等奖,"带血管蒂组织瓣移位临床研究""轴行瓣开发与临床应用研究"获国家科技进步三等奖。

1999 年 3 月,王成琪、范启申研究的"手部复杂性损伤修复与重建临床系列研究"获军队医疗成果一等奖。10 月,王成琪、范启申、王剑利赴日本参加中日整形外科学术会议并作学术报告。

2000 年 4 月,举办全国第十四期显微外科学习班,参加学员 53 名。本次培训班首次采取计算机多媒体幻灯教学。5月,王爱兰护士长被评为全军模范护士。10月,范启申赴京出席全军医学科技大会并当选全军科委会委员。

2001年1月22日,经总后卫生部批准,第89医院全军创伤骨科中心升格为全军创伤骨科研究所。王成琪为所长,范启申、任志勇为副所长,王爱兰为护士长。3月,王爱兰护士长获"巾帼建功标兵"荣誉称号。6月,军区在济南召开医学科技大会,王成琪、范启申被军区评为军区科技先进个人。

2002年11月,王爱兰护士长当选为党的第十六次全国代表大会代表,8日赴北京出席党的第十六次全国代表大会。

2004年6月26日,全军创伤骨科研究所承办全军第三届肢体伤残康复学术会,同时为王成琪教授举办"从医60周年庆典活动",得到了时任国防部长迟浩田上将墨宝祝贺及国内著名骨科专家程天民院士等墨宝祝贺。

2006年2月28日,全军创伤骨科研究所脊柱外科成立,由著名脊柱专家贾连顺教授学生孙海燕博士担任学科带头人、病区主任,这是骨研所首次进行了专病专治专业划分。

2006年6月25日至29日,全军肢体康复和全国创伤骨科学术研讨会暨学习班在潍坊和昆明召开,范启申当选为"全军肢体康复专业委员会"主任委员和"全国康协肢残创伤骨科学术组"组长。

2008年7月28日,全军创伤骨科研究所关节外科成立。由钻研关节外科10余年成绩显著的潘昭勋主任担任学科带头人。7月29日,骨病专业成立,由著名骨病专家范靖宇教授的弟子潘朝晖博士担任学科带头人、病区主任。7月29日,全军创伤骨科研究所小儿骨科成立,由在北京积水潭医院小儿骨科进修卓有成绩的付兴茂主任担任学科带头人。

2010年9月10日在教师节到来之际,为王成琪教授举办"80寿辰"庆典活动,来自海内外400余名学生弟子参与了筹备,内容为"五个一":一次学术会,即由全军显微外科专业委员会主办、解放军第89医院全军创伤骨科研究所承办的"全军第九届显微外科学术会";一支歌,即由全体学生倾情创作并演唱一支献给老师的歌——《无影灯下的你》;一首诗——《驶向春天的船》;一次晚宴——老师您辛苦了";一本文集——《琪绩(奇迹)》。

2011年5月,任志勇当选为全军显微外科副主任委员、济南军区显微外科专业委员会主任委员。

2012年10月,王剑利当选解放军第89医院新一任骨科主任,全军创伤骨科研究所新一任所长。

三、学科带头人

王剑利

王剑利,主任医师,硕士生导师,济南军区总医院博士后流动站导师,现任解放军第 89 医院全军创伤骨科研究所所长,骨科主任。由中华医学会显微外科学会委员,中华骨科学会足踝外科学组委员,全军骨科专业委员会委员,全军骨科学会创伤分会委员,全军显微外科学会手外科学组委员,中国康复学会肢残委员会创伤骨科学组常务委员,中国康复学会修复重建外科周围神经学组委员,全军肢体伤残康复学会委员,山东省康复学会老年骨质疏松专业委员会副主任委员,山东省创伤学会、修复重建学会委员,济南军区科学技术委员会委员,济南军区显微外科委员会副主任委员,济南军区科技拔尖人才,潍坊市骨科学会、创伤学会副主任委员,潍坊首届十大名医。多家学术期刊编委。

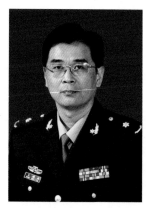

王剑利

参编 14 部专著,发表论文 30 余篇,获得全军"八五"重大科技奖 1 项,军队医疗成果一等奖 1 项,军队科技进步二等奖 1 项、三等奖 5 项,山东省科技进步二等奖 1 项。

范启申

范启申,1965 年毕业于山东医学院,毕业后入伍分配到中国人民解放军第 89 医院骨科工作,历任军医、主治军医、副主任、主任、主任医师。现任全军创伤骨科研究所副所长、骨科主任、主任医师、第四军大学及潍坊医学院兼职教授、硕士研究生导师。技术一级,文职将军。国家有突出贡献的中青年技术专家,国务院特殊津贴享受者。兼任军区医学会骨科专业委员会副主任委员、军区医学会显微外科专业委员会副主任委员、军区医学科学委员会委员、军区第八届医学科学委员会荣誉委员、全军医学科学委员会委员、全军第八届医学科学委员会荣誉委员、中国康协肢残委员会副主任委员、全军肢体伤残康复专业委员会主任委员、中国康协肢残委员会创伤骨科学组组长、全军手外

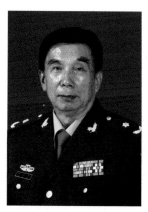

范启申

科专业组委员、军区高层次科技人才工程专家委员会委员、山东省科技成果评审专家库成员、潍坊市医学会第二届医疗事故技术鉴定专家库成员。多家学术期刊副主编、常务编委、编委。

开展新业务及新技术 250 项,双手 9 指 11 段离断再植成功为世界第 1 例,双手 10 指 10 段断离再植成功为世界第 2 例。其研究成果先后获国家科学技术进步奖三等奖 1 项、全军医疗成果奖二等奖 2 项、山东省科学技术进步奖二等奖 1 项。

张成进

张成进，1968年应征入伍，先后在第三军医大学、济南军区高级创伤外科进修班学习，后分配在第89医院骨科工作。曾先后分别担任济南军区骨科专业委员会副主任委员，山东修复重建外科学会副主任委员、山东手足外科学会副主任委员。

参加撰书8部，获得国家、军队不同等级科技进步奖及医疗成果奖12项。

在显微外科优势的基础上，不断提高四肢关节治疗水平。2005年底，率先设计采用同体腓骨小头复合组织移植修复内踝结构获得成功，并发现腓骨小头及皮瓣不同的血供蒂，为保证复合腓骨小头移植成功提供了可靠的依据。

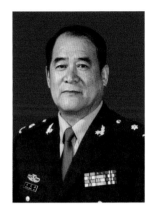

张成进

第三章
济南军区总医院全军创伤骨科研究所发展史

一、发展概述

解放军第 88 医院是一所具有光荣历史的部队医院,1938 在山东沂水组建,1949 年收编国民政府徐州陆军医院,1979 年由徐州迁至山东泰安,是国家首批三级甲等医院。第 88 医院骨科始建于 1951 年,1995 年被总后卫生部批准组建中国人民解放军骨科中心,编制床位 50 张,展开床位 120 张,1996 年成为中国残疾人康复协会肢体残疾康复专业委员会挂靠单位,2000 年成为第二军医大学全军骨科研究所分所。现设脊柱外科、关节外科、创伤科、运动医学科、小儿骨科五个专业病区;此外,中心还设有《中国矫形外科杂志》编辑部、矫形器室等。中心拥有 3 台 C 臂数字 X 线机、2 台多功能骨科手术台、4 台关节镜、1 台脊柱镜、1 台手术显微镜、2 台射频手术刀及动力手术工具、下肢静脉泵和监护与康复等先进的医疗设备,医疗设备总值达 1500 余万元。中心现有人员 30 人,其中高级职称 8 人,中级职称 12 人,初级职称 10 人,博士后 2 人,博士 4 人,硕士 18 人。年均门诊量约 32000 人次,年均住院病人 3200 余人次,收治疑难病人比例达 35%。年均手术 4700 例次,大手术比例占 26.8%。

中心采用与国际接轨的 BO 理念与技术治疗骨折与肢体创伤,显著提高了治疗效果,达到国内先进水平。在脊柱侧弯、脊柱后凸矫治以及颈腰椎退行性疾病的治疗积累近万例经验,达到国内先进水平。率先开展了复杂关节畸形的关节置换与翻修术,年均各类关节置换成形手术已到 300 余例,居同类医院领先水平。中心年均关节镜手术达到 800 例,特别在膝关节韧带损伤的关节镜治疗方面积累了丰富经验,达到国内同类医院领先水平。肢体畸形矫治是中心的传统技术优势,儿麻、脑瘫、先天性畸形矫治等技术均达到国际先进水平。中心先后开展新技术新业务 100 多项,获得国家及军队科技进步成果奖 38 项,其中 15 项填补国内空白。

中心主办的《中国矫形外科杂志》,其前身为 1984 年创刊的《小儿麻痹研究》,1994 年 3 月经国家科技部批准正式更名为《中国矫形外科杂志》,主管单位为中国残疾人康复协会。创刊时为季刊,1997 年改为双月刊,1999 年改为月刊,2003 年改为半月刊。依据中国科学技术信息研究所 2011 年 12 月的研究报告,《中国矫形外科杂志》总被引频次为 3821,在外科学类 59 种期刊中列第 4 位,在全部 1998 种期刊中列第 64 位;影响因子为 0.873,在外科学类 59 种期刊中列第 6 位,在全部 1998 种期刊中列第 195 位;综合评价总分 62.5,在外科学类 59 种期刊中列第 4 位,在全部 1998 种期刊中列第 172。被国内及英、美、俄、意等国 10 多种生物医学重要数据库确定为固定收录对象,先后被评为国家科技部中国科技论文统计源期刊和中国科技核心期刊。

中心先后与第二军医大学、青岛大学、泰山医学等院校建立研究生联合培养点,先后培养硕士研究生 30 余名,2010 年又成为济南军区总医学博士后流动站联合培养基地,已有 2 名博士后入站。作为中国残疾人康复协会肢体残疾康复专业委员会挂靠单位,中心每年举办 1~2 次全国性学术会议。先后有数十位国外专家来我中心访问讲学。

二、学科带头人

孙 磊

孙磊,1982 年 1 月毕业于潍坊医学院,任潍坊医学院外科教研室助教、医师。1988 年 7 月硕士研究生毕业于第四军医大学,任第四军医大学西京医院骨科主治医师。1994 年 7 月博士研究生毕业于第四军医大学。发表论文 63 篇,SCI 期刊 4 篇,参编写专著 8 部。获省部级科技进步二等奖 3 项,三等奖 9 项,培养硕士研究生 20 名。现担任 SICOT 会员、ISAKOS 会员、中国残疾人康复协会常务理事、中国残疾人康复协会肢体残疾康复专业委员会主任委员、中国康复医学会骨关节与风湿病专业委员会常务委员、中华医学会骨科分会关节镜学组委员、中华医学会运动医疗分会下肢学组委员、中国人民解放军医学科学技

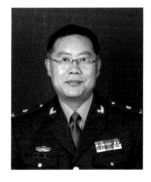

孙 磊

术委员会委员、中国人民解放军骨科专业委员会常务委员、山东省医学会创伤外科专业委员会副主任委员、济南军区骨科专业委员会主任委员、《中国矫形外科杂志》副主编等学术职务,先后被评为济南军区科技工作先进个人、军区优秀共产党员、军区级专业技术拔尖人才,享受国务院政府特殊津贴。

李佩佳

李佩佳,医学博士,硕士研究生导师,第88医院人工关节置换首席专家。现任中国人民解放军全军关节外科学组副主任委员、济南军区战创伤专业委员会副主任委员、亚太人工关节学会中国分会理事、华裔骨科学会关节外科分会理事、《中国矫形外科杂志》编委、中国肢体残疾康复专业委员会委员、山东省医学会骨科专业委员会委员、山东省医学会关节外科学组副主任委员。主要从事关节外科工作,尤其是以国际标准的全髋、全膝人工关节置换技术已经在国内确立了领先地位。

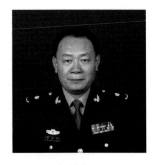

李佩佳

第四章
解放军第 401 医院骨科发展史

一、中心简介

中国人民解放军第 401 医院 1950 年 5 月 27 日成立,为中国人民解放军海军青岛医院;1954 年更名为"中国人民解放军第 401 医院",隶属海军青岛基地后勤部;2004 年 5 月医院转隶济南军区联勤部第九分部。

中国人民解放军第 401 医院骨科 1950 年 5 月 27 日成立;1985 年 9 月 20 日,经中国人民解放军总后卫生部批准成立全军手外科医学专科中心;1990 年 5 月 19 日,经海军卫生部批准成立海军脊柱外科中心;2004 年 5 月,医院转隶济南军区脊柱外科中心。

401 医院骨科于 20 世纪 50 年代初期(在日本专家的合作下)即开展了脊柱外科手术,如腰椎间盘突出手术、腰椎椎板减压术。1960 年代初即开展了脊柱结核病灶清除术。1980 年代初开展了颈椎前路手术,1985 年开始开展了脊柱畸形矫治术、脊柱椎体截骨矫治强直性脊柱炎驼背畸形;吴之康教授在全国脊柱外科会论文汇编前言上曾给予肯定性评价,在国内开展最早,其中椎体去松质骨术在国内首先开展。科室同时对脊柱伤病治疗在技术上做了大量技术改进。2004 年,开展应用椎间盘镜微创治疗腰椎间盘突出症。2006 年,开展微创手术,经皮肤穿刺脊柱外固定治疗胸腰椎骨折。2007 年,开展颈椎后路经椎弓根内固定治疗寰枢椎不稳、颈椎后路侧块内固定术。2008 年,开展椎管成形术治疗椎管肿瘤,达到微创手术治疗椎管肿瘤。2010 年,开展颈 2、3 高位颈椎间盘突出症前路减压植骨内固定术,取得满意疗效。

1989 年 12 月 21 日,海军卫生部批准组建海军脊柱外科专科中心。1990 年 5 月 19 日,中心正式成立,成为山东省的第一个脊柱外科专科。

1994 年 4 月,经中国脊柱脊髓损伤专业委员会主任提名,山东省卫生厅同意,山东省脊柱脊髓损伤专业委员会挂靠第 401 医院;万年宇任主任委员。时任山东省卫生厅厅长张植萍、青岛基地司令员马建新亲自到会并挂牌。

1996 年,科室被评为青岛市脊柱外科特色学科。1998 年、2001 年、2003 年及 2012

年通过了青岛市对特色学科的检查。2001 年被批准为潍坊医学院、青岛医学院硕士带教点。

中国人民解放军第 401 医院骨科具有悠久的历史和光荣的传统。在万年宇、吕则文、冯承臣、尹胜廷等经验丰富的老专家引导和带领下,通过卢廷胜、宋展昭、傅廷友、徐青镭、修先伦等中青年专家的不懈努力,骨科已形成实力雄厚的脊柱疾病特色专业医疗科室。尹海磊、张伟、陶春生等新一代骨科新秀正在成长中。

二、医疗技术建设

学科现有技术优势,在国内具有领先地位的项目:

(1)脊柱椎体截骨矫治强直性脊柱炎驼背,已手术 680 余例。吴之康教授在全国脊柱外科会论文汇编前言上曾给予肯定性评价,在国内开展最早,其中椎体去松质骨术国内首先开展。

(2)小切口手术治疗腰椎间盘突出症:1991 年在全国脊柱外科会上被评为优秀论文,发表于中国脊柱脊髓杂志,已治疗病人 1800 余例。该手术切口小,恢复快,出血少,疗效好,被《中国脊柱脊髓杂志》予以书面肯定。

(3)经皮穿刺椎弓根脊柱外固定架微创治疗胸腰椎骨折:实现了真正的脊柱手术的微创。在国内率先开展经皮椎弓根螺钉外固定＋MED＋PVP 治疗胸腰椎骨折,提高了手术的疗效。

(4)椎管成形术的临床应用研究:椎管成形术是术中将脊柱的后部结构完整取下,病变清除后将后部结构完整还纳复位;保持了脊柱的完整性,促进了脊柱的稳定性。椎管成形术治疗腰椎滑脱症、椎管成形术治疗腰椎间盘突出症、椎管成形术治疗腰椎管狭窄症 200 例,获得满意疗效。

学科现有技术特色达国内先进水平的项目:

(1)椎间盘镜微创治疗腰椎间盘突出症。

(2)RSS 短节段固定椎体间植骨治疗腰椎椎弓崩解伴滑脱。

(3)前路减压钢板内固定术治疗胸腰椎结核。

(4)半椎板成形术治疗腰椎间盘突出症。

(5)椎管成形术治疗腰椎滑脱症。

(6)颈椎椎体次全切除、潜式减压、桥式植骨钢板内固定术。

(7)经椎弓根钉棒固定植骨融合固定治疗寰枢椎脱位。

三、科研成果与立项

我中心共取得军队科技进步、医疗成果奖三等奖 10 项。发表论文 200 余篇,参编专著 6 部,SCI 论文 3 篇,中华级论文 20 篇。

科研立项有：

（1）腰椎管成形术治疗腰椎间盘突出症的临床应用研究。

（2）腰椎外固定器的研制。

（3）半椎板成形的生物力学研究。

（4）潜艇海岛部队军人膝关节训练伤治疗的研究。

（5）反义 CTGFmRNA 纳米缓释膜的制备及预防硬脊膜粘连的实验研究。

四、学科带头人

卢廷胜

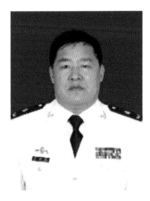

卢廷胜,1956 年出生,籍贯山东,主任医师,于 2005 年 12 月任职,技术 5 级,硕士研究生导师、骨二科主任、济南军区脊柱外科中心主任。1976 年 2 月入伍,第二军医大学毕业。现任济南军区骨科专业委员会副主任委员、中国康复医学创伤康复专业副主任委员、山东省骨质疏松专业委员会副主任委员、青岛市骨科创伤专业委员会副主任委员、中国伤残医学杂志编委。获军队科技进步三等奖 6 项,军队医疗成果三等奖 4 项。

卢廷胜

第五章
解放军第 107 医院骨科发展史

一、发展概况

解放军第 107 医院始建于 1964 年,其前身为 22 野战医院,编配三个野战医疗所,基本功能是完成野战条件下军队的医疗保障任务。1987 年,由野战医院改为驻军医院,骨科的建立大致经历了五个发展阶段。

建科前期:1964～1988 年,骨科专业隶属于大外科,仅有外科医生兼做骨科专业的部分工作,主要医生分别是宋玉莲、岳国民和瞿仕亨。

建科初期:1989 年 3 月 2 日,田万成奉命由解放军 89 医院调至 107 医院组建骨科,并担任骨科主任。经过 2 个多月筹建,于 1989 年 5 月 25 日正式挂牌成立骨科。编制床位 20 张、医生 4 名、护士 6 名,主要收治创伤骨科、脊柱外科、手外科和显微外科等疾患。

军区重点学科期:2000 年 9 月 10 日,骨科的建设与发展取得长足进步,由军区卫生部组织专家进行评审后正式批准为军区"创伤骨科中心",田万成担任中心主任,编配床位 50 张,医护工作人员 15 名。2004 年在军区卫生部专科中心检查验收后,将创伤骨科中心更名为军区"创伤显微外科中心"。

全军重点学科期:2008 年 11 月 15 日,经过申报、答辩与评审,被总后卫生部批准为"全军创伤显微外科专科中心",仍由田万成担任主任,编制床位 120 张(展床 150 张)。有硕士生导师 4 名、主任医师 4 名、副主任医师 2 名、博士 2 名、硕士 12 名。利用专科技术优势积极收治军队与地方伤病员,参加疑难伤病员会诊,尤其积极收治四川地震伤员 15 名,均取得优良效果,受到总部、军区及省市好评。

学科建设整合期:2009 年 3 月 10 日,医院对骨科的建设与发展进行了三级学科整合,在田万成中心主任领导下,旨在一个全军专科中心体制下多学科发展。整合后的学科设有:手足外科、骨创伤外科、骨关节外科、脊柱外科,还设有专科门诊、手术室、假肢支具功能康复室、实验室与资料室。

手足外科

由潘希贵担任主任,手外科专业技术特色为:进行各种类型断指再植、拇手指缺损的再造、指端损伤的美容性修复与再造、手部各种损伤的修复、肢体皮肤及组织缺损的皮瓣移植、臂丛神经损伤的修复,以及目前国内能够开展的各项复杂显微外科手术。开展的断指(肢)与断掌再植、神经修复及移植、手部微型皮瓣等达到国内先进水平,特别是田万成主任创用指尖离断分型与再植系列研究、逆行法断指再植临床研究,使断指再植达到了高精尖的水平,在国际上领先。足外科技术特色为:复杂足部外伤诊治,足部疾患矫治等。手足外科在当地拥有明显技术优势,并且有广泛而良好声誉。

骨创伤外科

由卢全忠担任主任,专业技术特色为:四肢和骨盆骨折的内固定,四肢各种创伤的修复,骨与关节损伤,周围神经损伤,运动系统损伤修复和畸形矫正。在神经修复和促进周围神经生长方面的临床效果良好,使很多病人的残损肢体恢复功能。微创技术在骨科得到广泛应用,如导管技术诊治髂内动静瘘,能有效提高严重骨盆骨折手术中安全性。利用显微外科技术治疗慢性骨髓炎、骨不连,皮肤及组织缺损等。

骨关节外科

由潘风雨担任主任,专业技术特色为:关节镜技术在膝关节疾病诊断与治疗上的广泛应用,急性或慢性骨与关节感染、骨与关节结核、骨肿瘤等各种疾病的治疗;关节内结构的修复与重建。根据疾病的不同程度应用四步疗法治疗(中药、关节腔内注射药物、膝关节镜手术以及严重者进行全膝关节置换)各种类型膝关节关节炎,疗程短,疗效佳。采用综合疗法治疗股骨头坏死。根据股骨头坏死分期能够进行导管介入治疗、"三联"或"四联"手术、带血管蒂骨瓣转移修复、半髋或全髋骨头置换。

脊柱外科

由宋海涛担任主任,专业技术特色为:椎体各种类型骨折内固定,椎管狭窄、骨性钙化减压,脊髓损伤、脊髓肿瘤治疗,椎间盘病变切除,以及脊柱外科微创诊疗技术、高位截瘫诊治技术和介入椎体成形技术的应用。

矫形支具功能康复

由徐家新担任主任,专业技术特色为:假肢装配,功能支具,康复训练等。能对截肢病人装配假肢、截瘫病人装配支具,经过系统康复训练后可站立行走;对手指部分缺失不愿行再造手术者可装配美容指。

专科手术室

由刘秀茹担任主任,专业技术特色为保障骨科手术的麻醉与手术实施。

二、学术科研

建科以来已获国家科技进步二等奖 1 项、军队技进步二等奖 4 项、军队科技进步三等奖 13 项、军队科技进步四等奖 4 项。目前在研军队高新技术重点项目 1 项、军队立项课题 3 项,拟申报军队医疗成果二等奖 1 项。建科至今,已发表论文 200 余篇。

三、学科带头人

田万成

田万成,教授、硕士生导师,中心主任。兼任全军显微外科专业委员会常委、济南军区显微外科专业委员会副主任委员、山东省手外科学会副主任委员、山东省修复重建专业委员会副主任委员。济南军区专业技术拔尖人才,享受国务院特殊津贴,被聘为《中华显微外科杂志》等 6 个学术期刊副总编、常务编委或编委。

建科 25 年来,田万成带领团队,始终以临床、教学、科研与诊治、康复一体化,科室管理规范化,创新发展优势化,技术团队梯队化的方式建设和发展。

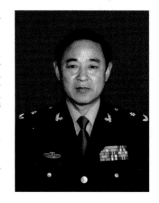

田万成

第五篇

各地市级医院骨科发展史

第一章
济南市骨科发展史

第一节　济南市骨科学会发展史

　　济南市骨科学会始于 20 世纪 80 年代,首先成立骨科学组,由温邦兴、宗立本、王钺、贾堂宏等参加,并先后依次任学组组长,左金良任秘书。2002 年 4 月 26 日正式成立骨外科学专业委员会,贾堂宏任主任委员,李宗宝、杜伍岭、左金良、高长虹、冯承泉为副主任委员,龚维明、华永新任秘书。2003 年 1 月在济南市第四人民医院举办第一届委员会骨科年会,不定期举办读片会。2009 年 7 月 4 日进行换届选举,贾堂宏任济南医学会第二届骨科学专业委员会主任委员,李宗宝任常务副主委,左金良、恭维明、高长虹、曹吉烈、陈锋、王梯建等任副主任委员,刘华水任秘书。济南市的骨科专业在老一代骨科前辈、骨科同仁的共同努力下,与我国改革开放发展的步子同行,30 余年来获得了飞速发展,由最初没有正式的骨科医生发展为目前 165 人的骨科专业队伍,在骨科专业化、高精尖化、在科研、论文、专利等方面发展取得了骄人的成绩,同时积极参与了大量社会应急救助以及医疗保障工作。

　　1989 年 10 月,经山东省卫生厅批准,济南市创伤显微外科中心在济南市第三人民医院正式成立;1997 年 9 月在济南市第三人民医院成立了山东省地方医院首家手外科病区。1998 年 5 月 15 日,"济南市手外科治疗中心"挂牌;6 月 10 日,山东省卫生厅批复同意在济南市第三人民医院成立"济南市手外科治疗中心"。1999 年 10 月 19 日,济南市创伤外科医院在济南市第三人民医院挂牌成立。2003 年 1 月 17 日在济南市第四人民医院组建成立济南市脊柱外科研究所。2007 年 1 月济南市第四人民医院骨科顺利通过济南市卫生局复评,为济南市医学重点专业。2007 年 8 月济南市第四人民医院脊柱关节病专业被山东省省卫生厅批准为重点专业。

创新性技术发展

　　1976 年,济南市第四人民医院在唐山大地震后收治 149 例脊柱脊髓损伤患者,对其中近百例患者实施了脊柱后路全椎板切除手术治疗,开创并奠定了济南市第四人民医院以脊柱专业为发展特色的基础。

1981年,济南市第四人民医院宗立本率先开展腰椎间盘突出症开窗式手术治疗。

1985年10月,济南市第三人民医院张旭东、贾堂宏等同志完成第一例断掌再植手术,填补了济南市的空白。

1986年10月,济南市第三人民医院贾堂宏等医师完成第一例人工髋关节置换术,填补了济南市的空白。

1987年,首例颈椎瘤行前路减压植骨术在济南市中心医院获得成功。

1987年,济南市第五人民医院王钺等医师开展了骨恶性肿瘤瘤段切除煮沸灭活原位再植术。

1988年,济南市第四人民医院段德臣等医师在市内率先开展关节镜诊治术,并开展股骨头缺血坏死早期诊治研究,采用带血管蒂髂骨移植治疗中晚期股骨头坏死取得一定疗效。

1995年6月,济南市第三人民医院李宗宝等医师完成首例带腓肠神经营养血管蒂的岛状皮瓣修复足跟皮肤缺损获得成功。

1996年4月,首例游离腓骨移植治疗胫骨大段缺损在济南市第三人民医院李宗宝医师主持下获得成功。

1998年1月2日,在贾堂宏主任医师带领下,以李宗宝主任为首的医疗小组成功完成了首例急症二趾游离再造拇指术。

1999年3月18日,在时任济南市第三人民医院手外科主任的李宗宝副主任医师带领下,首例游离背阔肌肌皮瓣移植治疗前臂软组织恶性肿瘤切除后创面获得成功。

1999年8月由济南市第四人民医院左金良副主任医师在省内率先开展椎管镜(MED)技术治疗腰椎间盘突出症,开创了山东省椎间盘后路椎管镜技术,填补了省内空白。先后举办全国及省内技术推广学习班和手术演示会6次,使济南市椎间盘疾病微创治疗走在全省前列。

2000年3月17日,济南市第三人民医院李宗宝主任医师主持的首例十指离断再植术再植七指成活。

2001年,实施异体骨髓移植手术在济南市中心医院获得成功。

2003年12月8日,济南市第三人民医院李宗宝主任医师支持的游离超薄股前外侧皮瓣修复四肢创面获得成功。

2004年2月济南市第五人民医院曹吉烈主任为一例股骨头无菌性坏死患者成功实施了左侧无柄人工全髋关节置换术。

2005年10月,济南市第五人民医院曹吉烈主任在全省首次为一股骨颈骨折病人实施右侧无柄人工股骨头置换术。

由济南市第四人民医院左金良主任医师所带领的课题组对常见病颈性眩晕进行了系列研究,受到了济南市科技局的大力扶持,在发病机理及治疗方面获得了一定的突破。2007年,一期研究"交感神经在颈椎病眩晕中的作用及临床意义"获得济南市科技进步一等奖。2012年,二期研究"颈部神经因素在颈性眩晕发病中的作用及临床对策"获得山东省科技创新成果奖三等奖。目前承担国际合作项目的三期研究。

2010年,左金良主任医师提出了老年性骨质疏松性非压缩性椎体骨折,采用经皮穿刺椎体成形术治疗,获得理想的临床疗效,目前已开展50余例。

2012年10月,曹吉烈主任医师在济南市首次开展了人工桡骨头置换术。

2012年11月左金良主任医师在济南市市级医院率先开展了椎间孔镜技术治疗腰椎间盘突出症。

济南市骨科学会举办的会议

1997年,召开济南市第三人民医院手外科中心挂牌暨首届省手外科新技术新进展学习班。承办单位:济南市第三人民医院。

2000年11月,召开山东第一期椎管镜技术应用推广学习班。承办单位:济南市第四人民医院。

2001年1月,举办山东省椎管镜技术手术演示会。承办单位:济南市第四人民医院。

2000年,由济南市中心医院与济南市第三人民医院共同承办了国际手外科研讨会。

2003年1月17日,举办济南市第一届骨科学会第一次学术年会暨济南市脊柱外科研究所成立大会。承办单位:济南市第四人民医院。

2006年8月5日,举办济南地区2006年骨科学术交流会。承办单位:济南市第四人民医院。

2007年12月14日,举办济南2007微创技术学术研讨会。承办单位:济南市第四人民医院。

2010年10月22日,举办济南2010国际脊柱外科学术论坛。承办单位:济南市第四人民医院。来自国内外知名专家学者党耕町、张佐伦、池永龙、宁志杰、侯铁胜、李建民、陈伯华、杨上游(美国)、Fujioito(日本)、Jae-roon Chung(韩国)、田纪伟、孙建民、郑燕平、聂林、李牧、左金良等出席会议,并围绕大会主题分别就骨科领域的基因治疗、经皮椎间盘切除术、脊髓型颈椎病诊断与治疗的思考、脊柱外科手术并发症的防范、颈椎微创外科技术的治疗策略与相关问题、枢椎骨折的分型、椎管镜技术远期疗效评价、腰椎融合治疗的指征、脊柱肿瘤的治疗以及脊柱脊髓疑难病症的鉴别诊断等作了精彩报告。

2011年,举办济南国际骨科微创技术新进展研讨会。承办单位:济南市第三人民医院。

2011年12月9日,召开2011济南市骨科年会暨济南脊柱微创技术学术交流会。承办单位:济南市第四人民医院、济南市第五人民医院。

2012年12月20日,举办济南2012脊柱微创技术研讨会。承办单位:济南市第四人民医院。

第二节　济南市中心医院骨科发展史

骨科发展概况

济南市中心医院(山东大学附属济南市中心医院)于 1971 年正式成立骨外科,曾国英教授担任主任,张秀杰担任护士长,之后由王振兰担任护士长。1992 年,温邦兴教授担任科主任,徐衍鑫教授担任副主任,吴洁、刘业慧担任护士长。1997 年,徐衍鑫教授升任主任,杜伍岭教授担任副主任,刘业慧担任护士长。2002 年分为骨外科与创伤显微外科,骨外科主任由龚维明教授担任,副主任由孙炳卫教授担任,杜红霞担任护士长。创伤显微外科由刘培亭教授、王源瑞教授担任副主任,王菊生担任护士长。2003 年,骨科机构设置不变,龚维明教授升任骨科大主任。2005 年,骨外科继续由龚维明教授担任主任,杜红霞担任护士长。创伤显微外科主任由高长虹教授担任,王菊生担任护士长。2012 年,骨科再次进行机构调整,进一步专业细化,划分为脊柱外科、创伤显微外科、关节外科。骨科大主任由龚维明教授担任,并兼任脊柱外科主任,杜红霞担任护士长。创伤显微外科主任由高长虹教授担任,杜红霞担任护士长。关节外科主任由郭舒亚教授担任,谷雪峰担任护士长。山东大学附属济南市中心医院涌现出了一大批骨科的精英,其中,曾国英教授、贾堂宏教授两位学科带头人更是为医院骨科事业作出了巨大的贡献。他们承担着山东大学医学院临床及科研教学等多重任务,多次申请国家、省、市级科研项目,并发表了大量论文。2004 年 6 月 16 号,贾堂宏教授被山东大学聘为骨外科学博士生导师。

济南市中心医院骨科历届主任、护士长及床位数

时间	科室	主任、副主任、护士长	开放床位
1971~1992	骨外科	曾国英、张秀杰、王振兰	22 张
1992~1997	骨外科	温邦兴、徐衍鑫、吴洁、刘业慧	25 张
1997~2002	骨外科	徐衍鑫、杜伍岭、刘业慧	34 张
2002~2003	骨外科 创伤显微外科	龚维明、孙炳卫、杜红霞 刘培亭、王源瑞、王菊生	34 张 28 张
2003~2005	骨外科 创伤显微外科	龚维明(骨科大主任)、孙炳卫、杜红霞 刘培亭、王源瑞、王菊生	34 张 28 张
2005~2012	骨外科 创伤显微外科	龚维明(骨科大主任)、杜红霞 高长虹、王菊生	46 张
2012~至今	脊柱外科 创伤显微外科 关节外科	龚维明(骨科大主任)、杜红霞 高长虹、杜红霞 郭舒亚、谷雪峰	16 张 30 张 15 张

创新性手术

曾国英主任在济南市最早开展了小儿麻痹后遗症矫形手术,陈昌善教授最早开展了小儿先天性髋关节发育不良矫正手术。徐衍鑫主任曾于章丘开展了包括肌腱移植,关节矫形等治疗小儿麻痹后遗症的手术20例。20世纪80年代初,徐衍鑫主任最早在济南引入了外固定架技术治疗开放性骨折,治疗效果良好。

骨科技术发展简况

时　　间	开展技术
1981 年	陶瓷人工关节全髋关节置换治疗股骨颈骨折及髋关节疾病
1983 年	开展 Harrington 棒,鲁格氏棒矫正脊柱侧弯畸形及脊柱外科疾病
1984 年	开展膝关节探查术、肱骨恶性肿瘤灭活再植术
1986 年	腹直肌转位替代股四头肌,股骨一次延长术及胫骨骨骺延长治疗婴儿瘫后遗症;腓骨小头移植治疗桡骨小骨头巨细胞瘤;记忆合金门式钉行足三关节融合内固定;腓肠肌内侧头肌皮瓣游离移植跟骨骨髓炎修复术
1987 年	胫骨、股骨楔形切除矫正膝内外翻手术;胸廓出口综合征
1988 年	张力带内固定治疗尺骨鹰嘴骨折及髌骨骨折
1991 年	颈椎后路双开门及单开门椎管成形术,加压螺钉及改良鹅头钉治疗股骨颈及股骨粗隆间骨折
1992 年	带血管蒂腓骨治疗肱骨肿瘤,1/4 异体膝关节移植治疗股骨内髁骨巨细胞瘤
1994 年	椎弓根钉治疗胸腰椎骨折及脱位;Steffen＋植骨治疗腰椎椎体滑脱
1995 年	股方肌肌骨瓣移位治疗股骨颈骨折,髂胫束移位治疗前叉韧带损伤;L 形加压钢板治疗股骨粗隆间骨折及股骨髁间骨折
1996 年	交锁髓内针治疗股骨及胫骨干骨折
1997 年	颈椎前路手术治疗颈椎间盘突出及颈椎外伤,带旋髂深血管髂骨瓣移位治疗股骨颈骨折及股骨头缺血性坏死
1998 年	腓浅血管岛状皮瓣治疗足跟部皮缺损;颈丛-膈神经-副神经转位治疗臂丛神经损伤;撕脱性拇指离断再植术成功
1999 年	骨盆切开复位内固定术;人工膝关节表面置换术,DHS,DCS 治疗股骨粗隆间骨折及股骨髁间粉碎骨折
2000 年	股骨髁骨巨细胞瘤外科手术＋介入治疗
2001 年	椎间盘镜手术;记忆合金髌骨固定器治疗髌骨粉碎性骨折;经胸椎前后路带血管蒂腓骨移植治疗胸椎椎体肿瘤;异体骨髓移植手术

续表

时　间	开展技术
2002 年	膝关节镜手术;骶骨椎管囊肿切除术;人工髋关节翻修术;拇指再造手术;腕关节离断伤再植成活
2003 年	腓肠神经伴血管蒂逆行岛状皮瓣修复左跟骨创面
2004 年	针对脊柱骨折合并脊髓损伤的病人,早期给予大剂量甲强龙,然后手术减压,后期康复锻炼,致残率明显降低;踇指外翻矫形术

科研、论文、专利等

山东大学附属济南市中心医院骨外科医师共申请省市级课题 12 项,其中山东省自然科学基金 1 项,济南市国际合作项目 1 项,济南市青年科技明星计划 1 项,济南市科技局发展计划 5 项,济南市卫生局科技发展计划 4 项,共获经费支持 56.5 万元。

发表 SCI 文章 15 篇,多篇中文核心期刊论文,多次举办国家级及省级学术活动。注重对外交流和学习,多名医师学国外进修和学习。积极参加社会公益活动。

历任科主任及学科带头人

曾国英

曾国英,主任医师。1971 年创立骨外科,并担任骨外科主任至 1992 年。长期从事骨外科专业医疗和教学工作,有丰富的临床经验,熟练掌握矫形及手外专业、脊柱及肌腱的移植技术。唐山大地震时收治大批脊柱截瘫病人。积极开展中西医治疗骨折,并掌握血管移植及断指再植技术。

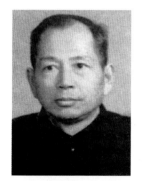

曾国英

温邦兴

温邦兴,主任医师,教授,原骨科主任。山东省骨质疏松学会副主任,山东省骨科学会委员。从事创伤骨科 40 余年,有丰富的专业知识和临床经验。特别擅长脊柱外科,对颈椎病,要椎间盘突出症尤为精通。

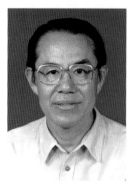

温邦兴

徐衍鑫

徐衍鑫,主任医师,原骨科主任。从事医疗多年,积累了丰富的临床工作经验,擅长骨外科疾病的诊断和治疗及处理疑难病例。"桥式骨折外固定器的研制和临床应用"获 1985 年济南市科技进步三等奖。

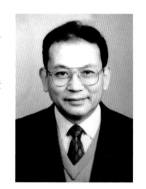

徐衍鑫

杜伍岭

杜伍岭,主任医师,副教授,曾任骨科副主任。市骨科学会副理事,从事骨科专业 18 年,具有丰富的骨外科的临床经验,尤其擅长脊柱外科,髋、膝、踝外科。1986 年在市内率先开展了带血管蒂腓骨和皮瓣的移植治疗骨缺损及大面积皮及软组织缺损。1990 年在市内率先开展带血管蒂髂骨移位治疗股骨头无菌坏死及陈旧股骨颈骨折。

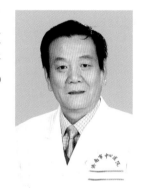

杜伍岭

龚维明

龚维明,主任医师,教授,济南市中心医院骨外科主任,从事骨外科 20 余年,对骨创伤及各种骨病、慢性颈肩腰腿痛、骨骼畸形有较高的造诣,最早在济南开展的如带锁髓内钉技术,较早开展了颈椎病急腰腿痛的手术治疗,有效率在 90% 以上,对各种骨骼畸形,开展包括手术在内的综合治疗方法,取得良好的效果,开展各类骨科手术近 3000 例,有着丰富的临床经验。近几年,在省级以上骨科专业学术期刊,发表论文 26 篇,主编骨科专著《临床骨科诊疗学》一部,参编《老年骨骼疾病诊疗学》;获市级科技进步奖一次。山东省骨科学会委员。擅长复杂骨科创伤、关节置换、骨与软组织肿瘤、骨科矫形、颈肩腰腹痛的诊治,在各种骨科创伤、脊柱手术技术,关节置换技术,骨科畸形矫正等方面已达到国内先进水平。

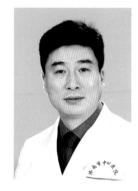

龚维明

高长虹

高长虹,副主任医师,副教授。骨外科、急诊科副主任,创伤显微外科主任。擅长手外科、显微外科业务,尤其在断指再植、不同组织皮瓣移植方面有丰富的临床经验。山东省手外科、创伤外科委员。

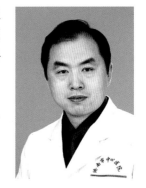

高长虹

郭舒亚

郭舒亚,济南市中心医院骨关节及运动医学科主任,副主任医师,硕士学位。现任山东省医学会骨科学分会骨质疏松学组委员,山东省老年学会脊柱关节病专业委员会委员,山东省运动医疗青年委员会委员,山东省医师协会腔镜外科医师分会关节镜专业学组委员。从事骨外科工作 20 多年,熟练掌握骨科常见病、多发病的诊治,如四肢、脊柱骨折,颈肩腰腿痛,关节炎、滑膜炎等骨关节疾病、创伤的诊治,先后在齐鲁医院、北京大学人民医院骨关节病研究所、韩国 Wellton 骨关节病医院、美国夏威夷学习关节镜和关节置换技术,擅长应用关节镜技术和微创关节置换技术诊治骨关节疾病和关节运动损伤,股骨头坏死的诊断和综合治疗等。在国内外期刊发表论文近 20 篇,参编专著 3 部。

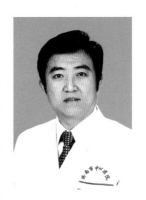

郭舒亚

第三节　济南市第三人民医院骨科发展史

骨科发展概况

1985 年 10 月 18 日,由当时年轻医师贾堂宏(现任济南市卫生局党委书记、局长)、王吉华、杨建生三位同志完成了三院第一例断掌再植手术,从而标志着济南市的创伤显微外科专业正式起步。随着时间延续,显微外科专业技术的不断进步、人员的增多,推动了骨科专业的发展,骨科分支专业也雨后春笋般的诞生了。

1988 年 4 月,当时原外科分为外一科和外二科。外一科以普外为主,外二科以骨外为主,1989 年 3 月张忠厚被聘为外科副主任,从此骨科专业有了独立的团队和科室。

1989 年 10 月,仅仅 4 年的时间,经山东省卫生厅批准,济南市创伤显微外科中心在济南市第三人民医院正式成立,从此,一个崭新的专业走上了快速发展的正确道路。

1990 年 12 月 11 日,将原外二科分设为外二和外三科(脑外)。外二科主要收治病种为骨科及显微外科,聘任贾堂宏为副主任,李敏为护士长。

1992 年 5 月 23 日,聘任贾堂宏为外科主任兼外二科主任。1994 年 3 月 1 日,贾堂宏兼任外二科主任。

1997 年 1 月 11 日,刘士懂任外二科副主任,李敏为护士长。

1997 年 9 月,组建了手外科病房,李宗宝任手外科副主任,刘玉萍任护士长。9 月 12 日正式成立外四科,以手外和烧伤整形专业为主。外四科主要收治上肢骨折及血管肌腱、周围神经损伤、先天性畸形、拇手指再造、各类上肢功能重建以及烧伤、整形美容方面的病人。

1998 年 5 月 15 日,"济南市手外科治疗中心"挂牌。6 月 10 日山东省卫生厅批复同意在市三院成立"济南市手外科治疗中心"。

1999 年 9 月 3 日,刘士懂任外二科主任,李宗宝任外四科主任。

1999 年 10 月 19 日,济南市创伤外科医院挂牌成立。

2002 年 7 月 9 日,王文德任外四科副主任,王婷为护士长。2005 年 9 月 23 日,王文德任外四科主任。

2006 年 2 月 21 日,谢新敏同志任外二科副主任。

2007 年 2 月 1 日,外二科分为外二、外六两个科室。杨淑玲为外六科护士长,方红任外二科护士长。其中外二科主要收治脊柱病变、关节创伤性疾病、关节退变性疾病、先天性髋关节脱位、膝关节内外翻畸形等需手术治疗者、脊柱及下肢各部位肿瘤患者。外六科收治双下肢创伤、骨盆骨折、骨感染,创面修复、足踝疾患等方面的病人。外六科由谢新敏任副主任主持工作。

2007 年 9 月 23 日,谢新敏同志任外六科主任。

2008 年 4 月,王业本任医务科副主任兼外四科副主任。2008 年 9 月杨淑玲任外四科护士长。

2008 年 1 月 11 日,刘士懂兼任外二科主任,孟庆军任外二科负责人。同年 12 月 31 日,孟庆军任外二科副主任。

2009 年 10 月 22 日,王业本任外四科副主任主持工作。

2012 年 5 月,孟庆军任外二科主任,王业本任外四科主任。

经过 20 多年努力,济南市第三人民医院骨科、创伤显微外科专业已成为济南地区知名的品牌专业,同时形成了自己的技术优势和专业特色。目前包括外二(脊柱关节外科)、外四(上肢和整形美容外科)、外六(创伤骨科)三个病区。从而使创伤显微外科中心的床位扩大到 120 张,病人数量和业务收入逐年快速递增。

脊柱关节外科根据不同疾患坚持"能简单不复杂,能保守不微创,能微创不开刀"的原则,采用微创技术、椎间盘镜手术治疗腰椎间盘突出症,颈椎前路椎间融合钛板内固定,颈后路椎管扩大成形术治疗脊髓型颈椎病,复杂、疑难颈椎病前、后路一期减压固定,均有较高诊治水平。在急性颈椎、胸椎、腰椎骨折脱位并脊髓损伤方面也有丰富的治疗经验。在齿状突骨折螺钉内固定、颈椎侧块内固定、陈旧性胸腰椎骨折合并后凸畸形矫形方面具有技术优势,并取得了很好的治疗效果。微创经皮穿刺骨水泥灌注治疗骨质疏松性椎体压缩骨折（PVP），可以取得当天手术、当天出院立竿见影的疗效。

股骨头无菌性坏死可以说是世界性的疑难杂症，脊柱关节外科为不同阶段、分期的股骨头坏死患者分别制定了相对应的行之有效的治疗方案，开展了微创钻孔减压治疗早期股骨头坏死、带旋髂深血管的髂骨移植治疗中期股骨头坏死等手术，从而延缓股骨头坏死进程，推迟关节置换时间。人工髋置换治疗股骨头无菌性坏死、股骨颈骨折，人工全膝置换治疗骨性关节炎、类风湿性关节炎等关节病损疗效确切。

膝关节镜对各种关节疾患，尤其是膝关节疾患［骨关节炎、骨质增生、半月板损伤、前（后）交叉韧带损伤、关节内骨折等］镜下微创治疗，术后配合系统的康复，具有创伤小、并发症少、治愈率高的效果。在骨肉瘤的新化疗、保肢手术等系列治疗方面，具有较先进水平。采用新化疗方案治疗骨肉瘤，极大提高了这种恶性肿瘤的治愈率。实行介入放射条件下肿瘤栓塞术行高位骶骨肿瘤切除术，解决了此类手术出血多、肿瘤切除不彻底容易复发的难题。对四肢、脊柱和骨盆的骨转移瘤，采用积极的手术方法，极大地减轻了患者的痛苦，提高了患者的生活质量。

手外科率先在全市乃至全省成功开展了"急症拇指再造""多趾移植再造手指""组合组织移植""肌肉移植加多组神经移位治疗臂丛神经损伤""指尖再造"" 游离超薄皮瓣"和"游离穿支皮瓣"等30多项新技术，达国内先进或领先水平，填补了济南市乃至全省在这一领域的空白。现已行断指再植2000余例，包括多例小儿再植、末节再植、撕脱性离断再植、多指离断再植，成功率96.3％；拇手指再造近千例，其中多手指再造200余例，成功率98.5％；各种皮瓣移植500余例，成功率96.8％，均超过全国平均水平。另外，还行臂丛神经及其他周围神经损伤的修复和后期重建术，有效率85％以上。完成各种肢体畸形的矫正手术1200余例，成功率98％以上。

创伤骨科在严重多发伤、复合伤并创伤性失血性休克的病人救治水平高，死亡率、致残率低；利用创伤显微外科技术修复四肢大血管损伤、神经损伤、断肢再植成功率高达96％，效果好；利用当代最新治疗复杂下肢骨折及骨盆、髋臼骨折效果好，并发症少；对下肢创面修复、骨髓炎的治疗有丰富的临床经验；重视对微创技术的发展，成功开展了MIPO技术、闭合复位骶髂螺钉技术、股骨近端骨折闭合复位PFNA内固定技术、下肢骨折闭合复位髓内钉内固定技术等。

近几年来，在繁忙的临床工作之余，注重科研工作及临床总结，先后有《距下关节融合新术式的设计和临床应用研究》《显微外科技术修复下肢创面的临床研究》《肋间动脉皮穿支超薄皮瓣在手撕脱伤中的临床应用研究》《形状记忆合金在骨科中的临床应用研究》《关节镜技术结合力线矫正及骨减压治疗膝关节骨性关节炎的临床研究》《严重骨盆骨折的生物力学实验及临床治疗研究》等20多项科研课题分别通过省市科委组织的鉴定，《显微外科技术修复四肢创面的临床研究》《肋间动脉皮穿支超薄皮瓣在手撕脱伤治疗中的临床应用研究》《距下关节融合新术式的设计和临床应用研究》等12项成果分别获省市科技进步奖，主编《临床骨科诊疗学》《实用骨关节手术图谱》等学术著作4部，完成并发表各类学术论文400余篇。先后举办5届山东省的手外科、显微外科新技术新进展学习班，并成功举办国际显微外科新进展研讨会一次。先后有3人（李宗宝副局长、刘士懂副院长、刘华水主任医师）被评为"泉城卫生学者"。

济南市第三人民医院骨科历届主任、护士长及床位数

时间	科室	主任、副主任	护士长	开放床位
1990 年 12 月	外二科	贾堂宏	李　敏	20
1997 年 1 月	外二科	刘士懂	李　敏	31
1997 年 9 月	外四科	李宗宝	刘玉萍	18
2002 年 7 月	外四科	王文德	王　婷	25
2007 年 9 月	外六科	谢新敏	杨淑玲	31
2008 年 4 月	外四科	王业本	杨淑玲	42
2012 年 5 月	外二科	孟庆军	杨庆娟	32
2008 年 12 月	外科教研室	李德民		
2008 年 12 月	外科实验室	刘华水		

学科带头人

李宗宝

李宗宝,1965 年 1 月 5 日出生,山东历城人,汉族,硕士研究生学历,1992 年 11 月加入中国共产党,1989 年 7 月毕业于泰山医学院临床医学专业,同年分配至济南市第三人民医院工作。

1992 年 7 月起从事骨科工作,师从于山东省显微外科专家贾堂宏教授。于 1995 年 3 月前往上海华山医院手外科学习、进修一年,受教于世界著名显微外科、手外科专家,中国工程院院士,原中华手外科学会副主任委员顾玉东院士。2002 年至 2005 年参加中央党校研究生在职学习。2005 年 9 月参加济南市委组织的"济南市第三批双高人才年轻干部英语培训班"。2005 年至 2007 年 12 月参加济南市卫生局组织的"EMBA 学习班",获美国蒙东娜大学 EMBA 学位。2006 年 5 月至 10 月在美国加州大学

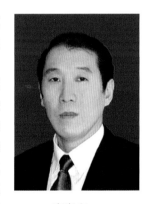

李宗宝

圣何塞分校学习公共管理和经济管理。2007 年 1 月 30 日获得 MBA 硕士学位。1995 年晋升为主治医生。1997 年 9 月 12 日作为创始人之一,在三院创立了当时山东省地方医院唯一一家手外科专业病房,并担任科室副主任。1999 年 9 月任手外科主任。1999 年 7 月被医院首批低职高聘为副主任医师,2000 年 9 月被破格晋升为副主任医师。2000 年 9 月 1 日任副院长兼大外科主任。2008 年 1 月 11 日任济南市第三人民医院党委书记、院长。2009 年 5 月晋升为主任医师。2011 年 4 月 27 日当选为济南市青年医协第五届理事会主席。2011 年 7 月 29 日任济南市卫生局副巡视员兼任市三院党委书记、院长。2012 年 3 月 12 日,获得济宁医学院首批临床医学硕士专业学位研究生指导教师资格。2012 年 12 月 26 日任济南市卫生局党委委员、副局长。是山东省手外科学副主任委员,华东地区手外科专业委员会委员,济南市骨科专业委员副主任委员,济南市显微外科专业学

术带头人,济宁医学院兼职教授。

他带领创伤显微外科团队成功开展了"急症足趾移植再造拇指""吻合血管的腓骨移植治疗大段骨缺损""多指缺损多指再造术""多组神经移位治疗臂丛神经损伤""吻合血管的腓骨移植治疗胫骨缺损""臂丛神经损伤的多组神经移位治疗""各种吻合血管的皮瓣移植""急症的足趾移植再造拇指""皮瓣加足趾组合移植再造拇指"等 30 余项新技术,填补了省市医学史上的空白。在各级刊物发表论文 20 余篇,参编了《实用骨关节手术图谱》和《当代外科学》等著作。作为第一主研人,有 4 项课题通过鉴定,均获济南市科技进步奖。

第四节　济南市第四人民医院骨科发展史

发展概况

济南市第四人民医院骨科始建于 1976 年 7 月唐山大地震后,当时有 149 名脊柱脊髓损伤患者被迅速转运至济南市第四人民医院,医院决定以外科病房为基础,从全院抽调人员组建了外二科(即骨神经科)病房,任命郑德贵为主任、肖凤云为护士长,收治骨科及神经外科病员,对多数患者实施了脊柱后路全椎板切除手术治疗,自此奠定了四院骨科脊柱专业的发展基础。

1981 年,宗立本率先开展了腰椎间盘突出症开窗式手术治疗,继而开展颈椎前路减压手术、脊柱后凸楔形截骨融合术、先髋矫形术等,同时开展了颈肩腰腿痛的临床研究工作,同时腰背痛专业被医院列为重点发展学科[见《中国医院大全》(山东分册)光明日报出版社 1988 年版]。

1989 年 7 月,宗立本任外二科副主任。

1992 年 12 月,宗立本任外二科骨科专业主任。

1993 年 4 月,外二科分为骨科组及神经外科组,宗立本任骨科组主任,潘长玲为护士长。

1996 年 10 月,正式成立骨外科,宗立本任主任,潘长玲为护士长。

1999 年 5 月,段德臣、左金良任骨科副主任,潘长玲为护士长。

2001 年 10 月,骨科(外二科病区)分为骨一科和骨二科,段德臣任骨一科副主任,左金良任骨二科副主任,林惠云为外二科病区护士长。

2003 年 1 月 17 日,组建成立济南市脊柱外科研究所,左金良任所长。

2005 年 12 月,段德臣任骨一科主任,左金良任骨二科主任。

2006 年 4 月,周华江任骨一科副主任。

2007 年 1 月,骨科顺利通过济南市卫生局复评,被批准为济南市卫生系统重点专业。

2007 年 4 月,骨一科与骨二科由一个病区分为两个病区,段德臣任骨一科主任,林惠云为护士长;左金良任骨二科主任,陈丽艳为护士长。

2007 年 8 月,脊柱关节病专业被山东省省卫生厅批准为山东省医药卫生重点专业。

2008年8月,骨一科分为骨一科、骨三科。段德臣任骨一科主任,林惠云为护士长。周华江任骨三科主任,张红霞为护士长。

2012年5月,经医院人事调整,段德臣任骨一科主任,柏霞为护士长;左金良副院长兼任骨二科主任,程银花为护士长;周华江任骨三科主任,张红霞为护士长。

发展现状

济南市第四人民医院骨外科是济南市卫生系统重点专业,其中脊柱关节病专业是山东省医药卫生重点专业,于2003年设立了济南市脊柱外科研究所。拥有省骨科学术界知名专家、留美学者、济南专业技术拔尖人才、泉城卫生学者、青年学术技术带头人。现开放床位82张,有高级职称5人,博士、硕士14人,近年来,获省、市级科技进步奖15项,国家发明专利2项,国家实用新型专利7项,发表论文100余篇,著作10余部。

骨外科历经近40年的发展,在济南及周边地区已形成专业技术力量雄厚,具有一定规模和服务人群的特色专科,设有三个临床科室和五个治疗组,其中以颈肩腰腿疾病的微创治疗为特色。左金良主任医师为骨外科学术带头人,在省内乃至国内具有较高的学术地位,在其带领下率先在省内开展椎管镜(MED)技术,并已成功实施2000余例手术,同时成功独立开展了脊柱方面高难度手术,如椎间盘置换术、脊柱肿瘤、脊柱侧弯矫形等手术。近年来又相继开展了颈椎病和腰椎间盘突出症的等离子、射频、激光消融及椎间孔镜系列微创治疗技术,具备国内外较为齐全的系列微创治疗手段,以适应广大患者不同的选择需求。尤其是椎体成形术的成功开展,有效解决了老年骨质疏松性脊柱骨折或因体质原因无法进行脊柱压缩骨折手术的难题,在微小创伤的情况下即刻解除疼痛,避免长期卧床,提高生活质量和生存期限。经过近十年的探索,对颈性眩晕的诊治研究取得突破性成果,课题"交感神经在颈椎病眩晕发病中的作用及临床意义"荣获济南市科学技术一等奖。成功举办了"济南2010国际脊柱外科学术论坛"提高了学科影响力。

在关节疾病治疗方面,成功开展关节镜下关节清理、关节修复及交叉韧带重建术等镜下手术,具有创伤小、恢复快等优点。采用医用臭氧配合玻璃酸钠注射液治疗各种骨关节炎,有效缓解症状,延缓或避免了开放性手术治疗。

目前主要开展的特色手术及治疗手段有:

(1)椎管镜(MED)技术、椎间孔镜技术:治疗腰椎间盘突出症。

(2)经皮椎体成形术:治疗老年性骨质疏松性椎体骨折、椎体肿瘤等。

(3)经皮穿刺技术(等离子、射频、激光消融技术):治疗椎间盘突出症、盘源性腰痛等。

(4)关节镜技术:治疗肩、膝关节退变性疾病、交叉韧带重建术等。

(5)医用臭氧技术:治疗关节退变性疾病、软组织慢性疼痛。

(6)颈椎前、后路手术:治疗脊髓型、神经根型等颈椎病、颈椎失稳症、颈椎骨折、颈椎肿瘤等。

(7)胸腰椎前后路手术:治疗胸腰椎肿瘤、椎管狭窄症、骨折、腰椎畸形等。

历届骨科主任、护士长及床位数

时间	科室	主任、副主任	护士长	床位
1989.7～1992.12	外二科（骨神经科）	主任:郑德贵 副主任:宗立本	肖凤云	37
1992.12～1993.5	外二科骨科专业	主任:宗立本	高亚梅 （副）潘长玲	13
1993.5～1996.10	外二科骨科组	主任:宗立本	潘长玲	18
1996.10～1999.5	骨科	主任:宗立本	潘长玲	18
1999.5～2001.10	骨科	副主任:段德臣 副主任:左金良	潘长玲	39
2001.10～2005.12	骨一科	副主任:段德臣	林惠云 （副）陈丽艳	20
	骨二科	副主任:左金良		25
2005.12～2006.4	骨一科	主任:段德臣	林惠云 （副）陈丽艳	20
	骨二科	主任:左金良		25
2006.4～2007.4	骨一科	主任:段德臣 副主任:周华江	林惠云 （副）陈丽艳	20
	骨二科	主任:左金良		25
2007.4～2008.8	骨一科	主任:段德臣 副主任:周华江	林惠云	20
	骨二科	主任:左金良	陈丽艳	25
2008.8～2012.5	骨一科	主任:段德臣	林惠云	20
	骨二科	主任:左金良	陈丽艳	37
	骨三科	主任:周华江	张红霞	25
2012.5～至今	骨一科	主任:段德臣	柏　霞	20
	骨二科	主任:左金良	程银花	37
	骨三科	主任:周华江	张红霞	25

创新技术和代表性技术

1. 椎管镜技术治疗腰椎间盘突出症
2. 经皮穿刺椎体成形术（PVP）治疗骨质疏松性非压缩性椎体骨折
3. 椎间孔镜技术治疗腰椎间盘突出症

4. 胸椎前路脊柱结核清除＋胸椎后突畸形矫形术

5. 特制假体置换术治疗股骨骨巨细胞瘤病理性骨折

6. 人工肩关节置换术

7. 人工指间关节置换术

8. 臭氧技术治疗椎间盘突出症、膝关节退变性疾病

科研及成果

近年来,共发表 SCI 论文 3 篇,出版著作 7 部,专利 5 项。

2002 年 9 月,由左金良副主任医师主研的科研课题"椎管镜技术治疗腰椎间盘突出症并侧隐窝狭窄"获得山东省科技进步三等奖,课题组成员:左金良、黄波、高浩源、秦川、朱登嵩、李云恺、韩建龙。

2007 年 1 月,由左金良主任医师主研的科研课题"交感神经在颈椎病眩晕发病中的作用及临床意义"获得济南市科技进步一等奖,课题组成员:左金良、马英文、韩庆森、马玲、朱登嵩、秦川、李云恺、张鲁惠、韩建龙、高浩源、黄波、徐军。

2012 年 10 月,由左金良主任医师主研的科研课题"颈部神经因素在颈性眩晕发病中的作用及临床对策"获山东省科技创新成果奖三等奖,课题组成员:左金良、韩建龙、彭波、韩庆森、邱思强、马英文、贾如意、高浩源、李云恺、朱新炜、栾方海。

2011 年 12 月至今,由左金良为首的课题组承担了国际合作项目"关于颈性眩晕课题"的三期研究。

历任科主任

宗立本

宗立本(1943～1999 年),汉族,山东济南人,主任医师,骨科主任,曾任中华医学会山东骨科学会第五届委员,中华医学会济南分会骨科学组组长。1963 年就读于山东医学院临床医学系,1970 年参加工作,1975 年 3 月自东平县医院调至济南市第四人民医院外科工作,1978 年任骨科行政医师,1979 年在山东医学院附属医院骨科进修一年,1989 年 7 月任骨科副主任,1993 年 4 月任骨科主任,同年被评为济南市卫生局拔尖人才,1995 年及 2000 年两次被评为济南市专业技术拔尖人才。1991 年 5 月至 1993 年 4 月在美国RUSH 大学医学中心进行腰背痛专题研修,完成"椎间盘活体内含水量测定及椎间盘突出症后含水量变化"的研究,论文在美国骨科研究会(O.R.S.)年会发表并收入论文集。回国后主要致力于腰背

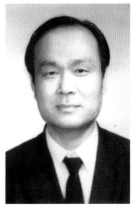

宗立本

痛疾病的诊治工作,为四院骨科的专业化发展,特别是在腰背痛疾病的临床诊治与研究方面作出了巨大贡献。完成课题 5 项,其主持的《硬脊膜力学性质与椎间盘突出病程相关性》1996 年获市科技进步三等奖,并有 4 项成果获市科技进步二等奖(3 项)、三等奖(均为第二位);获国家实用新型专利 1 项;在国家、省级刊物上发表论文 8 篇。

左金良

左金良,1963 年 2 月出生,汉族,山东肥城人,主任医师,教授,医学博士,济南市第四人民医院副院长、骨科主任,济南市脊柱外科研究所所长,泰山医学院硕士研究生导师,骨科学术带头人。兼任山东省骨科学会委员、脊柱专业组副组长、济南市骨科学会副主任委员、中国残疾人康复协会第四届肢体残疾康复专业委员会常务委员、山东省骨质疏松专业委员会常务副主任委员、山东省脊柱脊髓损伤学会委员、山东省骨质疏松与骨矿盐疾病学会委员、山东省老年学老年脊柱关节病委员、山东省医师协会骨科委员、北美脊柱协会会员、济南市内窥镜学会副主任委员、济南市青年医协副主席、《中国矫形外科杂志》编委。

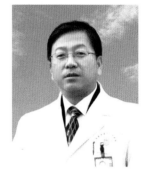

左金良

1986 年 7 月毕业于泰山医学院临床医学系,分配至济南市第四人民医院骨科工作至今。2001 年 10 月被聘为泰山医学院硕士生导师。1999 年 9 月晋升为副主任医师,2005 年 2 月晋升为主任医师。2006 年荣获泉城卫生学者称号,2002 年、2009 年两次被评为济南专业技术拔尖人才。

在颈肩腰腿痛疾病的诊治和研究方面做了大量工作,特别是对颈椎病性眩晕、腰椎间盘突出症、腰椎管狭窄症、老年骨质疏松性腰背疼痛等病症的诊治有较深的造诣,积累了大量临床经验,成就了脊柱外科的专业特长。

先后完成脊柱科研课题 10 项,获济南市科技进步一等奖 1 项、二等奖 5 项、三等奖 2 项,山东省科学技术三等奖 1 项,山东省医学科学三等奖 1 项,获国家实用新型专利 5 项,国家发明专利 1 项,论文 20 余篇,著作 5 部。

段德臣

段德臣,1961 年 6 月出生。1982 年 1 月毕业于泰山医学院医疗系,主任医师,泰山医学院兼职教授、硕士研究生导师,山东省骨科学会创伤学会委员,山东省康复医学会修复重建委员会委员,济南市骨科学会委员,山东省医疗事故鉴定委员会专家组成员,山东省及济南市劳动能力鉴定委员会成员,济南专家协会会员。济南市青年学科带头人,济南市卫生局拔尖人才。

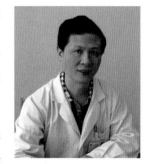

段德臣

在国内实施了首例带血管蒂乙状结肠阴道再造术,省内较早开展带血管蒂髂骨移植治疗股骨头缺血坏死,市内较早开展关节镜诊治术,完成骶骨肿瘤切除等高难度骨肿瘤切除手术等,特别是近几年来技术水平有了很大的提高。完成济南市科研课题 1 项、立项 2 项,其中主研的《强力复炎霜的研制和临床应用研究》经专家鉴定达到国内领先水平,并于 2001 年获得济南市科技进步二等奖。《一种用于治疗外科感染的消炎愈合膏》2001 年获国家发明专利。发表论文多篇,主编专著《实用创伤骨科》一书。2002 年被济南市委组织部授予济南市青年科学技术带头人。2004 年被聘为泰山医学院研究生指导教师。2006 年被评为济南市卫生局拔尖人才。

周华江

周华江,1963 年 11 月出生,中共党员,主任医师,教授,硕士学位,骨三科主任,硕士研究生导师,山东省脊柱脊髓损伤专业委员会委员,济南市骨科学会委员,济南市医疗事故鉴定委员会专家组成员,济南市劳动能力鉴定专家组成员,济南市青年科学技术学术带头人,济南市卫生局拔尖人才。

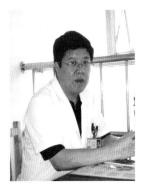

周华江

从事骨外科工作 26 年,具有全面和较强的专业技能,擅长颈椎病、腰椎间盘突出症、腰椎管狭窄症等脊柱疾患的微创和手术治疗;对股骨头坏死、老年性骨关节炎等骨关节疾病,也有较高的治疗水平;对骨科创伤特别是复杂骨折的治疗具有丰富的经验。近几年运用新设备、新技术,在踇外翻、肘内外翻、斜颈、膝内外翻等各种畸形的微创治疗方面取得良好效果。

第五节　济南市第五人民医院骨科发展史

骨科发展简况

1986 年,济南市第五人民医院骨外科成立,骨科主任由大外科主任王钺兼任,护士长马玉香。

1993 年 3 月 8 日,骨科分解为骨科、脑外科,王钺任骨科主任,护士长马玉香、副护士长付瑞兰。

1995 年 5 月,王钺任骨科主任,护士长马玉香、副护士长朱巧萍。

1997 年 2 月,蔡玉康任副主任,护士长马玉香、副护士长朱巧萍。

1998 年 7 月,寇卫国任主任,护士长朱巧萍。

2001 年 6 月,医院撤销骨科、脑外科,成立创伤外科骨科病区、创伤外科脑外病区,曹吉烈任创伤外科副主任,负责骨科病区工作,朱巧萍任护士长。

2006 年 10 月,医院撤销创伤外科,重新成立骨科,曹吉烈任骨科主任,朱巧萍任护士长。

2011 年 4 月,曹吉烈任主任,张娟任护士长至今。

2011 年 3 月,通过全院科室公开答辩竞争评审,骨科成为医院首批集医疗、教学、科研于一体的四个重点专业之一。目前骨科设置床位 36 张,分骨创伤、微创与关节、脊柱三个专业组。现有医护人员 32 人(医疗 14 人,研究生以上学历 6 人,护理 18 人)。有主任医师 1 人,副主任医师 3 人,主治医师 5 人;副主任护师 1 人,主管护师 5 人。

骨外科全体工作人员担负着济南市西部区域人民群众的骨病、骨创病人的医疗服务。全体医护人员开拓创新,务实求精,不断强化服务知识,提高医疗质量,在医护、教学、科研和社会、经济效益方面都取得了显著的成绩。在四肢骨折合并伤治疗方面具有丰富的经验;开展全髋关节置换、胸腰椎骨折脱位复位内固定、骨盆骨折复位内固定等重大手术方面具省级同类专业水平;结合临床,改良、创新了部分术式及手术器械。1987 年骨外科开展了对带血管蒂转移复合皮瓣的临床研究、Harrington 棒的临床研究、肩关节周围炎的发病机制研究。1987 年在省内率先开展骨恶性肿瘤瘤段切除煮沸灭活原位再植术。2004 年在济南市率先开展了无柄人工全髋关节置换术。2005 年 10 月在省内率先开展了无柄人工股骨头置换术。在 2012 年济南市率先开展了人工桡骨小头置换术,均取得了良好的效果。多年来,医护人员发表国家级论文 21 篇,省级论文 46 篇;主持完成科研项目 11 项,其中 6 项获省、市科技进步奖;获国家实用新型专利 11 项。科室连年获院先进科室。

济南市第五人民医院骨科 20 多年来致力于股骨头无菌坏死的治疗。对早期(0,1期)患者,采用中西医结合方法改善微循环,扩张血管,减轻脂肪沉积和股骨头内压,辅以脉冲和超声治疗,优良率 99%。对病变处于 2 或 3 期,疼痛明显,严重影响生活、工作者,目前国内多采用有柄人工髋关节置换术,术中不但要切除病变股骨头,而且要切除完好的股骨颈,"掏空"髓腔才能安置"有柄"的人工髋关节;不但术中失血多,术后易造成髓腔内感染,骨吸收和溶解,柄的松动、下沉、折断,股骨干劈裂,骨折等,更严重的是翻修时只能采用骨水泥填塞和更大更长的"有柄"人工髋关节。他们本着一切为了病人的原则,近年来在省内率先开展了世界上最先进的无柄人工髋关节技术。这一技术不切除股骨颈,不掏空股骨髓腔,不输血,手术时间短,仿生设计,创伤最小,术后康复快,尤其是能够为人工髋关节的翻修术保留了基础,创造了机会。因此,该无柄髋关节被认为是 21 世纪最人性化的髋关节。通过对术后病人的跟踪观察,优良率 100%。

骨科历届主任、护士长及床位数

时间	科室	主任	副主任	护士长	床位
1986.2～1993.2	骨科	王钺		马玉香	26
1993.3～1995.4	骨科	王钺		马玉香 付瑞兰(副)	31
1995.5～1997.1	骨科	王钺	蔡玉康 (主持工作)	马玉香 朱巧萍(副)	31
1997.2～1998.6	骨科	蔡玉康		朱巧萍	31
1998.7～2001.5	骨科	寇卫国		朱巧萍	31
2001.6～2006.9	骨科		曹吉烈(主持工作)	朱巧萍	31
2006.10～2011.3	骨科	曹吉烈		朱巧萍	36
2011.4～	骨科	曹吉烈		张娟	36

技术创新

1. 填补济南市空白技术

(1)1987 年,骨恶性肿瘤瘤段切除煮沸灭活原位再植术。手术者:王钺、蔡玉康、王东洲等。

(2)2004 年 2 月,无柄人工髋关节置换术。手术者:曹吉烈、寇卫国、张勇、胡延春等。

(3)2012 年 10 月,人工桡骨头置换术。手术者:曹吉烈、周强等。

2. 创新技术

(1)1987 年,骨恶性肿瘤瘤段切除煮沸灭活原位再植术。手术者:王钺、蔡玉康、寇卫国等。

(2)1990 年,推拿加透明质酸酶局部注射治疗肩关节周围炎。手术者:王钺、蔡玉康、寇卫国等。

(3)1990 年,骨外科改进手术方法,采用"脊突间和横突联合植骨溶合术"治疗腰椎滑脱,取得成功,此方法操作简单,疗效高,并在济南地区骨科学术会上进行了交流。手术者:王钺、蔡玉康、寇卫国等。

(4)2004 年 2 月,骨外科为一双侧股骨头无菌坏死病人实施双侧无柄人工髋关节置换术。手术者:曹吉烈、寇卫国、张勇、胡延春等。

(5)2005 年 10 月,骨外科为一股骨颈骨折病人实施右侧无柄人工股骨头置换术。手术者:曹吉烈、寇卫国、张勇、胡延春等。

(6)2012 年 10 月,骨外科为一左侧桡骨颈骨折的病人实施左侧人工桡骨头置换术。手术者:曹吉烈、周强、张立军等。

科研、论文、专利等

近年来,有科研创新 11 项,论文 9 篇,专利 9 项,积极参加学术活动和社会公益事业。

历任科主任及学术带头人

王　钺

王钺,1937 年 12 月 8 日出生。1963 年毕业于青岛医学院医疗系。1993 年 4 月任主任医师。历任济南市第五人民医院大外科主任兼骨科主任,济南市第五人民医院外科支部书记。兼任中华医学会山东分会骨科学会第四、五届委员会委员,济南市医学会骨外科专业学组副组长,山东中医学院兼职教授(1994～1997 年),济南市医疗事故鉴定委员会委员,济南市病残儿医学鉴定小组成员,济南市老年学会骨质疏松专业委员会委员。获省科技进步奖 1 项,市科技进步奖 1 项。

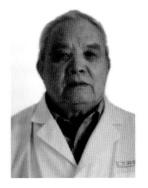

王　钺

蔡玉康

蔡玉康,1941 年 5 月 2 日出生,1965 年 7 月毕业于山东医科大学。大学本科,学士学位。1965 年 9 月分配至我院,1982 年被聘为主治医师,1986 年被聘为副主任医师,1993 年被聘为主任医师。曾兼任农工民主党主委、济南市第九届政协委员、济南市第十届政协委员、中华医学会会员等职。1965 年参加工作以来,是 1973~1975 年第一批援藏医疗队成员,唐山大地震第一批支援医疗队成员。1978 年于山东省立医院骨科进修学习一年半后,回院开展骨科专科。其著述《婴儿瘫三关节固定》1986 年在《中华骨科杂志》上发表。

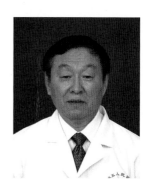

蔡玉康

寇卫国

寇卫国,1950 年 11 月生。1970 年 2 月毕业于济南卫生学校。1977 年调至济南市第五人民医院外科,1986 年定岗骨科。1991 年于上海瑞金医院骨科进修学习 1 年,1991 年参加第八届骨科学习班。1994 年于上海第九人民医院骨科进修学习 1 年。1992 年被聘为主治医师,2000 年被聘为副主任医师。兼任济南市骨科专业委员会委员、济南市医疗事故鉴定专家组专家。1998 年 7 月至 2001 年 5 月任济南市第五人民医院骨科主任。1998 年申请"人工皮肤制备应用技术"专利并受理。1999 年出版《骨科临床检查》一书。

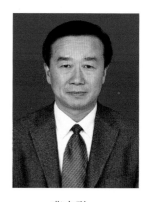

寇卫国

曹吉烈

曹吉烈,1965 年 4 月 24 日出生,1988 年 7 月毕业于潍坊医学院医疗系,大学本科,学士学位。1988 年 7 月参加工作。2009 年 7 月被聘主任医师。2011 年 7 月定三级岗。兼任济南市骨科专业委员会副主任委员,济南市青年医师协会常务理事,山东康复医学会修复与重建专业委员会委员,山东中西医结合学会骨科专业委员会委员,济南市医疗、工伤、残疾鉴定专家委员会专家,济南市医疗事故鉴定专家组专家,潍坊医学院临床教授,山东中医药大学兼职教授 。

1988 年参加工作以来,先后在泌尿外科、普外科分别工作半年、一年半,1990 年 8 月定岗骨科。1998 年 9 月至 1999 年 8 月在山东省立医院进修。2001 年 6 月,医院撤销骨科、脑外科,成立创伤外科(骨科病区、脑外科病区)后,任创伤外科副主任,负责骨科病区工作。2006 年 10 月,撤销创伤外科,成立骨科后任骨科主任至今。

2000 年以来能独立开展脊柱骨折脱位的经椎弓根钉复位内固定治疗,2002 年以来

曹吉烈

能独立开展全髋关节置换术,近年来在复杂骨盆骨折及其合并伤处理方面已积累了丰富的临床经验。结合临床,设计并取得了套筒式骨钻、可调式外科鞋、椎体骨折复位仪、多功能钢针处理器等九项实用新型专利;其中可调式外科鞋、椎体骨折复位治疗仪已在多家医院用于临床,方便、安全、效果良好。手术实践中改良了交锁髓内钉的定位杆装置;改良了部分手术方式,改进了6种手术器械。创新开展了可吸收螺钉联合髌囊环扎治疗髌骨骨折、隧道式复位分层植骨内固定治疗胫骨平台塌陷骨折的手术方式,经检索国内无类似报道。2004年在山东省率先开展了无柄人工股骨头置换术,在济南市率先开展了无柄人工全髋关节置换术。总结了无柄人工关节置换的优点、手术适应证、术中注意事项,相关文章2005年已发表于《中国骨与关节损伤杂志》。至目前,已独立完成髋关节置换手术42例,脊柱骨折脱位手术118例,优良率100%。2012年在市内率先开展了人工桡骨头置换术,新技术的开展均取得了良好的效果。

主持完成山东省卫生厅立项科研1项、济南市卫生局立项科研2项,获山东省医学科技进步三等奖1项、济南市科技进步三等奖2项。参与完成济南市科技局立项科研1项,经鉴定达国内领先水平。目前主研课题1项,已进入临床应用阶段。发表《Barton骨折脱位》《胸腰椎骨折脱位132例手术治疗体会》《无柄人工髋关节置换手术体会》《自制椎体骨折复位治疗仪治疗单纯椎体压缩性骨折》等国家级论文5篇,省级论文3篇。主持全省性学术会议并大会交流、发言2次。2012年12月成功组织召开了"2011济南市骨科年会暨济南骨科微创技术学术交流会"。目前与省内外骨科界知名专家和兄弟医院骨科同仁具有良好的沟通交流渠道。

第二章
青岛市骨科发展史

第一节 青岛市骨科发展概述

青岛市的骨外科专业在1947年奠定了基础,主要是在山东大学附属医院外科成型,当时主要的从业人员包括山东大学医院院长沈福彭以及李温仁和张之湘等。1952年,山东大学医院外科正式建立专业组,主要的专业人员包括外科副主任张之湘(组长)和孙进修,首次设置病床24张。其后,各大医院逐渐出现了专业组,包括青岛市立医院等。发展到现在,青岛市骨科已经发展到了各二级医院均有骨科,并有专科医生,各大医院还对骨科进行了专业分组,包括脊柱外科,关节外科,创伤外科等。而青岛市骨科的几个重点时间段,包括显微外科的发展、骨科的发展等,均在国内有相当的影响。

新中国成立初期及20世纪50年代,主要开展对常见病如急慢性骨髓炎手术和骨折钢板内固定、闭合复位、石膏外固定、牵引、结核性寒性脓肿病灶清除及良性肿瘤切除等简单手术。1950年,首次采用坐骨神经松解的方法,治疗腰椎间盘突出症。1953年,首例腰椎间盘摘除手术成功后,又相继开展脊椎结核病灶清除及婴儿瘫各种矫形手术、脊椎骨折减压等手术。

20世纪60年代,相继开展胸椎间盘突出摘除、胸椎结核侧前方减压、胸腰椎管狭窄减压、神经根管减压、椎管肿瘤切除等手术。1968年9月,首例断指再植手术成功;12月,首例人工髋关节置换手术成功。1969年9月,首例全肱骨置换手术成功。

20世纪70年代,先后开展了颈椎前路减压融合、股骨头颈干置换、人工膝关节置换、人工肘关节置换、人工全髋关节置换、断肢再植、人工指间关节置换等复杂手术。1974年11月,首例瘤段切除手术成功。自70年代末,青医附院胡有谷教授、周秉文教授开展了对于腰椎间盘突出症的专题系列研究,在其后的几十年中,青医附院骨科陈晓亮教授、陈伯华教授、吕振华教授等在腰椎间盘突出症的相关的基础与临床方面的研究较为深入,并取得了良好的成绩与临床效果。

在20世纪80年代,1983年采用Harrington器械、Luque器械治疗特发性脊柱侧弯之后的 2 年时间里,手术病例超过百余例,并进行了青岛市区特发性脊柱侧弯的学校普查工作,取得了明显的效果。

　　20 世纪 80 年代,海军 401 医院开展了小切口腰椎间盘切除术,该手术切口小,只有 3～5cm;出血少,只有 30～50mL;恢复快,疗效好,手术优良率 95％以上。1987 年起,海军 401 医院万年宇教授开展椎体去松质骨术治疗强直性脊柱炎驼背,治疗数量多,矫治效果好。80 年代中期,开展了骨肿瘤半盆切除术,并采用大网膜移植治疗脊柱骨折合并脊髓损伤、人工肩关节置换、游离足趾移植拇指再造术、前臂异位再植、臂丛神经损伤多组神经移位术、各种皮瓣肌皮瓣移植修复软组织缺损、晚期手外伤修复滞血管蒂骨移植等手术。1988 年 6 月,首例双上肢断肢移位再植手术成功。1989 年 4 月成立了国内首家肢体伤残康复中心,设立了康复治疗室。

　　20 世纪 90 年代,401 医院又开展颈后韧带切除术、胸腰椎椎弓根螺钉内固定术、胸腰椎前路椎体钉内固定术等脊柱外科新手术与技术。1995 年首次开展颈椎前路椎体次全切,AO 钢板内固定治疗颈椎骨折与退行性疾患。1996 年,在后路手术治疗上颈椎疾患的基础上,开展了经口腔齿状突切除术等。1992 年起,开展膝关节镜手术,至 1998 年已经完成各类膝关节镜手术几千例。1993 髂胫束交叉韧带重建术获成功,目前该技术已经全部在关节镜下完成,每年完成 60 例左右。1997 年起,开展膝关节表面置换手术,至 1998 年为止,也已完成各类髋束膝关节置换手术上千例,翻修手术几百例。90 年代初,开展骶骨肿瘤切除术,后又完成了全骶骨切除手术。1995 年,先后采用化疗结合保留肢体手术治疗四肢恶性肿瘤,消除痛苦,保留肢体,使骨肿瘤外科技术有了进一步发展。1996 年,开展了腹主动脉阻滞下巨大骨盆肿瘤切除灭活再植以及骨盆肿瘤半盆切除、异体半盘移植术等,均获得成功。1995 年 3 月,完成带血管蒂腓肠浅动脉皮瓣移植术。1995 年 6 月,完成自体睾丸移植术,7 月开展膝关节髌韧带损伤移植及髌韧带重建术,8 月开展双侧股静脉搭桥、大隐静脉游离移植治疗髂股静脉血栓形成。此后,股外侧皮瓣移植术小腿后侧腓肠浅动脉逆行岛状皮瓣移植术均于 1995 年先后用于临床,为患者消除了痛苦,也使骨外科技术有了进一步发展。1996 年,后又先后开诊了带旋髂深动脉髂骨移植治疗股骨头坏死。1996 年 6 月,开展了健侧大隐静脉转流术治疗患侧髂股静脉血栓形成获得成功。此后外踝带蒂皮瓣治疗足跖溃疡,也都收到良好的治疗效果。

　　进入 21 世纪,青岛市骨科也在紧跟国际与国内前沿,开展了众多的新技术、新项目。2000 年,青医附院开展了前路齿状突骨折内固定术。2004 年,又开展了寰枢椎后路侧块与椎弓根螺钉固定治疗寰枢椎脱位登上颈椎病变。2010 年,开展后路颈椎钛揽单开门椎管扩大成形术。2005 年,青岛纺织医院开展经皮穿刺球囊扩张椎体成形术。2007 年,又将 Wallis 手术应用于临床,均取得了良好的治疗效果。

　　骨科按摩技术是乐兴祥医师 1959 年在北京中医研究院拜著名老中医杜自明为师学习归来后开展的,1960 年在门诊设立按摩室从事按摩业务,20 世纪 70 年代改为半日制,1979 年改为全日制。1985 年后,主要治疗急慢性骨科和其他疾病,能起到药物不易达到的良好疗效,为病人解除痛苦。60 年代,主要开展肩周炎、纤维织炎、椎间盘突出、颈椎病、腰扭伤及外伤畸形矫正等按摩治疗。1967 年 10 月 6 日,阿尔巴尼亚党政代表团团长、部长会议主席穆罕默德·谢胡来青岛访问期间,乐兴祥医师专门去宾馆为谢胡按摩治疗,得到好评。80年代,除开展外科慢性病的康复治疗外,1986年增加点穴疗法、整骨、颈椎腰椎间盘突出等技术,年工作量增至11880人次,对老年性肩周炎,采用振、抖、弹、拔、牵、拉、点穴法等综合治疗,缩短疗程,减少了病人痛苦,有效率达98.5%,在全国肩周病学术会议上受到专家好评。

第二节　青岛市医学会骨科学专业分会发展史

在20世纪70年代末,青岛市骨科界就已经开始进行相关的学术活动,当时是以孙进修教授的名义,由青医附院骨科周秉文教授、乐兴祥教授等组织发起,全市各大医院骨科开始每月一次的骨科学术活动。此举对青岛市骨科水平的提高起到了推动作用。在此基础上,1985年成立了青岛市医学会骨科学专业分会,这是一个青岛市骨科学医师自发组成的学术性、公益性社团。第一届骨科学分会由青岛医学院附属医院骨科周秉文教授任主任委员,青岛市立医院骨科孙立高教授、海军401医院骨科万年宇教授担任副主任委员,成员由孙进修(青医附院)、姜成英(青纺医院)、高玉雄(骨伤医院)、夏精武(青医附院)、宋协范(141医院)等组成,并连任两届。

第一届、第二届骨科学会组成:

主 任 委 员:周秉文

副主任委员:孙立高　万年宇

委　　　员:孙进修　姜成英　高玉雄　夏精武　宋协范等

秘　　　书:陈伯华

骨科学会成立以后,为青岛市骨科事业做了大量的工作。首先,骨科学会各主要单位,比如青医附院、市立医院、第二人民医院、青纺医院、海军401医院等医院骨科分别承担相关的学术活动。开始时,每个季度由一家医院骨科为主,进行病理讨论会,并就一个主题进行演讲,对于规范骨科医生的治疗活动起到了重要的作用。1989年4月,成功承办了山东省第三届骨科年会;1991年,参与承办了全国第三届脊柱外科学术会议,并参与主办了1992年全国颈椎病专题研讨会,出版了《颈椎病诊治指南》,至今仍然指导国内脊柱外科医生的颈椎病的诊治,也为青岛市骨科学会的发展起到了重要的作用。

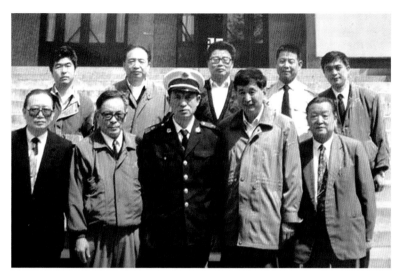

1989年,青岛市医学会骨科分会第二届委员会合影(青岛)

　　1993年,青岛市骨科学会换届改选,青岛大学医学院附属医院骨科主任夏精武教授担任第三届骨科学会主任委员,副主任委员有市立医院孙立高教授、第二人民医院骨科侯希敏教授、骨伤科医院高玉雄教授、海军401医院万年宇教授等。秘书由陈伯华担任。

　　第三届骨科学会组成:

　　名誉主任委员:周秉文

　　主 任 委 员:夏精武

　　副 主 任 委 员:侯希敏　孙立高

　　委　　　员:万年宇　高玉雄　姜成英　宋协范　王树春

　　秘　　　书:陈伯华

　　第三届骨科学会根据青岛市骨科事业的发展,每个月均由各医院承担进行相关的学术活动,主要以病例讨论会、阅片会等为主,丰富了青岛市骨科界的学术氛围,参加的人员越来越多。学会还做了大量的工作,由几个主要医院承担,进行专题讲座与讨论,规范青岛市骨科医生的诊疗活动,对于青岛市的骨科事业的发展作出了重要的贡献。1995年,青岛市骨科学会协办了中华医学会骨科分会主办、青岛医学院附院骨科承办的青岛国际骨科学术交流会,来自英国、德国、日本、澳大利亚及中国香港、台湾和全国著名医学院校的专家参加了会议,对于青岛市骨科学界的剩余的提高起到了重要的作用。

　　1998年,青岛市骨科学会改选,第二人民医院骨科侯希敏教授担任主任委员,陈晓亮教授等为副主任委员。第四届骨科学会在继承以前每月进行学术讲座的基础上,采用青岛市各县市人民医院骨科分别举办学术活动的方法,极大地活跃了青岛市骨科学会的学术活动,吸引了青岛市骨科界的广大医生的参与,提高了青岛市骨科界的学术水平。

　　第四届骨科学会组成:

　　主 任 委 员:侯希敏

　　副主任委员:陈晓亮　万年宇　孙立高　高玉雄

　　委　　　员:姜成英　彭　明　孙德齐等7人

2001 年 7 月,青岛市骨科学会改选,青岛大学医学院附属医院骨科主任陈晓亮教授担任主任委员,邹云雯教授等担任副主任委员。包括青岛市各大医院与各级医院的骨科同仁参加了会议。

第五届骨科学会组成:

顾　　问:胡有谷　周秉文　侯希敏　万年宇　孙立高　夏精武

主任委员:陈晓亮

副主任委员:邹云雯　彭　明　曹　彬　姜成英　宋展昭

委　　员:段以祥　李伟林　滕学仁　王开友　陈德喜　方光荣　惠立升

　　　　　仲崇昆　李德成　刘世华　孙德齐　邢太和　岳晓波　巩志松

　　　　　高树海　左士范　陶风海　郭建新　郭宏堂　郑英刚　王英振(兼秘书)

进入新的世纪,青岛市骨科学会获得了更进一步的发展,学术活动开展得有声有色。青岛大学医学院附属医院骨科每年定期开展学术活动,并为青岛市骨科学会第一任主任委员周秉文教授举办了从医 50 周年暨八十华诞的庆祝仪式。青岛大学医学院附属医院骨科每年的 9、10 月份定期主办各类的全国性骨科学术活动及继续教育项目。邀请国内外知名专家、教授前来青岛进行演讲,对于近来骨科的新发展、新技术、新项目进行学术交流,来自全国范围内的骨科医生和美国、德国、日本、韩国以及东南亚各国的骨科教授与专家前来参会,极大地提高了青岛市骨科学会学术知名度。此段时间内,青岛市骨科学会协助青岛大学医学院附属医院骨科,举办了各类学术活动,如 2005 年青岛国际骨科学术会议、2006 年与美国 Rush 医院合办的青岛国际骨科学术会议等。

2006 年,青岛市骨科学会改选,青岛大学医学院附属医院骨科主任邹云雯教授担任主任委员,姜成英、彭明、曹斌、方光荣、黄勇为副主任委员。

第六届骨科学会组成:

主任委员:邹云雯

副主任委员:姜成英　彭　明　曹　斌　方光荣　黄　勇

委　　员:(略)

秘　　书:王志杰

第六届青岛市骨科学会带领青岛市的骨科界同仁,继续各类学术活动。在此期间,青岛市又成立了创伤外科学会,与创伤外科学会与显微外科学会共同举办了首届青岛市骨科学会年会,并予以保持下去。骨科学会还协助青岛大学医学院附属医院骨科举办了多项全国性的学术活动,包括 2007 年底的全国腰椎退行性疾患论坛、2008 年的青岛脊柱外科学术会议、2009 年度的第二届中华骨科杂志论坛,获得了极大的成功,对于青岛市骨科界的学术地位的提升起到了重要的作用。

2009 年 11 月,青岛市骨科学会换届,青岛大学医学院附属医院脊柱外科主任陈伯华教授担任主任委员,滕学仁、宋展昭、郭建欣、马伟、于腾波、李维林教授为副主任委员。马学晓为秘书。学会成员共 33 人。

第七届青岛市骨科学会组成:

主任委员:陈伯华

副主任委员:滕学仁　宋展昭　郭建欣　马　伟　于腾波　李维林

委　　　员：(略)

秘　　　书：马学晓

在医学会领导的关怀及大力支持下，在青岛市各位骨科同仁的鼎力协助下，骨科学分会连续三年获得先进分会称号。第七届骨科学分会联合青岛市医学会创伤、显微和运动医学三个专业分会多次举行联合会议及年会，邀请大批国内知名专家与会，研讨当前临床上的难点、热点问题，把握骨科学研究领域的动态及发展前沿，相继承办了"山东省微创脊柱外科学术研讨会""2011山东省脊柱外科学术会议""中华医学会第十二届骨科学术会议暨第五届COA国际学术大会"、《中华骨科杂志》脊柱组讲师团青岛站演讲、2011《中华外科杂志》脊柱外科审稿会、第四届方圆工程演讲比赛，举办了国家级继续医学教育学习班——上肢周围神经损伤的基础与临床新进展、2012年山东省骨科沙龙等一系列学术交流会议及继续教育学习班，促进了学会成员与国内、省内著名专家间的学术交流，提升了青岛市骨科整体学术水平的同时，加强了与省内、国内专家间的联系，确立了青岛骨科界在国内、省内的学术地位。学会还创建了骨科学分会青年分会，注重学术人才培养，为青岛市年轻学术人才打造了一个进一步发展的平台。积极配合青岛市医学会的工作，开展科普宣传及义诊活动，为增强青岛市人民健康、提高医疗技术水平服务而尽力。相继承办卫生部"科学健康与运动知识教育"讲座活动，举办中华医学会骨科学分会成立30周年大型义诊、"骨与关节十年"大型义诊等一系列义诊活动。

2012年6月，在青岛市医学会的主持下，进行了第八届骨科学分会的改选工作，青岛大学医学院附属医院脊柱外科主任陈伯华教授连任主任委员，副主任委员分别为李维林、于滕波、张鹏等，委员33人。新一届学会正积极开展工作，团结青岛市的广大骨科同道，为岛城人民的健康福祉而努力。

第八届青岛市骨科学会组成：

主 任 委 员：陈伯华

副主任委员：李维林　陈德喜　郭建欣　于腾波　张　鹏　林　勇　胡　健
　　　　　　汪雪松

委　　　员：(略)

秘　　　书：岳　斌

25年来，分会团结、组织全市广大骨科界同仁精诚敬业，严谨治学，不断锤炼临床诊疗能力，拓展科学研究方向，深化国内外交流合作，开创了骨科专业蓬勃发展、精英辈出的喜人局面，医疗技术水平持续提升，许多成果居省内乃至全国前列。与此同时，分会全体成员牢记社会责任，开展了大量健康宣教、流调及预防工作，为维护岛城人民健康作出了积极贡献。目前，骨科学专业分会医师已近800人。

第三节　青岛市市立医院骨科发展史

发展概述

20世纪50年代末,骨科专业虽已逐步在外科形成,但并无专门的骨科医师。骨科方面的诊治工作,均由外科医师负责。

1962年,医院派陈德顺医师赴山东省省立医院进修骨科专业。1963年4月初,在城阳路5号(原市中医院)开设了市立医院分部。该部设骨科病房,接收骨科病人。当时只有主治医师陈德顺1人专司其职,所以只设有床位3～5张。外科门诊设骨科专业门诊时间。

1972年,派孙立高医师去天津医院进修骨科。此时的骨科有主治医师1人,住院医师3人。

1977年5月,孙立高医师任外科副主任,侧重骨科专业。

80年代初,新病房大楼建设开工,医院将病房移往现办公楼。因环境狭小,致使病床床位压缩。骨科床位虽然减少,但仍有独立专业门诊。医师达8人,其中,副主任医师1人,主治医师1人,住院医师6人。

1985年5月,孙立高任外科副主任,侧重骨科专业。

1986年底,病房大楼建成启用,骨科专业组成立,与神经科共在病房楼七楼十病区,设骨科床位26张。医师有陈德顺、孙立高、于洪文、宋文周、彭明和李维林。孙立高负责骨科工作,宋文周医师常年在骨科门诊工作。

1986～1990年,杨彬、曲永明、杨利民和宋修军先后到骨科工作。1989年,孙立高调往青岛市人民医院任副院长。由于洪文、曲永明二人负责骨科专业组工作。

1992年3月,骨科正式成立,为外科二级科室。于洪文任副主任、主持工作,曲永明任副主任。

1994～1995年,先后有3名医师或毕业的研究生来骨科工作。

1996年,于洪文退休,副主任医师曲永明任副主任主持工作,彭明任副主任。

1997年4月,骨科由十病区搬至病房楼七楼结合部,设有床位60张。该科于是年被评为青岛市创伤与修复重建特色专科。6月,彭明任骨科副主任、主持工作;曲永明调往外科门诊工作。1997年,孙立高由青岛市人民医院调回骨科工作。

1999年1月,骨科成为一级科室,彭明任副主任、主持工作,李维林任副主任。郭传友博士、滕学仁硕士来科工作。

2000年1月,主任医师段以祥来科工作。3月,段以祥任骨科主任,彭明、李维林任副主任。4月,成立了青岛市关节创伤与疾病诊疗中心,设在骨科。

2000年10月,骨科搬至病房楼二楼,由一个病区扩大成两个病区,即骨科一病区和骨科二病区;病床数由60张增至80张。

2001年,骨科与青岛市交运集团下属交通医院建立联合病房。2月,段以祥任主任、副主任有彭明(主持骨外二科工作)、李维林、滕学仁。自1997年至2001年10月,该科陆续调入医师或毕业的研究生共16人。2001年底,该科共有医师19人,其中主任医师3人,副主任医师10人,主治医师以下6人;具有博士学位的1人,硕士学位的10人,市级拔尖人才3人,硕士研究生导师5人,山东省先进科技工作者1人。

2002年,获得山东省关节镜特色专科称号。

2003年1月,东院骨科成立,由滕学仁任骨科副主任,负责东院骨科工作。同年,东院骨科床位由8张扩展到21张,共有医务人员4人,护士长为赵美玲。科室分关节及脊柱两个组,并确立了运动医学的发展方向。

2004年,东院骨科医师扩展到5人。

2005年底,东院骨科医师人数扩展到9人,本部骨科医师扩展到17人,其中主任医师4人,副主任医师6人,主治医师以下16人。

2006年1月,彭明任科副主任,主持工作,李维林任副主任。该科有医师17人,其中主任医师2人,副主任医师6人,主治医师以下9人。骨外一病区护士长为刁晓敏,骨外二病区护士长为刘臻。骨科两个病区内,共设建置床位73张。

2006年7月,东院骨科搬入新大楼,床位扩张到88张,分骨一、骨二两个病区,滕学仁任主任,王亦进任副主任。东院骨科医师12人,其中主任医师2人,副主任医师5人,主治以下5人;骨一科护士长为吴秀嫒,骨二科护士长为赵爱琳。

2007年1月,李维林任该科副主任,主持工作。骨外一病区护士长为宋玉波,骨外二病区护士长为衣国华。是年因病房装修,搬到一分部病床20张。

2007年7月,东院骨科开始组建骨科—运动医学中心,并配备了康复大厅,招收康复人员6人,滕学仁任骨科主任、王亦进、杨利民任副主任,刘静任骨一科护士长,赵蕾任骨二科护士长。

2008年,东院骨科—运动医学中心成立,并在当年承担了奥运会帆船比赛的运动保健任务。本部骨外一病区护士长改由安玉春担任。

2009年3月,李维林升任科主任,郭传友任副主任。该科医师有20人,其中主任医师2人,副主任医师7人,主治医师以下11人。骨外一病区护士长为孟静,骨外二病区护士长为衣国华。11月,10张床搬到胸外科病房。东院骨二科护士长改由苗蕾担任。

2010年,东院骨科完成"骨科—运动医学—康复中心"构建,下设骨一科、骨二科、康复科、康复大厅等单元,东院"骨科—运动医学—康复中心"医生为24人,其中骨科医生17人,康复病房医生7人,康复大厅康复师12人,护理人员共计27人。由滕学仁担任中心主任,杨利民、林勇担任副主任,袁文清担任骨一科护士长,唐坤红担任骨二科护士长,本部骨科下属的骨外二病区护士长为郭熙,后改任王升英为护士长。3月底,骨科由胸外科病房和一分部搬出33张床,回到二楼。

2011年6月,李维林任骨外科主任,郭传友任骨外科副主任。骨科现有医师18人,其中主任医师3人,副主任医师5人,住院医师以下10人。医师中郭传友、肖德常、王葵光拥有博士学位。骨外一科护士长为孟静,骨外二科护士长为王升英。6月,骨外一科将病区床位划出20张,拨给疼痛科供其使用。故此时骨外科一、二病区床位总数实为53张。

2012 年,东院"骨科—运动医学—康复中心"配置进一步完善,下设骨一科、骨二科、骨三科(康复科)、康复大厅四个单元,滕学仁担任中心主任,杨利民、林勇担任副主任,张其亮、赵永生担任中心秘书。骨一科护士长唐坤红,骨二科护士长李云,骨三科护士长薛慧,康复大厅负责人为冯莉。东院"骨科—运动医学—康复中心"医生为 24 人,其中骨科医生 17 人,康复病房医生 7 人,康复大厅康复师 14 人,护理人员共计 28 人。以上肢组、下肢组、脊柱组、康复组 4 个专业为基础,进一步细化各个亚专业学科。上肢组重点发展肩关节、肘关节的治疗,提高肩肘疾患的诊治水平和就诊人数;下肢组在稳定膝关节病源的基础上,以痛风性关节炎关节镜治疗为基础,重点发展足踝外科专业,以期形成足踝外科亚专业,同时开始发展髋关节镜外科,进一步丰富关节镜的诊疗范围,争取形成覆盖所有关节领域的关节镜微创技术中心。

主要医疗技术开展情况

1964 年,开展膝关节滑膜切除术、关节融合术、骨关节结核病灶清除术、腰椎间盘突出症手术、椎管碘油造影等。

1968 年 3 月,为一左前臂远端离断伤病人行断肢再植术。

1974 年,做了第一例人工股骨头置换术。

1980 年 4 月,做了第一例带血管蒂足背皮瓣移植术。

1982 年 4 月,开展股骨一次性延长治疗下肢短缩畸形。

1985 年 5 月,用带血管蒂腓骨移植治疗桡骨肿瘤。

1985 年前,收治的主要病种有全身各部位的骨折、脊柱疾病、关节疾病、血管疾病等,门诊人数占外科门诊总数的 1/3～1/2。

随着床位数的增加,收治的病种也有大幅度的增加。病种主要有各种骨与关节创伤、感染、肿瘤、畸形、退行性病变等。对此,骨科相继开展许多新业务、新技术。

1985 年,开展脊髓椎管内碘油造影。

1986 年,在青岛市率先开展脊髓造影和 CTM,对许多脊柱、椎管内疾病提高了诊断率。

1987 年,开展脊柱侧凸手术矫正术,如 Harrington 棒、Luque 棒固定术,并将其用于治疗脊柱骨折脱位。开展双开窗腰椎间盘摘除术治疗腰椎间盘突出症、人工全髋关节置换术、胫骨斜坡区髓内钉固定治疗胫骨骨折、断指再植、带血管蒂肌骨瓣、游离血管皮瓣和踇甲瓣再造修复组织缺损等,均在青岛市处于领先水平。

1988 年,开展脊柱骨折脱位的 DICK 钉固定术、CD 棒固定术、RF 及 Steeffe 内固定加植骨术、椎体肿瘤瘤体血管栓塞后椎体切除术或异体骨植骨椎体重建术、人工全膝关节置换术、带股骨及胫骨的髋或膝关节假体置换术、双小腿胫骨延长术等。

1989 年,开展胸段脊髓血管畸形的经介入脊髓畸形血管栓塞术、对脊髓型颈椎病经颈椎前路行骨化后纵韧带切除术、后路单开门椎管扩大成形术治疗颈椎管狭窄症。

1991 年,开展颈椎后路单开门手术治疗颈椎病、颈椎管狭窄症;采用颈丛神经、肋间神经与臂丛神经吻合术治疗全臂丛神经损伤;采用椎弓根钉固定术治疗腰椎滑脱症;开展经胸腔胸椎体肿瘤切除植骨术治疗胸椎椎体肿瘤。以上各项骨科业务,均达到当时国内先进水平。

1992 年,开展对肩胛骨软骨肉瘤行人工肩胛骨置换术;开展外伤性拇指再造术、下肢淋巴造影术。腰椎肿瘤切除、人工椎体置换术为青岛市第一例成功的手术病例。该年抢救重危骨科病人 33 例,有 32 例获得成功。

1993 年,完成全髋关节置换 5 例,脊柱畸形手术 1 例,拇指再造 1 例。

1996 年,开展小儿断指再植成功 2 例,踇甲瓣修复手拇指皮肤缺损 1 例,健侧髂内动脉端侧吻合对侧髂外动脉治疗髂总动脉硬化性闭塞症 1 例。

1997 年,开展股骨头无菌性坏死,取髂骨植骨修复股骨头 2 例成功,率先达到国内先进水平。开展股骨头无菌性坏死、DSA 介入治疗、第 Ⅱ 足趾移植、再造食指末节、全臂丛神经损伤、神经移植转位术、颈椎张力式单开门椎管扩大成形术。

1998 年,开展腓浅血管皮瓣游离移植、带锁髓内钉治疗股骨粉碎性骨折、颈椎椎间孔内巨大肿瘤切除术。

1999 年,对腰椎滑脱开展腰椎管减压、滑脱腰椎复位、经椎弓根螺钉内固定术和 Cage 椎间植骨融合术,人工椎体置换术。开展人工全膝关节表面置换术以及髋关节翻修术,应用膝关节镜检查和诊断膝关节疾病,并开展关节镜下半月板损伤的缝合术,关节镜下膝前后交叉韧带修复重建手术。对四肢骨折采用切开复位 AO 内固定系统内固定术。用带锁髓内钉治疗不稳定型股骨、胫骨骨折,开展四肢血管的 DSA 检查及腹主动脉瘤切除、人工血管移植术和动静脉血栓形成的血管搭桥术。

2000 年,开展经关节镜下桡骨小头切除术,关节镜下髋关节、踝关节及肘关节病灶清理术,关节软骨损伤及剥脱的复位内固定术,枕颈部畸形合并颈椎管狭窄症的后路减压侧块 AO 钢板固定、植骨融合术。6 月,引进并应用椎间盘镜手术系统(MED 第二代),采用微创技术治疗腰椎间盘突出症。对肩胛骨及骶骨巨大恶性骨肿瘤采用肿瘤切除保肢手术,开展标准人工全髋关节置换术,对严重的髋臼骨折进行了切开复位重建钢板内固定术,颈椎、胸椎、腰椎骨折开展前路钢板内固定术,股骨粗隆间粉碎骨折行切开复位、DHS 内固定术及颈髓髓内肿瘤切除术等高难度手术。

2001 年,开展经后路交叉单开门自体棘突植骨融合颈椎管扩大成形术治疗颈椎管狭窄症及脊髓栓系综合征的手术治疗。开展人工全髋关节翻修术、膝前后交叉韧带损伤修复重建术、人工肩关节置换术、高位颈椎管内肿瘤切除术、复杂动静脉瘘的手术治疗。在山东省率先开展胸腔镜下胸椎前路手术,治疗胸椎骨折、肿瘤、结核及椎间盘突出症等。另外,还开展髋臼旋转截骨术治疗髋臼发育不良及脊柱结核病灶清除钛钢内固定加植骨术。

2002～2004 年,东院骨科开始开展关节镜下微创膝关节交叉韧带重建术,并先后开展了单束重建、双束重建、同种异体肌腱移植重建等微创关节镜手术,进行了针对运动康复的相关研究,"自体 B-P-B 移植重建前交叉韧带的研究"获得青岛市科技进步奖。"自体骨软骨移植修复膝关节软骨损伤的实验研究"获得青岛市课题资助,"同种异体肌腱移植重建前交叉韧带损伤的实验和临床研究"获得青岛市卫生局课题资助。

2004～2005 年,在应用椎间盘镜治疗一般腰椎间盘突出症的基础上,相继开展应用椎间盘镜,治疗特殊类型的腰椎间盘突出症、颈椎前路减压融合治疗脊髓型颈椎病、颈椎后路神经孔减压治疗神经根型颈椎病。还在胸腔镜辅助下,采用小切口治疗胸、腰椎骨折及"钢板骨水泥"人工椎体重建治疗脊柱转移瘤等手术。开展采用脊柱截骨矫形治疗脊柱侧弯后凸畸形。采用嗅鞘细胞移植治疗截瘫病人。进行微创小切口人工全髋关节置换术及阴茎断裂再植术。

2006年,在青岛地区率先开展了微创脊柱外科技术的经皮椎体成形术,治疗因骨质疏松症所致的压缩性骨折,获得2006年集团新技术、新项目奖。该科被评为青岛市微创脊柱外科特色专科。

2008年,该科担负了对"4·28"胶济线列车颠覆特大事故的抢救工作,参与了对"5·12"四川汶川大地震中出川伤员的救治工作,均圆满完成任务。科室作为奥运会帆船赛的定点保健单位,圆满完成了奥运会帆船比赛的保健任务,并承担了"克利伯"帆船赛、"石化杯"帆船比赛的保健任务。由于科室在运动创伤诊断、治疗、运动保健方面的成绩,科室再次获得了山东省关节镜特色专业称号,并承担了山东省医学会运动医疗分会的筹建工作,滕学仁主任担当了第一届山东省运动医疗分会的主任委员。

2008~2011年,科室进一步扩大运动创伤诊断、治疗、康复方面的影响,先后开展了肩、肘、踝、指间等关节的关节镜手术,并逐步开展了关节镜下痛风性关节炎、臀肌挛缩关节镜治疗等特色技术。

2012年,科室全面发展运动医学、运动康复及脊柱外科,形成了良好的综合发展态势及良好的区域性学术影响。

人才培养情况

1987~1998年7月,先后派医师赴上海、天津等重点医院专业进修4人次。

2001年3~8月,张国庆赴韩国Dankook University Hospital骨科学习。同年1~4月郭传友赴美国洛杉矶大学医学院骨科学习。同年8月,李维林赴澳大利亚布里斯班的Mater Private Hospital骨科进修和学习10个月。

2002年,孟晔、胡光亮赴韩国Dankook University Hospital骨科学习3个月。

2004年,彭明赴香港玛嘉列医院骨科学习3个月。

2005年,滕学仁在丹麦奥胡适大学学习3个月。

2006年11月,张云峰到解放军89医院显微外科进修半年。

2007年4~7月,周伦、彭国栋、张其亮赴德国医院进修学习。10~12月,曹新峰赴德国杜伊斯堡市立医院神经脊柱外科中心进修。

2011年3~6月,戴世友、肖德常赴德国科隆医院进修学习。

2000~2011年,先后有6人攻读博士学位,有3人攻读硕士学位。

至2012年,有硕士研究生导师4人,他们是滕学仁、杨利民、宋修军、郭传友。

科研成果及获奖情况

1. 获奖情况

1989年,"胫骨斜坡穿刺内固定的解剖及临床应用"获青岛市科技进步二等奖;1990年,获山东省卫生厅科技进步三等奖。

1992 年，"自制弹力裤治疗早期先天性髋脱位研究"获美国匹兹堡第八届国际新发明新产品博览会金奖，获山东省科技进步三等奖。

1993 年，"低摩擦力骨穿刺活检针的研制及临床应用研究"获山东省科技进步三等奖。

1994 年，"带血管蒂的腓骨近端代桡骨远端重建腕关节的解剖及临床应用"获青岛市科技进步二等奖。

1994 年，"陈旧性槌状指的腱片移植治疗 16 例报告"获青岛市科技进步二等奖。

1994 年，"牵引治疗强直性脊柱炎驼背畸形"获全军科技成果四等奖。

1996 年，"侧腱束短缩术矫正爪形指畸形的解剖基础与临床应用"获山东省科技进步三等奖。

1996 年，"交叉单开门及植骨颈椎管扩大成形治疗广泛性颈椎管狭窄症的研究"获菏泽地区科技进步一等奖。

1997 年，"指浅屈肌腱分裂带重建 A4 滑车的解剖学基础与临床应用研究"获市科技进步三等奖。

1998 年，"关节镜计算机数字视频技术的研究与临床应用"获山东省科技进步三等奖。

1999 年，"髓核中心摘除后应用 L 形骨刀治疗钙化型腰椎间盘突出症"获全军科技成果四等奖。

2000 年，"胫骨骨折外固定架与内固定疗效比较"获全军科技成果三等奖。

2003 年 9 月，"微创技术-MED 临床应用研究"获青岛大学科学研究优秀成果三等奖。

2003 年 2 月，"胸腔镜技术在胸椎前路手术中的临床应用研究"获青岛市科学技术进步二等奖。

2004 年，"经关节镜自体骨-髌腱-骨移植膝关节后交叉韧带重建后外侧损伤"获青岛市科学技术进步奖二等奖。

2007 年，"MDE-微创手术在脊椎手术中的应用研究"获青岛市科技进步奖二等奖。

2008 年，"腔镜辅助下治疗胸腰椎骨折的手术切口选择及临床应用"获青岛市科技进步二等奖。

2011 年，"手指末节或中节缺损的修饰性再造与修复"获青岛市科技进步二等奖。

2012 年，"同种异体腱移植重建膝关节交叉韧带的动物实验及临床应用研究"获青岛市科技进步二等奖。

2012 年，"关节镜下微创膝关节交叉韧带重建的基础和临床观察"获山东省医学会科技进步三等奖。

2. 课题资助情况

2011 年，"等速训练在前交叉韧带重建术后肌力康复中的应用研究"获得省医药科技计划资助。

2012 年，"残端全保留前交叉韧带重建的基础和临床观察"获得青岛市卫生局资助。

2012 年，"碳酸锂联合 NT3 基因修饰的神经干细胞移植治疗大鼠脊髓损伤的实验研究"获得青岛市卫生局资助。

3. 论文和著作

1986～2012 年,共发表学术论文 245 篇,其中中华级 96 篇、国家级 133 篇、省级 25 篇、国际 1 篇。

主编及参编骨科专著 8 部。

主办学术会议情况

2004 年 6 月,举办山东省首届微创脊柱外科学习班暨学术会议,并成立青岛市微创脊柱外科中心。

2007 年 4 月 28 日,在本部成功举办青岛市骨科、创伤外科及显微外科学分会学术交流会。

2007 年 12 月 1 日,在青岛成功举办山东省第二届微创脊柱外科学术会议暨学习班。

2008 年,举办山东省医学会运动医疗分会成立大会。

2009 年,举办中国运动医疗学术会议。

2010 年,在青岛海尔会议中心成功举办全国医药学术会议。

2010 年,举办全国骨科用药及手术学术研讨会。

2011 年,举办山东省运动医学关节外科与骨科康复学术会议。

2012 年,举办山东省第三次运动医疗学术会议。

2012 年,开展运动医学基础培训课程。

学术任职情况

骨科主任滕学仁,现任山东省关节镜外科特色专科负责人,中华医学会运动医疗分会常务委员、秘书长,中华医学会骨科分会关节镜外科学组委员,山东省医学会运动医疗分会主任委员,山东省医学会骨科分会委员、关节镜外科学组委员、关节外科学组副组长,青岛医学会骨科分会副主任委员,山东省康复医学会理事,卫生部骨科内镜评审专家委员会常务理事,中国名医专家委员会理事、骨科专家委员会主任委员,国家体育总局 2008 年奥运会伤病预防与治疗科技专家组专家,国际 ISAKOS 组织会员,《中国现代手术学杂志》编委、《中国临床医生杂志》编委。

骨外科主任彭明,历任青岛市医学会创伤外科学分会副主任委员、青岛市医学会骨科学分会副主任委员、青岛市显微外科学会副主任委员。

骨外科主任李维林,历任山东省医学会骨科分会骨质疏松学组委员、青岛市医学会骨质疏松专业委员会副主任委员、青岛市医学会骨科分会副主任委员、青岛市医学会创伤外科学分会副主任委员。

骨科副主任杨利民,现任中华医学会运动医疗分会脊柱运动创伤专业学组委员、山东省医学会运动医疗分会委员、山东省医学会骨科分会脊柱外科学组委员、山东省脊柱脊髓损伤专业委员会委员。

骨科副主任林勇,现任山东省医学会骨科分会委员、山东省医学会运动医学分会青年委员会副主任委员、山东省医师协会骨科分会委员、山东省医师学会物理治疗与康复分会委员。

骨外科副主任郭传友,历任青岛市骨科学会委员、青岛市创伤学会副主任委员。

骨外科王亦进,现任青岛市骨科学会委员、青岛市创伤学会委员。

骨外科主任医师宋修军,历任中国修复重建外科学会委员、山东省手外科学会副主任委员、青岛市显微外科学会副主任委员、中国创伤康复专业委员会委员、中国医药教育协会专家委员会副主任委员。

骨外科张其亮,现任中华医学会运动医疗分会青年委员会委员,山东省医学会运动医疗分会秘书。

骨外科赵永生,现任山东省医学会骨科学分会青年委员会委员,山东省康复医学会脊柱脊髓损伤专业委员会委员,山东省医学会运动医疗分会青年委员会秘书。

学科带头人

滕学仁

滕学仁,1962 年出生。主任医师,硕士研究生导师,青岛市专业技术拔尖人才,青岛市优秀临床医学专家。全国骨科学会关节镜组委员、山东省骨科学会关节外科组副组长、中国手术学杂志和中华中西医杂志编委、青岛市骨科学会委员、青岛市高级专家协会会员。青岛市关节创伤与疾病诊疗中心学科带头人,山东省关节镜外科特色专业负责人。

师从中国著名关节镜外科创始人孙材江教授,重点从事关节外科与运动医学及康复工作,曾在丹麦、中国香港、韩国、美国、意大利等国家和地区参加学习和短期培训。"计算机多媒体技术在医学内窥镜彩色电视图像处理中的应用"获山东省科技成果三等奖,"儿童关节镜检查"、"关节微创技术的临床基础和应用研究"分获湖南省科技成果三等和二等奖。主编《关节镜学》1 部,合编《膝关节镜外科》等 2 部著作,发表论文 30 余篇。

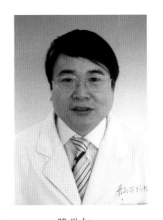

滕学仁

第三节　青岛市中心医院骨科发展史

青岛市中心医院(原名青岛市纺织医院)骨科成立于 20 世纪 60 年代。当时骨科为医院大外科的一个小组,有骨科医生 2 名,由当时的大外科主任吴觉民博士负责,并参加天津骨科医院方先知骨科学习班,能进行一般的骨科手术,特别是脊柱结核手术、骨折手术、骨折手法整复、小夹板和石膏固定等。20 世纪 70 年代骨科医师增加到 3 人,仍为骨科小组。80 年代分出骨科,共有 20 张床,骨科医生增加到 5 人,与泌尿外科共用一个病区,主任为泌尿外科董绍莘,能进行一些常见病和多发病的诊断和治疗,四肢骨折手术量较前增加,开展了急慢性骨髓炎手术,三刀钉固定治疗股骨颈骨折,人工股骨头置换术,胸腰椎间盘摘除术。派出姜成瑛医生去青岛解放军 401 医院进修显微外科，开展了断腕、断足、断指再植等手术。1985 年，青岛市纺织医院并称青岛医学院第二附属医院。

1997 年，骨科独立，床位扩为 27 张，骨科医生增至 9 人。姜成瑛任骨科主任、副主任医师。科室有副主任医生 3 人，主治医师 2 人，住院医师 4 人。姜成瑛、修树毅医生先后赴 301 医院进修学习，乔光曦医生赴北京积水潭医院进修学习。骨科已能进行腰椎间盘髓核摘除术，多节段腰椎骨折 Harrington 棒、Dick 氏钉内固定术，全髋关节置换术及各种复杂骨折内固定等手术。20 世纪 90 年代初在全市首次成功完成记忆合金颈人工椎体置换术。

2004 年，姜成瑛任骨科主任，马伟任副主任兼任外科教研室主任。

2007 年 10 月，马伟赴德国波恩研修学习。

2008 年，骨科扩床为 46 张。

2009 年，马伟任骨科主任兼任外科教研室主任，孙涛任骨科副主任。

2011 年 4 月，成立脊柱外科，聘任汪学松任脊柱外科副主任。

2012 年 9 月，青岛市中心医院新病房大楼启用，骨科扩床为 50 张。

2013 年 1 月 16 日，青岛市中心医院通过三甲复审现场评审。

青岛市中心医院骨科目前已发展成为山东省骨科学会委员，青岛市骨科学会副主任委员，山东省老龄委骨质疏松学会委员，山东省医师协会腔镜医师分会关节镜学组委员，青岛市创伤外科、显微外科、运动医学外科副主任委员单位；拥有骨科、脊柱外科专业科室，其诊疗技术已达到省内和国内先进水平。

骨科各专业开展的新技术、新项目有：

（1）关节外科开展复杂畸形的人工全膝关节置换、小切口全髋关节置换术、关节镜下重建前交叉韧带等技术。

（2）脊柱外科开展颈胸椎、腰椎前后路手术技术，颈椎间盘置换技术等处于国内领先水平。

（3）创伤科开展了骨盆骨折外固定架固定、骨盆骨折微创后路内固定等手术。

第四节　青岛市第八人民医院骨科发展史

1990 年 7 月，在原外二科的基础上正式成立了骨科。秦寿基任主任，刘世华任副主任。设病床 44 张。医生 9 人，护士 13 人。骨科成立以前，因技术、设施等原因，只能做四肢骨折钢板内固定术等简单手术。

1991 年，开展人工全髋关节置换术、股骨颈骨折经皮骨圆针内固定、肌腱移植、小腿延长、骨盆延长术。

1993 年，开展脊柱结核病灶清除术、股骨颈骨折缝匠肌带骨块植骨内固定、桡神经断蒂缺损、桡神经皮支移植术、膝关节复杂性骨折并交叉韧带断裂重建术、半月板切除术、腰椎间盘突出髓核摘除术。

1994 年,刘世华任骨科主任。开展闭合穿针治疗肱骨外踝骨折内固定术、复杂性骨盆骨折并骶髂关节分离骨牵引复位术、髋关节结核病灶清除骨融合术、股骨头Ⅱ期坏死钻孔减压术、断指再植术(不全状)。

1995 年,开展了断指、断臂再植术,填补了医院的空白。

1996 年,引进床边 30mA X 线拍片机;开展脊髓星状细胞瘤切除术、颈椎后路减压术、膝骨性关节炎并滑膜肿瘤切除术、肘内翻矫形术、骨肿瘤切除术、髋臼再造术、髌骨骨折张力带内固定术、腰椎滑脱前路椎体间植骨内固定术。

1997 年,开展喙突移植治疗肩锁关节脱位、钩状钢板治疗尺骨鹰嘴骨折、单臂外固定支架治疗下肢骨折、颈椎间盘突出髓核摘除内固定术、胸腰椎爆裂性骨折椎弓根内固定术、腰椎间盘髓核切吸术。

1998 年,引进手提式床边 10mA C 臂透视机,开展腰椎滑脱 Dick 钉复位内固定术、椎管肿瘤切除术。

1999 年 6 月,引进中型 C 臂放射机,开展脊柱侧弯矫形术。

2000 年,开展下肢骨折交锁髓内针内固定术、股骨颈骨折闭合复位空心加压螺丝钉内固定术。

2001 年,开展髋臼骨折切开复位内固定术。

2002 年,开展锁骨钩状钢板治疗肩锁关节脱位和锁骨外 1/3 骨折(王金台、杨波)。

2003 年,刘世华任主任,王金台任副主任。

2003 年,开展 Y 形钢板治疗肱骨髁部骨折、解剖型钢板治疗干骺端骨折(王金台、薛乔升等)。

2004 年,开展重建髓内钉治疗同侧股骨干骨折合并股骨颈骨折(罗元章、王金台等)。

2005 年,开展耻骨联合分离切开复位内固定术(刘世华、王金台等)。

2006 年,刘世华任骨一科主任,王金台任副主任,李德成任骨二科负责人。

2006 年,开展肩胛骨骨折切开复位内固定术(李德成等)、腓浅神经皮瓣治疗胫前软组织缺损(薛乔升、王金台等)。

2007 年,开展 p-FN 治疗粗隆间骨折(王金台、孙磊、俞东升等)。

2008 年,开展全膝人工关节置换术(刘世华、王金台等)、粗隆间骨折人工髋关节置换术(李德成、杨君德等)。

2009 年,开展大转子截骨治疗复杂髋臼骨折(孙磊、王金台等)。

2009 年,骨一、骨二科合并,王金台任骨科副主任主持工作。

2010 年,开展锁定钢板治疗粗隆间骨折、干骺端骨折、老年骨质疏松骨折(王金台、俞东升、孙磊等)。

2011 年,开展激光治疗椎间盘减压术(王金台、刘世华等)。

2012 年,开展椎板修复体在脊柱成形术中的应用(王金台、李德成)。

骨科现有床位 56 张,人员 32 名,护士长侯翠萍,副护士长张珊娜。主任医师 2 人,副主任医师 4 名,主治医师 4 名,医师 4 名;博士 2 人,硕士 4 人。

第五节　青岛骨伤科医院骨科发展史

骨科专业发展简述

骨科专业是青岛市骨科重点学科,是青岛地区骨科床位最多的专科医院,设脊柱、关节、创伤、手足、骨肿瘤、中医正骨、康复等专业。医院骨科成立于1959年。1960年3月由创建人孙致中成立接骨科,设骨外科病房,有栾作风和孙济民两位医生,设床位10张。1975年,被山东省卫生厅列入治疗骨折(中西医结合)重点单位。1976年,医院中西医结合治疗骨折列入省、市中西医结合工作发展规划。1978年,骨科研制的空心纸壳外固定非手术治疗骨折成果,荣获山东省科技进步二等奖。1985年3月,栾作风任骨科主任,骨科病房设立两个病区,9月青岛市台东区骨科医院挂牌成立。青医附院周秉文教授受聘来本院工作,成为我院的全日制骨科顾问,全面指导骨科临床、科研、教学工作,大大提高了骨科专业水平。医院开展脊柱、关节等高难度的手术,为骨科专业人员培养、技术发展、科教能力,打下了良好的基础,是我院骨科发展的里程碑。1991年医院更名为青岛市骨伤科医院,1992年为山东省中医药大学临床教学基地。骨科设三个病区及门诊科室。骨一科骨病专业,高玉雄任主任;骨二科显微外科,仲崇昆任主任;骨三科脊柱专业,黄勇任主任;逄玉良任骨科门诊主任。次年,骨三科增设关节镜病房,由滕学仁负责。1996年"中西医结合创伤骨科"和"膝关节镜外科"两个特色专科被列入青岛市卫生系统特色专业。

2000年12月,医院新病房大楼落成,设骨科病床220张。同时聘请尚天裕、董福慧、关骅、王满宜等教授为医院顾问,邀请现中华骨科主委王岩教授来医院授课并指导工作。2002年,医院人工关节置换专业被青岛市卫生局批准为青岛市卫生系统特色专业,同年"青岛市人工关节置换中心"在医院挂牌并聘请上海九院戴克戎院士为名誉院长及骨科顾问。2004年4月,成立骨科实验室,配套医院的医教研工作。2008年黄勇主任组织申报青岛市重点学科,经专家评审,确定骨伤科医院骨科为青岛市重点学科。

目前,骨科床位扩大至400张,专业细化,持续发展,设立脊柱、关节、创伤和中医骨伤四大专业中心及手、足外科。下设2个脊柱外科(张强、张丙磊主任),2个关节外科(张鹏、张亦军主任),4个创伤外科(耿立杰、逄成、胡义明、吕夫新主任),手足外科(吴玉仙、朱朝晖主任)以及中西医结合骨伤专业的康复科(于少平主任),正骨科(连军主任),骨伤研究所等11个专业科室。

2010年1月,根据医院发展状况,山东省卫生厅(鲁卫医字〔2010〕8号)下发《关于同意青岛市骨伤科医院纳入三级专科医院管理的批复》文件,纳入青岛市骨伤科医院纳入三级专科医院管理。医院成立"骨科疾病专家会诊中心",加强与国内外专家疑难病例的会诊功能。2011年骨科再次顺利通过青岛市重点学科复审。

业务进展

骨科成立到20世纪70年代,骨外科主要采取中医中药疗法、开展手法复位外固定和手术内固定等中西医结合治疗骨折的方法。1973年开始,骨科派出多名医师赴天津医院、河南洛阳正骨医院、文登正骨医院等医院进修,使医院骨科专业得到了很大的发展。开展了四肢骨折切开复位内固定术、婴儿瘫后遗症矫正术、股骨颈骨折三翼钉内固定术、脊柱骨折椎板减压内固定术、手外伤功能重建术、小儿先天性髋脱位矫正术。1975年骨科被山东省卫生厅列入治疗骨折(中西医结合)重点单位。骨科研制的空心纸壳外固定非手术治疗骨折成果,1978年荣获山东省科技进步二等奖。

80年代,开展了人工股骨头置换术、全髋关节置换术、带旋髂深血管髂骨植骨治疗股骨颈骨折以及骨肿瘤切除术、骨髓炎及骨结核的病灶清除、椎间盘突出症髓核摘除、显微外科等手术。1986年周秉文教授受聘本院,相继开展Harrington棒、Luque棒矫正脊柱侧凸术,腰椎椎弓崩裂横突间植骨融合术。股骨干病理性骨折游离旋髂深血管蒂髂骨植骨术,股骨远端软骨肉瘤术后复发的病人施行人工全膝关节置换术,双侧股骨头缺血性坏死行人工髋关节置换术。开展了断肢再植术、椎管探查等手术,达到三级医院的治疗水平。

90年代,在周秉文教授指导下,先后分出脊柱、创伤、显微外科专业。"中西医结合创伤骨科"被批准为青岛市特色专业,主要开展钢针撬拨复位治疗四肢骨折、张力带固定治疗肩锁关节脱位,锁骨外1/3骨折闭合复位穿针内固定。1991年医院购置西德洛赛克膝关节镜、设关节镜病房,开展膝关节表面置换和膝关节镜的治疗,"膝关节镜外科"被列入青岛市特色专业。随着各专业的不断发展相继开展了先天性髋脱位髋关节周围截骨术、人工肌腱的临床应用,嵌入式植骨治疗骨折不愈合,皮瓣、肌皮瓣修复伤口不愈合及骨外露,带肌-血管蒂腓骨内移治疗胫骨不愈合,复杂骨盆、髋臼骨折切开复位钢板内固定,股骨粗隆下粉碎骨折"DCS"内固定术等。开展全髋人工关节翻修术、严重骨关节炎全膝关节表面置换术、AS全髋置换、USS脊柱固定系统、CCD脊柱后路内固定系统。

2000年后,骨科更加关注复杂创伤性修复,各种复杂性骨折、骨缺损、骨不连等,采用各种皮瓣、复合组织瓣游离移植、带蒂移植进行组织缺损的修复重建、断肢再植、股骨头缺血坏死保髋治疗。开展了复杂膝关节损伤修复重建及较严重膝关节粘连松解手术。开展了山东省首例镜下前交叉韧带重建术并获得成功。

2001年,开展颈椎陈旧骨折切开复位前路减压Orion钢板内固定术、股骨髁上骨折闭合复位DCS钉内固定术、股骨远端骨折畸形愈合并创伤性关节炎定制人工全膝关节置换术。髋关节陈旧性脱位髋臼缺损髋臼重建人工全髋关节置换术,腓肠浅动脉逆行转移皮瓣,髂骨骨肿瘤肿瘤切除异体髋臼重建术,股骨髁支持钢板治疗股骨远端不愈合,重建髓内钉、γ钉内固定治疗股骨粗隆下骨折及骨折不愈合,腰椎滑脱后路切开复位RF内固定Cage植骨融合术。同时胸腰椎爆裂骨折USS、AT、RF内固定也得到广泛的应用。实施了第一掌骨重建术,先天性髋关节发育不良伴陈旧股骨颈骨折的全髋关节置换术、复杂性骨盆骨折脱位一期髋臼前后柱及耻骨联合复位内固定术、一期双膝关节表面置换术、股骨粗隆间骨折DHS+大粗隆保护钢板,各种自锁、带锁髓内钉内固定,跟骨粉碎骨折重建钢板内固定,肱骨近端粉碎性骨折内固定等手术。

2002年,骨科人工关节置换专业,被青岛市卫生局批准为青岛市特色专业。特别是髋关节、膝关节关节炎的治疗、人工关节置换、关节内外损伤和疾病的关节镜技术得到进一步应用和发展。青岛市卫生局批准,成立了青岛市人工关节置换中心。

2005 年,开展胸椎压缩性骨折椎体畸形截骨矫形术、Hangman 骨折后路椎弓根螺钉固定术、颈后路侧块椎弓根内固定术、胸腰椎后路楔形截骨矫形椎弓根钉内固定术,经皮空心钉治疗骨盆后环骨折脱位。

2006 年,骨科专业共完成各类手术 3000 余台,对各种髋膝关节以及肩肘等关节置换等方面积累大量经验。由张鹏主任完成的计算机数字化模板术前设计系统使医院的人工关节置换手术更加规范和标准。开展了经椎间孔腰椎融合术、股骨头髓心减压加异体腓骨移植术治疗股骨头坏死,应用椎间盘镜行极外侧型腰椎间盘突出症髓核摘除术、应用关节镜下微骨折技术治疗股骨外髁负重面软骨骨折,桡骨小头置换术。开展了重建钉治疗同侧股骨颈合并股骨干骨折,自行设计经皮椎弓根螺钉器械治疗胸腰骨折取得了良好效果。

近年来,医院对骨科专业进行细化,在原有骨科专业布局基础上,构建起了脊柱、关节、创伤和中医骨伤四大专科中心及手足外科。

1. 脊柱微创治疗中心

开展脊柱疾病前后手术,如高位颈椎骨折脱位,颈椎腰椎间盘突出和椎管狭窄,退变性脊柱侧凸,退变性失稳滑脱症等,经皮穿刺球囊扩张锥体后凸成形术(PKP)治疗老年骨质疏松性压缩骨折,后路椎间盘镜下髓核摘除椎间 B-Twin 植骨融合术治疗腰椎退变性疾病,后路微创经皮椎弓根钉内固定术治疗胸腰椎骨折等。开展了椎间孔镜治疗椎间盘突出症。

2. 人工关节置换中心

形成关节置换的术前设计、术中实施、术后康复一条龙专业化医疗运作方式。在省内率先开展了人工全髋关节表面置换术等多项技术,目前通过关节置换治疗髋膝关节骨性关节等疾病居省内先进水平。关节置换中心成立以来,已完成人工关节置换 3000 余例。开展关节镜下关节清理、交叉韧带重建等各类关节镜下手术以及人工肩关节、踝关节、肘关节等置换,在关节病的诊治及运动创伤方面积累了大量经验,完成膝关节镜下手术 3000 余例。

3. 创伤骨科中心

整合国内外新技术相继开展:①复杂骨盆、髋臼新鲜及陈旧骨折手术治疗,获得 2 项国家专利,完成陈旧骨盆骨折截骨矫形术及陈旧髋臼骨折髋臼再造术,有限切开及微创治疗骨盆骨折。②复杂四肢、关节及周围多发性、粉碎性骨折手术。③闭合复位或有限切开治疗四肢骨折的微创手术,率先在全省开展了成人股骨头坏死微创保髋治疗,为患者最大限度地保留髋关节。在治疗骨不连、促进骨愈合领域开展深入研究,曾获得省、市级科技进步奖等奖项。老年粗隆间骨折推广应用 PFNA 治疗。应用"三柱理论"认识和处理复杂膝关节及腕部骨折,进一步提高临床治疗效果;开展肱骨干骨折经皮接骨板内固定等微创技术。

4. 中医骨伤中心

中西医结合治疗骨折是我院传统的特色专业,骨伤科医院是青岛市唯一保留中医正骨传统技术比较全面的医院。经过多年的工作实践和技术创新,完成四肢骨折手法复位与空心纸板外固定、无痛下正骨、闭合穿针内固定等治疗技术。结合医院自行研制的骨伤消炎镇痛膏,使病人患肢肿痛早日减轻。

5. 手、足外科

开展各种软组织修复术式达 40 余种。开展臂丛神经损伤神经移位和肌肉重建治疗,断指再植和手指再造,皮肤及组织缺损的显微外科组织修复治疗,手部先天畸形的矫形与功能重建及骨折的治疗。开展原发性骨肿瘤与骨转移瘤个体化综合保肢治疗,先天性髋关节脱位、先天性马蹄内翻足等先天性骨科疾患治疗。开展踇外翻、扁平足、下肢畸形等足踝部疾病的治疗。

科研成果

1959~1999 年,完成科研课题 16 项,获奖 9 项,其中山东省科技进步奖 3 项、青岛市科技进步奖 6 项。在专业学术杂志上发表论文 96 篇,获得实用新型专利 2 项,出版专著 2 部,参编著作 9 部。

2000~2012 年,完成科研课题数 20 项,先后有 17 项获得全国医药卫生优秀成果奖、山东省或青岛市科技进步奖。发表国家级学术论文 175 篇,申报省级科技、市级科技计划项目 93 项,获得实用新型专利 8 项,国家发明专利 1 项,出版专著 3 部,参编著作 16 部。

1. 近几年医院骨科的获奖情况

1998 年,"空心纸壳固定治疗骨折"获山东省卫生厅科技成果二等奖。

1998 年,"多媒体技术在医学内窥镜彩色电视图像处理中的应用"获青岛市科技进步三等奖。

1998 年,"叉状针经皮橇拨钢针内固定治疗不稳定性后踝骨折的临床研究与应用"获青岛市科技进步三等奖。

1998 年,"骨干斜形骨环卡固定的设计与力学研究"获青岛市科技进步三等奖。

1998 年,"髋臼骨折复位固定导向器及 X 线投照床的研制及应用"获青岛市科技进步三等奖。

1998 年,"嵌入植骨并带肌——血管蒂腓骨内移治疗骨不愈合"获青岛市科技进步三等奖。

1998 年,"牵引下针刺冷冻治疗椎动脉型颈椎病 228 例"获全国医药卫生优秀成果二等奖。

1998 年,"经甲下克氏针压迫复位技术治疗 Mallet 骨折"获青岛市科技进步三等奖。

1998 年,"牵引复位器和载距突同外侧壁关系的研究及其在跟骨骨折术中的应用"获青岛市科技进步三等奖。

1998 年,"应用医院影像网络系统人工髋关节置换的数字化术前设计"获青岛市科学技术三等奖。

1998 年,"甲壳质深度产品促进骨折愈合的实验研究"获青岛市科学进步三等奖。

1998 年,"内稳定支撑术治疗成人股骨头坏死的临床研究和有限元分析"获山东省医学科技进步三等奖。

1998 年,"胸腰椎骨折伤椎椎弓根内固定的生物力学研究及临床应用"获山东省科学技术三等奖。

1998 年,"微创经皮椎弓根螺钉结合伤椎固定治疗胸腰椎骨折"获青岛市科技发明二等奖。

1998 年,"青岛市类风湿性关节炎、强直性脊柱炎的临床流行病学研究"获青岛市科技进步二等奖。

2.2011～2012 年的骨科主要专业论文

2011 年,在《中华创伤骨科杂志》发表论著《自制器械辅助经皮伤椎固定与传统开放手术治疗胸腰椎骨折的疗效比较》。

2011 年,在《中国脊柱脊髓杂志》发表论著《腰 5 椎弓分型及螺钉固定的相关解剖学测量》。

2011 年,在《中华创伤杂志》发表论著《锁定钢板治疗肱骨近端粉碎性骨折 26 例》。

2011 年,在《中国脊柱杂志》发表论著《短节段加伤椎固定结合硫酸钙填充治疗胸腰椎爆裂骨折》。

2011 年,在《中华创伤骨科杂志》发表论著《小切口与常规切口端端吻合治疗新鲜跟腱断裂的疗效比较》。

2011 年,在《中国矫形外科》发表论著《桡骨远端骨折畸形愈合截骨矫形治疗的近期随访》。

2011 年,在《中国矫形外科》发表论著《老年股骨粗隆间骨折股骨近端双拉力螺钉髓内钉的内固定治疗》。

2011 年,在《中华创伤杂志》发表论著《伤椎固定结合硫酸钙椎体成形与单纯伤椎固定治疗胸腰椎爆裂骨折的对比研究》。

2011 年,在《中华创伤骨科杂志》发表论著《全髋关节置换术后股骨假体周围骨折的治疗》。

2012 年,在《中华创伤骨科杂志》发表论著《自制双孔导向器在股骨近端防旋髓内钉治疗股骨转子间骨折术中的应用》。

2012 年,在《中华关节外科杂志》发表论著《全膝关节置换术后应用连续股神经阻滞镇痛和静脉自控镇痛的效果比较》。

2012 年,在《国际骨科学杂志》发表论著《经皮微创钢板治疗肱骨干骨折临床效果观察》。

2012 年,在《实用手外科杂志》发表论著《1,2 伸肌室间支持带上动脉为蒂骨瓣移植治疗舟骨骨折不愈合》。

2012 年,在《中国矫形外科》发表论著《股骨远端骨折的治疗进展》。

2012 年,在《中国矫形外科杂志》发表论著《大鼠骨髓间充质干细胞复合 n-HA/PLA 支架异位成骨的实验研究》。

2012 年,在《中国矫形外科杂志》发表论著《防旋型股骨近端髓内钉治疗老年股骨粗隆间骨折》。

学术交流

1. 国外学术交流

2001 年 6 月,德国医生协会中医养生康复考察团对康复中心进行参观考察。

2003 年 4 月,万连平主任赴西班牙瓦伦西亚大学医学院附属医院(LAFE)做访问学者。

2003 年 4 月,邀请德国 Endo-Clinic 医院 Gehrke 博士来院进行学术访问。

2004 年 4 月,举办中法人工关节技术交流会。

2004 年 7 月,黄勇主任参加了中德第五届骨科学术交流活动,赴德国进行交流学习。

2005 年 3 月,张鹏主任赴德国的 Diakonie 医院和 Endo-Klinik 医院进修学习。

2005 年 7 月,澳大利亚的关节外科专家 Dr. Chung 来院学术交流。

2005 年 11 月,邀请瑞典著名骨科专家 Lennart Hovelius 教授来院进行学术讲座。

2006 年 11 月,德国汉堡大学骨科教授 Christoph Eingartner 来院进行学术交流。

2007 年 4 月,关节专家 Dr. Kung 和台湾陈鉴江教授来院关节外科进行学术交流。

2007 年 7 月,法国骨科专家 Dr. Briard 来院进行学术交流。

2008 年 4 月,法国脊柱外科专家 Thierry Vila 教授应邀来院进行学术交流。

2009 年 7 月,澳大利亚 Wei Kong Chung 教授进行一年一度的学术交流。

2011 年 4 月,德国著名关节外科专家 Sueck 教授来院进行学术访问。

2011 年 6 月,澳大利亚墨尔本大学教授 Andrew Bucknill 进行学术交流。

2. 港台地区交流

2007 年 4 月,台湾著名关节外科专家陈鉴江教授来院进行学术交流。

2007 年 9 月,台湾慈济医院骨科于载九教授来院进行友好访问和学术交流。

2010 年 10 月,香港大学玛丽医院外科学教授曲广运来院关节置换中心进行学术交流。

3. 内地交流及学术会议

2001 年 11 月,举办青岛市 2001 年人工关节置换技术培训班。

2003 年 4 月,举办中德人工关节置换技术研讨会。

2005 年 8 月,承办《中华创伤骨科杂志》编辑部、山东省骨科学分会主办的"2005 年骨折微创治疗与生物技术学习班"。

2006 年 4 月,承办全国骨伤科医院学术委员会第 12 次全国性的学术会议。

2006 年 6 月,与山东大学齐鲁医院共同承办第八届全国骨肿瘤学术会。

2008 年 4 月,举办"2008 青岛骨科新技术研讨会暨青岛骨科学术活动"。

2008 年 12 月,举办国家级继续教育项目——全国创伤骨科及股骨头坏死新进展学习班。

2009 年 5 月,与《中华创伤骨科杂志》联合主办"2009 青岛骨科学术论坛"。

2009 年 8 月,举办山东省全膝关节置换专题研讨会。

2011 年 6 月,举办全国医院 S-ROM 高组配式髋关节系统学术研讨会。

学科带头人

黄 勇

黄勇,1956年出生,主任医师、医学硕士,青岛市骨伤科医院脊柱微创中心主任,山东省中医药大学兼职教授、硕士研究生导师。为青岛市著名好医生、青岛市市北区专业技术拔尖人才。兼任山东省老年脊柱关节疾病专业委员会委员、青岛市骨科学专科分会副主任委员、《中华创伤骨科杂志》编委。主要专长为脊柱外科、关节外科。多项学术课题获省市奖项,发表30多篇论著,主编、参编专业论著3部。

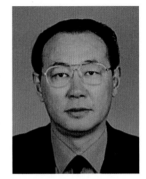

黄 勇

万连平

万连平,1963年出生,副主任医师,人工关节置换中心主任。兼任《中华关节外科》杂志编委、华裔骨科协会关节外科专业委员会理事、山东省医学会关节组、运动医学专业委员会委员、青岛市医学会关节及运动医学委员会副主任委员。为山东省"两好一满意"标兵,记三等功一次。主要擅长各种复杂初次人工髋膝关节置换手术及翻修手术。多项课题获青岛市科技进步奖。国内核心期刊发表多篇论著,参编《临床骨科内固定学》等著作。

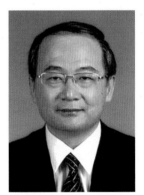

万连平

吕夫新

吕夫新,1968年出生,主任医师,青岛市骨伤科医院创伤骨科中心主任。兼任青岛医学会创伤骨科学会副主任委员。为青岛市职工创新能手。主要专长为复杂骨盆新鲜及陈旧骨折截骨矫形治疗、髋臼骨折的前后路联合手术治疗、脊柱及四肢创伤的治疗。多项课题获省市奖项及国家专利,在国家级期刊发表论文16篇,参编骨科专著2部。

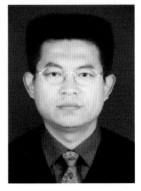

吕夫新

第三章
淄博市骨科发展史

1987年,淄博市医学会骨科专业委员会成立,淄博市中心医院赵景浩任第一届主任委员。

1995年,淄博市医学会骨科专业委员会换届,解放军第148医院韩立荣任第二届主任委员。

2004年,淄博市医学会骨科专业委员会换届,淄博市中心医院李庆涛任第三届主任委员。

第一节 淄博市中心医院骨科发展史

发展简况

1975年,主治医师林圣洲负责组建骨外专业,专业组隶属外科系统。病房设在旧病房楼二楼,骨外专业组共有病床6张,医生2人,参与大外科值班。当时骨外专业组无任何诊疗设备。

20世纪70年代初期,骨科开展四肢骨折内固定、棘突钢板技术治疗脊柱骨折、骨结核、骨髓炎病灶清除术等,开展关节损伤肌腱修复术、中西医结合治疗骨折复位外固定术。

1975年,开展三翼钉内固定技术治疗股骨颈骨折。

1976年12月16日,冯宝龄赴河北省唐山地震灾区第一线抗震救灾,获淄博市人民政府表彰。

1977~1978年,由林圣洲主持的"自制钩形钢板治疗移位型尺骨鹰嘴骨折""有机玻璃人工胸壁及胸壁固定牵引架治疗胸壁软化"两个项目,达国内先进水平,分获市科技成果一、二等奖。

1979年,率先在全市开展全髋人工陶瓷关节置换术,效果良好。同年6月,开展股薄肌移植术治疗婴儿瘫后遗症,临床效果满意。

1980年,骨外专业组病房迁至外科病房楼一楼,床位扩增至30张,医师4名,护师2名,护士4名,医生随大外科轮转。同年,赵景浩主持的"人工陶瓷全髋关节置换"项目,获市科技进步二等奖。

1980年,应用王氏脊柱支撑器治疗胸腰椎骨折脱位并外伤性截瘫。

1981年,与放射科合作开展骨囊肿直接注入药物疗法,疗效显著,有些病例已达到痊愈。同年,开展大网膜游离移植术治疗外伤性截瘫、骨肿瘤保肢术、异体韧带修复膝关节交叉韧带及膝关节侧副韧带。

1982年,开展胸壁恶性肿瘤广泛切除术、植入有机玻璃、纠正胸壁缺损等技术获得成功。

1983年,率先在全市开展同种异体半关节置换术。同年,开展颈椎前路手术治疗脊髓型颈椎病、小腿断肢再植获得成功。

1984年,开展Harrington棒治疗先天性脊柱侧弯症。

1985年,开展前臂断肢再植技术获得成功。同年,赵景浩主持的科研项目"自调式颌枕牵引器"获省科技进步三等奖。

1986年,建立骨科病区放射室,配放射医师1名。日本岛津小型C臂机1台,用于病房手术室。为方便住院患者床边照相,增加国产F30毫安X线机1台。

1987年,全市首例第二足趾游离移植跨趾再造术获得成功,填补淄博市该项手术的空白。同年,赵景浩主持的"多功能骨科牵引床"项目,获市科技进步一等奖。

1988年,可调式颈椎牵引器研制成功,用于治疗颈椎病,效果满意,为颈椎病患者开拓新的治疗方法。

1989年,在全市率先开展小切口治疗腰椎间盘突出症,临床疗效满意。

1990年,骨科专业组床位增至36张,分为两个医疗小组,有医师6人,护士10人,医生逐渐固定,仍与胸外科在同一病区。

1992年10月,在全省率先开展椎弓根螺钉固定技术治疗胸腰椎骨折及腰椎滑脱。

1993年,在医院创建三级甲等医院中,骨外科专业技术水平整体提高,全部手术项目达到三级甲等医院标准和要求。

1994年,骨外专业组搬迁至外科病房楼二楼,病床增至45张,有医师8人,护士13人。

1995年,骨外科正式独立建科,时称外二科,隶属于大外科,实行独立核算。李庆涛任骨科主任,科室有医师9人,其中副主任医师1人,主治医师4人,医师4人。护理人员15人,其中主管护师2人,护师5人,护士8人。

1996年3月,为患骨髓巨大肿瘤病人实施肿瘤摘除术,该病例在全市乃至全省尚属罕见。

1997年,以骨科为试点全面开展系统化整体护理,实行责任竞争上岗,对病人实行全方位服务。

1998年,在全省率先开展经皮切吸注射胶原酶治疗腰椎间盘突出症。同年8月,为股骨颈骨折的胜利油田百岁老人周金玉实施手术治疗获得成功。同年10月,开展骨盆肿瘤半骨盆切除术、半骨盆重建术。

1999 年,外二科迁入新建病房楼十楼,更名为骨外科,分东西两个病区,床位 66 张,病房西区设放射室。有医师 15 人,其中主任医师 1 人,副主任医师 4 人,主治医师 3 人,医师 7 人。护理人员 21 人,其中主管护师 3 人,护师 9 人,护士 9 人。

1999 年,李庆涛主持的"经皮切吸与胶原酶注射联合治疗腰椎间盘突出症的临床研究"项目,获市科技进步二等奖。

2000 年,开展断腕再植、断掌再植、背阔肌移位屈肘功能重建术、股动脉血栓形成人造血管移植术、脊柱内固定术、以腓肠神经营养血管为蒂的小腿皮瓣的解剖学研究及临床应用等新技术,使骨外科专业技术水平上新台阶。同年,成功为一高位断臂患者实施再植术,该手术的成功在全省尚属首例。

2001 年,开展双膝关节同时置换术、带血管蒂游离腓骨移植、经皮加压空心钉治疗股骨颈骨折、同侧股下端和胫骨上段肿瘤、瘤段切除全膝关节置换术;并成功开展首例关节镜下半月板成形术。同年,王树相主持的"自体骨髓血注射移植治疗骨折不愈合"项目,获市科技进步三等奖。

2002 年,开展自体骨髓血＋人工骨在骨缺损的应用及臂丛神经损伤、健侧颈 7 移位术、经皮穿刺骨水泥注射椎体成形术。同年,郭炜主持的"以腓肠神经营养血管为蒂的小腿皮瓣的解剖学研究及临床应用"项目,获市科技进步二等奖。

2003 年,开展关节镜下骨软骨移植术治疗关节软骨缺损、微创(小切口)人工全髋关节置换术。

2004 年,开展异体韧带治疗交叉韧带损伤、关节镜下绒毛膜性关节炎清理术。该年,李荣文主持的"人工全膝表面关节置换治疗骨性膝关节炎的临床研究"项目,获市科技进步三等奖;陈宁杰主持的"NOS2、TGF-β_1、VEGF 在骨性关节炎滑膜组织中的表达及相关性研究"项目,获市科技进步二等奖;徐东潭主持的"关节镜下骨软骨移植治疗关节软骨缺损的临床研究"项目,获市科技进步二等奖。

2005 年 4 月,骨外科分设创伤外科、关节骨病外科、脊柱外科、显微外科四个二级业务科室。李庆涛任骨科主任兼职脊柱外科主任,冯宝龄任创伤外科组长,徐东潭任关节外科组组长,李荣文任显微外科组长。

2005 年,李庆涛主持的"微创人工髋关节置换术的临床研究"项目,获市科技进步三等奖;郭炜主持的"膝关节主动功能训练架的设计与临床应用"项目,获市科技进步三等奖。

2006 年,采用关节镜下同种异体髌韧带重建膝关节内交叉韧带损伤,微创小切口治疗腰椎间盘切除术,以及关节镜下复杂骨盆骨折的治疗,关节镜下膝关节游离体和滑膜清理术、前后交叉韧带骨片固定术。

2007 年 9 月,在全市率先为一名右下肢骨肉瘤病人手术,切除肿瘤达 14.5 千克。同年,开展了颈椎人工椎间盘置换术并获得成功。

2007 年,李涛博士主持的"综合防治法预防人工髋关节置换术后静脉血栓栓塞"和"1,25-$(OH)_2D_3$ 在组织工程骨快速血管化中的应用"项目,荣获淄博市自然科学优秀学术成果一等奖和淄博市科技进步二等奖。

2008 年,骨外科床位 97 张,其中十一楼东区为显微外科,床位 23 张;十楼东区为创伤外科,床位 38 张;十楼西区为脊柱外科、关节骨病外科,床位 36 张。邓昌任显微外科组长。

2008 年,应用综合防治法预防人工髋关节置换术后静脉血栓、单节段内固定治疗腰椎骨折、全膝关节同时行人工关节表面置换术、腰椎椎体肿瘤切除人工椎体置换术、颈枕融合术、人工椎体置换术、关节镜下半月板缝合术、腰椎人工椎间盘置换等,获得成功。

2008 年 4 月 28 日,胶济铁路王村段发生重大列车相撞交通事故,徐东潭主任医师及时到达现场,积极进行伤员救治,当天有 21 名伤员收入骨科,实施大手术 6 人,经过医护人员全力抢救,病人全部治愈出院。

2008 年 5 月 12 日,四川汶川发生特大地震,张峰参加汶川地震救灾医疗队,抗震救灾持续一个月之久,圆满完成抗震救灾任务。

2008 年,李涛博士申报的山东省科技攻关项目"微创股骨近端系列接骨板及配套器械的研制和临床应用"(8 万元)获得立项。

2009 年 8 月,中华慈善总会"健行天下——股骨头坏死患者大型医疗援助公益项目淄博市援助中心"在医院骨科挂牌成立。同时,添置冲击波、骨密度仪各 1 台,给股骨头坏死患者带来福音。

2009 年,徐东潭主持的"关节镜下同种异体髌韧带重建膝关节内损伤韧带的临床研究"项目,通过经市科技局组织的专家鉴定,达到国内领先水平,并获市科技进步二等奖。

2009 年 10 月,在脊柱外科基础上,成立淄博市微创脊柱外科工程技术研究中心。李涛博士任微创脊柱外科主任。

2009 年,由微创脊柱外科李涛主任申报的山东省卫生厅"十一五"科学技术发展计划有资项目"以带血管蒂的大网膜包绕构建组织工程骨"获得立项。

2010 年,由微创脊柱外科李涛主任主持的"改良微创腰椎间盘摘除术的临床研究"项目(山东省卫生强基工程第二批适宜卫生技术推广项目),荣获淄博市科技进步三等奖。

2010 年,由微创脊柱外科李涛主任申报的淄博市科技发展计划项目"经皮椎体后凸成形术联合 125I 粒子植入治疗脊柱转移瘤"(10 万元)获得立项。

2012 年,由微创脊柱外科李涛主任申报的卫生部医药卫生科技发展项目"高黏度骨水泥在椎体后凸成形术和椎体肿瘤(占位)治疗中的临床应用研究"(10 万元)获得立项。

2012 年 10 月,骨科被评为山东省医药卫生重点专业、淄博市重点学科,全省卫生系统"服务好,质量好,群众满意"质量品牌科室。

随着新病房大楼投入使用,骨科病区分为脊柱关节外科、创伤骨科、显微骨科、微创脊柱外科 4 个亚学科。李涛任微创脊柱外科主任;李庆涛任脊柱关节骨病外科主任,徐东潭任副主任;张峰任创伤骨科主任;邓昌任显微骨科主任。

发展现状

经过 40 年的发展,淄博市中心医院骨科逐渐发展壮大,随着学科发展和亚专业的建设细化,微创脊柱外科、脊柱关节骨病外科、创伤骨科、显微骨科四个科室,工作量逐年递增,科室从无到有,发展到现在的 4 个病区 200 余张床。现有主任医师 7 人,副主任医师 10 余人,主治医师 53 人;其中博士 5 人,硕士 50 余人。医护人员共 100 余人。从骨科 1995 年出院人数 641 人,床位使用率 106.2%,床位周转次数 13.4 次,诊断符合率

99.2%,治愈好转率95.9%。平均住院天数28.1天,大手术573人次,中手术113人次,小手术40人次,到现在的手术量约3000台/年,床位使用率100.76%,床位周转次数22.54,诊断符合率99.79%,治愈好转率99.17%,门诊诊疗人次25034人次,抢救成功率95%,平均住院日10.01天。

1. 脊柱关节外科

在省内较早开展全髋、全膝关节置换术的基础上,现每年完成髋膝关节置换手术百余例。常规开展颈胸腰椎前后路手术。关节镜下半月板切除、交叉韧带重建、关节清理等手术处于市内先进水平。近年来开展省级科研项目2项,市级科研项目近10项。

2. 微创脊柱外科

微创脊柱外科是淄博市科技局首批挂牌的医学类工程技术研究中心。科室开展的经皮椎体成形术、经皮脊柱内固定术、球囊后凸成形术治疗骨质疏松性椎体骨折及脊柱转移瘤等技术达国内领先水平;常规开展的有颈椎前后路手术、胸腰椎脊柱肿瘤前后路根治性切除、脊柱短长阶段内固定术。在国外医学杂志发表SCI论文3篇,国家专利5项,近年来承担卫生部课题1项,省科技厅、卫生厅课题各2项,市科技局课题3项。

3. 创伤骨科

主要开展复杂骨盆骨折、关节周围骨折、四肢骨干骨折以及髋膝人工关节置换等手术。分担国家自然科学基金项目1项,获得市级科技进步奖3项。

4. 显微骨科

应用现代显微外科的技术手段治疗骨科复杂损伤如合并血管、四肢神经损伤的创伤患者,断肢(指)再植、自体复合组织移植、臂丛神经损伤的神经移位、移植及晚期功能重建等。

学科带头人

李庆涛

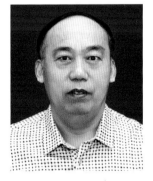

李庆涛,1955年出生于桓台县,中共党员,主任医师,骨科主任,硕士研究生导师。兼任中国医药教育协会副主任委员、山东省医学会骨科分会委员、淄博市医学会骨科专业委员会主任委员。1979年毕业于青岛医学院,1990年5月调入医院外科工作,曾任骨科副主任。主编《老年外科学》《老年创伤骨科学》《老年创伤急救学》等6部专著,获市科技进步二等奖2项,发明国家实用新型专利1项,在省级以上期刊发表论文40余篇。先后获市科学技术拔尖人才、市卫生系统学科带头人、淄博市名医、职业道德标兵、全国卫生系统先进工作者、全国先进工作者等称号。

李庆涛

第二节　淄博市第一医院骨科发展史

淄博市第一医院坐落于博山区峨嵋山东路 4 号院,始建于 1948 年秋,其前身是华东财经办事处工矿部卫生科,几经更名移址,1971 年更为现名。历经 60 年的沧桑变迁,医院的建设规模和综合技术水平发生了巨大变化,现已发展成为基础设施完善,仪器设备精良,技术力量雄厚,专科门类齐全,管理水平较高,集医疗、教学、科研、预防、康复、保健于一体的三级综合性教学医院,是潍坊医学院附属医院,国家医师资格考试实践技能考试基地,卫生部急救网络医院,淄博市首批三星级医院,淄博市工伤康复定点医院,山东省职工工伤康复试点医院。

骨科发展

1958 年,山东医学院附属医院骨科专家米嘉祥到我院开展骨科业务,奠定了我院的骨科基础,初步制定了规范的骨科操作常规。那时就开展了四肢骨折牵引治疗、手术内固定治疗,脊柱骨折椎板切除减压脊髓探查术,骨关节结核病灶清除及某些矫形术。米嘉祥调离后,由骨科专家赵景浩、方留辉、郭澄水主任领导开展骨科业务。其中郭澄水主任曾任山东省骨科学会委员、山东省骨创伤学组副组长、《中国矫形外科杂志》编委、中国肢残康复专业委员会委员、国际骨折内固定学会(AO)会员、潍坊医学院外科学教授。1992 年,骨科自外科分离出来成立独立科室,骨科业务得到了更大的发展,1997 年被评为淄博市首批重点学科,2002 年顺利通过重点学科复审,并相继成立了淄博市骨科研究所、淄博市关节置换中心,2003 年被评为市卫生行业首批名科,2007 年被评为山东省重点学科,为淄博市第一医院唯一一个省级重点学科。现在已成为能够治疗骨科各种疾病、技术力量雄厚、设备先进、诊疗条件优良、学术水平较高、医德医风良好的集教学、科研、预防和较高临床治疗水平的名科。

目前,骨科有专业技术人员 18 人,其中正高级职称 3 人,副高级职称 6 人,中级职称 5 人,住院医师 5 人。硕士研究生 9 人,在读博士生 1 人,硕士以上学历占科室医疗人员 50% 以上。开放床位 95 张,每年收治患者 2000 余人,完成手术 1800 余例。

设备配置

主要设备:日本产东芝 C 臂 X 线机、骨密度治疗仪,美国产多谱血管探测仪及显微手术器械、骨科手术牵引床、骨质疏松治疗仪、骨创治疗仪、显微镜、臭氧治疗仪,德国产卢道夫膝关节镜和椎间盘镜、激光治疗仪,英国产迪索骨科动力系统等。

专业技术发展

多年来除进行常见伤病的诊治外,开展了许多新的尖端手术,如 1994 年开展的颈椎前路减压术、膝关节表面置换术、人工关节置换术、断臂再植术、断指(趾)再植术、复杂脊柱手术,并严格按照 AO 技术及 AO、BO 原则,开展新技术、新业务,达到同级医院先进水平,业务技术水平在本市及周边地市有较高知名度。

科研与教学

发表论文 100 余篇。承担和鉴定了多项省市级科研课题,其中"小切口经皮置入股骨髁支持钢板内固定治疗股骨远端骨折的临床研究"获市科技进步三等奖,"锁骨与喙突间钢丝固定治疗肩锁关节Ⅲ度脱位的临床研究"获市科技进步二等奖;"有限内固定和AO 管状外固定支架治疗膝关节骨折的临床研究""闭合复位内固定带血管蒂骨瓣膜治疗中青年股骨颈骨折的临床研究"等课题经专家鉴定达国内领先水平。

作为潍坊医学院的临床教学医院,教学人才济济,对实习教学十分重视,在教教师均由副教授及讲师级医师任教,曾多次被潍坊医学院授予实习教学先进科室,多位在教教师获教学优秀教师荣誉。

专业特色

1. 创伤科

创伤科是骨科重点,占骨科住院病人的 60％～70％。能够严格按照国际瑞士 AO 内固定学会制定的分类标准诊断,正确理解骨科内固定从生物力学固定(AO)到生物学固定(BO)理念的转变。积极开展新技术、新业务,除治疗一般性创伤外,对重度粉碎性骨折、特殊部位的骨折治疗技术都很成熟,有丰富的成功经验。能根据患者自身的身体条件及并发症的情况,对不同部位、不同骨折类型,分别选用最合适的方法进行治疗,做到复位好、固定可靠、功能恢复快、并发症少。

2. 手显微外科

显微外科技术是骨科医师的基本技能,70％的医师都经过培训。能熟练运用这一技术开展各种带血管蒂、游离皮瓣移植修复创面,挽救患者肢体,开展断指(肢)再植、手指再造等手术,达到省内先进水平。外伤后的手功能重建也达到较高的水平。

3. 关节置换中心

2002 年,经市卫生局批准,医院成立淄博市关节置换中心。能够熟练开展髋膝人工关节置换手术,同时利用先进的膝关节镜设备,开展各种膝关节疾病镜下手术,提高了关节病患者的生活质量。

4. 脊柱外科

正确掌握各种脊柱骨折诊断分型与治疗原则,开展颈胸腰椎爆裂骨折并截瘫患者的前后入路手术,开展脊髓损伤后膀胱功能重建手术,开展颈椎病、腰椎间盘突出症、腰椎管狭窄症、腰椎滑脱疾病的手术治疗,开展臭氧和椎间盘镜治疗颈、腰椎间盘突出微创手术,取得了良好的临床效果。

5. 骨病科

根据股骨头坏死的分期采用髓芯减压、病灶清除＋植骨、带血管蒂的骨膜瓣或骨瓣转位、游离腓骨移植等方法治疗,取得了良好的临床疗效。采用先进的方法治疗各类骨髓炎、骨缺损、骨不连,治疗各类慢性损伤性疾病(腱鞘炎、滑囊炎、肌纤维炎),治疗 MU外翻及各种先天性畸形,治疗各类颈肩腰腿痛及骨质增生、骨质疏松。

6. 骨肿瘤科

开展骨肿瘤的诊断、灭活回植，股骨远端骨肿瘤瘤段切除同种异体关节置换术，瘤段切除特制人工假体置换术，积累了丰富的临床经验，提高了骨肿瘤患者的生存率。

7. 周围血管疾病科

着眼于先进性、立足于实用性的创新宗旨，对血管外科疑难病症的治疗进行革新，以动脉扩张病、动脉阻塞病、静脉阻塞病和血管创伤为学科主攻方向，以腔内治疗技术为切入点，形成简捷、微创和疗效确实、鲜明的学科特色。在我市率先开展大隐静脉曲张腔内激光治疗加旋切术，在大大减少手术创伤的同时，显著提高了疗效。开展的动脉血栓、深静脉血栓微创取栓和置放滤网，挽救了许多患者的生命，提高了血管疾病综合治疗水平。

学科带头人

孙东升

孙东升，1983 年毕业于山东医学院医疗系，大学本科，学士学位。现任淄博市第一医院骨科主任，主任医师，淄博市名医，潍坊医学院附属淄博市第一医院外科教研室主任，教授，硕士生导师。省级特色专科、市级首批名学科带头人。兼任山东省医学会骨科学会骨关节学组委员、山东省医学会骨科学会骨肿瘤学组委员、山东省医学会手外科学会委员、山东省康复医学会修复重建外科专业委员会委员、山东省老年学学会老年脊柱关节疾病专业委员会委员、山东省医师协会骨外科医师分会委员、淄博市医学会骨科学会副主任委员、淄博市劳动能力鉴定专家库成员、淄博市医学会医疗纠纷鉴定专家库成员、淄博市人民政府应急管理专家组成员。

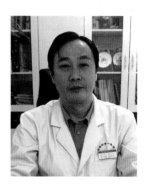

孙东升

先后在国内外多家医院进修学习和学术交流。擅长对四肢、关节、骨盆、脊柱复杂创伤的诊断及手术治疗，成功开展腔内激光加旋切术治疗大隐静脉曲张手术。

发表论文 10 余篇，编写专著《临床骨科诊断学》，任副主编，独立或与他人合作完成科研课题 6 项，其中 1 项获得市科技进步二等奖，3 项获得市科技进步三等奖。先后荣获"淄博市医疗质量管理先进个人""市直卫生系统优秀共产党员""淄博市优秀共产党员""淄博市卫生优秀学科带头人"和"全市卫生系统优秀执业医师"称号。

第四章
枣庄市骨科发展史

第一节　枣庄市立医院骨科发展史

发展概况

20世纪60年代,胡金堂、隋启绍等医生开始开展骨科专业工作。

1976年,顾根才入外科从事骨科专业,隋启绍医生主持骨科专业工作。

1978年,赵玉本调入市立医院参与开展骨科专业工作。

1980年,于光润调入市立医院参与开展骨科专业工作。

1981年,王建华分配来院参加工作,逐步开展了清创、内固定及骨病、肿瘤的较正规治疗工作。

1984、1985年,王成斌、李茂廷先后分配来院工作,相继参与骨科工作。

1987年,市立医院迁入现址,骨科专业组与心胸外科组共称外二科,赵玉本任副主任,主持骨科专业组工作。

1989年,王建华任显微矫形专业副主任。

1990年,骨外科正式成为独立科室,称外六科。赵玉本任副主任,主持工作;王建华任副主任。

同年,王存平、王本龙医生分配来科工作。

1991~1993年,周波、胡勇、陈印明、赵海等医生先后来骨科工作。

1995年后又有张强、李勇、鲍玉松等医生固定骨科。

1996年,王建华任骨科主任。王广玲任骨科护士长,赵月芳任骨科副护士长。

2001年骨科成立南北病区,床位增加至100张,成立了枣庄市骨伤病诊疗中心,主任为王建华,副主任为赵玉本。下设六个专业组。创伤组主任赵海,骨病组主任陈印明,显微外科、手外科主任王成斌,脊柱关节组主任顾根才,骨质疏松诊疗中心主任王本龙,骨肿瘤组主任李茂廷(2002年调走后由李学举接任)。同期成立骨科研究所,由周波担任所长。同时在医院率先实行科室目标责任制管理，充分调动科室人员的工作积极性，成为全院的示范科室。

2002 年至今，先后有姜建军（原卫校外科教研室主任）、李学举（原枣矿集团枣庄医院外三科主任）、王次俭（原枣矿集团枣庄医院外二科副主任）、王林华（原市中医医院骨科主任）调入。

2003 以后又有年轻医师韩立平、渠立振、刘鹏、满玉强、高鸿翔相继进入骨科工作。

2003 年，王存平任骨科副主任。

2004 年以来先后有官炳刚、朱喆、张子龙作为硕士研究生人才引进进入骨科工作。

2006 年，官炳刚考取博士研究生，2008 年由枣庄市立医院调入天津医院工作。

2009 年 4 月开始，为了骨外科的长远发展，在王建华主任主持下将科内划分为四个专业组：脊柱与骨肿瘤组、关节组、创伤组和关节镜组，分别由王存平、王成斌、赵海、王本龙担任组长，各专业组各司其职。科室进一步完善临床制度建设，推进学术进一步发展，制定出每周大查房制度、每周四业务学习和病例讨论制度，同时举行 2 篇英文讲座等特色制度。为了促进学科发展，骨外科制定了奖励制度，奖励内容包括发表学术文章、科研基金申报、科研成果奖励，各类国家、省级、校级与院级获奖，科室临床工作（门诊量、手术量、住院票量）等，与科室年终联谊会共同进行，以鼓励科研、教学及临床工作进步。

2009 年，骨科荣获"山东省医疗质量示范科室""全省优质护理服务示范病房"。

2010 年王存平接替王建华任骨科主任，赵海、李学举任骨科副主任。王广玲任护士长，赵月芳、孙爱臣任副护士长。

目前骨科人才技术力量雄厚，共有医师 29 人，主任医师 4 人，副主任医师 11 人，主治医师 9 人，其中硕士研究生 9 人，博士研究生在读 1 人；护士 30 人，其中主任护师 1 人，副主任护师 2 人，主管护师 8 人。骨科南北病区床位共计 130 张。专业划分更完善，分脊柱（专业组负责人：王存平、李学举）、关节（专业组负责人：王成斌）、创伤（专业组负责人：赵海、张强）、运动医学（专业组负责人：王本龙）4 大专业组。此外，还有显微外科、手外科、骨肿瘤及骨质疏松等专业亚组。

医疗业务开展情况

1981 年王建华主任来院后，为骨科专业工作的开展打下了坚实基础，开展了清创、内固定及骨病、肿瘤的规范治疗工作。

1983 年，赵玉本完成我院首例脊柱减压手术。

1986 年，王建华主任率先开展断指断肢再植、手指延长、拇指再造、游离复合组织瓣移植等开拓性工作，骨科在显微外科的成就斐然，多项技术获奖，多指多段再植和游离组织瓣的成活率稳居全国前列，成为鲁南地区的显微外科中心。随着显微外科领域的突破，骨科专业开始跨越式发展。

20 世纪 90 年代以来，在科主任王建华带领下，广泛开展了椎弓根内固定、脊髓肿瘤切除、腰椎管成形、椎间盘摘除、脊柱后凸及侧凸矫形、脊柱前路内固定、脊椎病减压与固定；同时，开展了肩、肘、膝、髋等大关节及指间关节的人工关节置换、人工、椎体置换及半盆置换等手术,将伊利扎诺夫外固定架等多种外固定架广泛应用于临床。随着 C 臂 X 线机、牵引床等设备的应用及交锁钉、LISS 等内外固定新技术的推广,创伤的综合治疗水平已经与国内先进水平同步。颈椎前后路钢板、带锁髓内钉、AF、RF、GSS 等应用,大大提高了复杂疾病的治疗效果。

1996 年,王建华在枣庄市率先开展关节镜手术,前后交叉韧带重建及人工韧带重建居国内先进水平。其研制的新型"膝关节后交叉韧带胫骨定位器",大大缩短了手术时间。

2011 年以来,脊柱专业先后开展了(骨质疏松性椎体压缩骨折/椎体转移瘤)经皮穿刺椎体成形术和椎体后凸成形术、四边截骨法治疗胸椎黄韧带骨化症、改良单一脊柱后路切口经椎体侧前方病灶清除术治疗脊柱结核、椎体切除术治疗脊柱肿瘤。运动医学专业扩展了肩、肘、踝的关节镜治疗,开展了关节镜下臀肌挛缩症松解术、关节镜辅助下治疗股骨头无菌坏死。

科研与学术交流

骨科成立至今,先后有 130 余篇论文在各杂志刊出,共取得国家专利 17 项,科研成果 30 余项,并有 9 项获省市科技进步奖。

科研获奖情况

项目名称	授予单位及等级	日期	负责人
吻合神经带蒂皮瓣移植术临床研究	枣庄市科学技术进步奖评审委员会 一等奖	1992	王建华
乔盖式椎弓根钢板临床应用研究	枣庄市科学技术进步奖评审委员会 一等奖	1993	王建华
伊利扎诺夫外固定器矫正骨科多种疾患临床研究	枣庄市科学技术进步奖评审委员会 二等奖	1996	王建华
经棘突椎板骨-椎 T3 成形术临床研究	山东省科学技术进步奖评审委员会 二等奖	1997	王建华
不植骨的掌指骨延长术治疗手指缺损临床研究	山东省科学技术进步奖评审委员会 二等奖	1997	王建华
骨外固定器矫正关节挛缩畸形临床研究	枣庄市科学技术进步奖评审委员会 二等奖	1999	王建华
椎体间自体螺旋柱状植骨融合临床研究	山东省科学技术进步奖评审委员会 二等奖	1999	王建华
椎体间自体螺旋柱状植骨融合临床研究	枣庄市科学技术进步奖评审委员会 一等奖	1999	王建华
恶性骨肿瘤保肢综合治疗临床研究	枣庄市科学技术进步奖评审委员会 二等奖	1999	李茂廷
针锯闭合截骨治疗肘内外翻畸形临床研究	枣庄市科学技术进步奖评审委员会 一等奖	1999	王成斌

续表

项目名称	授予单位及等级	日期	负责人
伊利扎诺夫外固定架矫治肢体短缩并骨不连临床研究	枣庄市科学技术进步奖评审委员会　三等奖	2003	王存平
小儿椎板解剖性回植椎管成形术临床研究	枣庄市科学技术进步奖评审委员会　一等奖	2004	王存平
改良钉钩固定器治疗腰椎峡部不连	枣庄市科学技术进步奖评审委员会　一等奖	2008	王建华
棘突椎板原位回植治疗峡部裂性腰椎滑脱	枣庄市科学技术进步奖评审委员会　三等奖	2010	王存平
保留残端的膝交叉韧带重建术临床应用研究	枣庄市科学技术进步奖评审委员会　一等奖	2010	王建华
骶骨微创松解治疗陈旧性 Denisll 型骶骨骨折并灼性神经痛的临床研究	枣庄市科学技术进步奖评审委员会　二等奖	2010	王存平
小切口(微创)喙锁钩板技术治疗肩锁关节脱位临床研究	枣庄市科学技术进步奖评审委员会　二等奖	2011	王存平
关节镜辅助下治疗股骨头缺血坏死的临床应用研究	枣庄市科学技术进步奖评审委员会　二等奖	2012	王存平

专利获得情况

专利名称	授权单位及专利类型	授权日期	发明授权人
腰背自动按摩牵引器	国家知识产权局授予实用新型专利	1994	王建华
腐创药膏生产方法及应用	国家知识产权局授予发明专利	1996	王建华
掌指骨延长固定器	国家知识产权局授予实用新型专利	1997	王建华
取骨器	国家知识产权局授予实用新型专利	1996	王建华
股骨颈干加压锁定固定器	国家知识产权局授予实用新型专利	2007	王建华
喙锁钩板固定器	国家知识产权局授予实用新型专利	2008	王建华
膝关节后交叉韧带胫骨定位器	国家知识产权局授予实用新型专利	2009	王建华

　　学术交流情况:骨科注重加强与国际、国内的学术交流,先后与荷兰、德国、澳大利亚及中国台湾骨科专家进行业务交流学习,积极参与国内专业会议,科内主治医师以上的医生均曾在国内著名医院进修。知识的更新带动业务全面提高,越来越多的新技术被应用于临床。2012 年,王广玲护士长被公派赴美国莱特大学、迈阿密医院和凯特琳医院关节中心交流访问,进一步提高了骨科康复护理指导,推进了骨科护理专业发展。

学科带头人

王建华

王建华,枣庄市立医院骨科学科带头人,主任医师。

1981年毕业于济宁医学院医疗系,同年分配至枣庄市立医院外科。1989～1990于北京积水潭医院进修学习,1995年晋升为副主任医师,2002年晋升为主任医师。曾任枣庄市立医院骨科主任,并获得"枣庄市首批卫生技术人员拔尖人才""山东省优秀科技工作者"称号。

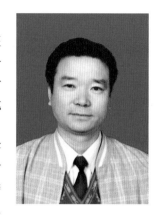

王建华

现任枣庄市立医院骨外科学科带头人、枣庄市名优重点学科带头人、山东省医学会骨科专业委员会委员、山东省医学会骨科分会脊柱外科学组副组长、山东省修复与重建专业委员会委员、山东省医师协会外科医师分会骨外科专业医师委员会委员、枣庄市医学会骨科学分会主任委员、枣庄市医学会常务理事、济宁医学院外科学兼职教授。

发表国家级及省级以上论文20余篇,获发明专利一项、实用新型专利8项,主持科研课题10余项,获山东省科技进步二等奖3项、枣庄市科技进步一等奖5项。

擅长脊柱、人工关节置换及关节镜微创手术治疗。20世纪80年代率先在鲁南地区开展断指(断肢)再植、手指延长、拇指再造、游离复合组织瓣移植等开拓性工作,推动骨科专业跨越式发展,多项科研技术获奖,其中多指多段再植和游离组织皮瓣的成活率稳居全国前列,使枣庄市立医院骨科成为鲁南地区的显微外科中心。90年代以来广泛开展了椎弓根内固定、脊髓肿瘤切除、腰椎管成形、椎间盘摘除、脊柱后凸及侧凸矫形、脊柱前路内固定、颈椎病减压与固定,同时,开展了肩、肘、膝、髋等大关节及指间关节的人工关节置换、人工椎体置换及半盆置换等手术,将伊利扎诺夫外固定架等多种外固定架广泛应用于临床。并率先在省内开展关节镜手术,交叉韧带重建及人工韧带重建术达到国内先进水平。

王存平

王存平,1990年毕业于山东医科大学医疗系,分配至枣庄市立医院外科,1992年从事骨科专业,1996年晋升为主治医师,2005年晋升为副主任医师,2003年起担任骨科副主任,2010年任骨科主任。

2006年、2008年、2011年获枣庄市卫生局嘉奖;2007年被评为"山东省优秀医务工作者";2009年被评为枣庄市立医院首届医师节"十佳医师"称号;2010年、2011年被评为枣庄市立医院"先进工作者";2013年获枣庄市卫生系统"优秀医师"称号。

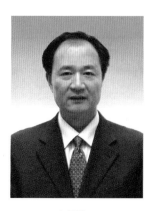

王存平

开展的新技术、新项目:胫骨高位截骨治疗膝外翻骨关节炎;前后联合入路治疗骨盆髋臼骨折、前后柱的骨折;改良Pemberton 髋臼成形术治疗小儿髋关节脱位;棘突椎板原位回植治疗峡部裂性腰椎滑脱;小切口(微创)喙锁钩板技术治疗肩锁关节脱位;关节镜辅助下治疗股骨头缺血坏死;经皮椎体成形术和经皮椎体后凸成形术;前后联合入路治疗颈椎骨折脱位;经脊柱后路固定,椎体侧前方病灶清除术治疗脊柱结核;经椎弓根截骨治疗脊柱后凸畸形。

第二节　滕州市中心人民医院骨科发展史

发展简况

1970 年,滕州市中心人民医院由外科分出骨科组,共有床位 10 张;1976 年始,由骨科专业医师从事骨科诊疗活动,其间开展了四肢骨折切开复位内固定手术、儿麻矫形手术。1986 年,成立骨科病房,有医师 5 人,并逐渐开展了髓内钉内固定治疗四肢骨折,脊柱侧凸 Harrington 棒、鲁克氏棒内固定术,人工股骨头置换手术。1990 年,在山东省较早成立了手外科,完成了小儿断指再植、成人断腕再植、臂丛神经多组移位术及手部复杂外伤的修复重建手术。1991 年,开展了椎弓根内固定术、颈后路双开门术及全髋人工关节置换术。1999 年,骨科扩大为一个半病区,床位 60 张。2000 年,开展了人工膝关节置换术及带锁髓内钉内固定术。2003 年,逐渐开展了关节镜手术、髋臼骨折内固定术。2008 年,扩大为 4 个病区,于 2012 年分成急创与脊柱、关节运动医学、创伤、手足外科五个亚学科,有床位 180 张,医师 56 人,其中主任医师 3 人,副主任医师 6 人,主治医师 18 人;博士学位 1 人,硕士学位 40 人。4 人分别担任 6 个山东省骨科及各专业委员会委员。

脊柱方面已经开展了人工颈间盘置换术,颈椎病前、后路内固定手术,后路 Cental-piece、Neulen 钛板固定术,腰椎滑脱手术治疗,腰椎间盘疾病及腰椎椎管狭窄疾病的 TILF、PLIF 手术,治疗经皮球囊扩张椎体成形术,治疗骨质疏松性压缩骨折,脊柱肿瘤切除术。2010 年,开展了手术显微镜下的脊柱手术,填补鲁南地区的空白。2011 年,开展了经椎旁肌入路胸腰椎内固定术、经皮胸腰段椎弓根内固定术。

关节方面已经开展了旋股外侧动脉升支髂骨瓣或旋髂深动脉髂骨瓣治疗股骨头缺血坏死症,人工全髋、全膝关节置换术,人工髋关节的返修术,钽棒治疗股骨头坏死手术,重度膝外翻畸形关节置换术,复杂先天性髋臼发育不良人工关节置换术,膝关节镜下半腱肌和股薄肌重建 ACL 手术,人工韧带及异体肌腱重建 ACL 技术,前后交叉韧带重建手术,肩关节镜下治疗肩峰撞击综合征手术,肩袖损伤手术。

创伤方面开展了四肢骨折各种带锁髓内钉固定技术,如:专家级逆行髓内钉技术,第三代 γ 钉技术,PFNA 治疗股骨粗隆间骨折技术,钛空心钉 C 臂下闭合穿钉治疗股骨颈骨折术,小切口 DHS 治疗股骨粗隆间骨折,近关节骨折的 LISS 钢板及 LCP 钢板微创固定技术,髋臼骨折的内固定技术,颈胸腰椎的骨折固定技术,陈旧骨折的骨板移植固定技术,髋臼骨折前后路联合手术,微创骨盆骨折切开复位内固定术。骨病方面开展了恶性骨肿瘤的灭活再植的保肢术及肿瘤假体置换术。

近年来全科发表国家级论文 30 余篇,省级论文 60 余篇;获得省级科技进步奖 2 项,地市级科技进步奖 10 余项；获得国家级专利 10 余项。骨科病房被评为枣庄市医疗质量示范病房、枣庄市重点学科。

历任科主任

刘玉品

刘玉品（1932～2011），副主任医师。1962 年毕业于济宁医专，1976 年于北京友谊医院进修骨科，1986～1991 年任滕州市中心人民医院骨科主任，1991 年离休。

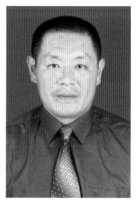

刘玉品

姚建军

姚建军，主任医师。1956 年出生，1982 年毕业于滨州医学院。1988～1989 年于上海华山医院进修手外科；1990～1991 年于齐鲁医院进修骨科。1991～2007 年任骨科主任，现从事脊柱专业。

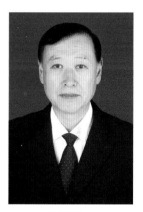

姚建军

康立新

康立新，主任医师。1967 年出生，1990 年毕业于山东医科大学，硕士学位。1995～1996 年于天津医院进修骨科，2001 年 10 月～2002 年 1 月于北京大学人民医院短期学习。2007 年开始担任骨科主任，现从事关节运动医学专业。兼任滕州市中心人民医院骨科学科委员会主任委员，枣庄市骨科副主委，山东省骨科学会骨肿瘤学组委员，关节学组委员，滕州市政协第十二、十三、十四届委员。

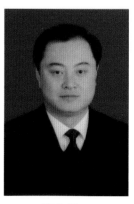

康立新

第五章
东营市骨科发展史

第一节 东营市骨科学会发展史

2001年8月15日,东营市医学会首届骨科专业委员会在东营市人民医院成立。会议通过举手表决的方式,选举产生了主任委员、副主任委员、秘书长和委员。

东营市医学会首届骨科专业委员会主任委员、副主任委员及秘书长名单:

主 任 委 员:高擎书

副主任委员:刘彩文 徐卫东 张建鲁 李 新

秘 书 长:张 成 王心迎

2005年6月5日,东营市医学会第二届骨科专业委员会在胜利油田中心医院成立,会议通过举手表决的方式,选举产生了主任委员、副主任委员、秘书长和委员。

东营市医学会第二届骨科专业委员会主任委员、副主任委员及秘书长名单:

名誉主任委员:胡守成

主 任 委 员:陈 丹 高擎书

副主任委员:马晓春 毛春华 张 诚 李 兵 李孟军 李学民 徐卫东
　　　　　　崔正礼 魏 勇

秘 书 长:马晓春(兼) 王心迎

2010年12月4日,东营市医学会第三届骨科专业委员会在天丽贵宾楼成立,会议通过举手表决的方式,选举产生了主任委员、副主任委员、秘书长和委员。

东营市医学会第三届骨科专业委员会主任委员、副主任委员及秘书长名单:

名誉主任委员:陈 丹 高擎书

主 任 委 员:马晓春 燕树义

副主任委员:毛春华 王心迎 王继锋 孙卫山 张华东 张 诚 张景林
　　　　　　李 兵 徐卫东 崔正礼 魏 勇

秘 书 长:付 鹏

2012 年 9 月 15 日,在东营市医学会第三届骨科专业委员会委员会议上,增补马明军、朱瑜琪、冯国平、于学忠为副主任委员。

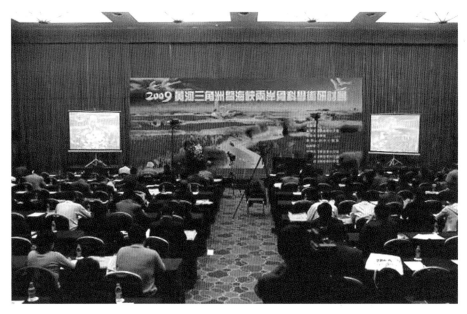

2009 年,黄河三角洲暨海峡两岸骨科学术研讨会在东营召开

第二节 东营市人民医院骨科发展史

发展简况

东营市人民医院始建于 1989 年 3 月,1992 年 5 月 1 日正式开诊。20 年来,现已发展成为黄河三角洲地区一家集医疗、教学、科研、急救、预防为一体的现代化综合医院。

2011 年 7 月 5 日,东营市人民政府与山东省立医院(集团)合作共建东营市人民医院(山东省立医院集团东营医院),并确定将医院建设成三级甲等医院、打造成黄河三洲区域医疗救治中心及危重症诊疗中心的奋斗目标,掀开了医院跨越发展的新篇章。

目前,医院包括总院、市立儿童医院和老年乐园三部分,建筑面积 12 万平方米,固定资产 5 亿元,开放床位 935 张,年门诊量 60 万人次,住院病人 3.2 万余人次,手术 9179 台次;现有职工 1399 人,其中高级职称 192 人、中级职称 325 人、博士、硕士研究生 220 余人;拥有 64 排 128 层 VCT、3.0T 磁共振、直线加速器、数字平板血管造影系统等先进设备。2012 年,医院启动建设 9.4 万平方米的急诊内科病房综合楼和 2.5 万平方米的市立儿童医院。届时,医院将形成"西侧儿童医院,中间医院主体,东侧老年乐园"的"一体两翼"典范式医疗建筑格局,广大人民群众的就医条件将实现质的飞跃。

目前,医院骨科为山东省重点学科,急诊科入选山东省重点建设专科,病理科为东营市首批医药卫生重点学科,成立了血管外科、生殖医学科等一批新兴科室,推出了全市首个"疑难病多学科综合门诊"。市立骨科研究所、市立儿科研究所挂靠我院成立,已有174项科研成果获省、市级科技进步奖,主编、参编医学专著100余部,获国家专利360项,在省级以上医学杂志发表学术论文1700余篇。医院是全国肿瘤病理远程会诊及网络质控试点单位、滨州医学院非隶属附属医院、山东省新疆医学人才培训基地,先后被授予"全国诚信示范医院、全国百姓放心示范医院、省级文明单位、山东省医院文化建设先进集体"等多项荣誉称号。

主要代表专家及科主任

高擎书

高擎书,1951年出生,中共党员,主任医师。毕业于青岛医学院。任山东省骨科学专业委员会委员多年。2001年与东营市骨科同道共同努力,成立了东营市骨科学专业委员会,并任主任委员至2011年退休卸任。曾在垦利县人民医院外科及东营市人民医院外科任职副主任、主任。有获奖科研成果及著作6项,两届市级拔尖人才。滨州医学院外科教研室兼职教授。曾任市儿麻矫治中心负责人,是全国残疾人三项康复工作先进个人(国务院授)。

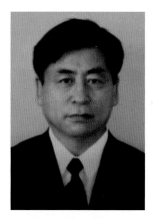

高擎书

燕树义

燕树义,1963年出生,中共党员,医学硕士,主任医师,二级教授,硕士研究生导师。现任东营市人民医院(山东省立医院集团东营医院)院长助理、关节外科主任,东营市骨科研究所所长,东营市人民医院(山东省立医院集团东营医院)监事会监事。兼任山东省医药卫生重点专科负责人、山东省骨科专业委员会委员、山东省运动医学专业委员会委员、东营市骨科专业委员会主任委员、东营市运动医学专业委员会主任委员。

作为东营市骨科学术带头人,年年被评为医院或卫生局先进工作者、优秀共产党员。为东营市人民医院优秀科技青年、东营市首席医学专家、黄河口医学领军人才之优秀学科带头人、东营市优秀科技工作者、东营市十佳医师、东营市"两好一满意"示范标兵、东营市有突出贡献的中青年专家、山东省优秀医师、山东省卫生系统医德标兵、山东省有突出贡献的中青年专家。

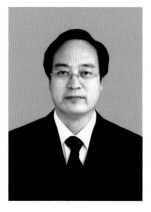

燕树义

第六章
烟台市骨科发展史

烟台市骨科学会成立于 1989 年,第一任学会主任委员是烟台市烟台山医院张广通主任医师。

1992 年,烟台市骨科学会改选,烟台市烟台山医院蒋曰生主任医师任烟台市骨科学会主任委员。

1998 年,烟台市骨科学会改选,烟台市烟台山医院张树栋主任医师任主任委员至今。

目前,烟台市县级以上医院(中医院)骨科均独立设置,共有骨科医师 330 名,骨科床位 1270 张。

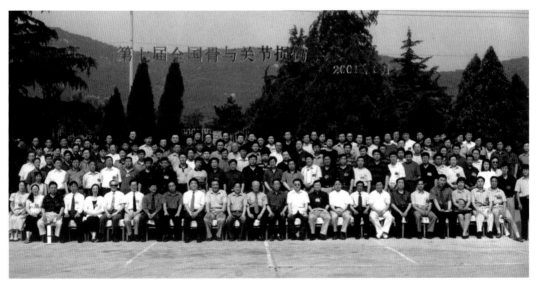

2001 年,烟台市骨科学会承办第七届全国骨与关节损伤会议

第一节　烟台山医院骨科发展史

发展简况

烟台山医院始建于 1860 年。1958 年,医院外科设立骨科专业组。

1961 年,骨科正式从外科划分为独立科室,床位 15 张,7 名医生,邹时习医生任科主任,主要诊治疾病为创伤、关节和脊柱结核等。

1972 年,医院骨科扩大床位扩大为 30 张,张广通医生任科主任。

1976 年,唐山地震,医院接受了大批伤员,同时派医生前往唐山,得到了社会的好评。

1984 年,烟台市烟台山医院骨科划分创伤和骨病两个病区,75 张床,医生 15 名。

1988 年,医院骨科扩大增设手外科和创伤科,床位总数 130 张。

1997 年,山东省卫生厅评审烟台山医院骨科为山东省 A 级特色专科。

1999 年,烟台市烟台山医院新病房大楼启用,骨科设有骨关节疾病科、脊柱外科、创伤骨科、手外科、骨肿瘤科、儿童骨科等 8 个专业 12 个病区,床位 240 张。

1999 年 5 月 30 日,经山东省政府批准,烟台市烟台山医院与香港大学骨科学系合作成立山东烟台关节置换外科中心。

2012 年,"卫生部骨质疏松症诊疗技术协作基地""美国 KMC 椎体后凸成形北中国区培训基地"在烟台市烟台山医院挂牌。

烟台山医院骨关节疾病科,以常见骨关节疾病为临床研究重点,烟台市关节置换外科中心设在该科。骨关节科率先在国内开展了膝关节(LCS)活动平台置换,在省内率先开展了髋(膝)关节置换翻修术,肩、肘关节置换术等。脊柱外科针对各种脊柱疾病,应用前后入路施行了众多的高难度手术,填补了烟台市乃至全省的多项空白。创伤骨科以救治危重和疑难患者为重点,以 AO 理念开展工作,开展了骨再生、骨延长及难度极高的跟骨再造术,将严重创伤后遗症的救治水平提升到新的高度。手外科的断指(肢、趾)再植成功率达到了 95% 以上。骨肿瘤科开展异体骨移植保肢手术填补胶东地区空白,达到省内先进水平。小儿骨科大力开展微创技术减少病人痛苦,对儿童先天性畸形的治疗、外伤的治疗独具微创特色,填补多项省内空白。运动医学科和骨伤科作为新兴专业正在蓬勃发展。目前,骨科的学科技术层次和规模已处于国内先进、省内领先水平。

烟台市烟台山医院与香港、法国、德国、美国等医院长期保持友好往来,每年有双方学术交流和进修学习。2001 年,成功承办全国第七届股与关节损伤学术会议;2002 年起,烟台山医院与美国斯坦福大学等每两年举办一次全国残疾孤儿大型义诊,现在已经举办四期;自 2003 年起,与香港大学连续举办十期膝关节置换外科学习班。张树栋等"国人胫骨后倾角解剖与放射学测量评价"、沈炳华等"椎弓根钉水平偏角仪的研制与临床应用"等获得山东省科技进步二、三等奖。

2012 年,烟台市烟台山医院骨科被评为山东省临床重点学科。

2013 年,烟台山医院骨科共有医师 96 人,其中主任医师 12 人,副主任医师 25 人,博士学位 6 人,硕士学位 46 人,增加运动医学科、骨伤科学科,实际开放床位数 322 张,学科业务用房建筑面积近 5000m²。

烟台市骨科学会历任主任委员均出自烟台市烟台山医院。

1989 年,烟台市骨科学会第一任主任委员,是烟台市烟台山医院张广通主任医师。

1992 年,烟台市骨科学会改选,烟台市烟台山医院蒋曰生主任医师任烟台市骨科学会主任委员。

1998 年烟台市骨科学会改选,烟台市烟台山医院张树栋主任医师任主任委员至今。

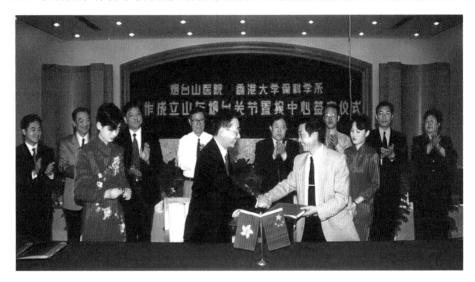

学科带头人

张 树 栋

张树栋,烟台市烟台山医院院长,烟台市骨科学会主任委员,医院管理学博士,主任医师,硕士生导师,山东烟台人工关节置换外科中心主任。兼任中华医学会骨科学分会第八届关节外科学组委员,中华医学会骨科学分会第八届、第九届骨质疏松学组委员,《中华关节外科杂志》编委,《中华外科杂志》通讯员编委,亚太人工关节学会中国分会理事、华裔骨科学会关节外科分会理事,山东省医师协会骨外科分会副主任委员。发表论文 30余篇,承担国家"十五"攻关课题 1 项,其他科研课题 4 项获奖,其中获山东省科技进步二等奖 1 项(一等奖空缺);国家专利 1项,骨科著作 2 部。2007 年荣获国家人事部、卫生部、国家中医药管理局"全国卫生系统先进工作者"称号。

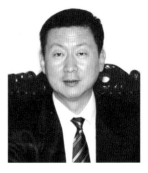

张树栋

第二节　毓璜顶医院骨科发展史

发展简况

1989年8月,成立骨伤科,逐渐开展了四肢骨折、全髋关节置换、脊柱外伤、椎间盘手术、吻合血管皮瓣、大隐静脉动脉化、脊柱结核病灶清除、吻合血管植骨术、断肢再植等高难度手术,均获成功。骨伤科负责人陈志强。1993年,骨科单独成立病区。

1997年,开展颈椎间盘突出症的手术治疗,同年开展带锁髓内钉治疗四肢长管状骨骨折。

1999年,开展关节镜治疗膝关节疾病。

2000年,购进Medtronic椎间盘镜,在省内较早地开展了腰椎间盘突出症的微创治疗。

2001年,骨科划分为两个病区、86张床位。

2002年,开展膝关节置换术。

2004年,购进山东省第一台脊柱手术导航(Medtronic导航系统),率先在省内开展了导航系统在脊柱骨科及创伤治疗手术中的应用;购进全套创伤AO手术器械系统。

2006年,专业细分脊柱、创伤、关节及手足显微外科分为四个独立专业科室。

2008年,开展第1例人工颈椎间盘置换术,及上颈椎椎弓根螺钉固定等高难度高风险手术,标志着脊柱骨科手术水平更上一个台阶。

2009年,购进Quadrant脊柱微创手术通道系统,扩大了脊柱微创手术范围,使更多的原来需要切开的脊柱手术可以微创完成。微创治疗椎间盘突出症成为科室特色。

学科带头人

刘洪涛

刘洪涛,烟台毓璜顶医院骨科主任,脊柱外科主任,主任医师,教授。1984年毕业于青岛医学院医学系。

擅长各种脊柱畸形矫正,对老年性退变性脊柱侧弯、颈胸腰椎间盘突出症、椎管狭窄症和强直性脊柱炎的治疗,拥有深厚的理论基础和独特的手术技巧。在国内较早开展腰椎间盘突出症的椎间盘镜脊柱微创治疗。在枕颈部和上颈椎疾患的诊断及微创治疗方面,取得了长足的进步。发表论文30余篇,参编专业著作2部。

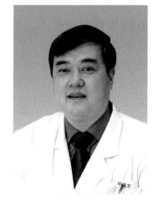

刘洪涛

第七章
潍坊市骨科发展史

1983年,潍坊市骨科学会成立。1983～1987年,钟义平任主任委员。1987～1990年,潍坊市骨科学会换届,王广斗任骨科学会委员。1990～2011年,骨科学会换届,李汉秀任第三届骨科学会委员。2011年,骨科学会换届,徐兆万任第四届骨科学会委员。

第一节　潍坊市人民医院骨科发展史

发展简况

潍坊市人民医院是在1881年建成的乐道院基础上发展而来的。1958年,建立骨科专业,隶属外科,有病床30张。当时能进行骨折牵引、固定及一般的外伤和截肢手术。此后,骨外科专业技术逐步提高,可手术治疗常见外伤性骨折、关节损伤等。1973年,开始开展断肢再植手术。1979年,断指再植获得成功。到1984年,显微外科已经发展到较高水平,可以开展断指再植、带血管游离皮瓣移植等难度较大的手术;同时,骨科开展了髋膝关节置换、骶棘肌代臀肌术及骨巨细胞瘤灭活肢体再植等高难度手术。1985年,开展桡骨骨巨细胞瘤切除腓骨头移植术、骨折治疗仪的临床应用级前臂桡侧皮瓣移植术。1986年,开展脊柱截骨矫形术。

1988年,随着专业技术的不断提高和医疗管理的需要,自8月起,外科分为三个科,外三科以骨外科专业为主,钟义评任科主任,李汉秀任秘书;编制床位42张,业务人员29人,其中主任医生1人、副主任医生3人、主治医生1人、住院医生8人,主管护师2人、护师3人、护士11人;门诊亦各自独立。骨科位于老外科楼(现内科楼)南单元三楼,附属设施有石膏间和颈腰椎牵引床。治疗疾病以创伤骨折为主,同时新开展了脊柱内固定、人工股骨置换手术和显微外科等手术。1989年,开展髂胫束修补后交叉韧带,游离皮瓣修复拇指、虎口、前臂等处的皮肤缺损,腓肠肌皮瓣转移治疗开放性胫腓骨骨折皮肤缺损,骨肿瘤切除灭活再植,脊柱骨折脱位椎管减压内固定术,颈椎前路减压植骨内固定术等技术。同年,钟义评主任当选中华医学会山东分会骨科学会委员,他参编的《骨科正误》由人民卫生出版社出版。1990年初，开展胫骨巨细胞瘤切除后预制骨水泥假体置换术、股动脉长距离损伤切除后大隐静脉移植术等，均获得良好效果。期间，由王光斗、钟义评主持的课题"人工股骨头置换术治疗股骨颈骨折手术方法的改进"获得潍坊市科委科技进步三等奖，"551例股骨干骨折的报告"在《昌潍医学院学报》上发表。

骨外科门诊设有整骨室，由外科主治中医师李世芳主持工作。李志芳运用传统中医治疗骨伤科疾病，能进行骨折闭合性整复、小夹板固定、新医正骨等。1970年，他的骨折闭合整复法在全国及山东省中草药展览会上展出，并在山东省和潍坊市科学大会上获奖。20世纪70年代，西医主治医生钟义评创造桥式压腰法治疗腰椎间盘突出症，融合了中西医之长，取得一定疗效。

20世纪90年代以后，潍坊市人民医院骨科迅速发展，成为潍坊市骨科专业技术开展最全面的科室之一，一直处在潍坊市领先位置，担负着潍坊市的技术指导和会诊任务，是骨科专业主任委员单位。1998年8月，搬入新大楼五楼，分骨一（西）、骨二（东）两个病房，骨一设48张床，骨二设30张床；分脊柱、关节和创伤三个专业。2004年，首批被评为潍坊市A级医学重点学科。

1992年，王光斗任科主任，李汉秀任副主任，秘书徐兆万；1996年6月至2005年7月，李汉秀任科主任；1996年7月，徐兆万、辛杰任副主任。1998年，搬入新大楼后，骨科分为骨一和骨二病房，李汉秀主持科室工作，骨一病房和骨二病房分别由徐兆万和辛杰分管。2002年2月，姜鑫被聘为行政副主任。

骨科的医疗业务技术开展在潍坊市居领头位置，开展的手术有四肢各种骨折脱位的手术治疗，脊柱、椎间盘手术，人工关节手术，显微外科手术等。

社会兼职和荣誉

1996年以前，钟义平任山东省骨科委员、潍坊市骨科学会的主任委员，王光斗和李汉秀任副主任委员。1992年，王光斗任山东省骨科委员。1996年7月，李汉秀任潍坊市骨科主任委员、山东省骨科委员。1994年，徐兆万任潍坊市骨科学会秘书。1998年，李汉秀任山东省医学会骨科分会关节学组副组长。2001年，徐兆万任潍坊市骨科学会副主任委员。多年来，潍坊市骨科学会在全市骨科领域发挥了积极带领作用，每2年组织一次大型学术会，每年都有几次小型读片会。1998年5月，主持召开了山东省第三届骨科医生继续教育讲习班，为潍坊市骨科学科建设与发展作出了重大的贡献。

李汉秀，1993年获"潍坊市卫生系统先进工作者"，1994年获"潍坊市卫生系统先进工作者"，1995年获"潍坊市卫生系统优秀共产党员"，2000年获"山东省优秀科技工作者"，2002年被评为潍坊名医，2003年获"潍坊市卫生系统行风建设先进工作者"，2004年获"山东省优秀共产党员"。张培良，1994年获"潍坊市优秀团干部"。姜鑫，1998年获山东省卫生厅表彰的"江西九江抗洪先进个人"。徐兆万，1998年获"潍坊市青年科技奖"，2002年被评为"潍坊名医"，2005年获"潍坊市卫生局局直单位优秀共产党员"。王炳武，2001年8月至2003年8月执行援坦桑尼亚医疗任务，被坦桑尼亚国家卫生部授予嘉奖奖励，2003年被山东省卫生厅授予"援外工作先进个人"称号。

学科带头人

李汉秀

李汉秀,1950年出生,山东省寿光市人,中共党员,1976年12月毕业于潍坊医学院医疗系。主任医师、潍坊市人民医院首席医学专家,潍坊医学院教授,硕士研究生导师。历任骨科副主任、主任、大外科主任、大外科支部书记、副县级院领导。山东省中西医结合骨科专业委员会副主任委员、山东省骨科专业委员会委员、山东省关节外科学组副组长、潍坊市骨科专业委员会主任委员。

多次主持潍坊市的省市级学术会议,主持完成的"胸锁乳突肌蒂锁骨瓣在颈椎前路手术中的应用研究"、"单侧三维外固定架的研究和临床应用"等16项课题分获山东省及潍坊市科技进步奖;发表论文26篇,参编《关节外科学》一部。

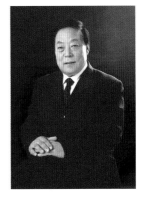

李汉秀

徐兆万

徐兆万,主任医师,潍坊医学院教授,硕士研究生导师。2001年任潍坊医学会骨科学会副主任委员,2005年任山东省医学会脊柱学组委员,2007年任山东省脊髓损伤委员会副主任委员、微创学组组长,2009年任山东省老年学会脊柱关节委员会委员,2010年任潍坊市脊柱脊髓专业委员会主任委员。2007年获"山东省优秀医务工作者"并记三等功,2008年8月获"潍坊市专业技术拔尖人才"。

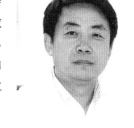

徐兆万

姜　鑫

姜鑫,主任医师,硕士研究生导师。为山东省运动医疗委员会副主任委员、潍坊市运动医疗委员会主任委员、潍坊市骨科专业委员会副主任委员、山东省骨科医师协会委员、山东省骨科专业委员会关节学组委员。兼任潍坊医学院外科学教授、山东中医药大学教授。2006年被评为潍坊市专业技术拔尖人才,2008年被潍坊市卫生局授予"潍坊名医"称号。

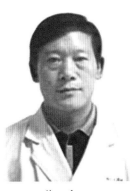

姜　鑫

第二节 潍坊市益都中心医院骨科发展史

发展简况

潍坊市益都中心医院是在 1882 年建成的青州广德医院的基础上发展而来的。新中国成立后,昌潍专署直属医院迁入广德医院,当时骨外科隶属于外二科,能进行一般的外伤和截肢手术。此后,骨外科专业技术逐步提高,可治疗常见外伤性骨折、关节损伤等。1976 年,骨外科开展了小夹板治疗骨折和新医整骨法。1977 年,独立开展了断指(趾)再植手术。1980 年,开展股骨头置换术。1982 年,骨科收治了临朐五井煤矿踝关节离断患者高玉生,断肢再植获得成功,痊愈出院。1986 年,开展带血管和神经皮瓣移植术、全髋关节置换术。1987 年 6 月,开展胎骨移植新技术。1988 年,开展神经束间松解治疗神经嵌压症。1992 年,开展带血管蒂的腓骨转移治疗股骨头无菌性坏死。1993 年,开展 T 形钢板治疗胫骨平台骨折、角钢板治疗股骨粗隆间骨折、角钢板内固定术、腰椎弓崩裂性骨折前路内固定术、髌骨骨折张力带内固定术、股骨颈骨折空心钉内固定术、颈腰椎管狭窄成形术、脊柱骨折伴脊髓损伤椎管探查肌瓣移植术、尺骨鹰嘴张力带内固定术、小儿臀肌挛缩症的矫治与研究;同年,开展用静脉代替动脉行断指(趾)再植术、血管神经修复再植术、手指末端完全离断血管神经残端包埋原位缝合术、特殊的肌腱移植术、神经管远端狭窄的手术治疗、骶脊肌桥接治疗脊髓横断伤、神经束间松解治疗肘管综合征、综合手术治疗复杂的髋臼骨折、空心钉治疗股骨干骨折、脊柱骨折并脊髓损伤椎管探查、肌瓣移植术、潜式扩大治疗椎管狭窄、人工椎体置换术。

1994 年 1 月,骨外科专业从外二科析出,成立骨外科,负责骨外伤疾病和四肢显微手术。科室设病床 30 张,设主任、副主任、护士长、副护士长各 1 名,医护人员 22 名,其中医疗人员 10 名,护理人员 12 名。同年,开展选择性上肢血管造影及下肢静脉造影术、小儿尺桡骨先天性融合矫形术、臂丛神经探查显微镜下吻合术、腰椎滑脱关节突间植骨内固定融合术、改良肩胛切口行肩胛盂粉碎骨折内固定等。1995 年 2 月,成功为一手指轧伤的患者实施第二足趾移植手术,为青州市首例。1996 年,开展小针刀治疗腰腿疼。同年,科研成果"开窗式带螺纹颈椎椎间固定融合器的研制及临床应用"获得山东省科技进步三等奖。1997 年 3 月,申报成立潍坊市骨科研究所。1999 年,开展快牵治疗腰椎间盘突出症。同年 12 月,外科病房大楼启用,骨外科划分成两个病区,即骨科一病区和骨科二病区,两个病区各设病床 38 张。2000 年,骨外科专业开展膝关节镜检查及治疗、经皮腰椎间盘摘除术,填补医院空白。同时,还开展了胫前皮瓣移植术。同年 6 月,骨外科两个病区独立为两个科,即骨外一科、骨外二科。

骨外科负责人更迭表

姓名	职务	任职年月
褚俊良	主任	1994.01～2000.06
焦兆德	副主任	1994.01～2000.06
李明信	副主任	1995.01～1996.02
方军	副主任	1998.04～2000.06

历任科主任及学科带头人

方　军

方军,潍坊市益都中心医院副院长、脊柱创伤科科主任,骨外科专业主任医师,教授。政协青州市第十一届、十二届委员会委员。潍坊名医。中华医学会潍坊骨科专业委员会副主任委员,中国康复学会肢体残疾康复专业委员会委员,山东省脊柱脊髓损伤专业委员会委员,潍坊市创伤外科学术委员会委员。2007年主持完成国内罕见的同体小腿异位移植术并获得成功,新华社等国内多家媒体作了广泛报道。主持和参与的多项科研获省市科技进步奖,获国家专利4项,在国家级、省级刊物发表论文30余篇。先后被评为山东省优秀医务工作者,潍坊市优秀科技工作者,第三届"青州市十大杰出青年"等,并荣立三等功。多次被评为青州市卫生系统先进工作者。

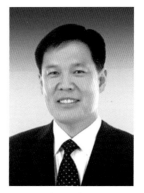

方　军

褚俊良

褚俊良,汉族,1951年7月生,山东省安丘人。1977年12月毕业于山东医学院。主任医师,教授,硕士研究生导师。曾任骨一科主任。潍坊市第九、十届政协委员。历任外科住院医师、骨外科主治医师、副主任医师、主任医师,骨科副主任、大骨科主任(1993年)、骨外一科主任(1999年)等职。被潍坊医学院聘为外科学教授、硕士研究生导师。

发表论文十多篇,获科研成果2项,"髂骨上棘取骨对骨盆稳定性影响的研究"和"髂骨上棘与髂后上棘取骨对骨盆稳定性影响比较研究"分别获青州市科技进步二等奖和潍坊市科技进步三等奖。获国家专利3项。1994年被评为青州市中青年骨干人才。2001年被评为青州市专业技术拔尖人才。

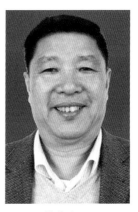

褚俊良

焦兆德

焦兆德,潍坊市益都中心医院骨外二科主任、骨外科主任医师,教授。中华医学会潍坊市骨科学会委员、北京大学运动医学研究所益都中心医院关节诊治中心主任,潍坊名医。擅长关节外科、脊柱外科和创伤骨科的诊治,以及各种复杂骨折、骨盆骨折、脊柱各节段前路手术、关节镜下前后交叉韧带重建术等的手术治疗。撰写论文10余篇,主持和参与的多项科研获省市科技进步奖,荣获"青州市优秀跨世纪科技人才"称号。

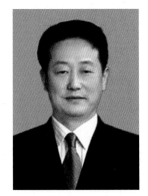

焦兆德

第八章
济宁市骨科发展史

2007年,骨科成功举办了首届鲁西南骨科新技术研讨会。2009～2012年,连续四年举办骨科学术会议,均取得满意的效果。

济宁市第一人民医院骨科发展史

济宁市骨科于1961年正式在济宁市第一人民医院大外科分出,独立成科,由山东省立医院派来的刘培棠任主任。历经几十年的发展,骨科已发展成为济宁市重点学科、山东省医学科学院研究生培养基地,现已分出脊柱、骨关节、创伤骨科、手足显微外科等4个分专业。

1955年,开展四肢骨折切开复位内固定术、腰间盘突出症髓核摘除术。

1956年,开展脊髓腔空气造影、急性骨髓炎病灶清除肌瓣填塞术。

1957年,开展骨关节结核病灶清除术、髋膝肘关节固定术。

1958年,开展足三关节固定治疗足部畸形、膝半月板破裂切除术。

1959年,开展三翼钉内固定治疗股骨颈骨折、股骨外展截骨、马氏截骨治疗股骨骨折、股骨肱骨髁上截骨术治疗膝或肘内翻畸形、脊柱裂植骨融合术。

1961年,开展髋关节皮瓣成形治疗髋关节强直、肘关节切除成形治疗肘关节强直畸形、开颅切除脑肿瘤。

1962年,开展钢笔帽置入髋关节成形术。

1963年,开展中西医结合用小夹板治疗四肢骨折。

1964年,开展经胸腔胸椎结核病灶清除、陈旧性肩关节脱位切开复位、3/4断肢再植术。

1965年,开展腹肌代股四头肌、背伸肌代臀大肌治疗婴儿瘫后遗症。

1966年,开展膝交叉韧带断裂修补重建术。

1967年,开展踇外翻畸形手术矫形。

1972年,开展隆间 V 形截骨治疗股骨颈骨折。

1975年，开展蛛网膜下腔注氧治疗脊蛛网膜粘连。

1977年，开展前路减压植骨术治疗外伤性颈髓压迫症、类风湿性关节滑膜切除术、前臂缺血性挛缩松解术、完全断臂再植术、全人工关节置换术、髋脱位切开复位、骨盆截骨、股骨旋转截骨术。

1978年，开展食指近指间关节完全离断再植术、屈指肌腱移植术、中央腱断裂修补术、拇指外展功能重建术、食指转位拇指再造术、拇指残端提升术、肋间神经植入脊髓前角治疗外伤性截瘫，中西医结合治疗大面积褥疮。

1979年，开展横向对抗牵引治疗股骨干骨折、足弓成形术治疗扁平足、前臂行皮瓣修补手部损伤。

1980年，开展特发性脊柱侧弯的哈氏手术治疗、带血管蒂腓骨移植治疗桡骨缺损、足背皮瓣移植修补手部缺损。

1981年，开展肩上神经卡压综合征松解术、大网膜移植填塞治疗腹部髂窝巨大窦道、前斜角肌综合征松解术。

1982年，开展股骨头坏死带血管的髂骨瓣植入术、同种异位伴骨移植术。

1983年，开展肘部恶性肿瘤段截除患肢再植术。

1984年，开展肩胛骨肿瘤段截除上肢功能重建术、腰背肌分离术治疗腰背痛。

1985年，开展椎动脉造影诊断椎动脉颈椎病、椎动脉减压术、钩突关节切除椎间孔扩大术治疗椎间孔狭窄症、凹侧背阔肌松解延长术治疗特发性脊椎侧弯症。

1986年，开展前路植骨融合治疗腰椎滑脱症。

1987年以后，开展凹侧软组织构解治疗特发性脊柱侧凸，股骨颈U形截骨、头颈嵌插治疗股骨颈骨折，楔形截骨、足弓成形治疗手足症，前路植骨段间融合治疗腰椎骨脱症，后路椎减压、鲁克斯棒钢丝内固定治疗胸腰椎骨折脱位，后路AF或USS内固定治疗胸腰椎骨折脱位，后路AF或USS内固＋椎板减压脊髓颈神经探查＋椎板回植治疗胸腰椎骨折脱位并脊骶神经损伤，后路椎板间开窗骨移摘除侧隐窝扩大治疗腰椎间盘突出侧隐窝狭窄，骨小核摘除侧隐窝或中央管扩大椎板回植治疗腰椎间盘突出并椎管狭窄（中央管或侧隐窝），后路椎间植骨融合、椎弓根钉内固定治疗腰椎滑脱症，骨小梁减压＋植骨治疗早期股骨头坏死，C臂X线机下空心加压螺纹钉内固定治疗股骨颈骨折，切开复位空心加压螺纹钉内固定股方肌骨瓣植骨治疗青年性股骨颈骨折，颈间盘切除＋植骨融合、自锁钛板内固定治疗颈间盘突出症，前路减压植骨融合、钛板内固定治疗颈椎骨折脊髓压迫症，椎弓根钉-钩板内固定植骨治疗腰椎峡部裂，骨水泥及非骨水泥型全髋关节置换术，全膝关节置换术，肩关节置换术，肘关节置换术，切开复位跗骨窦植骨融合治疗距下关节陈旧性半脱位，扩大的半板切除减压治疗无骨折脱位的颈骨损伤，椎板双开门减压治疗颈椎管狭窄症，多节段开窗侧隐窝扩大治疗多节段腰椎椎管狭窄症，带锁髓内钉内固定治疗股骨或胫骨骨折，自锁髓内钉内固定治疗肱骨干骨折，叉形钢板内固定治疗胫骨下1/3骨折，矩形钉内固定治疗胫骨骨折，倒打带锁髓内钉内固定治疗股骨下段或髁上骨折，动力钢板内固定治疗股骨髁间骨上骨折，动力髋钢板内固定治疗股骨粗隆间骨折，高尔夫支撑钢板治疗胫骨上段粉碎骨折，重建钢板内固定治疗尺骨鹰嘴粉碎性骨折，重建钢板内固定治疗骨盆骨折，骶骨棒内固定治疗骶骨骨折移位，胫骨下段内外侧解剖型钢板内固定治疗胫骨下段粉碎性骨折、股骨下段支撑钢板治疗股骨下端粉碎骨折、C臂X线机下跟骨撬拨内固定治疗跟骨骨折、断指再植术、多指断指再植术、第2足趾游离移植拇指再造术、带血管的游离肱骨移植治疗骨缺损或腕关节重建术。

2005年，成功完成胸腰椎陈旧性骨折后凸畸形脊髓压迫症，后路棘突椎板关节突椎弓根椎体楔形截骨融合椎弓根内固定术1例。

2008年，相继开展上颈椎的减压融合固定等手术。

学科带头人

孙从宪

孙从宪，1938年出生，山东省巨野县人，中共党员，主任医师。曾任中华医学会山东学骨科学会理事，济宁市骨科学会主任委员，济宁医学院教授。1961年8月济宁医学院师资班毕业。从事临床骨科及中西医结合外科研究，发明三杰生肌膏，其对感染性创面有突出疗效，论文发表于《中国中西医结合杂志》。首创躯干凹侧软组织松解治疗特发性脊柱侧突症，小儿侧凸矫正率65％～85％，论文刊于《中华骨科杂志》。首创股骨颈U形截骨、头颈嵌插术治疗错位性股骨颈骨折，治愈率98％，论文刊于《中华骨科杂志》。4项成果获市科技进步奖，2次被命名为"市科技拔尖人才"。

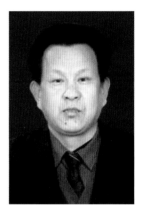

孙从宪

郭洪敏

郭洪敏，1962年出生，山东省嘉祥县人，医学博士。济宁市第一人民医院副院长、主任医师。第九届省政协委员、第九、十届市政协常委，中华医学会济宁骨科分会主任委员，中华医学会山东省骨科分会委员，济宁市纪委特邀监察员。

在做好医院管理工作、完成临床工作、教学工作的同时，积极参与科研攻关，获市级科研进步一等奖1项、二等奖1项，市长基金1项，参与指导其他人员科研多项。发表省级以上论文30余篇，参编专著4部。

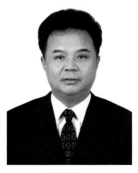

郭洪敏

第九章
泰安市骨科发展史

泰安市骨科学会成立于 2011 年 5 月,由泰山医学院附属医院张辉教授担任主任委员。学会成立后,领导泰安市骨科学会成员,开展了一系列卓有成效的学术交流活动。

泰安市中心医院骨科发展史

发展简况

泰安市中心医院 1948 年建院之初,骨科无独立病床及专业医生。

1960 年,在省立医院指导下,医院开始进行关节复位、病灶清除、骨折内固定、髋关节离断及椎板减压术。

1964 年,成立了骨科专业组,隶属大外科管理,床位 10 张,孙庆梅负责骨科专业。

1966 年,主任医师王志先教授由山东省立医院调来泰安市中心医院,任大外科主任并负责骨外科专业,各类手术相继开展起来。

1968 年,设骨科病床 30 张,开展了先天性髋关节脱位的髋臼造盖,骨盆截骨术等手术。

1973～1976 年,除开展骨科的常规手术外,同时开展了不完全离断及完全离断肢体的断肢再植手术。

1977 年,开展了我院首例人工股骨头置换手术,开展了人工关节等手术。

1978 年,在我省内率先开展了"环钻法"颈椎前路减压植骨融合术治疗颈椎脊髓损伤,收到良好的临床效果。

1979 年 3 月,由王志先主导设计的"股骨颈瞄准器控制下的平行多针内固定治疗股骨颈骨折"应用于临床,1988 年作了 50 例临床总结,论文发表于《骨与关节损伤杂志》上。

1982 年,以王志先为主研人,孙庆梅、王阳、王桂东、阮汝清、梁久金等参与的"股骨颈立体定向定位瞄准器的设计及临床应用"的科研项目获省科技进步三等奖;此项目同年在日本京都大学矫形外科学会上作了交流。同时进行了显微外科动物实验(血管外径0.6~1.2mm)。在此基础上,先后开展了吻合血管的皮瓣、肌皮瓣移植,带旋髂深动脉的髂骨块移植治疗股骨颈骨折。13岁儿童断拇再植在泰安市中心医院首例成功;Harrington棒、Luque棒治疗脊柱侧弯达20余例,均获得预期效果;胎儿软骨移植治疗股骨头缺血性坏死17例;胎儿坐骨神经移植治疗坐骨神经陈旧性断裂并缺损,收到满意疗效。同年,建立了骨科治疗室,负责骨科门诊病人的各类整复、外固定等。

1984~1990年,骨科不断引进新技术,开展新项目,先后开展了腘斜肌动力重建后交叉韧带、带骶棘肌蒂的髂骨块移位治疗腰椎滑脱,肋间神经移位治疗晚期脊柱骨折不完全瘫、带阔筋膜张肌皮瓣、踇甲瓣、旋肩胛皮瓣、带胫后动静脉的岛状肌皮瓣,单开门式治疗腰椎管狭窄症、张力带钢丝固定治疗髌骨骨折等。1984年,开展了首例人工肩关节置换术。王延志研制的"医用多功能牵引架",于1990年获市科技进步三等奖和国家实用新型专利。

1991~1996年,骨科床位增至40张,先后开展了桡骨远端骨巨细胞瘤瘤段切除、对侧腓骨半关节移植、腕关节功能重建术。腓骨长肌翻转移位重建侧副韧带、后交叉韧带,全臂型臂丛神经损伤后膈神经、副神经移位术。膈神经加副神经联合移位吻合术,Harrington棒、Luque棒联合应用治疗特发性脊柱侧弯,关节囊紧缩、喙突上移位治疗习惯性肩关节前脱位、单椎体棘、横突钢丝内固定加植骨治疗腰椎峡部崩裂并滑脱。脊柱骨折并不完全瘫的前减压融合手术,单椎钢丝固定植骨融合术治疗腰椎峡部断裂滑脱症,此方法于1995年青岛国际骨科会议上进行了交流,重度腰椎滑脱经腹腔行前路减压植骨内固定手术、钢针骨水泥联合应用修复难治性骨盆骨缺损、外固定支架治疗骨不连、带旋髂深动脉的髂骨骨膜移植加松质骨植骨治疗股骨头缺血性坏死,临床效果满意。椎弓根钢板内固定治疗腰椎滑脱,Dick钉内固定治疗胸腰段脊椎滑脱也在1993年率先开展。徐清贵研制的"枪式螺钉探深器"和"钢丝套钳"分别获1995年、1996年国家专利。

1997年4月,骨科床位增加到45张。1998年4月,骨外专业与放射科合作,成功完成了股骨头无菌性坏死的放射介入治疗,开展下肢深静脉血栓形成后下腔静脉滤器置入手术。5月,对髋部患巨大骨纤症病人行预制加长人工股骨头置换手术,获得满意效果。7月,对股骨颈骨折病人行空心加压螺纹钉内固定,获得成功。

1999~2002年,魏开斌主任主持骨科工作,并于1999年率先在骨科成功开展了膝关节镜下膝关节探查清理半月板成形术、腰椎间盘切吸术等微创手术,开创了骨科微创治疗的先河;开展了股骨、胫骨肱骨骨折绞锁钉内固定术。

2002~2005年,王永福主任主持工作,编制床位88张,分为东西两个病区,相继开展了吻合血管的肌皮瓣移植术、小指末节断指再植、小切口治疗腰椎间盘突出症、应用RF、AF治疗腰椎滑脱症等手术。

2005年6月始,魏开斌主任全面主持骨科工作,从此开启了我院骨科发展史的新篇章,我院骨科进入了快速发展期。

2007年7月,成立骨科诊疗部,下设骨一科、骨二科两个病区,编制床位114张(其中包括东院病区床位20张),魏开斌任骨科诊疗部主任兼骨一科主任,张开刚任骨科诊疗部副主任兼骨二科主任。

2007 年，魏开斌教授被授予硕士研究生导师，骨科成为泰山医学院、青岛大学医学院硕士研究生培养点。

2009 年，在国际脊髓损伤中心理事王大觉教授的指导下，成立了泰安市脊髓损伤诊疗部（隶属于骨一科）。

2009 年 12 月，骨科诊疗部主办了泰安市首届骨科微创治疗研讨会，泰安市骨科同仁济济一堂，对微创技术的发展提出了真知灼见。

2010 年，刘峰主任的"脊髓损伤的诱发电位检测"研究获泰安市科技进步二等奖。

2010 年底，泰安市第二届微创技术研讨会由我科主办，此次会议上，成立了泰安市骨科分会，魏开斌主任医师当选为泰安市医学会骨科分会副主任委员。

2011 年 3 月，骨科诊疗部规模进一步扩大至编制床位 160 张，骨一科、骨二科分别下设两个病区，12 个独立主诊组，骨一科、骨二科编制床位各为 80 张，共拥有高级职称医务人员 19 名，博士研究生 5 名，硕士研究生 16 名，共有医护人员 90 名。医、教、研工作全面展开，期间相继开展了颈枕融合术、寰枢椎椎弓根钉内固定、经后路一期全脊椎切除脊柱重建术、脊柱侧凸矫形融合术、先天性脊柱侧凸半椎体切除矫形内固定术、脊柱后凸楔形截骨矫形内固定术、全膝关节表面置换、复杂髋臼、骨盆骨折内固定术；开展了臭氧融核术、经皮穿刺椎体成形术（PVP）、椎体后凸成形术（PKP）、显微镜下腰椎间盘切除术、关节镜下前、后交叉韧带重建术、嗅鞘细胞移植术等微创手术，以及外周干细胞移植治疗脊髓损伤瘫痪及股骨头坏死。

2011 年 8 月，骨科诊疗部承办了全国骨转移性肿瘤诊治专题研讨会。这是骨科历史上第一次承办全国性学术会议，来自全国各地的 200 多名专家教授参加了会议，会议规模空前、学术气氛浓烈，受到与会者的一致好评。本次会上，魏开斌主任当选为中国抗癌协会肉瘤专业委员会骨转移瘤学组委员。

2011 年，骨科被评为山东省重点学科建设单位。

2011 年，骨科病房获山东省护理示范病房。

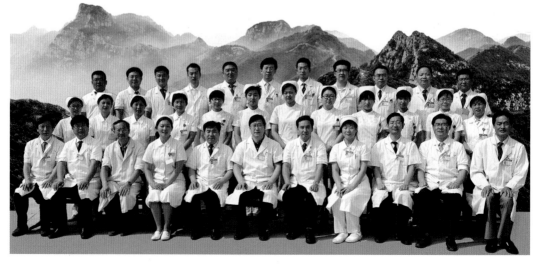

泰安市中心医院骨科医护人员合影

学科带头人

魏开斌

魏开斌,泰安市中心医院骨科诊疗部主任兼骨一科(脊柱关节外科)主任,泰山脊髓损伤诊疗部主任,主任医师,医学博士,青岛大学、泰山医学院兼职教授,硕士生导师,访英德学者,山东省重点学科带头人,泰安市首批"泰山医学家",医院优秀中青年专业技术骨干。兼任国际脊髓学会委员,国际神经修复学会理事,中国肢体残疾康复专业委员会常务委员,中国医药生物技术协会骨组织库分会委员,中国抗癌学会骨肿瘤转移学会委员,山东省骨外科学会委员,山东省脊柱脊髓损伤委员会委员,山东省老年学会脊柱与关节专业委员会委员,山东省骨科学会关节镜学组委员,山东省骨科学会骨肿瘤学组委员,中国医师协会、山东省骨科医师协会委员,中华医学会会员,山东医院管理学会会员,中国医师协会山东省骨科医师协会委员,泰安市骨科学会副主任委员,泰安市运动医学会副主任委员,泰安市医学会理事,《中国矫形外科杂志》编委。擅长脊柱与关节外科。发表论文 50 余篇,著书 6 部,带教研究生 22 人。承担山东省科委科研课题 1 项,山东省卫生厅课题 1 项,国家专利 1 项。获山东省保健学会科技奖二、三等奖各 1 项,山东省软科学三等奖 1 项,泰安市科技进步二等奖 1 项、三等奖 2 项。

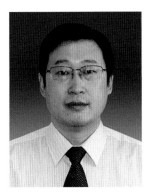

魏开斌

第十章
威海市骨科发展史

1995年7月,威海医学会骨科专业委员会成立,矫晓崑任主任委员。

2002年7月,威海医学会第三届骨科专业委员会选举产生,谭远超任主任委员。

1995年至2002年共组织了7次骨科年会。

2009年,中华医学会骨科分会主办、文登整骨医院承办的"全国骨质疏松性骨折及骨关节病新进展论坛"成功举行。

2011年5月,威海医学会骨科分会换届会议在石岛召开。

2012年6月,由中华中医药学会骨伤分会主办,山东省文登整骨医院承办的骨关节病学术会及新技术学习班在文登市举行。

第一节　文登市整骨医院发展史

发展简况

山东省文登市整骨医院由"孙氏整骨"传人孙竹庭于1958年10月2日创立。创院之初即被山东省卫生厅列为全省12家中医院之一,设病床30张,医生10人,全院职工共34人,设骨科、内科、外科、针灸、皮肤等10个科室。后经历4次大搬迁,于1975年定居现址。早期主要采用孙氏的正骨手法为主,采用夹板外固定治疗。

1960年1月,医院自制的接骨药问世,使骨折的愈合期明显缩短。

1960年5月,医院购进了第一台30毫安X线机。

1963年,医院建立了手术室,对关节内骨折及闭合复位失败的骨折,展开了切开复位内固定治疗。

1966年,开展了矫形手术,如三关节固定术、足部肌腱转移术等。

1967年,开始采用三刃钉内固定、不切口打导针、小切口打三刃钉、针刺麻醉等技术。

1968年,开始对肱骨外髁骨折(旋转移位)手法复位、闭合穿针固定技术。

1972年,开展了婴儿瘫后遗症矫形手术、先天性髋脱位切开复位、脊柱结核病灶清除术等。

1973 年 9 月，山东省正骨与断肢再植经验交流学习班在文登整骨医院举行。

1976 年 6 月 24 日，由朱慧芳、谭远超等首次完成了一例前臂轧伤完全离断再植后成活。

1979 年，成功完成了带血管蒂游离皮瓣和带血管蒂游离腓骨移植，成功进行了同种异体半膝关节移植术；针刺抗炎研究获山东省科技三等奖。由朱慧芳等完成的 16 万字的《整骨手册》，由山东科技出版社出版，向全国发行。

1980 年，相继完成了断肢再植、移足趾再造拇指、吻合血管游离骨移植、手关节移植术、人工全髋关节置换术、椎板减压侧前路手术等。

1983 年，文登整骨医院研制的"平衡牵引固定架治疗股骨干骨折"获国家科技发明三等奖。

1985 年 8 月，山东省卫生厅在文登整骨医院举办了山东省第一期骨伤科学习班。

1986 年 6 月，山东省卫生厅在文登整骨医院举办了山东省第二期骨伤科学习班。

1987 年 9 月，国家中医药管理局在文登整骨医院举办了全国中医骨伤科进修班。

1988 年 11 月，6300 平方米的病房楼动工，后于 1990 年 4 月投入使用。

1989 年 1 月，新建职工宿舍楼 1860 平方米，32 户职工喜迁新居。

1990 年 7 月，国家中医药管理局在文登整骨医院举办了全国中医骨伤科进修提高班。

1991 年，山东省中医药管理局将文登整骨医院划定为山东省中医骨伤科医师进修基地。同年，5830 平方米的急诊综合楼投入使用，脊柱脊髓科从骨伤科分离出来。

1992 年，医院骨伤科相继分为骨关节科、小儿骨科、显微外科、四肢创伤科、整复科、康复科，把加强专科建设作为医院继续发展的方向。

1993 年，9436 平方米的门诊综合楼投入使用，同年，购置磁共振一台。被国家中医药管理局确定为"全国中医骨伤医疗中心"。

1994 年，购进了电视手术监视系统，开展手术电视监控，使科学化管理和临床教学上了一个新台阶。与 20 多家医院建立了学术网络，制定了学术交流协作计划。成立手外科、骨显微外科，动工兴建新门诊楼。12 月，被山东省卫生厅授予"先进集体"称号。

1995 年 6 月 19 日，国家中医药管理局批准文登正骨医院为"全国中医骨伤医疗中心"。

1996 年 8 月 12～18 日，国家中医药管理局在医院举办了"全国中医药科研成果推广学习班"，推广文登正骨医院的"充气式弹性脊柱固定牵引器治疗胸腰椎骨折""平衡牵引固定架治疗股骨干骨折""钳持端提回旋手法复位经皮逆行穿针内固定治疗锁骨骨折"、"尺骨鹰嘴固定器治疗尺骨鹰嘴骨折"。

1997 年 8 月，《中国脊柱脊髓杂志》第三届编委会暨脊柱脊髓损伤研讨班在文登整骨医院举行。医院成立政工科、质控办、医保办、十一病区、十二病区。国家中医药管理局在医院建立骨伤科重点研究室一处。

1998 年 2 月，谭元超被批准享受政府特殊津贴，8 月国家中医药管理局在文登正骨医院举办"中医骨伤科科研成果推广学习班"。

1999 年 10 月,全国骨伤科学术研究会第七届学术交流会暨骨伤科新技术展览大会及理事工作会议在文登整骨医院召开。成立工会办公室、政保科改保卫科。医院被山东省卫生厅授予"卫生科技管理工作先进集体"称号。

2000 年 11 月,医院举行安徽中医学院教学医院挂牌仪式。成立审计科,十一病区和十二病区合并成十一病区。原全国人大常委会副委员长王丙乾来医院体检,给医院题词:"科技兴院,争创一流"。

2001 年 7 月,安徽中医学院与文登市整骨医院联合建立硕士研究生培养基地,文登市整骨医院踏上了医、教、研的发展道路。文登市整骨医院作为唯一一所专科医院,进入中医药管理局重点学科建设单位预选方案遴选单位。

2002 年 9 月,举行新病房大楼奠基仪式。医院被确定为全国重点专科建设单位。10月,成立查体科、基建科。11 月,专家对医院组织工程实验室进行了评估,并通过了三级实验室的评估,使实验和科研水平上的提高有了一个平台。

2003 年 1 月,被中华医药管理学会推荐为首批全国"医疗优质高效百姓放心医院"。4 月,举行了山东中医药大学附属文登整骨医院挂牌仪式。5 月,成立教育科,曹志洪任副主任。四肢骨伤科,脊柱脊髓科,手、骨显微外科被威海市卫生局确定为重点专科。

2004 年 4 月,被国家人事部、国家卫生部、国家中医药管理局授予"全国卫生系统先进集体"。

2005 年,新病房大楼投入使用,使床位数增加到 720 张,同年成为福建中医学院博士研究生临床培养基地。

2006 年,被确定为山东省"泰山学者岗位"。

2007 年,住院病人 10901 人次,手术病人 8963 人次,医疗范围涉及全国 20 多个省市及周边国家和地区。

2008 年 6 月,根据威海市委、市政府研究决定,宣布文登整骨医院由副县级事业单位升格为正县级事业单位。

2009 年,中华医学会骨科分会主办、文登市整骨医院承办"2009 年全国骨质疏松性骨折及骨关节病新进展论坛"。

2010 年,骨关节科与美国 Neostem 再生医学治疗中心合作,引进美国先进仪器设备及技术,开展干细胞治疗骨关节病,为创伤性关节炎、骨性关节炎、脊髓损伤等疑难杂症开辟了新的治疗途径。

2011 年全院经济总收入达到 3.77 亿元,被授予"全国医疗优质高效示范医院""全国卫生系统先进集体"等荣誉称号。

2012 年,以 983 分的全省最高分顺利通过三级甲等医院评审,从此正式进入全国"三甲"医院行列。

发展现状

目前拥有职工 1000 余人,占地 11.5 万平方米,建筑面积 8.7 万平方米,年门诊量 23万人次,住院病人 1.7 万人次,手术量 1.2 万人次;有中高级以上职称人员 325 人,高级职称 93 人,硕士生导师 7 人,博士生导师 2 人,全国劳模 2 人,享受国务院特殊津贴 9 人,国家突出贡献中青年专家 2 人、泰山学者岗位特聘专家 1 人、山东省突出贡献的中青年专家 4 人、山东省科技拔尖人才 3 人、山东省名老中医药专家 1 人、山东省名中医药专家 4 人、威海市科技拔尖人才 8 人。拥有 3.0T 磁共振、128 层螺旋 CT、胃肠数字机、大型多功能能彩超机、新型骨密度仪、肺功能仪、冲击波治疗仪、彩色多普勒仪、全自动生化免疫分析仪等万元以上医疗设备 1300 余台件、总值过亿元。建院以来先后取得省级以上科研成果 45 项次，其中国家科技发明三等奖、国家科技进步二等奖、三等奖各 1 项；国家中医药管理局科技进步一等奖 1 项，二等奖 6 项，三等奖 3 项；山东省科技进步一等奖 3 项，二等奖 20 项，三等奖 8 项。共立项 42 项，其中国家中医药管理局 7 项、科技部 1 项、民政部 1 项、山东省中医药管理局 7 项、威海市科技局 26 项。2011 年，全院经济总收入达到 3.77 亿元，医院先后被授予"全国卫生系统先进集体""全国首批人民满意医院""全国首批百姓放心医院""全国医疗优质高效示范医院""全国卫生系统先进集体"等。

学科带头人

谭远超

谭远超，1953 年出生，文登县人。大学本科学历，中共党员，主任医师，硕士研究生导师。历任骨伤科副主任、主任、副院长。2000～2011 年任文登整骨医院院长、党委书记。威海市第七、八、九、十届政协委员。

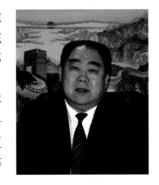

在国内首先开展带旋髂深血管蒂骨块转位移植治疗青壮年股骨颈骨折，在省内首先开展了腹股沟皮瓣移植、带血管髂骨皮瓣移植、前臂皮瓣移植、足背皮瓣移植、肩胛骨皮瓣移植修复肢体及组织缺损。主持研究的科研项目获山东省科技进步二等奖三项。

谭远超

发表论文 50 余篇，主编、参编《实用骨科临床》《实用脊柱病学》《脊柱畸形与截骨术》。

1998 年 2 月被国务院批准"享受政府特津贴"。先后获得"威海市卫生局科技兴医先进个人""威海市科技拔尖人才""威海市劳动模范""全国有突出贡献的中青年专家""山东省劳动模范""百名山东省有突出贡献的中青年专家"等荣誉称号。2003 年 10 月被山东省人事厅、卫生厅授予"山东省名中医药专家"称号并荣记二等功。

第二节　威海市立医院骨科发展史

发展简况

威海市立医院最早 1970 年开展骨科工作，只有一名叫张平轩的骨科医生，该医生 1972 年调至青岛工作。

1984年,重新成立骨科学组,附设于外二科病区,由3名医生组成。能够开展四肢骨折切开复位内固定,复杂的开放性骨折内固定和四肢血管、神经损伤修复术,腰椎骨折的棘突钢板内固定术等手术。

1986年12月,成功开展了第一例断指再植及前臂带血管皮瓣移植手术。

1987年,威海成立地级市,威海市立医院升格为地级医院,矫晓昆同志由文登中心医院骨科调入威海市立医院外二科,为骨科学组负责人,后升任外科副主任,仍负责骨科工作。此时骨科与神经外科共用一病区,学组已增加到6名医生,业务工作有了很大进步,除常规开展各种复杂的骨折内固定手术外,先后开展了腰椎间盘摘除术、多种带血管皮瓣移植术、先天性髋脱位臼顶加盖术和骨盆内移截骨术、人工股骨头置换术、铰链肿瘤型人工膝关节置换术、四肢骨肿瘤段截灭活再植术、血管移植旁路搭桥术、脉管炎的交感神经节切除术、脊柱结核病灶切除前路脊柱重建术、胸腰椎骨折的后路Harrington棒和Luque棒内固定术等。

1993年,骨科病房搬入新外科大楼,独立成科,设床位42张,共有11名骨科医生,矫晓昆任骨科主任。

2000年,吕慧利任骨科副主任,进一步开展了各种复杂骨折的切开复位内固定术、股骨和胫骨髓内钉内固定术,开展了带血管第二趾再造拇指术,带血管蹬甲瓣再造拇指术,骶骨巨大肿瘤切除术,骨盆肿瘤半骨盆切除异体骨盆置换术,脑瘫患儿的选择性脊神经后根切断术,颈胸腰椎的前后路内固定重建术,颈椎后路单开门及双开门减压术,进一步拓展了各类型进口髋关节置换术、肩关节置换术,体外循环下下腔静脉探查取栓脊柱内固定术,并进行了单臂多功能外固定支架的重新应用试验研究和腰椎间隙感染带髂腰动静脉蒂髂骨块椎间植骨术的研究、Pluronic F-127和rhBMP-2结合同种异体软骨细胞移植修复全厚关节软骨损伤的试验研究。

2004年,骨科病区再搬新外科大楼,扩展为两个病区,病区总面积2200多平方米,分为创伤关节科和脊柱骨病科,矫晓昆为主任,主持脊柱骨病科工作,吕慧利为副主任,主持创伤关节科工作。

2006年12月,矫晓坤转任专职大外科主任,吕慧利为创伤关节科主任,于洪波为创伤关节科副主任,信效堂为脊柱骨病科副主任,主持工作,兰海为脊柱骨病科副主任,两科各设床位34张,骨科医生共24名,其中主任医师4人,副主任医师7人,博士2名,硕士12名,两科共有医护人员61人;年手术量约2000余台。

威海市立医院骨科不断开展新技术、新项目,其诊疗技术水平已经有了很大的飞跃。

创伤关节科关节学组每年进行大量的髋膝关节置换及翻修手术,能熟练进行成人型髋臼发育不良原位置臼并肢体延长的关节置换,重度膝内外翻畸形的关节置换和复杂的髋膝关节翻修手术,并成功进行骨盆肿瘤的人工半骨盆置换、骨肉瘤的人工全股骨置换手术,研究开展了大量的高龄超高龄粗隆间粉碎性骨折的"修复小转子重建股骨距"人工双动股骨头置换技术等,关节镜方面主要从事前交叉、后交叉和前后交叉韧带断裂同种异体肌腱重建术。

创伤组以四肢骨折微创内固定为科室特色,对于股骨干骨折、粗隆间骨折、胫骨干骨折、肱骨干骨折全部采用闭合复位,微创磁导航髓内钉内固定技术,踝关节骨折、膝关骨折及骨盆骨折采用闭合复位空心钉内固定技术,从而使病人在不切开骨折端的情况下获得牢固的内固定,既缩短了住院时间又可以早期下地功能锻炼。

脊柱组能够熟练开展特异性脊柱侧弯矫形术,颈椎间盘突出症人工颈间盘置换术,颈胸腰椎前路椎体次全切钛笼植入椎间融合钛板内固定术,胸腰椎压缩骨折经皮穿刺球囊扩张椎体成形术,腰椎压缩骨折经皮穿刺微创椎弓根钉内固定术,胸腰椎压缩性骨折Sanzh钉复位内固定和人工椎体置换术等。

学科带头人

吕慧利

吕慧利,1960年出生,威海市立医院大外科主任,创伤关节科主任,主任医师,大连医科大学、滨州医学院兼职教授、硕士生导师。山东省医学会第八届、第九届骨科专业委员会委员,山东医学会关节外科学组、骨肿瘤外科学组委员,威海市医学会骨科分会副主委,威海市医疗事故鉴定专家库成员。

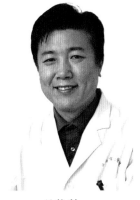

吕慧利

1982年毕业于山东省潍坊医学院,曾赴德国参加国际关节置换培训。精于各种类型的肩、髋、膝关节置换和复杂的关节翻修手术,独立开展了骨盆肿瘤的人工半骨盆置换和股骨骨肉瘤的人工全股骨置换手术,高龄超高龄股骨粗隆间粉碎性骨折的"修复小转子重建股骨距"人工双动股骨头置换技术。

1997年11月,参与主办了山东省卫生厅骨科医师继续教育讲习班,并协办了山东省第一届关节学术研讨会和全国骨盆损伤治疗学习班。发表骨科论文10余篇,编写专著两部,并有两项医学科研获奖,荣获山东省省级标兵称号,荣立三等功。

第十一章
日照市骨科发展史

第一节　日照市骨科发展大事及专业委员会的活动

日照市骨科大事记

1989年6月12日,原日照县升格为地级日照市,日照县人民医院同期升格为日照市人民医院。骨科与泌尿外科、小儿外科组成外一科,其中骨科专业组由葛文学负责。

1992年12月7日,将潍坊市的五莲县、临沂市的莒县划归日照市管辖;王学贤为五莲县人民医院骨科主任,于发来为莒县人民医院骨科主任。

1993年,日照市东港区人民医院成立,同期设立骨科病区,吴乃亮担任骨科主任。

1999年1月,日照市中医医院成立,同期设立骨科病区,王金泉担任骨科主任。

2004年,正式设立岚山区人民医院,同期设立骨科病区,赵一民担任骨科主任。

2005年5月,山东省医学会手外科分会成立,王建然被聘为第一届手外科分会委员。

2005年8月,日照市医师协会成立,王建然被聘为常务理事。

2006年5月,在王建然倡导和日照市人民医院的支持下,举办了"日照市首届骨科学术交流会",邀请山东省医学会骨科分会主任委员、省立医院创伤骨科周东生教授,脊柱外科骨科孙建民教授及青岛医学院附属医院邹云雯教授等到会作了精彩演讲。参会人员110余人;会议取得圆满成功。

2007年6月,日照市人民医院骨科主任王建然被聘为为中国残疾人康复协会第三届肢体残疾康复专业委员会委员。

2007年8月,在王建然主任的倡导下,举办了"日照市首届显微外科学习班",对青年骨科医生从理论到实践进行了指导培训;邀请山东省医学会手外科分会主任委员、省立医院王增涛教授到会作了演讲。

2008年2月,山东省医学会骨科学分会换届选举,王建然被聘为为第八届骨科学分会委员,之后被聘为关节学组委员。

2008 年 3 月，山东省医师协会外科医师分会骨科专业委员会成立，王建然被聘为第一届委员。

2008 年 5 月，山东省医学会运动医疗分会成立，王建然被聘为第一届委员。

2008 年 7 月，山东省医学会骨科学分会骨肿瘤学组换届，陈波当选为第三届学组委员。

2009 年，山东省康复医学会老年骨病康复专业委员会成立，市医院尹纪军当选为第一届委员。

2011 年，山东省医学会骨科分会创伤学组成立，尹纪军当选为创伤学组委员。

2012 年，山东省医学会骨科分会青年委员会成立，尹纪军当选为第一届委员。

骨科专业委员会成立及发展史

2009 年 4 月 4 日，日照市医学会骨科专业委员会成立，并同时举办了日照市第二届骨科学术交流会，市医院大骨科主任兼骨科一病区主任王建然当选为首届主任委员，市中医医院王金国、市人民医院骨科李宜照、东港区人民医院孔庆迎、莒县人民医院孙天全、五莲县人民医院王万宗当选为副主任委员。

2009 年 6 月，日照市骨科专业委员会协办了中华医学会骨科分会主办的全国巡回演讲——莒县站培训班。

2009 年 8 月，日照市医学会骨科专业委员会协办了在日照召开的全国创伤骨科学术会议，来自国内外专家、学者 160 余人参加，取得了圆满成功。

2009 年 10 月 12 日世界关节炎日之际，日照市骨科专业委员会组织大型义诊活动，发放科普资料，举办专题讲座，宣传健康知识。

2009 年 12 月，日照市骨科专业委员会邀请台湾荣民总医院关节外科陈威明教授来日照进行学术演讲及手术示教。

2010 年，日照市骨科专业委员会了协办了在日照召开的山东省骨科分会骨肿瘤学组主办的骨肿瘤学术论坛会议。

2011 年 8 月，日照市骨科专业委员会承办了日照市骨科围手术期感染预防学术研讨会。

2011 年 11 月，日照市骨科专业委员会与日照市人民医院共同举办了日照市第三届骨科学术交流会暨海峡两岸人工关节学术论坛，到会 150 余人；邀请台湾荣民总医院副院长陈天雄教授、山东省骨科分会主任委员、山东省立医院周东生教授、关节学组组长、山大二院王韶进教授、山东省立医院张伟教授、齐鲁医院贾玉华教授到会并作了精彩演讲。

2012 年 8 月，日照市骨科专业委员会协办了在日照召开的中华医学会第二届数字骨科学术会议暨微创骨科新技术研讨会，来自内地、香港、台湾的多所大学、研究单位及医院的专家、学者 150 余人参加了本次会议。

2012 年 10 月，日照市骨科专业委员会与日照市人民医院共同承办了日照市第四届骨科学术交流会，到会 150 余人；邀请中国人民解放军总医院骨科蔡谔教授、山东省骨科分会主任委员、齐鲁医院李建民教授、关节学组组长、山大二院王韶进教授、齐鲁医院郑燕平教授、贾玉华教授到会作了精彩演讲。

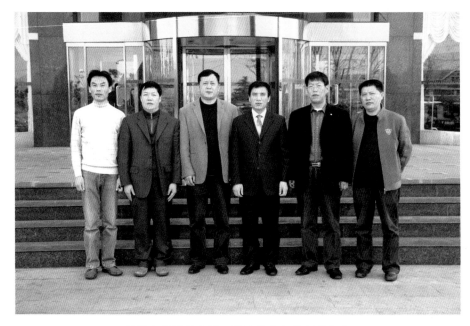

日照市骨科学会第一届委员会主委和副主委

第二节　日照市人民医院骨科发展史

发展简况

日照市人民医院前身为日照县人民医院,成立于 1949 年 1 月。早期外科只有一个病区,能对一般外伤进行清创处理,并逐渐开展了简单的四肢骨干骨折的手法复位固定。

1981 年,外科设立骨科专业组,床位 20 张,葛文学担任骨科专业组负责人;相继开展了股骨颈骨折闭合复位多针固定术、脊柱结核病灶清除术、股骨干骨折钢板固定术、人工股骨头置换、腰椎间盘突出髓核摘除、腰椎滑脱椎板减压手术、脊柱骨折脊柱钢板固定术、椎管肿瘤切除术及急性髂动脉栓塞取栓子术等。

1985 年 8 月,新建病房楼落成,外科分为外一、外二两个病区,骨科与泌尿外科、小儿外科组成外一病区,其中骨科专业组由葛文学负责。骨外床位 35 张,主治医师 1 人,住院医师 5 人。之后相继开展了骨巨细胞瘤的手术切除及膝交叉韧带断裂修复术、颈椎损伤后路减压术、全髋关节置换术等。

1990 年,牟善霄到解放军总院骨科(301 医院)进修,以显微外科为主,回医院后逐渐开展了皮瓣、肌皮瓣移植修复肢体皮肤缺损及周围神经损伤修复术等。

1994 年,骨科完全独立,葛文学担任科室负责人,骨科专业医师增至 5 人。同年王卫中从外院调入,担任骨科主任。之后相继开展了儿童股骨头坏死带股直肌蒂的髂骨瓣植骨术、膝关节肿瘤切除术后铰链式人工膝关节置换术、Harrington 棒以及 Luque 棒治疗胸腰椎多节段骨折、胸腰椎骨折、腰椎滑脱的 RF 钉固定术、胫骨骨折带锁髓内钉固定术、吻合血管的腓骨移植治疗肱骨近端骨肿瘤等。

1999 年,王卫中退居二线,由葛文学接任骨科主任,骨科床位扩充至 40 张,骨科医生增至 8 人。之后相继开展动力髋治疗股骨粗隆间骨折、膝关节镜手术、经皮穿刺激光汽化减压治疗颈腰椎间盘突出症。

2002 年,医院搬迁至新院区后骨科分为骨一、骨二两个病区,葛文学担任骨科一病区主任,牟善霄担任骨科二病区主任。

2004 年 12 月,葛文学退居二线。王建然被引进调入日照市人民医院骨科,担任大骨科主任兼骨科一病区主任,牟善霄担任骨科二病区主任。骨一病区以关节外科和骨肿瘤为重点发展方向,骨二病区以脊柱和手、显微外科为重点发展方向。每个病区编制床位共 36 张;共有主任医师 3 人,副主任医师 5 人,主治医师 6 人,医师 4 人,其中硕士 4 人。相继开展了声控导航带锁髓内钉治疗股骨干骨折、保留一端止点的半腱肌与股薄肌重建膝关节前后交叉韧带损伤、废弃指骨与带血管蒂皮瓣联合再造拇指术。

2004 年 12 月,王建然主任医师被聘为济宁医学院日照校区兼职教授,李宜照、张军喜、苑芳昌、陈雷等先后被聘为副教授,承担济宁医学院日照校区的临床教学工作。

2006 年 7 月,成立骨科三病区,编制床位 36 张,以脊柱外科为特色,李宜照担任该病区副主任并主持工作,牟宗玲担任骨三病区护士长;苑芳昌担任骨二病区副主任。根据每个人的专业特点,对骨科三个病区的人员重新进行了合理调整。至此,全骨科编制床位已达到 108 张。

2009 年,王建然去台湾荣民总医院进修关节外科,回来后开展了小切口微创人工髋关节及膝关节置换术等新技术。

2011 年 10 月,骨科三个病区搬迁至外科新大楼,每个病区床位至 45 张,骨科总床位达到 135 张。

2013 年 3 月 22 日,设立手足外科,苑芳昌担任主任,未单独设置病房,与骨科二病区同在一个病区。

发展现状

今天的日照市人民医院骨外科已成为集医疗、教学、科研为一体的全市重点专科,与我国台湾荣民总医院、德国舍讷贝克市医院、韩国早安医院、北京大学人民医院、北京大学第三人民医院、北京积水潭医院等建立了长期友好交流与协作关系;拥有世界先进水平的进口关节镜(美国)、手术显微镜(德国)、手术导航系统(美国)和 Styker 磨钻(美国)等大型医疗设备和手术器械。骨科分为三个病区四个专业,骨科一病区以关节外科为重点发展方向;骨科二病区为两个专业,分别以手足显微外科和创伤骨科为重点发展方向;骨科三病区以脊柱外科为重点发展方向。四个专业总编制床位 135 张,医生 33 人,护士42 人。

骨科一病区编制床位为 45 张,共有医护人员 26 人。主任医师 2 人,副主任医师 2人,主治医师 6 人,住院医师 2 人;其中,硕士研究生导师 1 名,博士 2 名,硕士 7 名。副主任护师 1 人,主管护师 5 人,护师 1 人,护士 7 人。该病区主要从事骨关节疾病及创伤的治疗,突出特色是小切口微创关节置换手术。主要开展业务:微创人工髋关节置换治疗重度股骨头坏死,关节严重破坏的类风湿性关节炎、强直性脊柱炎,股骨颈骨折等;微创人工膝关节置换治疗重度膝关节骨性关节炎;四肢骨折小切口微创内固定手术,髋臼发育不良全髋置换术,人工髋、膝关节置换术后翻修术,吻合血管的腓骨联合红骨髓骨泥移植治疗股骨头缺血性坏死;微创关节镜下半月板成形术、前后交叉韧带断裂重建术;微创小切口腰椎间盘摘除术;微创踇外翻矫正术;脊柱、骨盆及四肢复杂骨折的手术与非手术治疗;血管神经损伤修复;恶性骨肿瘤的保肢治疗;同时兼顾颈椎病、腰椎间盘突出、椎管狭窄、腰椎滑脱的手术和非手术治疗等。

骨科二病区两个专业编制床位为45张,共有医护人员25人。其中硕士研究生9名。主任医师1人,副主任医师3人,主治医师5人,医师2人;副主任护师1人,主管护师5人,护师3人,护士5人。主要开展如下业务:断指(肢)再植,手指再造,神经损伤一期修复重建,周围神经疾病手术(如神经卡压、神经外伤性缺损、肿瘤等各种原因引起的皮肤软组织缺损骨外露显微外科修复),四肢瘢痕整形术,应用显微外科技术治疗早期股骨头坏死,踇外翻手术,复杂脊柱、骨盆、四肢骨折及伴有皮肤缺损、血管损伤患者的手术治疗,先天后天畸形矫形术,骨髓炎手术治疗。同时兼顾人工髋、膝关节置换术,颈椎病前后路减压内固定术,腰椎骨折脱位前后路手术,陈旧性胸腰椎骨折后路椎体截骨术,腰椎管狭窄减压术,脊柱侧弯矫形术,骨关节结核手术,恶性骨肿瘤的规范化治疗等。

骨科三病区编制床位为45张,共有医护人员25人。副主任医师4名,主治医师5名;其中,硕士研究生导师1名,博士1名,硕士4名。副主任护师1名,主管护师4名,护师5名,护士5名。主要开展的技术有颈椎病、胸椎黄韧带骨化症、腰椎间盘突出症、腰椎管狭窄症、腰椎滑脱症、脊柱肿瘤、脊柱侧弯矫的手术治疗,脊柱、骨盆、四肢骨折切开复位内固定术。科室特色:导航技术和Styker磨钻(美国)技术下的精准微创脊柱手术,颈椎病SLAC手术和颈椎人工椎间盘置换术,腰椎间盘突出症小切口微创手术,四肢骨折微创(MIPPO)手术治疗,胸腰椎椎弓根螺钉技术,改良式颈椎后路棘突纵割式椎管扩大成形术,颈椎人工椎间盘置换术,腰椎间盘突出症微创手术,四肢骨折小切口微创内固定手术,颈椎椎弓根螺钉内固定等高难度手术。2011年,实施了第一例术中三维C臂导航系统辅助手术,提高了手术精确性和安全性,在市内具有领先地位。还兼顾人工髋、膝关节置换术等。

目前,日照市人民医院骨科有20余项新技术达到国内或省内先进水平。近年来,全科发表学术论文90余篇,主编或参编专著11部,获市以上科技进步奖12项,有20余项新技术达到国内先进水平。三个病区的专业特色更加突出。

历任学科带头人

葛文学

葛文学,64岁,1974年8月毕业于山东医学院医疗系,本科学历,主任医师,曾先后担任骨科负责人、骨科主任等。兼任山东医学会骨科学会专业委员、山东医学会骨质疏松委员会日照理事、日照市人民法医司法鉴定所法医。曾在多家医院进修,主要擅长骨科矫治手术、脊椎疾病及关节外科置换等。"股骨颈骨折人工股骨头置换术手术改进""大隐静脉代替屈指腱鞘"两项课题获市科技进步二等奖。主编《风湿病的治疗》一部,发表论文20余篇。连续7年被评为医院先进工作者;两次被评为市卫生系统优秀党员,记二等功两次。

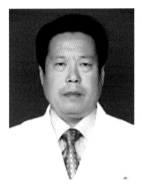

葛文学

王建然

王建然,51岁,山东省诸城市人,中共党员。现任日照市人民医院大骨科主任兼骨科一病区(关节外科)主任,主任医师。济宁医学院外科学兼职教授,潍坊医学院硕士研究生导师。中国肢残康复专业委员会委员,山东康复医学会修复重建骨关节外科专业委员会委员,山东省医学会手外科分会委员,山东省医学会骨科分会委员,山东省医师协会外科医师分会骨外科专业医师委员会委员,山东省骨科分会关节外科学组委员,山东省医学会运动医疗分会委员,日照市医学会骨科专业委员会主任委员。

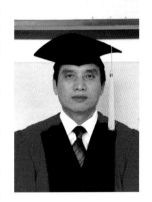

王建然

1983年毕业于潍坊医学院医疗系;2004年获中国海洋大学MBA硕士学位。多次赴国内外著名医院进修学习。有十几项新技术达到国内先进水平,获科技进步奖11项、国家专利4项,发表论文30余篇,主编及参编专著5部。

先后获得日照市青年文明医务工作者、日照市文化科技卫生"三下乡"活动先进个人、日照市首届十大名医、潍坊医学院临床教学先进个人、日照市卫生系统优秀党务工作者、2011~2012年度山东省卫生系统"文明服务明星"等荣誉称号。

第十二章
滨州市骨科发展史

滨州市医学会骨科专业委员会于 1983 年 5 月成立,主任委员谷中兴,副主任委员毛宾尧、盖维宾,秘书牛家度。

1986 年换届(第二届),主任委员毛宾尧,副主任委员盖维宾、陈祥涌,秘书牛家度。

1999 年 12 月换届(第三届),主任委员王铁兵,副主委孔祥洪、曹文德、房清敏、王永凯,秘书由王永凯兼任。

第一节　滨州市人民医院骨科发展史

发展简况

1950 年 5 月,外科仅设立门诊。8 月,成立外科病房,病床 30 张。有医生 3 人,护士 12 人。

1955 年,外科病床扩至 50 张。

1956 年,医院由惠民县迁至惠民专区机关新建驻地滨县北镇(今滨州)今院址;外科病床增为 60 张,分设外一病房和外三病房。外一病房分外科一组和外科二组,其中外科一组负责收治骨科患者。

1973 年后,外科一组固定骨外专业医师一人,其他医师由外三病房轮流进行临床工作。

1979 年,骨外成为独立专业组,设床位 24 张,固定医师 2 人。

1982 年,病房楼扩建后,外科共有病床 95 张,外一病房和外三病房分别改为外一科和外三科。外一科负责收治骨科、神经外科及小儿外科病人。陈祥涌于 1982～1984 年任副主任,1984 年任主任。

1988 年,新建病房楼一期工程启用,开设了外二病区,小儿外科从外一科分出,与胸心外科、泌尿外科归入外二病区。陈祥涌任外一科主任。

1993 年 8 月,新建病房楼二期工程启用,神经外科析出与神经内科合并为神经科,外一科成为独立的骨外专业病区,设病床 40 张,医生 14 人,护士 12 人。王铁兵、张成浩任副主任。1997 年,王铁兵任主任,王永凯任副主任。

2002 年 1 月 18 日,外科综合病房楼启用,骨外科专业分为骨外科、创伤骨科两个病区,每病区核定床位 31 张。骨外科病区王永凯任主任,周学荣任护士长;医生 6 名,护士 9 名。创伤骨科病区王铁兵任主任,史玉玲任护士长;医生 6 名,护士 10 名。

2005 年 2 月,王永凯任院长助理兼骨外科主任。

2005 年 7 月,骨外科被评为滨州市首届名科,王永凯被评为滨州市首届名医。

2005 年 11 月,王铁兵任纪律督察室主任,马庆文任创伤骨科副主任,李红霞任创伤骨科护士长,于益民任骨外科副主任,周学荣任骨外科护士长。

2010 年,骨外科被评为滨州市重点学科。

2011 年 6 月 19 日,成立手足外科专业,与烧伤科合用一个病区。医生 3 名,床位 20 张,王明山任副主任。

2013 年 1 月,住院三部成立,骨科仍为骨外科、创伤骨科、手足外科三个专业病区。骨外科由于益民任主任,刘海霞任护士长,医生 10 名,床位 38 张。创伤骨科由马庆文任主任,李红霞任护士长,医生 10 名,床位 38 张。手足外科仍与烧伤科在一个病区,王明山任副主任,医生 3 名,床位 23 张。

医疗技术发展

1950 年建院后,骨外科专业只能处理一般四肢长骨骨折及开展内固定手术。

1963 年后,陈祥涌到山东医学院附属医院骨科进修,开展了腰椎间盘髓核摘除术,颈椎结核前路病灶清除术,胸、腰椎结核病灶清除植骨椎体融全术。

1972 年,骨外专业自行研制铝裤外固定治疗先天性髋关节脱位;1986 年获地区科技进步奖。

1979 年,骨科专业组建立,设床 24 张,固定专业医师 2 人,开展了股方肌骨瓣移植治疗股骨颈骨折技术,获得成功。

1983 年,骨科专业组应用同种异体骨半关节移植治疗肱骨近端骨肿瘤取得较好疗效。

1984 年,为一股骨下段、胫骨上段患骨巨细胞瘤病人进行了同种异体骨全膝关节移植术,取得成功,并获地区科技进步奖。

1985 年,开展了臀中肌、阔筋膜张肌带髂骨肌骨瓣移植术,并完成了人工股骨头植换术获得成功。

1989 年 12 月,应用显微外科技术成功地完成了拇指完全断离再植术。

1990 年,骨外科应用超全厚皮片移植治疗感染创面成功,该项技术获地区科技进步二等奖。是年,成功开展断手掌再植、游离组织瓣移植等技术,标准清创术的推广应用使创伤骨科有了长足发展,并初步奠定了手外科专业基础。

1991 年,应用骨水泥填充治疗骨肿瘤刮除后骨缺损,取得成功,并获地区科技进步二等奖。

1992 年,骨外科应用空心钉经椎弓根固定治疗腰椎滑脱获得成功,并成功地完成了全髋关节置换术。是年,被医院定为重点学科。

1993年,应用外固定架治疗四肢骨折,该技术获地区科技进步二等奖。完成了拇指缺失合并手掌筋膜腔内高压综合征第2足趾移植拇手指再造术,获地区科技进步一等奖。完成了手指末节断离血管束植入断指再植术,经国内知名专家鉴定为国内领先水平,并获地区科技进步一等奖。

1994年,完成了蹬甲瓣移植术,应用Dick钉经椎弓根固定治疗脊柱骨折与滑脱获得成功。吻合血管的胸脐皮瓣移植修复小腿皮肤缺损,获地区科技进步二等奖。

1995年,完成脊柱侧弯矫正术、胸椎管侧前方减压术,还完成了颈椎病前路减压植骨融合术和颈椎病后路单开门椎管扩大成形术。

1997年,开展CD固定技术治疗胸腰椎骨折、铰链式人工膝关节置换术、一期病灶清除内固定融合手术治疗脊椎结核、CT引导下脊柱肿瘤活检术、Halo-Vest脊柱固定技术等。

1998年,应用膝关节镜完成膝关节疾病的诊断与治疗、关节镜下半月板成形术。

1999年,完成了带锁髓内针治疗胫骨粉碎性骨折。

2000年,开展了选择性神经后根切断术治疗脑瘫,前路减压融合固定治疗胸腰段骨折脱位、寰枢椎固定融合术。

2001年,关节镜监视下逆行带锁髓内钉固定治疗股骨髁上骨折。

2002年,完成一期前后路联合固定治疗颈椎严重骨折脱位、全骶骨切除。

2003年10月,应用空心螺钉治疗枢椎齿状突骨折、内窥镜手术治疗腰椎间盘突出症。

2005年,开展了全膝关节表面置换、闭合复位防旋式带锁髓内钉治疗长骨干骨折、关节镜下治疗膝关节剥脱性骨软骨炎。

2007年4月,经皮髓芯减压病灶刮除并打压植骨术治疗早期股骨头坏死。

2010年,开展了关节镜下膝交叉韧带重建术、恶性骨肿瘤人工假体保肢手术、经皮椎体成形术。

2012年4月,开展单髁人工膝关节置换术。

获奖项目:

(1)"带真皮下血管网皮片覆盖感染创面临床研究"获1993年滨州市科技进步二等奖。

(2)"显微外科技术临床应用"获1993年滨州市科技进步三等奖。

(3)"斯氏针骨胶重建骨缺损研究"获1994年滨州市科技进步二等奖。

(4)"掰拉理筋手法治疗科雷氏骨折"获1995年滨州市科技进步二等奖。

(5)"组合式骨外固定器临床应用"获1995年滨州市科技进步二等奖。

(6)"手术治疗颈椎病"获1998年滨州市科技进步二等奖。

(7)"指固有血管束植入末节断指再植"获1999年滨州市科技进步一等奖。

(8)"急症复杂手外伤手指再造"获1999年滨州市科技进步一等奖。

(9)"三花接骨散治疗四肢骨折临床应用研究"获2002年滨州市科技进步一等奖。

(10)"带真皮下血管网皮片跨无血区成活实验研究"获2002年滨州市科技进步一等奖。

（11）"CD 固定技术临床应用"获 2002 年滨州市科技进步一等奖。

（12）"CT 引导下穿刺活检脊柱肿瘤"获 2002 年滨州市星火科技一等奖。

（13）"经前路减压固定胸腰段爆散骨折"获 2003 年滨州市科技进步一等奖。

（14）"解剖型钢板治疗股骨下端复杂粉碎性骨折临床应用"获 2003 年滨州市科技进步一等奖。

（15）"一期前后路联合固定颈椎骨折脱位"获 2006 年滨州市科技进步一等奖。

（16）"后路固定融合治疗寰枢关节不稳"获 2007 年滨州市科技进步三等奖。

学科带头人

王铁兵

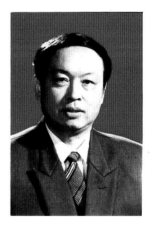

王铁兵，1953 年出生，中共党员，正高三级。曾任滨州市人民医院大外科主任、创伤骨科主任。第七、八届政协滨州市常务委员会常委。医学会滨州科分会主任委员，医学会山东省骨科分会委员、中国修复重建委员会山东省脊柱脊髓伤病委员会委员、中国老年学会山东省骨质疏松委员会委员。

主持与参与完成科研成果 7 项，分别获市级科学进步一、二、三等奖，发表论文 9 篇，参加编写书籍 1 部。

按照学术活动计划安排，每年度组织召开全市骨科学术交流会，承办多次省级专业学术交流会，对基层骨科医生进行理论培训。

王铁兵

王永凯

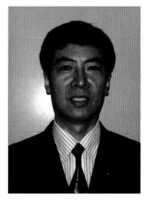

王永凯，1962 年出生。骨外科主任医师，教授，硕士研究生导师。山东省医学会骨科专业委员会委员，山东省医学会手足外科专业委员会委员，山东省医师协会骨科专业委员会委员，山东省康复医学会修复重建专业委员会委员，山东省脊柱脊髓损伤专业委员会委员，滨州市骨科专业委员会副主任委员、秘书。

1984 年 8 月毕业于山东医学院医学系。主持完成了数十个新技术项目，多项填补了我院、我市的空白。有多项科技项目获奖，发表论文多篇，先后荣获滨州市有突出贡献的专家、滨州市专业技术拔尖人才、滨州市首届名医、山东省卫生系统技术能手等荣誉称号。

王永凯

第二节 滨州市中心医院骨科发展史

发展简况

滨州市中心医院骨外科成立于1980年。成立30余年来,在前辈曹文德院长和王树锋主任(现任北京积水潭医院手外科主任)带领下,日益发展壮大;现已分为骨脊柱外科、骨关节外科、骨创伤外科三个病区。共有床位150余张,医护人员80人,其中高级职称5人,中级职称10人,硕士10人。滨州市中心医院骨外科是一支年龄结构合理、文化层次高、业务素质强,充满生机活力、锐意进取的先进集体。

脊柱外科:开展了椎弓根钉内固定术、腰椎管狭窄及不稳减压植骨加椎间融合内固定术、腰椎360°植骨融合手术(PLIF+PLF)、胸腰椎结核病灶清除术加一期植骨内固定术、颈椎前路减压植骨钢板内固定术、寰枢椎椎弓根螺钉内固定术、颈椎后路椎管成型减压术等高难度手术。尤其在脊柱微创方面做了大量工作,目前开展了椎体成形术(PVP、PKP)、椎间盘镜手术及椎旁肌间隙入路手术、经皮椎弓根螺钉内固定术。

创伤外科:治疗各种复杂、严重的骨折。开展微创技术治疗各种骨折(闭合穿钉交锁髓内钉内固定,锁钉钢板内固定)。断肢/指再植方面技术成熟,力量雄厚。

关节外科:开展半髋及全髋关节置换术、人工膝关节置换术等大型手术。关节镜下半月板修补术、切除术、交叉韧带重建术。在抢救各种急性外伤、复杂外伤方面有丰富的经验,曾多次抢救重危外伤病人,使他们转危为安。

滨州市中心医院骨外科顺应时代发展需要,紧跟国际国内新技术新理论发展趋势,不断派出人员去国内外知名大医院进修学习,紧跟时代发展潮流,与时俱进、开拓进取。

历任学科带头人

陈祥涌

陈祥涌,1934年生,主任医师。兼任滨州医学院临床骨科教授,中国医学康复医学会山东分会伤残专业委员会委员,中国医学康复学会山东分会修复与重建学会委员,山东省儿麻矫治康复委员会委员,山东省老年学会骨质疏松学会委员,中华医学会滨州地区分会骨科专业委员会副主任委员。

开展、扩展多项技术,自主研发、设计多项设备,并应用于临床。有多项技术获奖。发表论文15篇,其中6篇论文获奖。

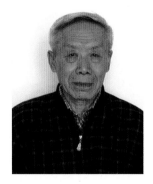

陈祥涌

吕占辉

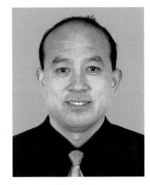

吕占辉，主任医师，中共党员，滨州医学院兼职教授。中华医学会滨州骨科专业委员会委员，滨州市医疗事故鉴定专家库成员。

1991 年 8 月毕业于滨州医学院，多次到上级医院进修学习及参加骨科高级学习班。规范了本院骨科常见病诊疗技术，省内较早开展了肩关节镜、踝关节镜技术。

发表论文 20 余篇，获得山东省科学技术进步奖、滨州市科学技术进步奖 9 项。目前承担的山东省卫生厅科技攻关项目"颈 7 神经移位重建截瘫下肢功能"已取得了初步效果，其"远期随访研究及手术路径改进的解剖学研究"已获滨州市科技进步二等奖 3 项。

吕占辉

先后荣获"滨州市优秀专业技术人才""山东省职工优秀技术能手""医院先进科技创新个人""滨州市优秀医务工作者""滨州市骨科学科带头人""滨州市名医"等荣誉称号。

周忠水

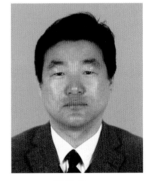

周忠水，主任医师，滨州市中心医院骨外科主任，滨州医学院兼职教授。中华医学会骨科专业委员，山东省医学会运动医疗分会委员，滨州市骨科学会和风湿病学会副主任委员，滨州市和山东省医疗事故鉴定专家库成员，《中华现代临床医学杂志》专家编辑委员会编委。

1991 年毕业于青岛医学院，1998～1999 年在上海长征医院骨科研修学习。开展了多项新技术，每年带教滨州医学院实习生、基层医院医师 60 余人。共撰写论文 23 篇，其中第一作者 7 篇，出版著作一部。先后参与设计与实施科研项目 9 项，其中主研 3 项均获滨州市科技进步一等奖。

周忠水

1993 年，被山东省委记三等功并获"惠民县新长征突击手"称号。1995 年，获"山东省优秀青年志愿者和滨州市新长征突击手"称号。2000 年，被评为"惠民县十大杰出青年"。先后获得"滨州市有突出贡献的专业技术人员""滨州市首届名医""滨州市卫生系统'两好一满意'活动质量明星"等荣誉称号。2011 年带领科室荣获"山东省青年文明号"称号。

第十三章
德州市骨科发展史

德州市人民医院骨科发展史

发展状况

德州市人民医院原名洛北医院，成立于1948年2月，几经搬迁，1950年迁至德州市。1948年5月组建了外科，赵永生同志是外科第一位医师，后增加了王寿亭医师（负责妇产科）。床位不固定，能做一些小手术。1948年8月，由赵永生、王寿亭、刘明芝（护士）利用木工锯为一例伤员做了截肢手术，这是外科第一例截肢手术。1948年11月，外科与妇产科分开。

20世纪50年代，外科床位50张，医生14人，护士13人（其中手术室6人），全科共33人。

1961年，建立并完善了各项规章制度，如查房、会诊、病例讨论等。医师17人，护士13人，护理员2人，全科32人。

1962年，床位55张。建立了交接班制度、死亡病例讨论制度、各级各类人员职责制度等。

1964年，床位90张，分外一、外二病房，包括普外、胸外、泌尿外、骨外、烧伤等专业，各专业床位不固定。医生都是"全才"，通过进修培训，为提高水平细分专业打下了基础。

1970年，王世勤调来外科工作，开始中西医结合治疗骨折新疗法。1972年，参加卫生部主办的"天津医院全国骨科医生进修班"学习一年，提高了骨科专业水平。

1967~1975年开展了复杂创伤骨折脱位、膝内外翻、马蹄内翻足畸形的手术治疗；开展了骨关节结核、骨肿瘤、先天性髋关节脱位、椎间盘突出症、骨关节常见病的诊治。

1976年，接收唐山地震灾区伤员188人，治疗优良率80%，好转16%，差2.4%，死亡率1.6%，因圆满完成任务，受到上级的表扬。王世勤首批到唐山现场参加抗震救灾工作，回来后参加了先进事迹报告团，向全市人民做汇报，使大家深受鼓舞和教育。

1977 年,"文革"后各项规章制度开始恢复、健全。

1978 年,王世勤获得山东省医药卫生系统先进个人称号。

1984 年,王世勤任副院长。

1986 年,骨科专业正式设立,床位 26 张,与胸外、五官科同在外一病房;医生 4 人,护士 12 人;王世勤兼任外科副主任,主管骨科;与天津医院骨科建立了业务协作关系。

1992 年,骨科床位增至 30 张,独立为外三病房,主任薛玉柏。

1995 年,扩充床位到 48 张。

1996 年,科室被确定为医院重点学科。

1998 年,新的病房大楼建成后,扩充床位到 52 张。

2002 年,薛玉柏调往山东省中医院,李国顺担任骨科主任。骨科分为 4 个专业组:脊柱组、关节组、四肢创伤组、手足外科组;设有一个重点实验室:显微外科实验室。床位扩充到 63 张。

2003 年,"非典"期间,市卫生局成立"非典"特殊病房。骨科岳红卫副主任医师参加"非典"病房抗击"非典"工作。

2007 年 4 月,骨科从综合外科独立,升级成立骨外科,开设 2 个病区,床位增加到 80 张。

2009 年,全国城市运动会,李国顺主任等 5 人参会,圆满完成大会医疗保障任务。

2011 年,德州市举办第一届世界太阳能大会,岳红卫等 3 名医护人员参加大会医疗保证组,圆满完成大会医疗保障任务。

2012 年,新外科病房楼启用,骨科分为 3 个病区,共有床位 150 张,分为关节、脊柱、创伤、手足 4 个专业组。现有医生 28 人,其中主任医师 4 人,副主任医师 4 人,主治医师 6 人,1 人获得医学博士学位,18 人获得医学硕士学位,海外留学生 1 人,硕士生导师 2 人,护士 43 人。连续 5 年业务收入占全院 10% 左右,并于 2012 年再次被评审为德州市重点学科。

业务开展

1953 年,开展了封闭疗法。

1954 年,开展了关节脱位闭合复位术、骨折开放复位内固定术、膝关节成形术。

1956 年,开展了上下肢截肢术、关节离断术、骨髓炎碟形术。

1960 年,开展了股骨骨折髓内针固定术、踝关节结核病灶清除术。

1963 年,开展了胸腰椎结核病灶清除术。

1965 年,开展了马蹄内翻足矫形术。

1967 年,开展了尺神经吻合术。

1971 年,开始中西医结合治疗骨折新疗法。

1973 年,逐渐开展了儿麻后遗症畸形的矫治术,脊柱及四肢关节结核的病灶清除术。

1981 年,开展了小儿先天髋关节脱位蛙式石膏固定术及切开复位骨盆截骨术。

1984 年,开展了半骨盆切除术。

1985 年以后,逐渐开展了断指(肢)再植术。1987 年,一例 4 岁幼儿小腿下 1/3 完全离断后行断肢再植术获得成功,被评为"德州市精神文明最佳好事"。开展了股骨头缺血坏死手术与非手术疗法,腰椎间盘突出症与腰椎管狭窄症的手术疗法,骨肿瘤病灶刮除植骨术,骨巨细胞瘤截除同种异体半关节置换术。

1992年,开展了后路短节段脊柱内固定器(RF系统)治疗胸腰椎骨折脱位。

1995年,开展了椎板间开窗髓核摘除治疗椎间盘突出症、带血管蒂髂骨块移植治疗股骨颈骨折(或股骨头坏死)。

1996年,开展了单侧万向外固定架治疗开放性四肢骨折、颈椎椎管扩大成形术,交锁髓内钉治疗股骨骨折。

2001年,开展了颈椎前路减压、椎间植骨、钛板内固定治疗颈椎骨折脱位。

2002年,开展了人工全膝置换术,前后路手术治疗脊髓型颈椎病及颈椎骨折、脱位;后路治疗胸椎管狭窄症和侧前方入路治疗胸椎间盘突出症;后路椎板切除、椎间植骨治疗腰椎管狭窄(或腰椎间突出症);动力髁治疗股骨髁部复杂骨折。

2004年,开展了颈椎后路单开门+侧块螺钉固定治疗脊髓型颈椎病,CD-II脊柱内固定器治疗胸腰椎骨折脱位,脊柱前路钢板内固定治疗陈旧性胸腰椎骨折脱位,逆行交锁髓内钉治疗股骨髁部复杂骨折等。

2005年,开展了脊柱侧弯矫形术。

2006年,开展了闭合复位交锁髓内针治疗胫骨、股骨干骨折,复杂骨盆骨折的切开复位重建钢板内固定术,多指断指再植术。

2010年,开展了γ钉治疗老年股骨颈骨折。

2012年,开展了非融合棘突间动态稳定系统治疗腰椎间盘突出症。

学术活动与科研成果

1. 科技成果

2000年:岳红卫、李国顺等"椎间盘髓核中抗生素浓度的临床研究"获德州市科委二等奖;崔凤国等"神经生长因子在外周神经损伤治疗中的应用临床研究"获德州市科委二等奖。

2001年:李国顺等"带血管蒂活骨移植治疗髋部良性骨肿瘤的临床研究"获德州市科委二等奖;于涛等"自制肩锁外固定架治疗肩锁关节脱位"获德州市科委二等奖。

2002年:王桂新、岳红卫等"家兔髓核抗生素渗透的实验研究"获德州市科委一等奖。

2005年:岳红卫、李国顺等"脊髓型颈椎病的SCT图像测量及意义"获德州市科委二等奖。

2006年:李国顺等"颈椎前路手术在下颈椎脊髓损伤治疗中的临床应用研究"获德州市科委二等奖。

2008年:孙树旗等"腰背肌筋膜源性腹痛的临床研究"获德州市科学进步奖市级三等奖。

2009年:李国顺等"无骨折脱位型颈脊髓损伤伴颈椎管狭窄的外科治疗策略"获德州市科学进步奖市级二等奖。

2011年:郭峰等"富血小板血浆局部植入修复关节软骨的实验研究"获德州市科学进

步奖市级三等奖。

2. 学术交流

1997年9月,成功举办德州市第四届外科学术会议暨骨科学会骨质疏松学会成立大会,王世勤同志当选为主任委员,到会人员200多人。

2002年9月,成功组织了密钙息临床推介会暨骨质疏松研讨会,到会人员300多人。

2004年12月,成功举办德州市第二届骨科专业委员会换届暨学术交流大会,李国顺同志当选为主任委员。到会人员300多人。

2007年11月,成功举办德州市医学会骨科专业委员会学术研讨会,到会人员300多人。

2009年11月,成功举办德州市医学会骨科专业委员会学术研讨会,到会人员350多人。

2010年11月,成功举办鲁西北骨关节学术研讨会,到会人员400多人。

2011年11月,成功举办德州市医学会骨科专业委员阅片会,到会人员200多人。

3. 李国顺等人出版《常见疾病的诊治与康复》等专著10部,并有多篇论文发表。

历任科主任及学科带头人

王世勤

王世勤,1940年出生,山东省夏津县人。主任医师,教授,副院长。山东省第四、五届骨科专业委员会委员,山东省第五届科协委员,山东省老年学会骨质疏松专业委员会第二、三届常委,中华医学会德州分会副理事长,德州市第三、四届外科专业委员会主任委员,中华医院管理学会资深会员,德州市第一届骨科专业委员会主任委员。1964年毕业于山东医学院医疗系,在鲁西北地区率先开展手术治疗脊柱关节结核,中西医结合治疗四肢骨折,为德州市人民医院骨科专业奠基人。撰写论文10余篇,获市地奖5项。

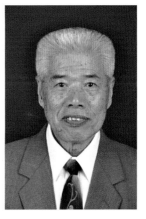

王世勤

薛玉柏

薛玉柏,1949年生,山东省济阳县人,主任医师,教授。于1992～2001年担任骨科主任,山东省第6届骨科专业委员会委员,对德州市地区显微外科发展起到积极的推动作用。主编学术专著1部,论文10余篇,获省级奖1项,市地奖3项。

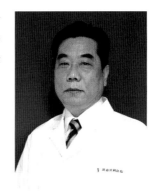

薛玉柏

李国顺

李国顺，1957 年生，山东省烟台市人，主任医师，教授。山东省第七、八届骨科专业委员会委员，德州市骨科专业委员会主任委员。20 世纪 80 年代在鲁西北地区率先开展了膝关节骨肿瘤人工关节置换、股骨颈骨折、股骨头无菌性坏死人工髋关节置换手术；率先开展了断肢（指）再植手术。2000 年始先后开展了脊柱前、后路手术，人工膝关节表面置换术。主编学术专著 3 部，发表论文 15 余篇，获地市奖 7 项。先后获得德州市专业技术拔尖人才、德州市劳动模范、山东省劳动模范等多项荣誉称号。

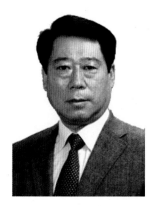

李 国 顺

第十四章
聊城市骨科发展史

聊城市人民医院骨科发展史

发展简况

骨外科原是外科的一个专业,从 1965 年开始,有医生侧重于骨外科专业。

1972 年,建立骨科专业组,设病床 15 张,相对固定专业医生 3 名(劳振华、刘洪干、蔡金台)。1985 年,外科系统病房楼投入使用后,骨外科的床位增至 19 张,与神经外科和烧伤外科泌尿外科在一个病房。固定专业医生刘洪干、陈传庆、王大伟等,其他为轮转医生。

1990 年,医院病床调整时,骨外科的床位相应增至 39 张,骨科为独立病房(十六病房),固定专业医生 4 名及部分轮转医生。

1991 年,陈传庆任外科副主任,并主持骨科病房工作。

1997 年 11 月,骨科从外科分离出来,成为独立的科室,王大伟任副主任,设第三病房区(床位 38 张)、部分第四病房区(床位 22 张)为骨科病房,病床增至 60 张,有医生 17 名,其中副主任医师 3 名,主治医师 6 名,住院医师 8 名。门诊骨科诊室仍设于外科门诊区。

1998 年 1 月,开设独立骨科门诊,设诊室 1 间、治疗室 1 间,门诊护士 1 人。

2001 年 11 月,第四病房区(床位 37 张)全部划归骨科,病床增至 75 张。

2000 年,王大伟任主任,杨晓飞、马金柱任副主任。

2004 年 12 月,第一病房区 21 张床位划归骨科,设立手显微外科亚专业组,主要医生有贾新路、李海青、王兆庆。至此病床增至 96 张。

2006 年 8 月,王大伟任医务处处长兼骨科主任。

2007 年 10 月,聊城市人民医院西区医疗保健中心大楼落成启用,骨科整体搬迁,病房迁至 7A、8A、8B 三个病区,病床 126 张。7A 病区主要进行手足外科疾患诊疗。门诊迁至西区医疗保健中心大楼二层东侧,设诊室 4 间、治疗室 1 间、石膏室 1 间、门诊护士 2

人。日常开设 3 个专家门诊,一个专病(普通)门诊。

2008 年 1 月,王大伟任副院长,兼医务处处长、骨科主任。

2009 年 2 月,杨晓飞任主任,马金柱、王占朝、王兆庆为副主任。同期,病房扩大为 7A、7B、8A、8B 四个病区,病床 168 张。随后,分出关节外科、脊柱外科、手足外科、创伤外科等亚专业。8A 为关节外科,专业医生人员有王大伟、邢大路、李伟、苑振峰,主要诊治关节疾患、运动损伤、骨病及肿瘤疾患;8B 为创伤外科,专业医生有杨晓飞、韩士章、韩立仁、刘景一,主要诊治四肢、骨盆创伤;7A 为手足外科,专业医生有王兆庆、贾新路、李海清,主要诊治手足外科和显微外科疾患;7B 为脊柱外科,专业医生有马金柱、赵建彬、王占朝、李忠、杨增敏、张洪磊,主要诊治脊柱外科疾患。同年 3 月,门诊分设关节外科诊室、脊柱外科诊室、手足外科诊室、创伤外科诊室,开始按专业划分诊治门诊病人。

现共有医生 40 人,其中主任医师 4 人、副主任医师 14 人、主治医师 10 人、住院医师 12 人,其中硕士研究生导师 3 人、博士后 1 人、博士 4 人、硕士 8 人。

业务开展

1980 年以前,骨科开展了四肢骨折内固定、婴儿瘫后遗症矫正术(包括肌腱移位、三关节融合术)、胸椎结核病灶清除术、腰椎结核病灶清除术、半月板切除等手术。

1981 年,刘洪干从北京积水潭医院手外科进修返院后,骨外科的手外伤救治水平迅速提高,手术感染率明显下降。

1982 年,手指不全离断伤再植成功,获地区进步三等奖。

1983 年,拇指提升术治疗拇指 Ⅱ 度缺损伤获得成功。

1984 年,腹部皮瓣埋藏治疗手部皮肤脱套伤获得成功。

1985 年,成功进行理手指肌腱缺损游离移植术。

1986 年,开展了截骨术治疗先天性髋关节脱位。

1989 年,开展了股骨头置换术治疗股骨颈骨折。

1990 年,开展了全椎板切除椎间盘摘除术。

1991 年,全面引进"AO"技术治疗四肢骨折,同年,开展全髋关节置换术、骨肉瘤瘤段切除灭活再植术。

1992 年,开展半椎板切除、椎板开窗术、腰椎间盘摘除术。

1993 年,开展先天性髋关节脱位 Salter 手术及 Dick 技术治疗胸椎骨折和腰椎骨折。

1994 年,开展 Steffee 技术治疗腰椎骨折。

1995 年,开展股骨上段置换术,肱骨置换术。同年开展下肢 Ilizarove 架下肢延长术,股骨头缺血坏死、股骨头颈中心减压＋骨诱导素植入术,踇甲瓣移植拇指再造术,腰椎滑脱经椎弓根钉系统复位术。

1996 年 9 月,医院引进 C 臂 X 线机后,为骨科手术提供了清晰、敏捷、准确的诊断条件。此后,开展了臂丛神经损伤探查术、外固定架治疗下肢开放性骨折。同年,购置电动经皮椎间盘切吸仪后,开展了经皮电动切吸治疗腰椎间盘突出症,减少了病人的痛苦,提高了治愈率,缩短了住院时间。

1997 年,开展了颈椎管前路减压术,治疗脊髓型颈椎病。同年开展带锁髓内钉治疗胫骨骨折。

1998年,开展了股方肌瓣移植治疗股骨头缺血坏死、Luque棒矫形术治疗特发性脊椎侧弯。12月19日完成了1例4指离断再植术,并全部成活,创造了我院成立骨外科以来断肢再植的新业绩。

2003年4月,开展全膝关节置换手术、Ⅰ期颈椎前后路手术、椎板回植术。

2004年,开展人工肱骨头置换术、脊柱肿瘤切除重建术、小腿离断再植术、神经移位治疗臂丛神经损伤。

2005年,开展Halo-Vest技术治疗颈椎疾病、强直性脊柱炎后凸畸形后路截骨矫形术、脊柱侧变的矫形手术。

2006年,开展了颈胸椎同时手术。

2007年4月,开展肩袖损伤关节镜探查与微创修复术;7月,开展腘绳肌腱后交叉韧带重建术;8月,开展腘绳肌腱前交叉韧带重建术;9月,开展关节镜下前后交叉韧带一期重建术;10月,开展踝关节镜手术。

2008年,开展肘关节镜手术、半月板缝合术、膝关节多发韧带损伤Ⅰ期重建、髋关节镜检查术、椎体压缩骨折球囊成形术。

2009年4月,开展肩关节不稳定关节镜下修复术。

骨科所以能迅速发展,除人员业务素质和技术水平提高外,更重要的是引进了先进的医疗设备,购入C臂X线机、骨科治疗仪、下肢功能锻炼器电动经皮椎间盘切吸仪、德国史道斯关节镜等,提高了骨科手术的治愈率,减少了并发症,使骨科技术水平有了质的飞跃。

门诊工作

1998年元月,建立了骨外科门诊,3名副主任医师轮流值班,主治医师定期在门诊值班。门诊设1名护士,除维持秩序、做卫生宣教及开诊前的准备工作外,还开展了门诊骨折复位小夹板固定,局部封闭治疗各种慢性运动性损伤。每天门诊量60余人次。

2007年10月,聊城市人民医院西区医疗保健中心大楼落成启用,骨科整体搬迁,门诊迁至西区医疗保健中心大楼二层东侧,设诊室4间、治疗室1间、石膏室1间,门诊护士2人。日常开设3个专家门诊,一个专病(普通)门诊。

2009年2月,骨科亚专业划分,设分出关节外科、脊柱外科、手足外科、创伤外科等亚专业。同年3月,门诊分设关节外科诊室、脊柱外科诊室、手足外科诊室、创伤外科诊室,开始按专业划分诊治门诊病人。

教学与人才培养

承担着泰山医学院本科生的临床医学系、口腔系的骨科学部分理论教学和临床见习、实习带教工作;设一名专职医生管理教学工作。2004~2012年,作为泰山医学院骨科硕士研究生培养点,培养硕士研究生11名。2006年,王大伟被评为泰山医学院优秀教师。

每年培养基层骨科医生2~3名。

2008年,举办国家级继续再教育学习班——脊柱外科植骨融合学习班1次。

2010～2012年,连续举办省级继续再教育项目——关节外科并发症预防与治疗3届。

2011～2012年,连续举办省级继续再教育项目——髋关节发育不良标准化诊疗2届。

10年来,每年选派1～2名高年资主治医师或副主任医师赴新加坡中央医院、北京积水潭医院、北京协和医院、北京大学第一人民医院、解放军301医院、上海六院等医院进修学习。

科研与论文

1. 科研

近年来,有20项科研获得省市级奖励。

2. 论文

骨外科在中华系列杂志上发表论文8篇,国家级学术杂志发表论文40余篇。

学术交流

每年参加省及全国学术交流会30余人次。

2008～2012年,有6人次赴德国、奥地利、美国的知名医院骨科进行学习交流。

1998年,与新加坡合作,成功承办了"国际骨科学术会议",新加坡7名骨科专家作了专题讲座。

2010年,承办AO创伤学组在鲁巡讲(聊城站)——AO创伤学习班。

2012年,承办山东省第九届骨科分会青年委员会成立大会及青年骨科医师论坛。

学科带头人

王大伟

王大伟,1962年生,主任医师、教授、硕士研究生导师。历任聊城市人民医院外科副主任、骨外科主任、外科教研室副主任、医务处处长,现任聊城市人民医院业务副院长。山东省医学会骨科专业委员会委员,山东省医师协会骨科专业委员会委员,山东省康复医学会修复与重建委员会委员,聊城市医学会骨科专业委员会副主任委员。

多次赴国内外医院进修学习,擅长脊柱和关节外科。负责大学四年级、进修医生和本院年轻医师的培养,为泰山医学院培养硕士研究生多名,多次被泰山医学院评为优秀教师。承担山东省科技攻关项目,取得国家发明专利5项,获市科技进步一等奖1项。发表论文8篇,主编《骨科疗效评价标准》等著作3部。

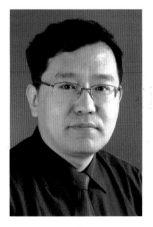

王大伟

第十五章
临沂市骨科发展史

1999年临沂市第一人民医院承办了临沂市第一届骨科学术会议,成立了临沂市医学会第一届骨科专业委员会,伏圣聚任主任委员。

1999年至2012年期间一共组织了8次临沂市骨科年会。

2011年11月成立了临沂市医学会骨科专业委员会创伤骨科学组,陆建忠任组长。

2012年7月,临沂市医学会第二届骨科专业委员会选举产生,韩相珍任主任委员。

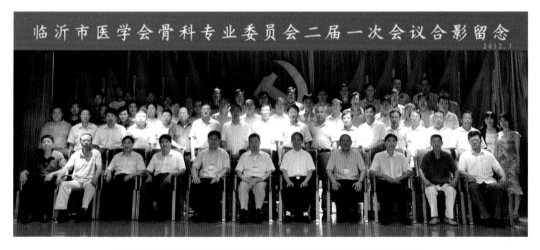

2012年7月,临沂市骨科医学分会选举产生第二届专业委员会

第一节　临沂市人民医院骨科发展史

发展简况

临沂市人民医院骨科成立于1962年6月。当时骨科为临沂地区人民医院外科的一个小组,有骨科医生2名,能进行一般的骨科手术。骨折以手法整复、小夹板和石膏固定为主。

1976 年骨科医师增加到 4 人,1978 年增加到 5 人(其中主治医师 2 人)。

1978 年,分出骨科,共有 22 张床,与神经外科共用一个病区,主任为汪兴中。能进行一些常见病和多发病的诊断和治疗,四肢骨折手术也能较为熟练进行。开展了急慢性骨髓炎的碟形术。

1985 年,汪兴中为外科副主任兼骨科主任、副主任医师。科室有高级讲师 1 人,主治医师 2 人,住院医师 3 人。骨科相对独立,已能进行腰椎间盘髓核摘除术、多节段腰椎骨折 Harrington 棒内固定术,7 月份成功进行了第一例断指再植术。

1986 年,成功进行了人工股骨头置换术和人工全髋关节置换术,并开展膝关节镜手术治疗骨性关节炎和半月板切除等。

1987 年,开展了游离足背皮瓣移植修复手背软组织缺损手术。

1988 年,进行了肱骨上端骨巨细胞瘤切除、牙托粉自制人工肱骨头置换术,并开展了骨折加压钢板内固定术。

1989 年,进行了颈椎脱位牵引复位、后路侧块钢板内固定术。

1989 年 3 月,汪兴中主任因工作关系调到南京中医药大学工作,由郝万荣担任骨科主任。

1991 年 12 月,骨科病房搬入新大楼,单独一个病区,39 张床,8 名骨科医生。

1992 年 7 月,开展了第一例急症第二趾移植再造拇指术。

1992 年 11 月,郝万荣主任退休,由伏圣聚担任骨科主任。

1992~1995 年,3 名骨科医生参加了下乡扶贫工作。

1993 年,开展了胸腰椎结核病灶清除植骨融合术。

1995 年,开展了椎体骨折前路切除减压植骨内固定术。

1997 年,开展了颈椎间盘前路摘除植骨融合术、后路单开门椎管扩大成形术、骨折带锁髓内钉内固定术。

1998 年,开展了椎管内良性肿瘤摘除术。

1998 年以前,先后派 9 人次到青岛医学院附属医院骨科、齐鲁医院骨科、北京人民医院关节外科、北京大学第三医院脊柱外科、上海长征医院脊柱外科、解放军 401 医院手外科进修学习。

1999 年 12 月 23 日骨科整体搬迁到老沂蒙医院,12 月 26 日成立了临沂市骨科医院。共有医务人员 27 人,其中医疗 13 人,主任医师 1 人,副主任医师 5 人,主治医师 2 人。成立了手足显微外科、关节外科、脊柱外科三个科。

手足显微外科(骨三科):伏圣聚为骨科主任兼骨三科主任,2004 年任骨科医院副院长,2005 年退休。韩相珍于 1999 年任骨三科副主任,2005 年任主任,2009 年任骨科医院副院长,兼任小儿骨科、骨肿瘤科主任。

关节外科(骨一科):冯志军任骨科副主任兼骨一科主任,阚金庆任副主任。阚金庆于 2009 年任骨一科主任,兼任骨科医院副院长。

脊柱外科(骨二科):宋祥平任骨科副主任兼骨二科主任,吉立新任副主任。吉立新于 2009 年任骨二科主任,兼任骨科医院副院长。

2000 年 5 月,成立骨四科(创伤骨科),陆建忠任主任。2005 年陆建忠调任南医疗区创伤科任主任,贾粤青副主任主持工作。2009 年贾粤青任骨四科主任。

2004 年 11 月,成立了骨五科(创伤二科),吴立生任副主任主持工作,2009 年任主任。

2004 年 11 月,成立了骨六科(康复科),吴东任主任。

2005 年 9 月,急诊科独立并成立了 ICU,周松任副主任,管宜春任 ICU 主任。

2007 年 3 月,成立了骨七科(修复重建科),陈阳任副主任主持工作,2009 年任骨科医院医务科副主任,骨七科主任,2013 年任骨科医院医务科主任。

2007 年 3 月,成立了骨八科(股骨头坏死保髋科),韦标方任副主任主持工作,2009 年任主任。

2009 年 9 月,成立了骨九科(中医骨伤科),周松任主任。

2009 年,成立了骨十科(小儿骨科、骨肿瘤科),李骁任副主任。

2011 年 10 月,成立了骨十一科(创伤三科),贾粤青兼任主任。

2011 年 10 月,成立了骨十二科(足踝外科),魏宝富任主任。

经过 50 年的发展,临沂市人民医院骨科从无到有,逐渐发展壮大:科室由原来的半个病区 22 张床,发展到现在的 12 个病区 400 余张床。

骨科医生由骨科医院成立初期的 13 人,发展到现在的 110 人,其中主任医师 11 人,副主任医师 20 人,主治医师 59 人,博士 4 人,硕士 50 人。医护人员共 340 余人。

手术量由骨科医院成立初期的约 400 台/年,发展到现在的约 10000 台/年。

专业技术发展

临沂市人民医院骨科医疗区目前已发展成为鲁南苏北地区规模最大的现代化专科医院。开设临床医技科室 21 个,拥有急诊科(重症监护室)、关节外科、脊柱外科、骨质疏松科、手显微外科、修复重建科、骨肿瘤科、小儿骨科、创伤一科、创伤二科、康复骨科、股骨头坏死特色专科、中医骨伤科、老年病科、风湿科、内分泌科、烧伤整形科、创伤一科、复合伤病区、足踝外科等专业科室,其诊疗技术已达到省内和国内先进水平。

1. 关节外科

关节外科是临沂市成立最早、技术最先进的专业性人工关节置换中心和关节镜中心。配有国际尖端关节镜及 TPS 微动力系统、前后交叉韧带重建系统、离子刀等先进的关节微创手术设备,以及 CPM 康复系统。特色技术:①人工关节置换:能够熟练完成各种人工关节置换手术,特别是人工髋关节和人工膝关节的置换手术和翻修手术,成功开展了人工肩、肘关节置换术,其中最小年龄 24 岁,最大年龄 96 岁。②关节镜微创手术:能够熟练开展关节镜下半月板成型、缝合术,前、后十字韧带重建术,游离体取出术,滑膜切除术等。关节镜手术的特点是观察直接、诊断准确,检查全面、不易遗漏,创伤小、有利于最大程度的康复。绝大多数的关节疾病都可在关节镜下完成治疗。③关节周围骨折治疗:采用 AO 技术和生物学固定微创技术治疗关节周围骨折,手术创伤小,术后关节功能恢复好。对老年髋部骨折,采用微创 γ 钉内固定手术,可减少并发症,促进骨折早日愈合。④运动损伤的治疗:对各种因体育运动导致的关节、肌腱损伤,能进行早期诊断、早期治疗。⑤关节周围骨肿瘤治疗:对关节周围骨肿瘤采用同种异体半关节置换、人工特制关节置换治疗,避免截肢。

2. 脊柱外科

脊柱外科为中美脊柱外科学术交流中心、枢法模脊柱外科培训基地,是鲁南、苏北地区唯一治疗脊柱相关疾病的专业科室,集诊断治疗、研究教学于一体,也是省内规模最大、手术量最多的脊柱疾病治疗专科之一,先后完成脊柱手术特大型手术 2000 多台。突破了枕颈区、颈胸交界区限制脊柱外科发展的瓶颈,做到了从寰枢椎到腰骶椎前后路手术无禁区。对于脊柱肿瘤全脊椎切除前后路重建技术、寰枢椎骨折脱位的治疗理念和手术技术、颈椎疾患前后路减压固定技术、人工椎间盘置换技术、上胸椎经胸减压内固定技术、脊柱后凸畸形后路截骨矫形技术、退变性脊柱侧弯平背畸形减压矫形内固定技术、脊柱侧弯矫形固定技术等均处于国内领先水平。对于脊柱创伤、脊柱肿瘤、退变性疾病(颈椎病、胸椎黄韧带骨化、腰椎管狭窄、腰椎间盘突出症等)、脊柱结核、脊柱畸形等疾病的保守和手术治疗积累了丰富经验。

3. 手足、显微外科

手足、显微外科是以诊治手、四肢骨关节损伤和疾病为主要研究方向和临床任务的科室。主要开展以下工作:①断肢(指)再植。熟练完成多指离断、手指末节离断、小儿断肢(指)再植、拇指旋转撕脱伤再植;②应用显微外科技术治疗全手皮肤脱套伤等复杂手部创伤,最大限度恢复手的功能;③开展皮瓣、复合组织瓣的移植治疗四肢皮肤软组织缺损、骨不连、骨髓炎;④开展拇指、手指再造术;⑤应用微创技术治疗足部疾病、踇趾外翻畸形(大脚骨);⑥开展先天性和外伤导致的四肢骨关节损伤、畸形的矫形、功能重建;⑦在周围神经损伤方面,开展早期神经离断修复、神经移植手术;对于神经陈旧损伤引起的肢体运动障碍,应用肌腱移位等方法重建肢体功能。

4. 创伤外科一病区

创伤外科一病区成立于 2000 年 4 月,主要从事各种创伤骨科及多发性复合伤的诊断及治疗,并获得了丰富的临床经验和良好的疗效。现将诊断治疗四肢、关节内骨折、软组织创伤、多发性创伤的抢救治疗、骨不连、皮瓣转移作为临床治疗和研究的方向。有医护人员 17 人,其中副主任医师 3 人、主治医师 4 人,住院医师 2 人,专业护士 8 人,多人次先后到中国人民解放军第 89 医院及上海市第六人民医院等医院深造学习,在创伤骨科领域的理论水平和实际操作技能方面有了全新的提高,可向患者提供高水准的医疗服务。

5. 创伤外科二病区

创伤外科二病区以诊治四肢骨、关节创伤为主要临床任务和研究方向,利用微创治疗、综合治疗的特色,为四肢、骨盆、髋臼、脊柱及关节部位的复杂骨折、陈旧骨折、软组织损伤等患者制定合理的治疗方案;同时在中西医结合治疗骨髓炎、骨不连、老年骨质疏松骨折等方面具备丰富的临床经验,疗效良好。近年来通过绿色急救通道成功抢救众多急危重症患者,积累了宝贵的抢救经验,也标志着临沂市人民医院诊治骨科重症患者的水平再上一个新台阶。

6. 骨科康复科

骨科康复科从属于临沂市人民医院康复医学科,是康复科病区之一。依托于北医疗区骨科的优势,以现代康复治疗技术和传统康复手段治疗骨科术后功能障碍、脊髓损伤,并成立以集微创介入与传统保守等非手术治疗为特色的鲁东南地区规模较大的椎间盘腰腿痛特色专科。

7. 修复重建外科

修复重建外科成立于 2007 年,以断肢断指再植与手功能重建和手指再造、四肢创伤后组织缺损及重建肢体功能、四肢畸形矫正为主要方向。特别是在应用显微外科技术进行手、足功能重建及修复复杂组织缺损方面有明显特色,在鲁南苏北地区具有较高知名度。科室自成立以来,每年承担了临沂地区大部分的手外伤及足外伤急症处理治疗工作。

8. 股骨头专科

股骨头专科是以综合治疗股骨头坏死为主的专业科室。集医疗、教学、科研与疾病预防为一体。目前已发展成为鲁南、苏北地区颇具影响力的股骨头坏死诊疗中心。该科是卫生部国家中医药管理局向全国推广股骨头坏死科研成果的培训基地,是广州中医药大学股骨头坏死基础与临床研究协作单位,是省内综合医院率先成立的股骨头专业科室。在省内率先开展钽棒支撑植入治疗早期股骨头坏死。采用最新现代微创技术对早期、中期患者进行保髋治疗,多项技术填补省内空白。目前已完成 2000 余例各类股骨头坏死治疗,使众多的患者重返工作岗位,取得了良好的社会效益。

9. 中医骨伤科

中医骨伤科把传统中医手法与骨伤外科手术相结合,走创新型中医骨科之路,推出一系列微创无创和无切口特色治疗"绿色骨伤疗法",为骨伤患者提供了多样化、个性化的治疗选择。中医骨伤治疗手法,减少创伤、无切口,美观,不留疤痕,缩短疗程,降低费用,深受患者信赖和赞誉。

10. 小儿骨科

小儿骨科专业对儿童先天性、发育性以及创伤性与关节疾患的诊断、治疗和功能康复方面的系统化治疗,尤其对先天性髋脱位、儿童股骨头缺血性坏死、先天性马蹄内翻足的保守和手术治疗,下肢畸形的手术矫正与骨延长术,成骨不全的手术治疗,微创技术治疗儿童骨折与脱位等,有丰富临床经验。

11. 骨肿瘤科

骨肿瘤科对骨科常见软组织肿瘤、原发性肿瘤采用先进的综合治疗措施,尤其是对常见的骨巨细胞瘤、骨肉瘤、圆形细胞肿瘤、骨转移瘤等采用放化疗介入治疗和瘤段切除、人工关节置换等综合治疗措施,可以有效提高生存质量,延长生存时间,缓解疼痛,恢复或维持肢体的运动功能。

12. 足踝外科

足踝外科为国内刚刚兴起的一门全新的骨科亚专业。主要治疗踝关节损伤(踝关节骨折脱位、韧带损伤踝关节不稳定、跟距骨骨折、创伤性关节炎、跟腓撞击症等)、足部损伤(Lisfranc 损伤、Jones 骨折等)、后天性疾病(跗外翻畸形、获得性扁平足、爪形趾、舟骨坏死、周围神经损伤所致足踝畸形、跖痛症、陈旧性跟腱损伤、跟痛症及跟腱末端病等)、足踝部先天性疾病(先天性足趾畸形、马蹄内翻足、外翻足、高弓足、扁平足等)。

科研情况

2008～2012 年承担省级及以上科研课题 4 项,市级科研项目 15 项。

获省级二等奖科研项目 1 项,市级二等奖 6 项、三等奖 3 项。

2008～2012 年发表 SCI 论文 2 篇,国家核心期刊文章 10 余篇。

主办国际性学术会议 1 次,全国性学术会议 2 次,全省性学术会议 2 次,全市性学术会议 20 余次。

学科带头人

韩相珍

韩相珍,1956 年出生,主任医师,临沂市人民医院骨科医院副院长,骨三科主任。从事临床骨科工作 30 余年,能熟练完成骨科常见病、多发病、部分少见病及疑难病的诊断、治疗及预防,尤其是在手外科及显微外科、复杂骨折手术、腰椎间盘摘除术、人工全髋关节及膝关节置换术、瘤段切除灭活回植或大块异体骨植骨术等方面,做出了突出成绩;年手术量 400 余台;注重专业文献的阅读,不断总结临床经验,了解并掌握本专业国内外发展的学术动态;开展临床科研,共发表论文 7 篇;曾到德国柏林 Helios 医院、奥地利维也纳 Gersthof 骨科医院短期学习培训。

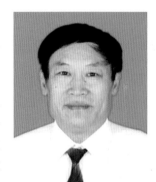

韩相珍

学术团体任职情况:临沂市骨科学专业委员会主任委员,临沂市手外科专业委员会主任委员,山东省骨科医师协会副主任委员,山东省骨科分会第八、九届委员,华东六省一市手外科委员,山东省第一届手外科委员,山东省中西医结合委员会委员。兼任滨州医学院教授、青岛医学院教授。

吉立新

吉立新,1962 年出生,主任医师,临沂市人民医院骨科医院副院长,脊柱外科主任。从事脊柱外科工作 25 年,在国内率先开展了“脊柱后凸畸形截骨矫形术”“全脊椎切除植骨内固定术”“枢椎椎管内巨大骨软骨瘤切除”“腰椎巨大动脉瘤样骨囊肿切除”等众多疑难复杂手术,并积累了大量病例。在省内最早采用现代内固定技术治疗寰枢椎骨折脱位及颅椎区疾患。参加全球性的脊柱非融合技术研讨会,第一时间将脊柱非融合技术引进国内,开展了国内第一例 Prodisc-C 人工颈椎间盘置换术,参与制定国际 Prodisc-C 手术适应证的标准,完成山东省第一例 Dynesys 腰椎弹性内固定手术,在国内第一批取得了腰椎人工间盘(Prodisc-L)置换的技术准入证书,在脊柱非融合技术方面走在全国前列。受聘为 AO 脊柱国内讲师,举办多期 AO Spine

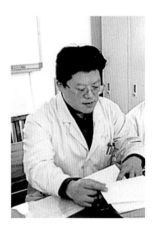

吉立新

讲座,并多次参加国际国内学术研讨会;带领科室科学发展,从无到有逐渐发展壮大,获得广大患者、同行、社会的好评。

学术团体任职情况:中华康复医学会山东省脊柱脊髓损伤专业委员会副主任委员,中国老年学学会脊柱关节委员会委员,中华医学会山东省骨科分会委员,中华康复医学会山东省腰背痛专业委员会常务委员。

第二节　临沂市沂水中心医院骨科发展史

发展简况

临沂市沂水中心医院骨科专业可追溯到1945年建院起,其前身是由莱芜县医院改编的"华东野战军第十四医院三大队五中队",在那个炮火纷飞的年代,只限于简单的清创缝合、石膏外固定,统属于大外科,由外科医师兼做。1977年8月张春生(男,1946年出生,1970年毕业于北京医学院,同年留校作师资,1971年12月至1977年8月任北京医学院第一附属医院骨科住院医师)调入临沂市沂水中心医院从事骨外科专业,陆续开展四肢骨折的内固定治疗。1984年成立骨科专业组,设病床17张,张春生任组长。1985年,黄抗美、李爱民行一13岁儿童上臂断肢再植成活。张春生陆续开展人工股骨头置换术、水泥型全髋关节置换术、腰椎间盘突出症髓核摘除术、脊柱侧弯Harrington棒固定术。1990年正式成立骨科,设床位39张,张春生任主任,有副主任医师1人,主治医师2人,住院医师2人。1995年,李爱民、张英华开展游离第二足趾再造拇指成功。1998年骨科分为两个病区,各设床位25张,分别由李爱民、张英华任主任,张春生任大外科主任,开展全膝关节置换、髋关节翻修、颈胸椎手术等。以后逐渐分出骨关节专业、脊柱外科专业、创伤专业、手足外科专业、小儿外科专业等,并独立成科。现有主任医师5人,副主任医师9人。

骨关节科是沂水中心医院的重点科室,病房位于病房A楼四层,技术人才力量雄厚,现共拥有主任医师2名,副主任医师5名,主治医师2名,住院医师5名,其中,硕士研究生3名。配有手术间C臂X线机、德国蛇牌关节镜、骨科显微镜、CPM关节功能锻炼器、骨折治疗仪、抗栓泵、关节冷敷仪、关节置换器械及四肢骨折复位固定的多种先进专用器械。开展了数项高难度的骨科手术及治疗项目,部分诊疗项目达到国内先进水平。经卫生厅批准,我院具备人工髋膝关节置换的准入资格。同时担负滨州医学院、潍坊医学院、济宁医学院、山东医学专科学校等学校部分学生的临床教学工作。

广泛开展四肢骨、关节损伤及其他相关疾病的手术治疗,侧重骨关节及创伤的外科诊疗。广泛开展了关节疾患的人工全髋关节置换、全膝关节置换术、关节镜的检查及治疗,骨肿瘤、骨髓炎、结核等手术治疗,复杂骨盆骨折、严重髋臼骨折等复位内固定治疗,四肢血管、神经、肌腱、软组织损伤、肢体的修复与功能重建术治疗等。全科始终贯彻以病人为中心,以质量为核心,真诚为患者服务,年住院人数1700余人次,门诊量20000余人次,手术1500人次。在多年的临床实践中,积累了治疗骨科疾病的丰富、成熟经验,深受病人及家属的好评。

学科带头人

李爱民

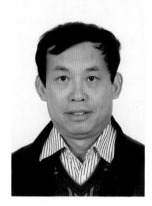

李爱民,男,山东郯城人,1960 年出生。主任医师,教授,骨关节科主任。1981 年大学毕业,同年分配至临沂市沂水中心医院。现已从事骨科临床工作 30 余年,对骨科系统疾病的诊治经验丰富,特别对骨关节疾病、严重复杂骨折、骨肿瘤等疾病的治疗有较深的造诣,每年完成髋膝关节置换 200 余例。获山东省医学科技进步奖、市科技进步奖三项,在《中华骨科杂志》《中华显微外科杂志》等核心期刊发表论文 20 余篇。

学术团体任职情况:临沂市骨科学会副主任委员,临沂市中西医结合学会副主任委员,临沂市骨伤学会副主任委员,山东省骨科学会关节镜学组委员,山东省骨科学会骨肿瘤学组委员。

李爱民

第十六章
菏泽市骨科发展史

第一节　菏泽市骨科专业委员会发展史

　　菏泽市医学会骨科学分会成立于1995年12月9日,首任主任委员为张洪佑,副主任委员为白云振、李孝源。2000年换届改选,张洪佑再次当选主任委员,何志元、霍庆寒为副主任委员。2003年第三届选举,张洪佑因年龄原因改任名誉主任委员,何志元任主任委员,闫传柱、霍庆寒、杨建安为副主任委员。第四届仍为原班人马至今。

　　骨科学会成立以来,为活跃菏泽市骨科学术气氛,提高骨科技术水平,付出较大努力,做了大量工作,除每年召开市骨科年会进行学术交流外,还不定期地进行市内病例讨论和手术技术演示,并经常请全国知名专家到菏泽进行讲学和手术技术指导。陈忠伟、王亦聪、胡有谷、蔡锦芳、邹德威、王满宜、寇伯龙、王少波、周东生、陈晓亮、李建民等都曾到菏泽进行学术交流和技术指导,极大地推动了菏泽骨科事业的发展。骨科队伍迅速发展壮大,现在县级医院都有独立的骨科,部分乡镇也配有骨科专科医师。

第二节　菏泽市立医院骨科发展史

　　1959年以前,骨科工作是外科工作的一部分,没有专业骨科医生。

　　1958年,在翟为祯主任由省立医院调来后(他原为普外医生)开始专研骨科,并培养了重点做骨科工作的医生。

　　1959年,病房大体分开使用,当时重点做骨科专业的医生3人,翟为祯为外科主任,负责专业工作;主要治疗四肢骨折,开展手法复位夹板或石膏固定及牵引复位固定、骨关节结核病灶摘除等。

　　1960年,开始对骨关节结核在病灶摘除的基础上,做关节融合或成形术,如胸腰椎及膝关节融合术,髋肘关节成形术等;开展了一些简单的矫形手术,如膝内外翻矫正术,肘内外翻矫正术,马蹄内外翻矫正术。

1961年,开始做颈椎间盘摘除。

1962年,开始做先天性髋脱位的复位、造盖、截骨等各种手术。

1962年,开始对儿麻病人做些矫形术,如小腿肌肉麻痹致足踝畸形的肌力平衡、切骨矫形及关节融合术等。

1964年,开始做椎管内的肿瘤切除。

1965年,开始对股四头肌和臀肌麻痹的病人做些肌力重建或关节稳定术。

1965年,开始了经口腔入路行环椎结核病灶摘除术。

由于菏泽地区当时骨关节结核病人较多,在治疗上积累了大量经验,并将手术进行了某些改进,之后撰写论文多篇,有3篇发表于《山东医疗》《中华外科杂志》《中华骨科杂志》上。

1976年,由张洪佑医师负责骨科专业。骨科专业分出单独护理单元(含泌尿专业),有床位20张,骨科医师5人。

1976年,开始做髋关节置换术。

1977年,开始做骨肿瘤切除铰链膝假体置换术。

1978年,开始对颈椎不稳或脱位,牵引复位后做3钢板固定及颈椎植骨融合术。

1982年,开始对颈椎病或颈椎骨折合并神经症状的病例行颈椎前路减压椎间融合术。

1983年,骨科成立为单独科室,张洪佑任外科副主任,骨科主任;床位40张,骨科医师10人。

1985年,开始对胸椎狭窄疾病做椎体减压术,治疗共6例,无一例症状加重。

1986年,开始对脊椎不稳或骨折、脱位病人用椎弓根固定复位固定或椎间融合术。

1986年,研制创用了髋关节开窗引流减压术,治疗儿童股骨头缺血性坏死。

1987年,对脊柱骨折病人做前路钢板固定融合术。同年开展了断肢(指)再植和皮瓣转移术。

1988年,研制创用了动静脉截流术治疗脉管炎。

1989年,开始广泛颈椎狭窄症状做后路椎体扩大成形术。

1990年,对颈椎后路椎管扩大成形术进行改进,即大Z字形交叉单开门后椎体间固定。

1992年,段依祥任骨科副主任。

1993年,研制出了"低摩擦力骨穿刺活检针"。

1993年,骨科分成三个专业组。创伤组由白云振负责,小儿专业组由张文田负责,骨病组由段依祥负责。

1996年,张洪佑主任退休,段依祥任骨科主任。陈传第、闫传柱任骨科副主任。

1999年,段依祥主任调往青岛市立医院后,由闫传柱任骨科主任,陈永志、沙启乐、张勇、李连廷任副主任。

2012年,骨科又分为三个科室,即创伤骨科、脊柱外科、关节外科,共150床位。有医生35人,其中主任医师2名、副主任医师2名、主治医师18名。硕士学位25人,各科分别由张勇、沙启乐、陈永志负责。

建科以来,在国家级专业学会任职 1 人,省级专业学会任职 11 人次,在省级以上专业杂志发表论文 316 篇,出版学术专著 56 部,获市级以上科技进步奖 155 项,获国家实用新型专利 20 项,举办国家级学术会议 1 次,省级学术会议 3 次,市骨科年会 15 次;先后 2人享受国务院政府津贴,1 人获省级青年学术骨干,4 人为市科技拔尖人才,每年接受县医院、乡镇卫生院进修医生 3～5 名,接纳本科、专科实习生 500 名。科室也十分重视人才队伍建设,主治医师以上人员都在北医三院、北京人民医院、协和医院、积水潭医院、301 医院、305 医院、山东省立医院、齐鲁医院进修学习半年到一年。每年参加 COA 人数都在 5～10 人,同时还派人参加全国许多专业学术会议和短期专业技术培训班。

现在脊柱外科可行上颈椎病灶处理、固定和融合,颈椎前后路手术和多种器械固定,胸腰椎前后路手术和固定等,对腰椎滑脱、胸腰椎管狭窄治疗也相当纯熟;可行简单脊柱侧弯矫形、微创腰椎间盘摘除,对脊柱结核病灶清除、融合固定也积累了丰富的经验。关节外科对人工髋膝关节置换、翻修等手术也较为熟练,可行高龄 DDH 的关节置换,以及关节镜下膝交叉韧带重建。创伤外科对复杂骨折、骨盆骨折的处理,各种皮瓣修复创面,断指再植,拇指再造和各种新的内固定器械使用都达到国内先进水平。每年骨科进行手术 2600 台次。

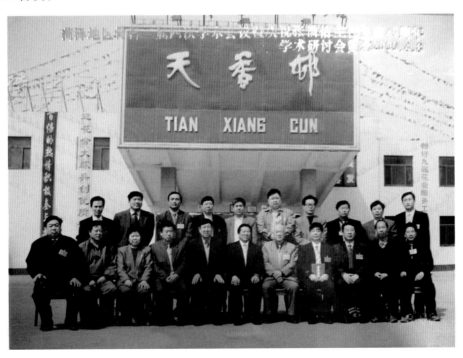

2000 年 4 月,菏泽市第四次骨科学术会议代表合影

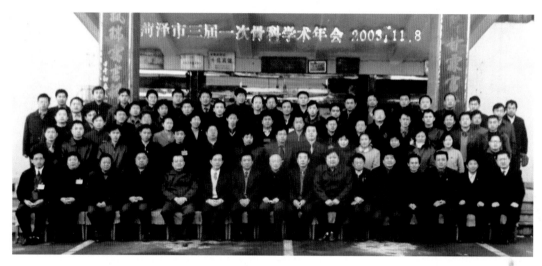

2003 年 11 月,菏泽市第三届学术会议合影

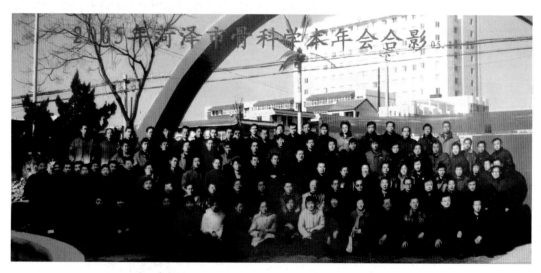

2005 年,菏泽市骨科学术年会合影

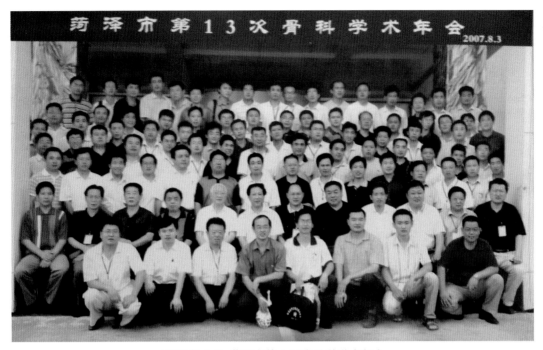

2007 年 8 月，菏泽市第十三次骨科学术年会

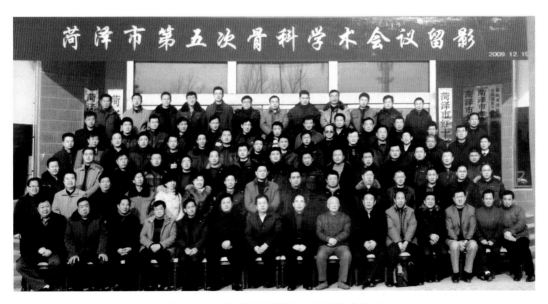

2009 年 12 月，菏泽市第五次骨科学术会议

第十七章
莱芜市骨科发展史

1995年，莱芜市人民医院举办了第一届骨科学术会议，成立了莱芜市医学会第一届骨科专业委员会，朱鸿业任主任委员。

2002年9月，莱芜市医学会第二届骨科专业委员会选举产生，孙雪生任主任委员。

1995年至2012年期间，组织了4次莱芜市骨科年会。

莱芜市人民医院骨科发展史

发展简况

1973年，骨科为外科小组。

1973年，开展跟腱延长、三关节固定、仰趾足等儿麻后遗症矫形术。

1975年，开展了第一例缩短性断肢再植术、四肢骨折内固定术。

1980年6月4日，开展股骨颈骨折闭合三翼钉内固定术。

1981年，开展了加压钢板治疗骨折的新技术，并对加压器进行了改良，获泰安地区卫生局科研三等奖。

1982年2月，开展了胸椎结核并截瘫病灶清除侧前方减压术。同年，研制成功了"锁骨骨折复位器"应用于临床，获得良好的治疗效果。

1983年，开展了改良 Harrington 棒脊柱骨折内固定术。

1984年12月，"锁骨骨折复位器"通过省级鉴定。

1985年，开展了双头螺纹钉股骨颈骨折内固定术和髌骨骨折碳纤维内固定术。

1985年，应用胎儿骨栓治疗撕脱性骨折，于1988年获市医院技术革新二等奖。开展了股方肌肌骨瓣转移加胎儿骨软骨移植治疗股骨头无菌坏死。

1986年6月5日，开展了四肢骨折安达氏钉内固定术，"锁骨骨折复位器"获泰安市科技进步三等奖。

1987年1月16日，开展了股骨颈骨折人工股骨头置换术。5月20日，开展了椎间盘摘除术。6月,开展了颈椎脱位截瘫前路减压植骨术。

1987年,开展了电视X线下Ender's钉闭合内固定治疗转子间骨折,1992年获市医院新技术引进三等奖。

1988年,开展了颈椎病前路减压植骨术。

1989年,"多功能手术病员搬运床"项目通过省级技术成果鉴定,并获得省优秀发明奖及莱芜市科技进步一等奖。

1989年,开展了扩大椎管成形术治疗腰椎管狭窄。

1990年,开展了腰椎骨折椎弓根钉内固定术,开展研究骑缝钉治疗股骨颈骨折的临床应用。

1991年,开展了多例断指再植术、吻合血管的髂骨骨皮瓣移植手术。

1992年,开展自动加压钢板治疗骨折,梅花针髓内固定治疗骨折,γ钉治疗转子间骨折,带锁髓内钉治疗股骨干骨折,开放直视法三翼钉内固定治疗股骨颈骨折。

1992年,开展了手指背侧皮瓣和中指桡侧皮瓣联合再造拇指术、吻合血管的神经移植术、骨盆旋转截骨治疗先天性麻痹性髋关节脱位、股骨髁上截骨治疗连枷腿、肌腱转位治疗小儿麻痹后遗症,二、三关节融合术。

1993年5月,医院组建骨科,为临床一级科室,设病房和骨科门诊、复位室,床位40张,另设康复床位10张,医师共有9人。1993年,购进1.5mA手提X线机1台。李鹏华任主任,吕珉任副主任。

1994年4月,发展到42张床位,医师10人。

1994年,开展了股前外侧皮瓣游离移植术,并先后开展了带蒂的小腿内侧皮瓣及小腿外侧皮瓣修复足跟部缺损,椎弓根钉、RF、AF系统治疗胸腰椎压缩性骨折并截瘫,腰椎滑脱。

1995年,在医院等级达标中列为市卫生系统重点科室。

1995年,开展了胫骨骨钉内固定治疗股骨头及关节内骨折;开展了颈椎后路单开门术,并于1999年获市科技成果二等奖;开展了椎板回植术在胸腰椎管手术中的临床应用并获得成功。

1996年,孙雪生担任副主任。

1996年,开展了人工椎体置换术、臂丛神经损伤探查手术、解剖型全髋置换术,购进微机三维牵引床1台。

1997年,小腿后侧皮瓣显微修复前足大面积皮肤撕脱伤获得成功;5月,"应用双邻指皮瓣修复指掌侧疤痕挛缩"在《中华显微外科杂志》上发表。

1998年,开展骨盆旋转截骨、转子下旋转截骨治疗先天性髋关节脱位。

1999年9月,骨科共有医师12人,其中副主任医师3人,主治医师5人,住院医师6人。设东、西病区及康复病区共48个床位,其中康复区固定医师2人。专业包含创伤、骨病、脊柱及显微外科,继续被列为重点科室。购进C臂X线机1台。

1999年,开展了腓肠神经皮瓣修复足跟部缺损手术。

2000年,开展了踇甲瓣游离移植再造拇指术,带筋膜蒂桡骨瓣移植治疗舟骨骨折、骨不愈合。

2000年,购进3mA手提X线机1台。

2002年，莱芜市人民医院整体搬迁至莱芜市长勺路，设立骨一科和骨二科。骨一科李鹏华担任主任，高圣龙担任副主任；骨二科孙雪生担任主任，谷增泉、朱涛担任副主任。

2008年，在莱芜市人民医院旧址成立莱芜市骨科医院，设立骨一科、骨二科、骨三科。孙雪生担任莱芜市骨科医院院长，骨一科高圣龙担任主任、郭新银担任副主任，骨二科孙雪生兼任主任、朱涛担任副主任，骨三科谷增泉担任主任、谢学生担任副主任。

业务技术开展

莱芜市人民医院骨科（莱芜市骨科医院）现开设床位220张，拥有急诊科（重症监护室）、骨一科、骨二科、骨三科等专业科室，其诊疗技术已达到省内先进水平。

骨科各专业积极开展的新技术、新项目：脊柱、骨盆及四肢创伤，尤其是复杂性骨创伤；能熟练地开展人工关节置换术、关节镜下微创治疗关节疾患、各种长骨骨折的闭合手法复位及关节脱位的闭合手法复位；能对颈椎病、腰椎间盘突出症、股骨头无菌性坏死、小儿先天性髋关节脱位及骨关节退行性疾患进行诊断及手术治疗；能熟练开展小儿断指再植、多指断指再植和一指多段断指再植等不同类型的高难度断指（肢）再植手术，拇指、手指再造手术成活率100%；能开展复杂手外伤处理及术后功能重建，小儿手足先天畸形矫形手术，臂丛神经及周围神经损伤诊断治疗，肌肉、肌腱转位修复肢体功能障碍；能开展肢体复杂骨折的微创治疗，熟练掌握髓内钉、锁定钢板、四肢异性钢板、掌指骨微型钢板、动力髋、髁等新型内固定技术；能开展四肢皮肤软组织缺损的各种带蒂及游离皮瓣修复，手部皮肤软组织缺损的各种微型皮瓣修复，股骨头无菌坏死、骨髓炎的带蒂和游离骨瓣移植治疗等多项国内领先技术；可行单侧或双侧人工全髋关节置换术（THA）治疗成人股骨头坏死，人工全膝关节置换术（TKA）治疗老年骨性膝关节炎，关节镜微创治疗各种关节病，微创手术治疗颈椎病，显微镜下椎间盘摘除神经根减压治疗下肢麻木单瘫，神经减压椎管成形治疗各种椎管狭窄症，手术复位重建治疗椎体滑脱症或脊柱侧弯畸形，手术切除脊柱肿瘤。

学科带头人

孙雪生

孙雪生，主任医师，莱芜市骨科医院院长，骨二科主任，泰山医学院硕士生导师。山东省骨科、手外科专业委员会委员，莱芜市医学会骨科专业委员会主任委员，莱芜市医学会手外科专业委员会主任委员。1985年毕业于泰山医学院，进修于解放军89医院显微外科中心。精于断指（肢）再植、拇手指再造、臂丛神经损伤手术治疗、复杂四肢骨折修复、新型皮瓣应用等方面。发表论文20余篇，参与编写本论著10部，主持科研10项，其中多项科研获市级二等奖、三等奖。荣获"山东省个人三等功""山东省优秀医师""莱芜市第四届十大杰出青年""莱芜市优秀知识分子"等荣誉称号。有较丰富的临床经验。

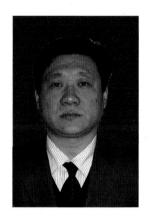

孙雪生

第六篇

企业医院骨科发展史

第一章
胜利油田中心医院骨科发展史

一、骨科专业的成立及发展

历史沿革

成立于 1964 年的胜利油田中心医院,早期无独立的骨科病房。由于当时油田工作的性质,导致以外伤为主的骨科病人在外科病人中占大多数,遂于 1976 年成立了骨科专业。骨科设于当时的外科一组,开放床位 41 张(兼收脑外科病人)。1979 年,中心医院迁入现址,骨科设于 7 病区和 12 病区的一半,开放床位 65 张。1983 年,仅设 7 病区为骨科病区,开放床位为 40 张。1995 年 5 月,重新将骨科设为两个病区(7 病区和 13 病区)。1996 年 11 月 13 日,骨科搬入新病房楼后,分别于 10 层和 11 层设骨科一病区、骨科二病区两个病区,开放床位 84 张。2005 年,骨科进一步细分为关节骨病外科兼创伤骨科(骨一)、脊柱外科兼创伤骨科(骨二),仍在原病区,床位 84 张。2012 年底,医院在急诊外科的基础上组建成立了手足外科病房,并开始收治病人,开放床位 8 张。新病房大楼及急诊外科楼启用后,该病区床位会进一步增加。

1964 年建院时,医院无骨科专业医师,骨科病人由外科医师兼治。经 50 年的发展,至 2012 年底已有骨科专业医师 23 名,其中博士 2 人,硕士 16 人,本科 5 人。

1966 年 3 月至 1979 年 9 月,张之湘教授从青岛医学院附属医院调来胜利油田中心医院外科,并主持骨科的业务工作;1979 年底至 1990 年的骨科由外科副主任胡守成负责;1990 年底至 1994 年底的骨科业务工作由外科副主任刘斌负责。1994 年 10 月,胡守成由胜利医院调回后任外科副主任,主持骨科工作;1997 年 5 月至 1999 年 3 月,刘斌任外科副主任兼骨科主任;1999 年 3～8 月陈丹任骨科主任,1999 年 8 月任中心医院副院长。崔正礼于 1999 年 8 月至今任外科副主任兼骨科 1 病区主任,马晓春于 1999 年 10 月至今任骨科 2 病区主任,冯国平于 2011 年任手外科主任至今。

自 1976 年成立骨科专业以来,先后有张敏贤、王淑君、杨曙华、林桂美、孙怀英、王凤英、董双清、姜慧、李霜及高海霞任骨科病区护士长。现任护士长是高海霞(骨科 1 区)、姜慧(骨科 2 区)。

科室业务发展情况

1966 年以前,骨科主要以收治一般骨折为主,治疗方法限于牵引、石膏固定,较复杂的骨科病多转至济南治疗。1966 年,在张之湘领导下开展了腰椎间盘髓核摘除、骨关节结核病灶清除、半月板摘除、骨折内固定和畸形矫正等手术,对骨外科的发展起到重要作用。

1969 年,在无手术显微镜的条件下,为一名完全性断臂病人作了首例断肢再植手术,断肢成活,开创了我院显微外科的先例。

1976 年,先后开展了先天性髋关节脱位手术治疗、髋骨巨大神经鞘瘤切除、断肢(指)再植等。1976 至 1981 年,共实施显微外科手术 23 例,包括断肢(指)再植、神经束间吻合、带血管蒂腓骨移植等,成功率高达 86%。

1977 年,开展了胸椎结核病灶清除加带血管蒂肋骨移植。

1978 年,开展胫骨延长手术成功。

1979 年,在无外科手术手术显微镜的简陋情况下,为一例断臂病人施行了再植手术,断臂成活,虽然功能恢复差,但却开创了断肢再植的先例,为今后的工作打下良好的基础。

1980 年,首例带血管蒂的游离腓骨移植成功。

1981 年,开展了神经束膜吻合及神经松解手术。

1982 年,颈椎病经前路减压及椎间融合手术成功,对脊髓型颈椎病起到了良好的治疗效果;对 20 余例病人施行此手术治疗,有效率达 100%。同年开展了人工髋关节置换手术。

1983 年,引进加压钢板手术器械,开展了股骨中段骨折的加压钢板内固定治疗,加快了骨折愈合。同年开展了恶性骨肿瘤肢体灌注瘤段切除灭活再植,获得成功,避免了部分病人截肢之苦。

1986 年,显微外科成为独立的外科专业,拥有固定床位 25 张,并添置了较先进设备:双人双目手术显微镜、多普勒血流仪、皮温计和各种显微外科手术器械。同时,开展了动物试验进行微小血管吻合 100 余例,通畅率达 95%。

1986 年以来,骨科工作向移植和成形发展,先后开展了 Harrington 棒内固定治疗脊柱侧弯、带臀中肌蒂髂骨块移植治疗股骨颈骨折和股骨头无菌性坏死、半骨盆切除、前路椎体间植骨融合治疗腰椎滑脱症、椎管成形及髂骨截骨下肢延长术等,使骨外科工作不断向纵深发展。

1987~1988 年,开展婴幼儿断指再植、末节断指再植、多指离断再植、断掌再植、断指异位再植、断腕再植等获得成功。同年开展了四肢大血管损伤的修复。

1989 年,开展吻合血管的游离皮瓣移植、第二足趾游离移植拇指再造、跗甲瓣游离移植拇指再造。

1990 年,开展臂丛神经损伤的修复,包括神经松解、神经移位手术。

　　1991 年，显微外科半个病区撤销，显微外科业务仍归属于骨科，骨科和显微外科病区由一个半病区合并为一个病区，原显微外科医生作为骨科医生兼显微外科工作。

　　1993 年，开展了经胸椎体次全切除术。

　　1994 年，新型膝关节镜在临床上应用。

　　1996 年，开展腰椎管扩大椎板成形术治疗腰椎管狭窄症，Dick 钉、CD 钉棒治疗胸腰椎骨折。

　　1997 年，成功开展首例人工全膝关节表面置换术，开展带锁髓内钉治疗股骨干及胫腓骨骨折。

　　1999 年，成功开展一次手术双侧人工全膝关节表面置换术。

　　2000 年，脊柱外科开展了 RF-II 型系统治疗腰椎滑脱症，RF-III 型（AF）系统、中华长城系统、Trifix 系统治疗胸腰椎骨折脱位；关节外科开展了一次手术行双侧人工髋关节置换术；创伤外科开展了可吸收螺钉治疗关节内骨折等。

　　2001 年，创伤外科开展了 DHS 动力髋系统治疗髋部骨折、动力髁钢板治疗股骨髁部骨折、髓内扩张自锁钉治疗股骨干骨折、记忆合金环抱接骨板治疗锁骨骨折、桡尺骨骨折、肱骨骨折等，微创经皮钢板螺钉内固定治疗四肢骨折等；脊柱外科开展了椎间融合器 cage 结合椎弓根内固定（Tenor/TSRH/SRS/RF）治疗腰椎滑脱症、前路 AO 齿突螺钉治疗枢椎齿状突骨折等。

　　2002 年，创伤外科更换了四肢骨折内固定基础器械，提高了手术质量，应用"解剖钢板"系列治疗下肢干骺端骨折，股骨重建钉、γ 钉治疗股骨粗隆下骨折；脊柱外科开展颈椎前路钢板内固定术治疗下颈椎骨折脱位、蛇牌钢板固定治疗 Hangman 骨折脱位、前路椎间撑开植骨加钛板固定治疗颈椎病，年底引进德国 RUDOLF 椎间盘镜手术系统，并成功开展了镜下腰椎间盘摘除术，Diapason、TSRH、Tenor 等椎弓根钉杆系统治疗胸腰椎骨折，微创经皮椎弓根钉置入治疗胸腰椎骨折等；关节外科继续扩大人工关节置换术的应用范围，开展了关节镜下前后交叉韧带重建术、半月板缝合术等。其他方面的业务还有，异体骨在骨科临床的应用，新辅助化疗在恶性骨肿瘤保肢术中的应用，健侧颈 7 神经移位治疗臂丛神经损伤，髓心减压加自体骨髓移植治疗股骨头缺血坏死等。

　　2003 年，脊柱外科开展椎体成形术（PVP）治疗椎体血管瘤、转移瘤及骨质疏松性压缩骨折，颈椎前后路手术一次完成治疗发育性椎管狭窄并颈椎病获成功；创伤外科开展了骨盆外固定支架治疗骨盆骨折，骨盆及髋臼骨折的手术内固定治疗等。另外还有重组异种骨在骨科临床的应用。

　　2004 年，脊柱外科开展了颈椎后路椎管扩大成形侧块钢板内固定术、颈后路单开门加侧块钢板内固定术。

　　2005 年，脊柱外科开展了"CT 引导下经皮穿刺臭氧溶核术治疗腰椎间盘突出症"，实施了胸椎脊髓（T9～T11）肿瘤椎板切除肿瘤摘除术、C1～C2 椎弓根螺钉钢板内固定术及 C2 Hangman 骨折椎弓根螺钉内固定加 C6～C7 小关节绞锁后路复位 C6 侧块螺钉＋C7 椎弓根螺钉结合钛板固定术。

　　2006 年，脊柱外科独自开展了颈椎后路钉板（axis system）内固定术（C5～C6 侧块＋C7 椎弓根）、胸腰段椎间盘突出及椎管狭窄的后路减压植骨＋椎弓根内固定术。关节外科开始将关节镜技术应用于髋关节。

2007年,脊柱外科开展了右髂骨软骨肉瘤半盆半髋切除假体置换术、颈椎管神经鞘膜瘤椎板切除C4～C7椎弓根钉棒(vertex system)内固定术、人工颈椎间盘置换术(Bryandisc)及上胸椎椎弓根钉内固定术。关节外科开展了关节镜下异体肌腱移植重建膝关节前后交叉韧带等技术,并将关节镜技术应用于踝关节、肘关节。

2008年,脊柱外科开展了枕颈融合固定术。关节外科首次应用造血干细胞移植治疗股骨头坏死,应用锁定钢板技术治疗四肢骨折。

2009年,脊柱外科开展首例PLDD术及腰椎非融合技术(Dynesys后路动态稳定系统),举办了2009年黄河三角洲及海峡两岸骨科研讨会。关节外科开展了人工肱骨头置换治疗肱骨近端四分骨折、钽棒置入治疗早期股骨头坏死、关节镜下自体腘绳肌腱移植单束四股重建前后交叉韧带、髋臼旋转截骨术治疗髋臼发育不良等手术。

2010年,脊柱外科开展了腰椎后路棘突间动态内固定术(Wallis系统)、centerpiece颈椎支撑钛板内固定术,承办了山东省脊柱外科学术研讨会暨第五届山东省立医院脊柱疾病与脊柱畸形研讨会,主办了省级继续医学教育项目"脊柱微创技术学习班"。关节外科将VSD技术应用于四肢大范围软组织缺损,人工股骨头置换治疗老年股骨粗隆部骨折。

2011年,脊柱外科开展了人工颈椎间盘置换术;关节外科开展了关节镜内外技术联合应用治疗髌骨外侧挤压综合征。

2012年,脊柱外科开展了Quadrent入路腰椎手术、颈前路空心螺钉齿状突骨折内固定术。

二、学科带头人

陈 丹

陈丹,主任医师,胜利油田中心医院常务副院长,硕士研究生导师。兼任山东省老年学学会骨质疏松专业委员会常务委员,山东省医学会骨科专业委员会委员,第十二届山东省医学会理事,东营医学会骨科专业委员会主任委员,山东医师协会外科分会骨科专业委员会委员。

发表表论文数十篇,著作4部;获得科技成果奖励多项,先后荣获胜利石油管理局优秀青年知识分子、山东优秀质量管理工作者、东营市第五届有突出贡献的中青年专家、首届山东省十大名医提名奖、黄河口医学领军人才等荣誉。

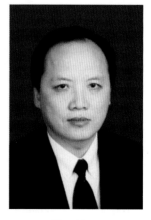

陈 丹

第二章
淄矿集团中心医院骨科发展史

一、骨科专业的成立及发展史

历史沿革

淄矿集团中心医院是鲁中地区建院最早、历史最长的医院,更是淄博市唯一一所建院历史达百年的三级综合医院。医院前身是 1904 年德国经营的华德矿务公司淄川煤矿附设医院,也叫洪山医院。1948 年,淄博解放后,医院划归淄博矿区。之后几经更迭,1957 年,医院改名为淄博矿务局中心医院。到 1989 年底,拥有床位 120 张,之前无独立的骨科病房。1987 年,外科划分为 5 个专业组,即骨外科组、普通外科组、心胸外科组、泌尿外科组、神经外科组,全科医护人员 75 名。1987 年,医院在原外科骨科专业组的基础上,在淄博市率先成立骨科,由周仁恕担任首任骨科主任,分为创伤和骨病两大专业。1993 年,为适应医院三项制度改革和医院发展的需要,骨创科、骨病科分别独立成科。发展到现在,骨创、骨病科共有床位 85 张,医护人员 40 名,分骨科创伤、脊柱外科、关节外科、骨肿瘤与骨病外科、显微和微创外科 5 个专业组。

自建院至 1987 年,医院无骨科专业医师,骨科病人由外科医师兼治。近百年的发展,至 2012 年底有骨科专业医师 16 名,其中硕士 4 人,本科 11 人。1984 年 4 月至 1986 年 7 月,周仁恕担任外科主任;1987 至 1991 年,周仁恕担任骨科主任;1993～2012 年,骨创科由徐义担任科主任;2012 年至今,骨创科由周祖忠担任副主任。1993～2005 年,骨病科由孙序基担任主任;2005～2011 年,骨病科由张东方担任主任;2011 年至今,骨病科由赵东担任副主任。

自 1993 年成立骨科专业以来,先后有 6 任骨科病区护士长。骨创科现任护士长是徐桂花;骨病科历任护士长是智红云、孙桂霞、李春红、白光荣,现任护士长是高洁。

科室业务发展情况

1964 年,在时任外科主任王裕民(后成为淄博市副市长)、骨科组长周仁恕(后成为骨科主任)带领下,成功开展全国第二例断肢再植术,之后又成功开展数十例断肢再植、断手指再造、手指移植、足趾移植手术,并且全部成活,功能恢复良好。

20世纪70年代,开展胸腰椎结合病灶清除术、胸膜外及侧前方减压术、慢性骨髓炎病灶清除术及皮瓣修复术等;用改良式脊柱撑开器矫正脊柱侧凸32例及胸腰椎骨折脱位合并截瘫100余例。

80年代,即在电视X线透视下行三刃钉加压螺丝钉司氏针及腓骨骨栓内固定联合应用治疗股骨颈骨折80余例;利用颈椎前路手术途径,为颈椎骨折、颈椎脱位合并截瘫病人行前路减压术、椎体融合术和颈椎病的前路椎间盘摘除加椎体融合术;应用Luque棒行胸腰椎骨折、脱位的治疗等。下肢平衡牵引支架治疗下肢严重开放粉碎性骨折及股骨粗隆间骨折。

1990年,开展了髋关节综合手术治疗小儿先天性髋关节脱位;通过各类型的骨盆截骨(内移、旋移)结合股骨端短旋转截骨治疗小儿发育性髋关节脱位,术后恢复了股骨头同心圆关系,减少小儿致残率。

1991年,开展了人工全股骨置换术。应用人工全股骨假体置换术,治疗1例股骨骨纤维结构不良而多次出现病理性骨折患者;患者术前因多次病理性骨折而长期卧床,术后患者经短期功能性锻炼能下床行走,病情无复发,功能恢复好。

1992年,开展了单侧外固定支架治疗四肢骨折;先后应用外固定支架治疗股骨、胫腓骨、肱骨及尺桡骨骨折和骨不连,手术操作简单,创伤小,术后骨折愈合快,减少了骨折不愈合的发生,部分患者减少了二次手术取内固定物的痛苦。

1993年,开展了带旋髂深血管蒂髂骨移植治疗青壮年股骨头坏死;通过带旋髂深血管的髂骨块移植死骨清除治疗青壮年股骨头坏死,降低了关节腔和髓腔内的压力,带血运的髂骨块植入好股骨头,为血运重建提供了支持。术后患者股骨头可重建血运,再塑外形,改善了髋关节功能及病人的生活质量。开展了椎弓根系统治疗胸腰椎骨折,优良率93.2%。

1994年,开展了人工股骨头定期减压术,对预防和治疗股骨头坏死的优良率在95%以上。

1996年,对外伤性手指缺损,开展了足趾移植、手指再造,治疗优良率达99%。

1997年,利用髂胫束、半腱肌肌腱开展了膝交叉韧带修复。

1998年,开展了自体骨泥应用全髋关节置换术,用自体骨制成骨腰椎间盘手术泥,置于股骨假体柄处,使假体与骨质紧密接触,预防假体松动,效果好。同年,开展了脐血管包绕肌腱断端,预防肌腱粘连,优良率在89%以上。医生汪军成功地完成了该院第1例吻合血管的胸脐皮瓣游离移植修复小腿骨外露软组织缺损术。

2000年,开展了膝关节镜技术、人工全膝、改良全髋关节置换和全髋关节翻修术,治疗膝、髋关节病变286例,优良率在80%以上;开展了胫骨开放性骨折修复缺损,采用一期植骨+坚强内固定,预防术后塌陷,优良率在86%以上;开展了吻合血管,对皮肤软组织及骨质缺损的修复效果好。

2001年,开展了治疗四肢恶性肿瘤新辅助化疗+保肢术;开展了吻合血管的髂骨膜包绕腓骨小头移植治疗桡骨远端骨缺损及骨肿瘤术,系骨近端因外伤或肿瘤造成骨大块缺损,采用腓骨小头或带血管腓骨小头转移或带血管髂骨膜包绕腓骨小头,优良率在

91％以上。

2002 年 8 月,为一左前臂远端 1/3 处完全离断病人成功实施断臂再植手术。

2002 年 8 月,为左小腿严重开放性粉碎性骨折、胫骨中段缺损 13cm 患者,成功实施同种异体骨 17cm 进行移植加外固定架固定,填补了该市大段保低温冷冻异体骨移植修复骨缺损的空白。

2003 年 5 月,开展左 II 指全部缺如、左 III、IV 指末节缺如、左 V 指末节缺如、左手背严重挫裂伤自体右 II 足趾移植再造左中指的手术,获得成功,并开创了该院独立组织实施手指再造的先河。

2003 年 9 月,为一名年逾七旬的老年患者成功实施人工全膝关节置换术。迄今为止,该院已成功完成几十例膝关节置换术,取得良好的治疗效果,此技术走在淄博市的前列。

2004 年,采用先进的微创技术,成功地为两例膝关节损伤患者施行前/后交叉韧带修复手术。此项微创手术在淄博市尚属首次。

2006 年 3 月,成功抢救 1 名 73 岁的创伤失血性休克并发弥散性血管内凝血、急性呼吸窘迫综合征、前壁心肌梗死的老年女性患者。

2006 年 5 月,成功抢救 1 名 58 岁的颈髓损伤、多发性肋骨骨折合并急性肾衰、呼吸窘迫综合征老年男性患者。

2006 年 7 月,成功抢救 1 名右股骨骨折、右胫腓骨骨折、头外伤、硬膜下血肿合并脂肪栓塞综合征昏迷 7 天的 27 岁青年男性患者。

二、历任科主任及学术带头人

王裕民

王裕民,1927 年生,江苏省徐州市人,副主任医师,曾任淄博矿务局中心医院副院长兼外科主任、淄博市副市长。1954～1978 年主要研究断肢再植及中西医结合治疗骨折。1965 年成功实施山东省第一例、全国第二例断肢再植术。1975～1983 年,王裕民从事脊柱支撑器的研究,并在全国推广。该研究获山东省卫生厅科研成果三等奖,煤炭工业部 1985 年科技进步二等奖,其论文发表在 1985 年的中华外科杂志上。1979 年发表论文《中西医结合治疗骨折》《山东医刊》;1983 年参加《外科创伤学》的编写工作。自 1978 年开始,主要负责淄博矿务局中心医院外伤截瘫研究室的工作,承担了煤炭工业部重点科研项目外伤性截瘫的临床部分,撰写经验总结 4 篇。分别在全国及省级专业会议上介绍,并发表于全国性医学杂志上。

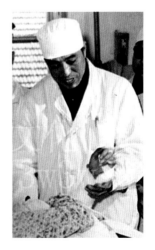

王裕民

周仁恕

周仁恕(1926～2006),中共党员,主任医师。历任淄博矿务局中心医院外科主任、副主任、骨病科主任、脊柱支撑器研究室主任。曾兼任淄博市政协委员会委员、常委,华北煤炭医学院外科教授,中国煤矿创伤学会华东分会副主任委员,淄博市医学会骨科分会副主任委员,《华北煤炭医学院学报》《中国综合临床》等杂志常务编委等,是淄博市著名的骨科专家。

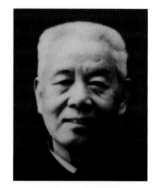

周仁恕

先后在国内率先开展脊柱支撑器的研究及临床应用、皮牵甩肩治疗肱骨外科颈骨折、煤矿工人损伤性滑囊炎的治疗和预防等工作;其中,"脊柱支撑器的研究及临床应用""煤矿井下工人滑囊炎的研究"均获煤炭部科技成果奖。先后在多家学术期刊发表论文30余篇,担任《创伤外科实践》等3部书的编委。

孙序基

孙序基(1945～2012)中共党员,主任医师。曾任骨病科主任。

1996年起历任中国煤矿创伤学会第四、五、六届委员;2000年任国家安检局专家组第一届委员;2000年被评为淄博市卫生系统第二批学科带头人。

主编和参编了《实用创伤骨科与断肢再植》《实用创伤外科》《创伤外科理论与临床》等著作;主持完成的"自体骨泥在人工髋关节置换术中的应用""脐静脉移植在手部肌腱损伤预防粘连中的应用研究"分获1999年山东煤炭科技进步三等奖和2000年淄博市科技进步三等奖;参与完成的"脊柱撑开器的研制及临床"获1983年山东省科研一等奖;先后在国家级、省级刊物刊发表论文27篇。

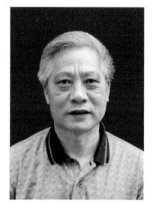

孙序基

张东方

张东方,1963年生,骨科主任医师,硕士研究生导师,中共党员。2005年任中心医院骨病科主任,2007年11月任淄矿集团公司中心医院副院长。2004年被华北煤炭医学院聘为外科教授和硕士研究生导师。中华医学会、中国煤矿创伤学会华东分会委员,中国骨伤人才学会山东分会副主任委员,山东省卫生系统高级技术职称评审委员会专家库成员,淄博市医疗事故鉴定委员会专家库成员,并担任多种医学杂志的编委。

主持完成科研项目6项,参与科研2项,分获山东省煤炭局、淄博市科技局、潍坊医学院等科技成果一、二、三等奖。先后主编、参编《断肢(指)与骨折》《实用创伤外科》《实用创伤骨科与

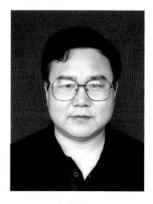

张东方

断肢再植》等 3 部医学专著，发表论文 29 篇。

徐　义

徐义，1953 年生，主任医师。1993 年 1 月任淄博矿务局中心医院骨创科主任。2002 年任淄博市医疗事故鉴定委员会成员、淄博市工伤职业病伤残鉴定委员会专家成员。

参与完成"人工全股骨置换术"课题研究，获淄矿集团公司、淄博市科委、山东省煤管局颁发的科技进步三等奖。发表论文22 篇。

2003 年被淄矿集团公司评为"劳动模范""优秀科技工作者"；2003 年 4 月被山东煤炭工业局授予"劳动模范"称号。

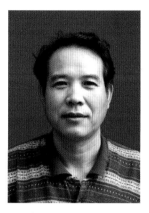

徐　义

周祖忠

周祖忠，1969 年生，副主任医师。2012 年任骨创科副主任。

发表《尺动脉腕上皮瓣修复手部软组织缺损》《尘肺伴肺癌微量元素检查分析》等论文 5 篇；参与科研项目"带旋髂深血管蒂髂骨移植死骨清除治疗青壮年股骨头坏死"，获得淄矿集团公司、淄博市科委、山东省煤管局颁发的科技进步二等奖。

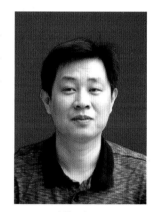

周祖忠

赵　东

赵东，1972 年生，副主任医师。2011 年任骨病科副主任。

发表论文 9 篇；开展四项科研项目分别获得淄博市科学技术局颁发的三等奖 2 项、山东省煤管局颁发的一等奖 2 项。

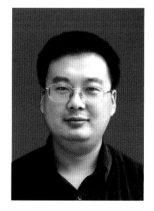

赵　东

第三章
兖矿集团总医院骨科发展史

一、骨科专业成立及发展史

历史沿革

兖矿集团总医院成立于1972年,成立之初无独立的骨科病房,全院设综合性病房76张。1974年10月,搬至新落成的门诊大楼,外科综合病房床位58张。1983年8月,外科分为两个病区,骨外科病区成立,床位37张。1986年12月,迁入新建十层病房大楼,床位33张。由于当时煤矿工作的性质,导致以外伤为主的骨科病人在外科病人中占大多数,遂于1989年骨科病区分成外二及外四病区,床位66张。2006年,骨科进一步细分为骨一病区即创伤骨科原外二病区,骨二病区即脊柱外科原外四病区,新成立骨三病区既关节显微外科,床位共96张。2007年1月,原兖矿集团第二医院被我院整合,更名为"兖矿集团总医院东院区",骨科床位30张。2011年,东院区骨科向足踝外科方向发展,开放床位40张。

1972年建院时,医院无骨科专业医师,骨科病人由外科医师兼治。经40年的发展,至2012年底,已有骨科专业医师30名,其中硕士7人,本科17人。1983~1989年,付文华任大外科主任兼外二科主任。1989~1992年,外二科由王守金担任科主任;1993~1999年,刘伯志任外二科主任,主持工作;1989~1999年,外四科由黄立诚担任主任;1999年底~2007年,姜正明任创伤骨科(外二科)主任;2007年1月至2010年7月,张文峰任创伤骨科主任;1999~2010年,刘士彦任脊柱外科(外四科)主任;2006~2008年,张传军任关节显微外科主任;2009年,张传军升任业务副院长,刘英民升任关节显微外科主任;2010年,骨科人员调整,姜正明担任脊柱外科科主任,刘英民担任创伤骨科主任,张文峰担任关节外科主任。牛小林自1999年任东院区骨外科主任至今。

自1983年成立骨科专业以来,先后有5任骨科病区护士长。现任护士长是尹建东(骨科一区)、袁娜(骨科二区)、孟晓丽(骨科三区)、张春蕾(东院骨外科病区)。

科室业务发展情况

1973 年 3 月,在李树学领导下开展了腰椎间盘髓核摘除、半月板切除术;5 月,开展了椎板减压加内固定术;7 月,行胫骨骨髓炎病灶清除术;8 月,行三关节固定术。

1974 年 7 月,李树学施行腰椎结核病灶清除术;8 月,行股骨粗隆间截骨矫形术。

1974 年 12 月,南屯矿发生塌方,致一煤矿工人被埋长达 4 小时,来院后诊断为"挤压综合征,急性肾功能衰竭",医院成立了张洪义、李树学等抢救小组,经积极抗休克、血液透析、抗感染等治疗,在共同努力下使抢救工作获得全胜。

1977 年 8 月,李树学行三翼钉内固定术。

1978 年 1 月 17 日,由李树学主刀开展了人工股骨头置换术;3 月,开展了股四头肌腱成形术。

1982 年 9 月,李树学开展了颈椎病经前路减压及椎间植骨融合手术成功,对脊髓型颈椎病起到了良好的治疗效果。

1985 年 5 月,王守金医师为一右手拇指完全离断的病人做了首例断指再植手术。李树学副主任开展了对外伤性截瘫病人,行脊髓正中切口加局部冷盐水灌注疗法。

1985 年 11 月,黄立诚为一例股骨粗隆间骨折病人做了 Ender 钉内固定手术。

1986 年,东院区骨科王德荣、刘洪宾开展了血管束移植治疗小儿股骨头坏死,开创了矿区先河,在济宁地区享有一定声誉。

1986 年 1 月,李树学开展了髋关节金属杯成形术,杨凤岐开展了全髋关节陶瓷关节置换术。

1986 年 2 月,黄立诚为一股骨颈骨折病人做了带血管蒂的髂骨骨膜移植术。

1986 年 7 月,黄立诚为一脊椎骨折合并截瘫病人做了椎管侧前方次环状减压术。

1986 年 8 月,黄立诚开展了脊柱侧凸病人的 Luque 棒矫形固定术。

1986 年 12 月,黄立诚为另一例脊柱侧凸病人做了 Harrington 棒矫形固定术,王守金为一股骨陈旧性骨折骨不连病人做了吻合血管的游离腓骨移植术。刘伯志主持开展了跗外侧血管束植入防治距骨骨折骨坏死。

1987 年 1 月,付文华、刘伯志开展了硬膜外充气 CT 造影术,王守金开展了血管束植入术治疗股骨头无菌性坏死,黄立诚开展了肢体延长术,王守金开展了经皮穿刺骨钉植入治疗腕舟骨陈旧性骨折;2 月,付文华、刘伯志开展了加压螺丝钉内固定及血管植入治疗股骨颈骨折,黄立诚开展了带血管髂骨移植术治疗股骨下端骨巨细胞瘤,刘伯志开展了腹部大皮瓣治疗上肢皮肤软组织缺损;3 月,黄立诚开展了经椎管后路椎间植骨融合术治疗腰椎滑脱。是年,黄立诚开展了记忆合金钉治疗内外踝骨折。

1991 年,东院区骨科刘洪宾开展了神经移植术治疗尺神经损伤及胫骨结节抬高术治疗髌骨关节病。

1992 年,刘伯志开展了 SDG 架治疗四肢多发严重骨折。

1996 年,张传军成功开展首例人工全膝关节表面置换术,并先后开展了多指(3 指)离断再植术,阴茎睾丸撕脱性离断血管神经移位再植术,旋转撕脱性断指血管神经移位再植术。

1997 年 8 月,东院区骨科刘洪宾开展了人工全膝关节置换术。

1997 年 12 月,王守金开展了静脉蒂动脉化游离腓肠神经移植治疗长段神经缺损。

1999 年,张传军开展了膝关节镜手术,陆续开展了关节镜下膝关节交叉韧带修复与重建术,半月板切除(部分或次全)修整术,膝关节游离体摘除术,病变滑膜切除术,应用 Rapidloc 行半月板损伤修复术以及膝关节复合韧带损伤修复重建术。

2000 年,张传军、王守金成功为一 8 岁男孩实施了右拇指 I 度缺损第二足趾游离移植拇指再造术。

2000 年 8 月 15 日,兴隆矿发生塌方,李伟等煤矿工人被埋长达 6 小时,来院后诊断为"挤压综合征,急性肾衰竭",医院成立了由王守金、姜正明、张传军等人组成的工伤抢救小组,在大家共同努力下,对患者实施了截肢、积极抗休克、血液透析、抗感染等治疗,拯救了患者生命,使抢救工作获得成功。

2003 年,姜正明开展了脊柱后路截骨矫形治疗脊柱后凸畸形,同年开展了髋关节假体松动翻修手术。

2007 年,姜正明开展了后路脊柱肿瘤切除钛、网植骨融合椎弓根螺钉内固定术。

2008 年 7 月,关节骨科张传军开展了关节镜下肩袖损伤修复术,姜正明开展了椎体成形术(PVP)治疗椎体血管瘤、转移瘤及骨质疏松性压缩骨折,并开展了人工股骨头置换治疗老年股骨粗隆部骨折。创伤外科张文峰将 VSD 技术应用于四肢大范围软组织缺损。

2009 年,张文峰开展了骨搬移延长术治疗小腿远端完全离断术后骨短缩畸形,刘英民开展了肩关节置换术。

2010 年,张文峰开展了钽棒置入治疗早期股骨头坏死,

2011 年,关节外科张文峰开展了先天性髋臼发育不良的全髋关节置换术;东院区牛小林开展了踇外翻矫正术及 Pilon 骨折的新治疗取得满意疗效。

三、历任科主任及学科带头人

付文华

付文华,曾任河北唐山市第二人民医院主治医师,贵州盘江矿务局医院外科主任、骨科主任,兖矿集团总医院外科主任。兼任华北煤炭医学院教授。20 世纪 60 年代断肢再植成功,拇指再造成活。发表论文 30 余篇。

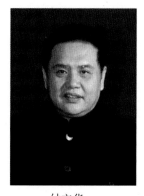

付文华

王守金

王守金,主任医师。历任骨科主任、业务副院长兼大外科主任、党委书记。曾兼任中华医学会会员,兖矿集团医学会常务理事、外科专业学会主任,中国煤矿创伤学会委员、华东分会副会长,《临床与解剖》杂志编委,华北煤炭医学院、济宁医学院兼职教授。荣获"专业技术能手""最佳医生""医学论文优秀作者""劳动模范""专业技术拔尖人才"等,享受特殊津贴。开展了显微外科、手外科、血管外科及周围神经等专科手术范围的业务。发表多篇较高水平论文,分别发表在国家级及省、部级杂志。参编《实用创伤外科》等著作 4 部,荣获科技成果进步奖 9 项。

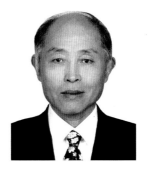

王守金

刘伯志

刘伯志,副主任医师,曾任骨科主任。曾在山东省军区医院、山东省立医院、河北唐山市医院骨科进修学习。1980 年至退休在兖矿集团总医院骨科工作,任科主任。对脊柱、关节、多发复杂骨折的诊治尤其擅长。

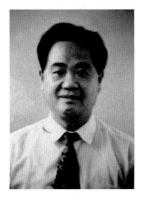

刘伯志

黄立诚

黄立诚,副主任医师,曾担任外四科主任。在脊柱外科、骨关节病、骨肿瘤等领域有深厚造诣,研究发明的脊柱复位器、人工全髋关节翻修型髋臼等新技术获得中国实用新型专利,同时,脊柱复位器的研制获得山东省科技进步二等奖,带翼钩人工髋臼的研制获得兖矿集团科技进步二等奖。断指(肢)再植等 5 项技术项目获得兖矿科技进步三等奖。在境外国际会议交流论文 2 篇,发表论文 10 余篇。

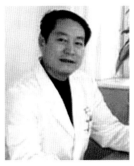

黄立诚

刘士彦

刘士彦,主任医师,本科学历,原脊柱外科主任。对骨病、骨伤的治疗具有较丰富的经验。开展了颈椎前路、后路及上颈椎的手术,胸腰椎前路、后路的各种手术,复杂骨盆骨折的手术,全髋关节的置换、全膝关节置换术、四肢骨折切开复位内固定的各种手术,腰椎间盘的微创治疗。

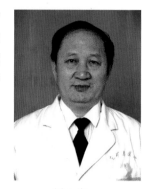

刘士彦

姜正明

姜正明,主任医师,本科学历,脊柱外科主任。山东省脊柱脊髓损伤专业委员、济宁医学会手外科分会委员、济宁医学会创伤分会委员。

对脊柱、关节和多发复杂骨折的诊治尤其擅长。开展骨科新技术、新项目30余项,发表论著、论文20余篇。

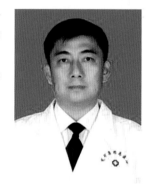

姜正明

刘英民

刘英民,主任医师,本科学历,创伤骨科主任。山东创伤协会委员、济宁创伤协会副主任委员、济宁手足外科协会委员。

在处理创伤外科疾病尤其是复杂复合创伤等方面具有专长,对于治疗脊柱及关节疾病方面,也形成了自己的经验和特色。

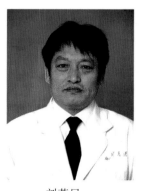

刘英民

张文峰

张文峰,副主任医师,本科学历,骨关节科主任。济宁医学会手外科分会委员,济宁医学会创伤分会委员。

擅长骨关节内及近关节部位的骨折、脱位等复杂难治性骨折手术,在肩关节上肩胛悬吊复合体损伤及肘关节复杂损伤的手术治疗上处于省内先进水平。

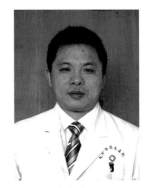

张文峰

牛小林

牛小林,副主任医师,大专学历,东院区骨科主任。山东省脊柱脊髓损伤专业委员会第一、二届委员会委员。济宁市手足外科专业委员会委员。

分别两次在山东齐鲁医院骨科、北京积水潭医院进修。擅长骨与关节损伤的诊断与治疗及踇外翻的矫正治疗。

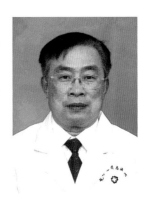

牛小林

第四章
新汶矿业集团公司中心医院骨科发展史

一、发展简况

新汶矿业集团中心医院隶属于山东能源新汶矿业集团，医院前身是 1951 年 1 月 1 日建立的新汶煤矿医务所；1956 年 10 月改称新汶矿务局医务所；1957 年 10 月 14 日改名为"新汶矿务局医院"；1960 年 1 月 1 日改名为"新汶矿务局中心医院"；1997 年改为"新汶矿业集团中心医院"。

1950 年成立外科，1964～1965 年，连续做四肢外伤血管吻合术 42 例，成功率达88.9％，开创了骨科专业的先例。

1968 年 1 月 24 日，为 7 岁儿童陈爱国完全性断臂再植成功，奠定了医院在显微外科方面的学术地位，《人民日报》《大众日报》《中国建设杂志》《中国医学杂志》都进行了报道，取得了良好的社会影响力。1974 年 11 月 4 日，第一例血管神经蒂"大皮瓣"移植拇指再植成功、1979 年拇指断指再植成功、1982 年行第二足趾移植再造拇指成功等，较早的掌握了显微外科吻合技术。50 年来在缪亚遒、张兴倜、李德明、肖春凌、尹彦军等几代外科主任的带领下，新汶矿业集团中心医院骨科水平有了长足的发展和提高，形成了以创伤骨科、显微外科、脊柱外科、关节与关节镜外科等优势学科，共有床位 200 张，年收治病人达 3000 多人，技术及学术水平均在同地区处于领先地位。

2012 年被泰安市医学会评为"泰安市重点学科"。

二、历任科主任及学科带头人

缪亚遒

缪亚遒(1929～1989),汉族,江苏省如皋县人。1952年10月毕业于江苏医学院。历任外科医师、主治医师、副主任医师、主任医师。1976～1985年任科主任。1985年4月调中国煤矿工人泰安疗养院,任外伤康复研究室主任兼四疗区主任。曾任中华学会会员,中国康复医学会会员,中国煤矿华东地区颈肩腰腿疼协作组理事,山东煤矿医学会创伤外科小组副组长,中华医学会泰安分会骨科学组副主任委员。1968年荣立新汶矿务局军管会二等功1次,1978年、1983年和1984年被评为新汶矿务局劳动模范,1984年被评为新汶矿务局模范共产党员和山东煤炭系统先进工作者。先后发表、交流论文、译文23篇。

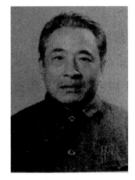

缪亚遒

李德明

李德明,1941年生,河北省张家口市人,中共党员。历任外科医师、主治医师、外二科主任、副主任医师。1964年毕业于河北张家口市医学专科学校。1985～1993年任科主任。发表论文多篇。1968年参加7岁儿童断臂再植手术成功,荣立矿务局三等功。1981～1988年获矿务局科技成果二等奖3项、三等奖1项。1989年获山东省煤管局科技进步成果奖1项。1993年离任。

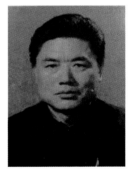

李德明

肖春凌

肖春凌,1960年生,山东省沂南县人。历任主治医师、外二科副主任、副主任医师、骨科主任、主任医师;现任骨二科主任,泰安市医学会骨科专业委员会副主任委员。1980年毕业于沂水医学专科学校。先后在多家医院进修学习,较早开展了断指再植、皮瓣肌皮瓣移植等显微外科手术。在脊柱骨盆四肢骨折与关节创伤及断肢指再植显微修复重建方面具有特色,多项技术分获矿务局科技成果一等奖、国家科委全国青年科技成果三等奖、新汶矿业集团科技创新一等奖、中国煤炭工业科学技术奖、中国煤炭科技进步奖。多项课题获科技成果奖励。参编多部学术著作,发表论文20余篇。先后获得"全国卫生文明先进工作者""山东省煤炭工业劳动模范""泰安市卫生科技先进工作者""山东省劳动模范"等荣誉称号。

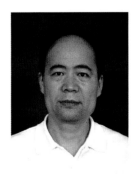

肖春凌

第五章
肥城矿业中心医院骨科发展史

一、发展简况

历史沿革

1962年1月,肥城矿业中心医院建立外科,当时为大外科,骨科仅为一专业。

1982年5月,骨科单独建科,王志方为科室主任。

1989年10月,赵忠印为骨科主任。

1992年5月,周嘉顺为骨科主任。

1997年1月,骨科分为两个病区,床位由原来的35张扩为65张。

1999年,骨科再次扩大床位,成立第三病区,床位由原来的65张扩为85张。在此期间,周嘉顺为骨科主任。

1999年7月,周嘉顺任外科大主任,李耀胜任骨一病区主任、周光林任骨二病区主任、袁超任骨三病区主任。

2002年10月,袁良忠任骨三病区主任。

2006年6月,骨科升为中华创伤学会中国煤矿创伤学会肥城创伤骨科研究所,郭延章任所长,李耀胜、周光林、袁良忠为副所长,程驰为秘书长。

2007年7月,骨科再次扩大床位,在原有三个病区的基础上,从骨一病区再分出一个病区,成立骨四病区。李耀胜任骨一病区主任,周光林任骨二病区主任,袁良忠任骨三病区主任,程驰任骨四病区主任。

2008年,李耀胜升为院长助理,2011年6月提升为副院长。

2010年11月,丁超任骨一病区副主任。

2012年5月,李耀胜任副院长兼骨四病区主任。

肥城创伤骨科研究所目前有医师30人,其中主任医师5人,副主任医师7人、主治医师12人、住院医师6人。医师中有3人为硕士研究生导师,6人有硕士学位。

业务发展

自 1982 年 5 月骨科为单独科室以来,积极开展手术治疗,至 1992 年 5 月,已能开展四肢常见骨折切开复位内固定术、人工股骨头置换术、颈椎后路椎管扩大减压植骨术,逐步开展了断肢再植,并能开展简单的创伤修复手术。

1991 年,成立了创伤评分标准研究小组,开展了创伤严重度 TRISS 计量法的临床应用研究,并在工伤的抢救中,使伤情估算计量化、标准化,获得可喜的成果。同年 9 月,山东省煤管局对该成果组织了鉴定。1992 年 2 月,在矿务局成功地召开了"全国创伤评分会议"。开展的创伤严重程度 AS-COT 计量法的临床应用研究,于 1994 年 8 月通过了由煤炭部科教司主持的专家鉴定,其结论为:属国内首创,居国内领先水平,达到国际水平。

1992 年 5 月至 1996 年 7 月,科研、临床和教学水平迅速提高,科室技术水平不断更新,在山东省率先开展了股骨颈骨折镍钛合金记忆钉固定术、人工肩关节置换术;常规开展了骨折的内外固定技术、人工股骨头置换术、全髋关节置换术、三关节融合术、长骨干闭合插针术、游离第二趾移植再造术、颈椎外伤钢板复位固定术、脊椎全椎板半椎板原位回植术、椎体 V 形截骨治疗脊椎后突畸形、C-D 棒矫正脊椎侧弯畸形及后突畸形、RF\AF 治疗脊椎骨折脱位及滑脱,电脑三维多功能牵引床治疗腰椎间盘突出症、胸腰椎压缩骨折、腰腿痛等疾病。

1996 年以来,随着显微外科的发展,骨一病区将创伤骨科提高到一个新的水平。1996 年至 2000 年 9 月,成功开展断指再植 300 余例,成活率达到 94％,达到国内领先水平;能独立开展断肢再植,游离皮瓣、带蒂皮瓣、进行创伤修复,股骨颈骨折、股骨头无菌坏死带旋髂深血管的髂骨膜瓣治疗术,游离第二趾移植再造拇指术。

2006 年 6 月,骨科研究所成立以来,在所长郭延章的带领下,骨科紧跟现代医学发展前沿,在科研、临床和教学上突飞猛进。

1. 手显微外科

再植各类断指、肢体离断伤,吻合直径 0.2mm 血管的指尖离断再植、旋转撕脱性离断再植,成活率可达 85％以上;多指再造、利用第二趾的趾骨与蹈甲皮瓣进行瓦合再造出外形逼真的手指,从而达到全形再造,游离微型尺动脉腕上支皮瓣、骨间背动脉皮瓣、桡动脉皮瓣,代表了国内领先技术。大型股前外侧皮瓣游离移植、游离背阔肌皮瓣、S 形腹部皮瓣修复大面积四肢皮肤缺损,四肢神经损伤或肌肉损伤后期功能重建等处于国内先进水平。皮肤扩张器、人工血管、负压封闭引流(VSD)技术等国内领先技术。

2. 脊柱外科

积极开展脊柱前路固定融合术、后路复位固定术及后路截骨矫形术。脊椎侧弯矫形术,并把显微外科技术应用到脊椎肿瘤切除术中,自主积极开展椎体成形术(PVP)和椎体后凸成形术(PKP)、截瘫病人的干细胞移植术。

3. 关节外科

独立完成膝关节、髋关节、肩关节置换术,已实行髋关节返修及 DDH 髋关节置换术,处于国内先进水平。关节镜下前后交叉韧带重建术达到国内先进水平。

4. 创伤骨科

各种骨折的内外固定术,显微外科技术治疗骨不连,吻合血管的腓骨瓣治疗骨缺损,闭合复位内外固定术,经皮 Liss 钢板固定术。在 C 臂 X 线监测下、骨牵引床的应用,已完成闭合复位股骨粗隆间骨折、股骨颈骨折内固定术;骨延长术治疗肢体短缩、骨缺损,多发损伤、复合损伤的抢救处于国内领先水平。

科研和学术交流情况

自骨科成立以来,共发表论文 146 篇,7 篇为中华级,其余均是省部级杂志,其中核心杂志 36 篇。

科研能力渐进式发展,18 项科研项目获奖。"镍钛形状记忆合金内固定器械在骨科领域中的临床应用研究""延迟骨移植在 Gustilo 型骨折中的应用研究"获山东煤炭行业协会科技进步一等奖;"创伤严重度 TRISS 计量法的简化研究与临床应用""创伤严重程度 AS-COT 计量法的临床应用"获山东省煤管局科技进步二等奖;"显微外科在脊椎肿瘤切除术中的应用""足跟部外伤及足部皮肤缺损创伤研究"获山东科技保健协会科技进步二等奖;"显微外科技术在四肢创伤中的应用研究""中华长城椎弓根螺钉系统治疗青少年特发性脊椎侧弯的应用研究""煤矿工人下腰痛的流行病学研究""联合前后路手术治疗不稳定型胸腰椎骨折的临床研究""显微外科技术在四肢创伤中的应用研究""小切口技术在股骨粗隆间骨折中的应用研究"获泰安市科技进步三等奖;"生物可吸收材料内固定在创伤骨科中的应用研究""DHS 在髋部骨折中的临床应用研究"获山东煤炭行业协会科技进步三等奖。还有 3 项获肥城矿务局科学技术进步进步奖一等奖,2 项获肥城矿务局科学技术进步进步奖二等奖。

独立编写著作《实用创伤骨科学》,主编了《实用创伤骨科与断肢再植》《实用创伤外科》《四肢损伤与畸形的修复重建》《创伤外科理论与实践》《临床输血指南》《断肢再植与骨关节损伤》《皮瓣外科学》《四肢严重创伤救治技术》《皮瓣血运障碍的研究前沿》等著作。

2009 年,骨一病区被评为泰安市重点学科。

多人次出去学习,并参加国内大型学术会议;现在骨科是华北煤炭医学院(现为河北联合大学)、滨州医学院、济宁医学院、泰安医学院教学实习基地。

二、学科带头人

郭延章

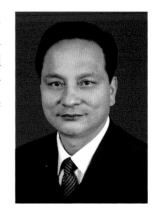

郭延章，主任医师，硕士研究生导师，现任肥城矿业中心医院院长，系国家安全生产监督管理局矿山医疗救护技术专家组专家，省煤炭系统专业技术拔尖人才。具有坚实的骨科专业理论基础和丰富的临床经验，专长于创伤骨折和颈肩腰腿疼的治疗。25年来在国内外发表医学论著36篇，有18项科技成果获奖。

郭延章

第六章
枣庄矿业集团枣庄医院骨科发展史

一、发展简况

枣庄矿业集团枣庄医院骨科，在原山东省骨科学会副主任委员李洪恩教授带领下，经过 40 年的发展，现有床位 120 张，三个病区，学科齐全，是枣庄市首批重点学科，享誉鲁南地区。

1. 外三骨科

外三骨科成立于 1998 年，目前拥有主任医生 2 名，副主任医生 1 名，主治医生 4 名。主要专业特色：①脊柱：对颈肩腰腿痛及其疑难杂症的诊疗方面有着独到的见解。开展颈椎前路减压内固定，后路单开门、双开门椎管扩大成形术，胸腰椎各种术式及激光汽化等脊柱微创术手术；在枣庄地区率先开展经皮椎体成形术（PVP）。②关节：开展人工髋、膝关节置换术及人工髋关节术后翻修术。③创伤：在严重创伤和复合伤治疗方面积累了丰富的临床经验；开展脊柱、骨盆、四肢关节各种复杂骨折、畸形矫正、骨髓炎、骨不连、骨质疏松症的诊疗。④血管外科方面：枣庄地区率先开展血管外科专业治疗，开展激光汽化治疗大隐静脉曲张，下肢深静脉血栓形成、动脉硬化闭塞症等介入治疗。

具备的优势：①20 世纪 60 年代开始形成脊柱外科核心能力，为此后 40 多年的持续发展奠定了深厚的基础。②至今在脊柱外科方面在省内仍有领先项目，如颈腰椎间盘突出症的激光气化，腰椎间盘镜手术。③在脊柱科亚专业方面，在脊柱结核、肿瘤、退变、创伤的诊治方面，不论从质还是量都在本市具有领先地位。④科内配置先进 C 臂 X 线手术透视设备、椎间盘镜，有利于高难脊柱手术完成。⑤熟练掌握脊柱生理病理知识及手术技能的医生队伍，正主任医生 2 名，副主任医生 1 名，主治医生 4 名。

研究成果与水平及获奖情况：

（1）"解剖定位骶髂关节内固定治疗半盆脱位的临床研究"经专家会议鉴定达国际先进水平，获 2005 年山东省煤炭管理局一等奖。

（2）"改良骨盆三点截骨术治疗髋臼发育不良的临床研究"经专家会议鉴定达国际先

进水平,获 2005 年省煤炭管理局一等奖。

(3)"外踝综合征的解剖与临床研究"经专家会议鉴定达国际先进水平,获 2005 年省煤炭管理局一等奖。

(4)"多根骨圆针超关节交叉内固定治疗跟骨关节内骨折的解剖与临床研究"经专家会议鉴定达国际先进水平,获 2005 年省煤炭管理局一等奖。

(5)"病灶清除术后带血管蒂肋骨或髂骨椎间植骨治疗胸腰椎结核"经专家会议鉴定达国内领先水平,获 2009 年枣庄市科技局三等奖。

(6)"改良 Steel 骨盆三点截骨及股骨粗隆下旋转截骨术治疗大龄先髋脱位"经专家会议鉴定达国内领先水平,获 2009 年枣庄市科技局二等奖。

(7)"骶骨肿瘤术前栓塞的临床应用研究"经专家会议鉴定达国内领先水平,获 2010 年枣庄市科技局二等奖。

2. 微创骨科

微创骨科创建于 2002 年,经过 10 多年的发展,科室由创建时的 18 张床位发展到目前的 46 张,年住院病人逾 1000 人次。先后被枣庄市卫生局、枣庄矿业集团公司确定为重点学科;同时还是滨州医学院硕士学位的培养基地。

科室现拥有专业技术人员 10 人,中高级职称人员 7 人,副高级以上职称 4 人,硕士研究生导师 1 人,拥有硕士学位人员 6 人,枣庄矿业集团五一劳动奖章获得者 1 人,先进工作者 3 人。

科室设有关节置换、运动医学、显微外科、小儿骨伤等多个专业组,经过多年的临床实践,现已能完成髋膝关节置换、关节镜下前后交叉韧带重建、镜下肩袖损伤修复、镜下 Bankart 损伤修复、踝关节镜下清理、断指再植、皮瓣修复、小儿的各种骨科创伤、矫形等手术。在临床实践中,重视科研工作,其中"改良入路显微内镜下腰椎髓核摘除及侧隐窝扩大术"获得山东煤炭协会科学技术奖一等奖,"退行性膝关节髁间撞击症的临床研究"获得枣庄市科学技术进步奖三等奖,"腓肠神经逆行岛状皮瓣急诊一期应用的临床研究"获得枣庄市科学技术进步奖二等奖。科室近年来在国内各级杂志发表论文 10 余篇,受到同行的好评。

3. 外二骨科

1963 年,完成枣庄市首例断指再植术;1972 年,完成枣庄市首例颈椎病前路减压手术;1974 年,完成枣庄市首例腰椎间盘切除术;1984 年,完成枣庄市首例人工髋关节置换手术;1986 年,成功救治复杂骨盆骨折病人;1988 年,完成胸腰椎骨折切开减压内固定手术;1992 年,完成腰椎滑脱植骨融合内固定术;1996 年,完成颈椎前后联合入路治疗颈椎病;2001 年,开展关节镜,广泛应用于膝、髋、肩等关节;2002 年,开展椎间盘镜行腰椎间盘切除术;2004 年,完成枣庄市首例人工全膝关节置换术;2012 年,率先在枣庄市开展了骨科无痛病房。现有床位 44 张,主任医生 2 名,副主任医生 3 名,主治医师 2 人,骨科专业研究生 2 人,在读研究生 3 人。构建了良好的梯队建设以及梯队的延续性。发表论文以及著作数十篇,专利多项,科研十几项,其中中华级论文 4 篇,枣庄市科学技术进步奖一等奖 1 项、二等奖 3 项。

二、学科带头人

刘祥清

刘祥清,1967 年出生,山东诸城人,枣庄市政协委员。枣庄市医疗卫生事故鉴定、职工伤残鉴定专家委员会成员。1990 年毕业于滨州医学院临床医学系,获学士学位,于 2002 年获山东大学齐鲁医院骨科硕士学位。从 2003 年起担任外三科学科带头人、科主任,2006 年晋升为主任医师,2013 年被滨州医学院聘为硕士研究生导师。开展腰椎椎板回植,颈后路单开门、双开门椎管扩大成形术等多项新技术。发表学术论文 10 余篇,主持完成的"改良骨盆三点截骨术治疗髋臼发育不良""解剖定位骶髂关节内固定治疗半盆脱位的临床研究""外踝综合征的解剖与临床研究"等 4 项科研成果通过专家会议鉴定,均达国际先进水平,获山东省煤炭协会科技进步一等奖。

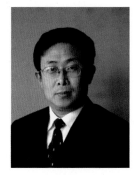

刘祥清

丛 杰

丛杰,学科带头人,主任医师,枣庄矿业集团公司枣庄医院骨科主任、院长助理,滨州医学院外科学教授。枣庄市骨科学会副主任委员,中国残疾人康复协会脊柱组委员,枣庄矿业集团首席专家,山东省"富民兴鲁"劳动奖章获得者,2005 年及 2008 年"枣庄十大名医"。曾经先后在马鞍山医院、上海中山医院以及奥地利 Stey 医院进修学习。

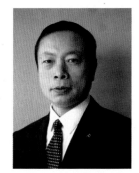

丛 杰

李 伟

李伟,副主任医师,微创骨科主任,滨州医学院兼职副教授。发表学术论文 20 余篇,主编专著多部,其科研成果"改良入路显微内镜下腰椎髓核摘除及侧隐窝扩大术"获得山东煤炭协会科学技术奖一等奖,"退行性膝关节髁间撞击症的临床研究"获得枣庄市科学技术进步奖三等奖。

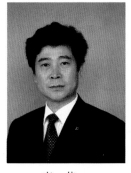

李 伟

第七章
齐鲁石化中心医院骨科发展史

一、发展简况

　　齐鲁石化中心医院于1988年由原齐鲁石化公司职工总医院整体迁移。建院至2002年11月，骨外科专业与神经外科专业一起称为"外一科"，骨科专业以创伤骨科为主；1995年开始专业细化，创伤、显微外科、关节、脊柱等专业得到发展。2002年11月，成立骨外科（四肢创伤、关节及骨病专业），设床位30张；脊柱、手足专业（与神经外科专业合用病区），设床位15张。2010年7月，骨科分设两个病区：骨外一科（创伤、关节、骨病专业），床位30张；骨外二科（脊柱、手足专业），床位30张。

　　建科初期的医生5名，护理组9人。随着专业的发展，目前骨科专业医生16人，其中，主任医师1人，副主任医师3人，主治医师4人，医师8人；护理24人，其中，主管护师5人，初级职称19人。

　　医疗技术

　　创伤专业：四肢复杂骨折切开复位内固定术（锁定钢板、外固定支架、PFNA、可吸收螺钉等）、带蒂腓骨复合组织瓣移植术，Pilon骨折、跟骨严重粉碎性骨折切开复位内固定，LISS技术微创治疗股骨、胫骨骨折，闭合复位交锁髓内针治疗股骨、胫骨干骨折，前后路联合治疗复杂骨盆骨折等。

　　关节专业：为淄博市内最早开展人工髋膝关节置换手术的医院之一，医院为支持人工髋膝关节置换技术开展，先后派多人次前往北京、济南等国家级、省级医院进修学习，并为该技术开展购进了高端麻醉设备、C臂X线机。派遣多人次护理人员前往北医三院进修学习。目前可开展股骨颈骨折、股骨头缺血性坏死、髋关节骨关节炎、先天性髋关节发育不良等髋部初期置换；也可开展髋关节翻修、髋部骨肿瘤假体置换。可开展严重膝关节内外翻、屈曲挛缩、骨缺损、膝关节周围畸形等严重疾病的膝关节置换等。

　　脊柱专业：开展了腰椎间盘切除术（单双侧开窗、PLIF、TLIF），单双开门颈椎管扩大术、颈椎侧块钉棒、椎弓根螺钉固定术、颈前路椎体次全切术、颈前后路联合手术、胸腰椎骨折椎弓根螺钉复位内固定术、腰椎滑脱椎间融合术，收到良好的临床治疗效果。

手足外科：断指（肢）再植成功率95％以上，拇手指再造、皮瓣移植、神经血管肌腱修复、腕手及足踝骨折、骨不连、骨外露、四肢复杂骨折合并血管神经损伤及软组织缺损等创伤修复重建方面，达到省级先进水平。

论文、论著

近年来，在国家及省部级以上杂志发表学术论文40余篇，著作4部。

2008年，主编《常见临床症状鉴析》，天津科学技术出版社出版。

2010年，主编《危险化学品烧伤与中毒防治》，第二军医大学出版社出版。

2010年，主编《现代骨科常见病诊疗学》，天津科学技术出版社出版。

2010年，主编《实用骨科诊疗技术》，天津科学技术出版社出版。

二、学科带头人

王继东

王继东，1966年出生，副院长，副主任医师。山东省医学会骨科学分会第八、九届委员会委员，山东省医学会骨科分会骨肿瘤学组第三、四届委员，山东省医学会骨科分会关节学组委员，山东省老年学会老年脊柱关节疾病专业委员会委员，山东省康复医学会脊柱脊髓损伤专业委员会委员，山东省医院管理协会医疗技术管理委员会委员，淄博市医学会运动医疗专业委员会副主任委员，淄博市医学会骨质疏松和骨矿盐疾病专业委员会副主任委员。

1987年7月毕业于潍坊医学院，先后于山东大学齐鲁医院骨科、北大人民医院关节病诊疗研究中心进修学习。对四肢创伤、骨盆、髋臼骨折及多发性骨折和各种关节病的治疗、髋膝关节置换等有丰富的临床经验。在省部级以上专业杂志发表论文20余篇。

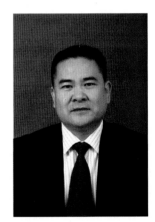

王继东

第七篇

山东省老一辈著名骨科专家

赵常林

赵常林(1905～1980)，别号胜泉，山东省黄县人。1930年毕业于齐鲁大学医学院，获加拿大多伦多医学院博士学位。曾任齐鲁医院、山东医学院附属医院院长，山东省第一至四届政协委员等职，获山东省卫生系统先进工作者荣誉称号。他是新中国骨外科学开创者和奠基人之一，被誉为"骨科圣手"，在国内外享有盛名，是山东医学院一级外科教授。

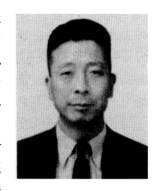

他早在1947年就在国内领先开展麦氏截骨术治疗股骨颈骨折、用肌腱移位术治疗婴儿瘫后遗症，1949年又率先开展股骨粗隆下截骨术、全距关节及足三关节融合术，1950年开展膝关节半月板切除术，1952年开展腰椎间盘突出症开窗法髓核摘除术，1955年开展脊柱侧凸畸形楔形切开矫正脊柱融合术等，均为国内率先开展和首例成功，其他在省内领先开展或首例成功手术数例，为我国及山东省骨外科学的医疗技术发展作出了开创性贡献。

先后在国家级和国外学术刊物发表论文20余篇，主编《急症外科学》等专著和教科书5部。1956年担任副博士研究生导师，为国家培养了大批专业人才，对骨外科事业的发展作出了卓越贡献。

王志先

王志先(1912～2001)，早年毕业于日本京都大学，于1950年在山东省立医院创建骨科。曾担任山东省政协常委、省人大代表、省骨科学会主任委员、山东医学院教授，历任第一、二届《中华骨科杂志》编委。

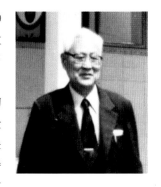

多年致力于骨关节病研究，是我国最早开展脊柱结核经胸病灶清除者和较早开展动物肢体再植与移植实验者之一，在全国骨科界享有较高声誉。20世纪50年代中期在我国首先开展了脊柱结核经胸病灶清除术，最先发现和报道了脊柱结核椎旁脓肿破溃入肺；1960年成功进行了兔和狗的断肢再植实验，改进血管吻合方法为血管套接法和尼龙单丝血管吻合法并成功应用于临床，是世界显微外科的先驱之一。我国显微外科著名专家杨东岳教授也曾师从王志先教授。

王志先教授关于狗腿再植的相关文献发表在《山东医刊》1960年第3期上。因为杂志影响小，所以他的这一成果不为人知。在2008年的国际显微外科大会上，王志先教授被作为世界显微外科的先驱者、世界上第一个做断肢再植与肢体异体移植动物实验的人进行了介绍。

孙进修

孙进修（1913～2007），山东陵县人。中共党员，原青岛医学院党委常委，外科学教授，骨科主任医师，中华医学会会员。长期从事骨科专业的临床试验教学与研究。

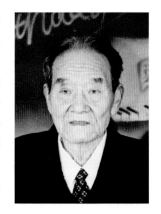

1931年，考入齐鲁大学医学院（现山东大学医学院）。1946年，创建了山东大学医学院附属医院的骨科专业。先后获得青岛市先进个人、山东省先进教师、"五讲四美三热爱"活动积极分子等荣誉称号。1985年，"瘤段切除术"科研项目被评为三等奖。个人被收录于2000年青岛市总工会编辑出版的"群英谱"。曾在期刊发表论文30余篇，参加编著学术著作一部。1980年晋升为主任医师、副教授，1987年晋升教授。

孙进修教授作为一名全国知名的骨科专家，在创伤骨科、骨关节病变、骨折矫形及肿瘤等方面有着丰富的临床经验。其一生潜心研究骨科临床治疗方案。国内首例肿瘤人工关节置换保肢手术即在他的大力支持下完成。

1978年，孙进修教授担任青岛医学院骨科学专业首位硕士研究生导师，其培养的优秀学生遍布国内各大医院，其中包括青岛大学医学院附属医院终身医学专家胡有谷教授。

张之湘

张之湘（1916～2004），山东安丘人。中共党员，原青岛医学院副院长、党委常委，外科学教授、骨科主任医师，我国著名医学家、医学教育家。

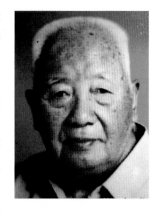

1935年，考入国立北平大学医学院（现北京大学医学院）；1942年，毕业于国立西北联合大学医学院（陕西汉中，现西安交通大学医学院）。

张之湘教授是著名的骨伤科专家，1955年在山东大学医学院附属医院创建骨科并兼任骨科主任，是中华医学会骨科专业委员会第一届委员。1949年曾以带蒂肌肉瓣治疗战伤骨髓炎一期愈合，此成果在1963年中华医学会第八届国际外科学会报告并被专刊记载。1966～1978年，在胜利油田中心医院抢救外科病人及其他科重危病人，如使天然气中毒呈植物人3年之久的患者康复，使吞食"黑索金"炸药已停止呼吸后的小儿复苏等等。张之湘教授对中医骨伤治疗亦有独到的见解和疗效，是深受病患者爱戴的好医生、名教授，是享受国务院特殊津贴的知名外科专家。

张学义

张学义(1919～2006)，山东烟台人。1947年毕业于齐鲁大学医学院，获医学博士学位。他从事骨外科医疗、教学、科研工作40多年，历任外科副主任、外科教研室副主任、副教授、手术学基础教研室副主任，1979年晋升为教授，培养硕士研究生9名及一批骨科专业医师。曾于1954年创用酒精保存异体骨，在国内率先建立酒精骨库，用于异体半关节移植治疗骨肿瘤，术后无排斥现象，效果满意。开展的新技术还有，氯喹啉治疗胶原病、秋水仙碱治疗腰椎间盘突出症、封闭疗法、股骨颈骨折内固定术、膝关节结核加压融合术、股骨髁上外侧V形截骨术治疗膝外翻、皮肤关节成形术等，均取得满意效果。参加编著《外科学》《急症外科学》《膝关节外科》《手术解剖学》，并发表学术论文30余篇。

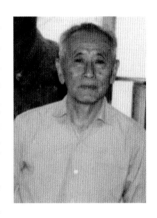

曾任济南市市政协委员，中华医学会骨科学分会第一、二届委员会委员，第二届山东省医学会骨科学分会主任委员，中国康复协会理事，中国康复医学会山东分会肢体伤残专业委员会顾问。1954年加入中国民主同盟。

米嘉祥

米嘉祥(1921～2003)，北京市人，教授。1948年5月毕业于齐鲁大学医学院，获加拿大多伦多大学医学院医学博士学位。1948年10月参加工作后，历任华东第三后方医院医师、济南市抗美援朝医疗队队长、南京铁道医学院附属医院胸外科主任、齐鲁大学医学院附属医院外科医生、主治医师、讲师，山东医学院附属医院主治医师、讲师，淄博市第一医院外科主任；1965年来昌潍医学院任教，历任外科教研室主任、副教授、教授、昌潍医学院附属医院副院长、主任医师等职。主要从事外科学的教学和医疗工作，特别专长骨外科，在颈椎病和腰腿痛病和骨外科矫形术方面作出突出贡献，发表论文40余篇，4项科研成果获科技进步奖、国内领先水平奖等。1965年写出了全国第一部有价值的文献综述和论著。

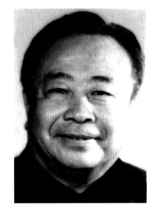

1958年，被评为全国医药卫生技术革新先进工作者。1960年被评为淄博专区、省和全国文教工作者群英会代表，在中南海怀仁堂受到党和国家领导人的亲切接见。曾先后当选为济南市人民代表大会代表，济南市政协委员、常委，中国民主同盟会济南市委委员，淄博市党的第八次代表大会代表，山东省卫生厅科委委员；担任山东省骨科协会副主任,全国婴儿瘫后遗症研究学会理事等职。

周秉文

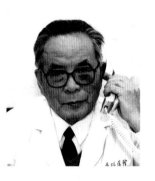

周秉文,1922年生,山东省昌邑县人。1953年毕业于山东大学医学院。青岛大学医学院附属医院骨科教授,青岛市骨伤医院高级顾问。曾经先后担任全国颈腰痛研究会名誉理事长,颈腰痛杂志编委、顾问,中国康复学会脊柱脊髓损伤专业委员会山东分会名誉主任委员,《中国脊柱脊髓杂志》名誉主编,山东省骨科学会副主任委员,第一届青岛市骨科学会主任委员,《中国脊柱脊髓杂志》副总编辑等职。

长期从事骨科教学与临床,从事脊柱疾患的临床于基础研究。特别对颈肩腰腿痛有着较长期的诊治经验。著有《腰背痛》《颈肩痛》以及《简明骨科学》,参著《腰椎间盘突出症》《膝关节外科学》《髋关节外科学》等。撰写腰椎间盘突出症、脊柱崩裂滑脱、脊柱侧弯防治、颈腰椎椎管狭窄症、颈腰椎失稳症、颈椎间盘突出症、股骨头缺血性坏死等学术论文60余篇,有多篇获得省、市、校的科学论文奖励。《腰椎间盘突出症的临床系列研究》获得山东省科技进步二等奖(1994年度)。

1988年获得青岛市优秀科技工作者称号,1997年获得青岛大学科学研究先进工作者称号。

刘培棠

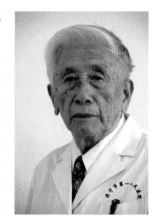

刘培棠,1924年12月生,山东青岛市人,中共党员。1948年毕业于山东医学专科学校。

曾就任山东省立医院外科住院医师,主治医师。1951年调济宁市第一人民医院任外科副主任医师,主任医师,济宁医学院教授。长期从事医疗教学及科研工作,具有丰富的临床经验,擅长中西医结合治疗,是第一人民医院外科及骨科创始人。1956年在省内首次成功开展了腰椎间盘髓核切除术,1963年撰写的《临床表现马尾综合征之腰间盘纤维环破裂症》,发表于《中华外科杂志》。1984年发表的《下部颈椎骨折移位伴瘫痪患者的手术治疗初步观察》,是国内颈椎前路进入减压植骨经验的首例报道。1976年参加唐山地震伤员抢救工作,撰写论文《地震导致四肢软组织挤压伤的探讨》,获济宁市优秀论文三等奖。参与撰写了《常见外科病防治》及《农村常见外科病》等专著。1992年被国家批准享受政府特殊津贴。

赵安仁

赵安仁(1925～2008)，河北清宛人。教授，主任医师，硕士研究生导师。1952年毕业于原齐鲁大学医学院，是山东省立医院骨科的早期创始人之一，也是山东省骨科事业的开拓者之一。曾担任骨科负责人，历任中国颈肩腰腿痛研究学会委员，山东省骨科学会委员，山东省骨质疏松学会副主任委员。

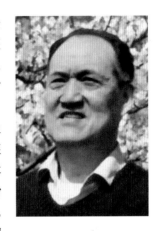

从事骨科临床医疗、教学工作40余年，对山东省立医院及山东省骨科事业的发展作出了巨大贡献，专长于脊柱及关节疾病的临床诊断与治疗，在山东省内最早开展脊柱侧弯矫形手术及关节镜手术，并逐渐在全省推广。早期开展胎儿软骨移植治疗股骨头坏死的实验研究，并被其他医院应用到临床获得成功。其在《中华核医学杂志》上发表的《股骨头缺血性坏死的核素扫描早期图像特点及诊断标准》目前在临床上仍广泛采用。主编及参编《矫形外科学纲要》《实用骨科学手册》等多部骨科著作，在国家级期刊发表论文10余篇。

王永惕

王永惕，1927年3月生，祖籍江苏省镇江市。曾任第四、五届中华医学会骨科学会全国委员会委员，山东省骨科学会主任委员，曾兼任中华医学会山东骨科学会秘书；政协山东省第六届委员等社会职务。

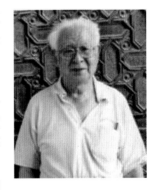

1947年考入七年制私立齐鲁大学医学院。1958年与骨科元老赵常林教授结为师徒关系，是其唯一的门徒。1960年固定骨科专业。1983年晋升教授，1987年任骨科外科主任，1992年65岁退休返聘至今。

20世纪50年代末参与开展皮肤关节成形术工作。60年代在省内开展挤压综合征及筋膜腔高压症的诊治，并在省内开展颈椎前方减压植骨及胸膜外胸椎前外侧减压植骨术。70年代自国外引进股方肌骨瓣移植治疗股骨颈骨折及同种异体半关节移植术(1997年在武汉中华医学会全国外科学术会上首次报告，后被衍用于治疗股骨头缺血性坏死)。70年代创用经膝髓内针治疗股骨干中下段交接处骨折(1978年在大同全国骨科学会上首次报告)。90年代初展开腰椎椎板截骨再植处理椎管内及椎管疾病。1990年曾作为访问学者赴美国肯塔基大学医学中心。发表论文近40篇，参加编写专业书籍十余部，主要有《急症外科学》第三版，《膝关节外科》第一版。培养硕士研究生共毕业9名。1993年被国家批准享受政府特别津贴。

荆泽民

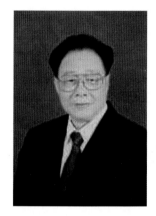

荆泽民,1927年生,山东莒县人。教授,主任医师。1949年毕业于齐鲁大学医疗系,同年分配到山东省立医院工作,是山东省立医院骨科的早期创始人之一。

从事骨科医疗、教学、科研工作40余年,对山东省立医院骨科的发展作出了巨大贡献。擅长骨科各种疾病的诊治,能解决骨外科疑难病症,并在中西医结合治疗骨科疾病方面有丰富的经验。在临床一线工作的同时,承担山东医学院本科、研究生等各层次的教学任务,为人师表,培养了一批优秀的中青年人才,为医院的发展作出了贡献。参编多部著作,在省级以上刊物发表论文10余篇。

王成琪

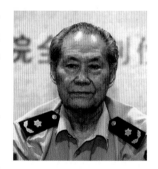

王成琪,1931年生,山东费县人。在抗日战争时期投身于八路军队伍,献身军队医疗卫生事业,奠基并开创了解放军第89医院创伤骨科和显微外科。他研究成功的以吻合微小血管为基础的断肢(指)再植技术领先国内外医学领域并享誉世界;微小血管吻合达到0.2mm,超过世界只吻合0.3mm的水平。小儿断指再植、小组织块再植,以及各种创面的修复均居世界领先水平。创建全军创伤骨科研究所,主持培训学员4600人,遍及港、台在内的全国所有省、市、区。主研的医学科技项目曾经获得2项全国科学大会奖,1项军队科技进步一等奖,1项军队医疗成果一等奖,6项国家科技进步、军队科技进步二等奖,多次被评为全军优秀共产党员和全国先进科技工作者,两次作为全军英雄模范代表参加国庆观礼,被授予"有突出贡献的中青年专家"并享受国务院特殊津贴,曾当选为第六届全国人大代表。他领导的科室被中央军委授予"勇攀创伤医学高峰的先进科"荣誉称号。他本人先后荣立一等功3次、三等功5次。

沈志鹏

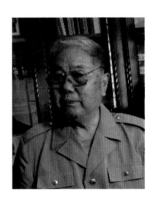

　　沈志鹏(1929～2011),江苏启东市聚星镇人。1944年参加新四军,曾跟屠开元、徐印坎教授进修骨科矫形,回济南军区总医院外二科任副主任、主任,第一主任,骨科单独成科后任主任、主任医师,技术级三级、文职级二级。全军骨科专业组委员、全军儿麻学会理事、山东省儿麻学会顾问,济南军区后勤部卫生部第一、二、三、四、五届科学技术委员会委员,济南军区卫生部骨科矫形专业组组长、第六届骨科矫形委员会顾问,中国传统医学手法研究会山东分会副理事长,中华骨科学会山东骨科分会原副主任委员,中国老年学学会骨质疏松专业委员会副主任委员,山东省老年学学会骨质疏松专业委员会主任委员,山东省颈肩腰腿痛学会副主任委员,多家学术期刊编委、主编。

　　在抗日战争、解放战争、抗美援朝战争中两次负伤,荣获淮海战役、渡江战役纪念章各1枚,1956年获中华人民共和国解放奖章1枚。在战争中代荣立二等功2次,三等功2次,四等功5次。

　　在济南军区总医院34年中,发表论文60余篇,主编专著2部。

郑克来

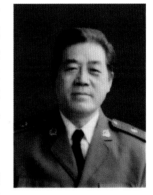

　　郑克来,1931年生,山东陵县人。原济南军区医学高等专科学校外科教研室主任、106医院副院长,主任医师,教授,文职二级,专业技术四级。中华医学会山东骨科分会第一届委员,全国医学高等院校专科教材《外科学》第三版编者之一,全国卫生学校外科教学研究会常务理事,中国传统医学手法研究会山东分会常务理事、副秘书长,济南军区后勤卫生部科学技术委员会委员、创伤骨科专业组副组长,济南军区医学高级职称评审委员会委员、医学科技成果评审委员会委员、《前卫医药》编委。

　　设计创新手术方法数种,发现新病种骶1、2椎间盘突出症二例,获军区级科技(进步)成果奖7项,撰写科研学术论文30余篇,参加全军或全国学术交流或发表,立三等功9次。1988年被评为全军院校优秀教员,1989年被评为全国优秀教师,1993年国务院批准享受政府特殊津贴。

　　曾入选山东和全国名医录,事迹刊登于济南军区优秀人才风采录《东方之子》和教育科学出版社出版的《校园芳草》等书籍和报刊。

陈国瑞

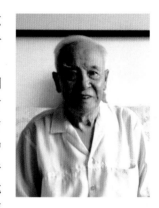

陈国瑞（1931～2013），福建福清县人。1956年毕业于山东医学院本科外科专业，曾任山东医科大学手术教研室主任和附属医院骨科主任、教授、硕士生导师。

开创显微外科，开创山东创伤断肢（指）再植手术，完成首例股方肌肌骨瓣手术，参加成立全国骨科专业委员会，完成全国首例异体全关节移植术，在创伤断肢（指）再植、骨与关节的保存与移植治疗骨肿瘤研究方面取得显著成果。1974年相继开展肿瘤骨段切除、保存异体关节移植、全膝关节置换治疗骨肿瘤，并取得良好效果。工作以来，他坚持临床教学第一线，培养了大批人才（马庆军、聂林、慕小余、郑燕平、许建光等），开创了数十项新技术。在全国级省级刊物发表论文40余篇，并参加了《中国现代医学》《诊疗常规》《膝关节外科》《外科解剖学》等书的编写。

刘树滋

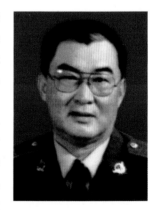

刘树滋，1932年生，山东高密人。1946年2月入伍，1949年3月入党。济南军区总医院原骨创科主任，主任医师。曾参加解放战争和抗美援朝战争；1953年9月进入山东医学院学习；毕业后于1962年11月份进入济南军区总医院工作，历任外科军医、骨科主治医师、骨科副主任、副主任医师、主任医师，1987～1994年任骨创科主任，1996年3月离休。曾任全军骨科学术组成员、山东生物力学工程学会常务理事等职。1975年自德国引进关节镜技术，治疗半月板损伤、滑膜嵌顿综合征、髌骨软化症等疾病，也是山东省最早引进并开展关节镜技术的骨科医师。在核心期刊发表学术论文20余篇；获得军队科技进步三等奖2次，荣立个人三等功2次。

宁志杰

宁志杰,1932年生,主任医师,教授。中国人民解放军第88医院骨科研究所所长,国务院特殊津贴获得者,济南军区专业技术拔尖人才,《中国矫形外科杂志》总编,济南军区科委会常务委员、骨科专业委员会原主任委员,中国残疾人康复协会肢体残疾专业委员会主任委员,《中国矫形外科杂志》编委会总编辑、主任委员,中国人民解放军骨科专业委员会委员,国际截瘫医学会会员,中国残疾人康复协会常委、副理事长。

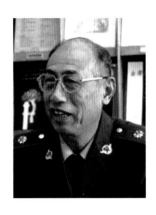

从1962年以来在国内外先后发表论文86篇,主编及参与编写骨科专著15部,获国家和军队科技进步奖和医疗成果奖32项,获国家专利3项。

在国内创办了《小儿麻痹研究》杂志和《中国矫形外科杂志》;倡导并亲自筹划组建了"中国小儿麻痹后遗症康复研究会"和"中国残疾人康复协会肢体残疾专业委员会",多次带领中央医疗队到老、少、边地区开展儿麻矫治工作。两次到国外进行学术考察与访问。

两次被评为"全国残疾人康复工作先进个人",被国务院授予"全国民族团结进步模范"荣誉称号,多次立功。2005年12月荣获中国科学技术期刊编辑学会"银牛奖"。

胡守成

胡守成,1938年11月生,主任医师。从事外科临床40余年,擅长骨外科,是东营地区和胜利油田的骨科创始人、学科带头人,享受国务院政府特殊津贴专家。具有先进的理论知识和丰富的临床经验及娴熟的技术。善于总结创新,不断改进优化手术方式,在临床上取得显著效果。多年来对骨科常见病多发病及复杂疑难病症的诊治积累了丰富的经验;在脊柱、关节、四肢创伤、骨肿瘤等领域有较高造诣;特别擅长骨科伤病的微创手术治疗。

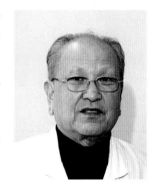

肖子范

肖子范,1932 年生,江苏丹阳人。教授,主任医师,硕士生导师。曾担任山东省立医院骨科负责人,历任山东省医学会骨科专业委员会副主任委员,山东省医学会脊柱脊髓学会副主任委员。

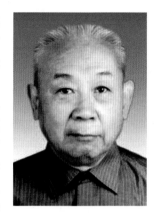

1955 年毕业于山东医学院。侧重于骨肿瘤、脊柱侧弯、人工关节、寰枢椎的研究工作,在国内较早地开展了游离肌肉移植术、Harrington 棒在脊柱侧弯的矫形,保留主要血管神经的肿瘤肢体切除术、寰枢融合术的改进、骨巨细胞瘤、多发性骨折手术等,并积累了较丰富的经验。"颈椎病手术治疗"获山东省卫生厅科研成果二等奖,"双目显微镜"获山东省科委三等奖等。参编学术专著 4 部,获部级奖 1 次,省级奖 5 次,厅级奖 2 次,在国内核心杂志上发表学术论文 10 余篇。

乐兴祥

乐兴祥,1933 年 5 月生,浙江省宁波市人。青岛大学医学院及附属医院骨科教授。1950 年考入青岛市国立山东大学医学院。1955 年毕业后留校聘为外科助教。1958 年山东大学搬迁至济南,医学院独立建院为青岛医学院。1971 年医学院迁往北镇办学,开始担任外科教研室主任(负责外科及妇产科的教学管理工作)。1974 年医学院迁回青岛,继续担任外科教研室副主任及外科副主任。1984 年起开始担任医学院临床课教学部主任及附属医院副院长 10 余年,直至退休。1989 年晋升为教授。1993 年,青岛医学院与青岛大学合并,改名为"青岛大学医学院"。退休前后,担任青岛大学督学 10 余年。退休后返聘,在附属医院骨科门诊工作,并担任督学至今。在《中华外科杂志》

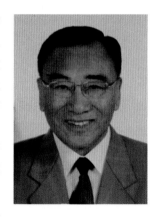

《中华肿瘤杂志》等杂志发表论文多篇。主编专著 3 部,参编专著 6 部。获国务院"政府特殊津贴"。先后被评为青岛教育名家、山东省优秀教师、全国优秀教师、附属医院"终身医学专家"。获"林宗扬医学教育奖""普通高等学校优秀教学成果国家级优秀奖"等。

张佐伦

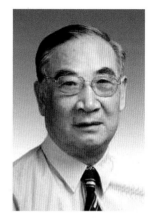

　　张佐伦,1935 年生,山东泰安人。教授,主任医师,博士生导师。1963 年毕业于山东医学院医疗系,同年分配至山东省立医院工作至今。1990 年被聘为山东医科大学教授、硕士生导师,1996 年被聘为博士生导师。被评为山东省卫生厅拔尖人才,山东大学优秀博士生导师,山东省立医院脊柱外科优秀学科带头人。曾担任山东省立医院骨科主任,山东省医学会骨科专业委员会副主任委员;现任山东省颈椎康复委员会副主任委员,山东省骨质疏松委员会副主任委员,济南市脊柱外科研究所名誉教授,《中国脊柱脊髓杂志》《中国矫形外科杂志》《颈腰痛杂志》《美国中华骨科杂志》编委。

　　在国内较早开展颈椎前路手术,现仍在临床一线负责临床、科研及教学工作。1996 年创立山东省第一个骨科博士点,在《中华骨科杂志》等国家级期刊发表论文 30 余篇,参编著作多部,其中主编 3 部、副主编 3 部,获山东省科技进步奖二等奖 2 项、三等奖 3 项,培养硕士生 15 名、博士生 18 名。

胡有谷

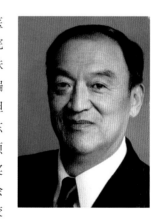

　　胡有谷,1936 年出生,江苏常州人。1956 年入青岛大学医学院(当时为青岛医学院),1961 年毕业。曾任青岛大学医学院附属医院副院长,骨外科主任医师、教授。享受国务院政府特殊津贴。为中华医学会骨科学分会常务委员、《中华外科杂志》编委、《中华骨科杂志》常务编委。近五年来,以第一位完成或承担国家自然科学基金项目 1 项,山东省卫生厅科研项目 2 项,山东省卫生厅"九五"攻关项目 1 项,卫生部"九五"攻关课题(合作项目)1 项,国际合作项目 1 项。以首位获山东省科技进步二等奖 2 项及多项厅、局级奖励。以第一位在核心期刊发表论文 40 余篇,主译学术专著 1 部,参编著作 4 部,其中包括全国医药院校七年制《外科学》教材。

李洪恩

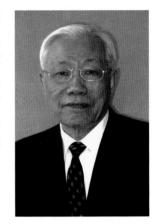

李洪恩,1935 年生,江苏泰州人。现任枣庄矿业集团枣庄医院骨科主任医师,滨州医学院临床兼职教授,淮南理工学院医学院兼职教授,泰山医学院教授、硕士生导师,中国解剖与临床杂志特邀编委,全国煤矿创伤学会委员,国际华裔骨科学会永久会员(CSOS),枣庄市老年学会副会长、骨质疏松学会主委,山东省骨质疏松学会常委。2003 年卸任枣庄市政协副主席、农工民主党枣庄市主委,并被授予枣庄市农工民主党荣誉主席。参编专著 3 部,撰写论文 30 余篇。获科技成果 20 余项。

夏精武

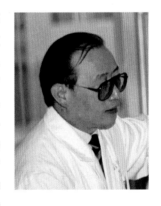

夏精武,1936 年生,上海人。1956 年考入青岛医学院五年制医疗系(前身是山东大学医学院),1961 年毕业后留校从事教学及临床医学工作,1978 年后从事骨科工作,至 1996 年退休。1993 年获山东省高级专业技术职务评审资格,正教授职称。曾任青医附院骨科主任,外科教研室主任,骨科专业硕士生导师,山东省康复学会修复重建外科专业委员会副主任委员、显微外科学组副组长,中国医疗保健国际交流促选会生物材料专业委员会副主任,医用生物材料研究所名誉所长,中华医学会青岛市骨科分会第二届主任委员等职。从事医疗教学和骨科临床工作 40 余年,擅长修复重建外科专业,应日本京都府立医科大学邀请,曾赴该校作《保肢术治疗四肢恶性肿瘤》学术报告,获该校颁发的荣誉证书和奖状。

参编 6 部专著,发表论文 20 余篇。

科技成果"带血管蒂肌皮瓣转移修复邻近部位软组织缺损"和"人发角蛋白人工腱的临床应用"分获青岛市第一届自然科学优秀论文三等奖、山东省科技成果二等奖。

鲁玉来

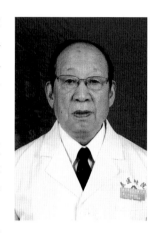

鲁玉来,1936 年生,山东省青州市人。1949 年 5 月参加革命工作,1961 年 7 月毕业于山东医学院,分至聊城卫校任外科学讲师、主治医师。1983 年 3 月至今,历任泰山医学院任外科学讲师、副教授、教授,医学系副主任,主任医师,骨外科主任,山东省泰山医学院骨科研究所所长,为学术带头人。1996 年 5 月离职休养,返聘于泰山医学院附属医院从事医疗工作至今。

1984 年 6 月任《小儿麻痹研究》杂志副主编,1986 年 3 月至 1994 年 10 月任山东省残疾人康复工作专家技术顾问;1994 年参与创办《中国矫形外科杂志》,任副主编,2009 年 9 月改任资深编委。曾任中国康复协会理事、肢残专业委员会常务委员,山东省康复协会专业委员,山东省儿麻后遗症研究会副会长、会长,山东省骨质疏松暨腰腿痛研究会副理事长、顾问。

鲁玉来教授是国内较早开展儿麻后遗症矫治的医生之一,并提出加强术后康复是提高疗效的关键。主编论著 17 部,发表论文 32 篇。

获山东省教委科技进步二等奖 1 项、三等奖 2 项,山东省科技进步三等奖 1 项,山东省教学成果三等奖 1 项,全军科技进步奖 1 项,泰山医学院科技进步奖 14 项。为《中国矫形外科杂志》优秀审稿专家。获中国康复协会肢残专业委员会肢体残疾康复贡献奖(2009)、终身成就奖(2012)。

万年宇

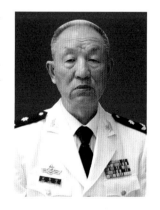

万年宇,1936 年生,山东省青岛市人。1962 年 7 月毕业于青岛医学院医疗系,大学本科学历。毕业后由国家分配至(青岛)解放军 401 医院骨科工作并入伍,历任军医,主治军医,副主任军医,科副主任,主任,副院长兼骨科主任。主任医师,硕士研究生导师。军队专业技术二级,文职一级。曾任中国残疾人康复医学会脊髓损伤委员会副主任委员,中国康复医学会伤残委员会副主任委员,山东省康复委员会脊柱脊髓损伤委员会主任委员,海军骨科专业委员会主任委员,海军高级技术职称评定委员会委员,青岛医学会骨科学会副主任委员,《中国脊柱脊髓杂志》编委,《海军医学杂志》编委,《伤残医学杂志》编委,《颈腰痛杂志》编委,《美国中华骨科杂志》编委。

万年宇主任是海军脊柱外科中心的创始人,在国内首先开展了小切口腰椎间盘切除术、椎体去松质骨术治疗强直性脊柱炎驼背，开展了颈后韧带切除术。培养了一批骨科医生，后大多成为各基层医院的骨科骨干。

发表论文 30 余篇，与国内专家合作编书 12 部。荣立三等功 5 次、集体三等功 5 次，共获科技进步奖 25 项。1996 年 3 月获国务院特殊津贴，2001 年被青岛市评为著名好医生，2002 年被海军青岛基地评为先进科技干部并获特别荣誉奖，2007 年获中国脊髓损伤学科发展贡献奖。

程国良

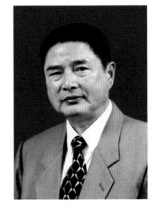

程国良，1937 年生，浙江省宁波市人。我国著名的手外科、显微外科专家。1962 年 8 月毕业于青岛医学院，同年 9 月入伍，历任解放军第 401 医院住院军医、主治军医、主任医师、科主任、副院长、博士生导师。曾连任三届中华医学会手外科分会副主任委员、显微外科分会常务委员、创伤外科分会委员；连任四届中国人民解放军医学科学技术委员会委员。2002 年被香港中文大学聘为客座教授。

最早提出末节断指适应再植主张，在国内率先开展幼儿断指再植，首创利用本应遗弃的废指移位于前臂残端重建部分手功能，创建了全军第一个手外科中心。

1984 年被海军授予"勇攀医学技术高峰模范军医"光荣称号；1987 年被评为全军重点英模出席全军英模大会；1989 年及 2000 年先后为解放军特邀代表两次出席"全国劳动模范及先进工作者表彰大会"，1990 年被海军通令表彰为科技干部标兵，同年被国家人事部批准为我国"中青年有突出贡献"专家并享受政府特殊津贴，2005 年被济南军区评为"专业技术拔尖人才"。

出版专著 11 部，参著 27 部，发表论文 95 余篇，被国外引用 75 次，被国内引用 460 次。以第一及第二排名获国家科技进步二等奖各 1 项，以第一排名获军内科技一等奖 2 项、二等奖 2 项，中华医学科技二等奖 1 项，1998 年获何梁何利基金科学与技术进步奖。

张进禄

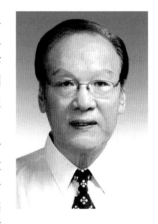

张进禄，1938 年生，山东寿光人。教授，主任医师，博士生导师。1964 年毕业于山东医学院医疗系，同年分配至山东省立医院工作。曾担任山东省立医院副院长、院长；历任山东省医学会骨科专业委员会副主任委员，山东省医学会运动医学学会副主任委员，山东省医学会颈椎病康复学会副主任委员，《山东医药》常务编委，《美国中华骨科杂志》编委等。

工作 40 多年来，一直坚持在医疗、教学和科研工作的第一线，以坚实的基础理论，规范的技术操作，严谨的医疗作风，为大量病人解除了病痛，获省内外广大患者的满意和好评。在本专业骨病、矫形、创伤的诊治和运动医学及康复领域具有丰富的临床经验。自 20 世纪 90 年代起，先后担任山东大学硕士生导师及博士生导师，为国家培养硕士及博士研究生 10 余名。任山东省立医院院长期间，使医院骨科在全省率先实行亚专业分离协作发展，经过几年的努力，包括创伤、脊柱、关节、骨肿瘤、显微外科等专业都取得了长足进步，为我院骨科事业的壮大发展作出了巨大贡献。主编学术专著 1 部，参编 5 部，获省级奖励 3 次，厅级奖励 4 次。

侯希敏

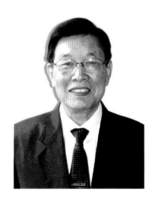

侯希敏，1938 年生，山东省莱州市人。1963 年 7 月毕业于山东医学院。山东省八届人大代表，政协四方区第七、八、九届常务委员。历任青岛市肢体伤残康复中心主任，骨科主任、大外科副主任，海慈医院与美国合作的康复中心副主任，青岛市康复医学研究所常务副所长，青岛医学院外科教授，潍坊医学院外科教授硕士研究生导师。曾任中华医学会青岛骨科分会主任委员，山东省骨科分会委员，山东省小儿麻痹后遗症康复研究会副理事长、青岛市理事长，中国肢体残疾专业委员会常务委员，脊柱脊髓损伤专业委员、常务委员，中国骨质疏松专业委员会委员、山东省副主任、青岛市主任委员，《中国矫形外科杂志》《实用骨科杂志》编委，《中华医学论文集》主任编辑。山东省科技进步奖、计划课题、青年基金会课题评审委员，青岛市拔尖人才及跨世纪青年学术带头人评审委员。1992 年获国务院颁发的政府特殊津贴。

创建了青岛市海慈医疗集团（原青岛市第二人民医院）骨科，成立了国内首家肢体伤残康复中心。主编参编医学专著 5 部，发表论文多篇，9 项科研课题获省或市科技进步奖。

张广通

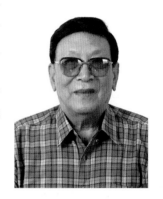

张广通,1932年3月生,主任医师。1955年9月毕业于青岛医学院本科医学重点班,先后在石家庄市专区医院、石家庄市和平医院外科工作,1961年4月调入烟台山医院从事外科工作,1962年4月调到骨科。

擅长儿麻矫形、骨肿瘤、脊柱疾病等诊治。1976年7月参加唐山大地震山东省医疗抢救队;1986年成为山东省肢体伤残小组成员;1988年卫生部选派云南等省儿麻手术专家组成员;连续三届任山东省医学会骨科学会烟台地区理事;1988年8月任烟台市骨科学会第一任主任委员。

蒋曰生

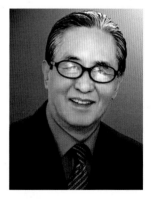

蒋曰生,1938年生,山东省牟平区人。1965年山东医学院毕业,分配到山东医学院附属医院(现齐鲁医院)从事骨科临床工作至1974年,1975年调入烟台市烟台山医院骨科,一直从事骨科临床与科研工作。历任主治医师、副主任医师、主任医师,泰山医学院兼职教授,骨科副主任,烟台市骨科学会主任委员,山东省骨科学会委员。现任烟台光华医院名誉院长,烟台光华医院骨科临床技术顾问,北京军区总医院烟台骨科研究所所长。

山东省知名的骨科专家,山东省最早开展和推广骨科AO技术的骨科专家之一。著有《临床少见病》(副主编),发表论文10余篇,获山东省科技进步二等奖和三等奖各1项,获国家专利3项。因在骨科临床、科研方面的贡献,1993年获烟台卫生局记大功奖励。

1998年退休后,继续投身骨科临床和科研工作,协助谷先光院长创建了烟台光华医院和北京军区总医院烟台骨科研究所,现开放床位70余张。对跟骨关节内骨折这一世界性的创伤骨科难题,进行了10余年的攻关研究,提出了跟骨斜拉立柱理论,并根据该理论发明了一种跟骨支撑钉,创立了一种微创生物学内固定方法,现已取得重要突破。

阮汝清

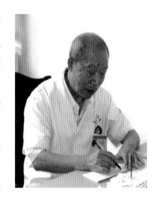

　　阮汝清,1938 年生,山东省济南市人。教授,硕士研究生导师。1963 年毕业于山东医学院,在泰安市中心医院工作,师从于建国后最早期的骨科专家、《中华骨科杂志》山东省第一任编委王志先教授。1980 年始,在泰山医学院外科教研室和附属医院骨外科工作至退休。历任外科教研室副主任、主任,泰山医学院附属医院外科和骨科副主任、主任,"山东省外科(骨科)重点学科"负责人和学术带头人,泰山医学院学术委员会副主任委员。

　　先后参加了北京三院颈椎病讲习班和苏州医学院举办的脊柱外科学习班;1977 年师从于韩祖斌和李承球教授,在南京鼓楼医院骨外科进修学习一年,从而奠定了踏实的骨外科基础。专心研究脊柱脊髓损伤和骨再生与骨愈合等课题,发表论文 30 余篇,参编《腰椎间盘突出症》《外科手术学实验指导》等著作。主持的"自动排尿仪的研制""胎儿骨软骨移植"等课题研究,1991 年荣获山东省教委科技进步成果二等奖。科研成果"ZKZ-A 型自控肢体止血带的研制",于 1994 年获得山东省教委科技进步三等奖。

邓世良

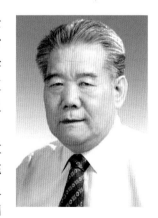

　　邓世良,1938 年生,山东潍坊市人。教授,主任医师,硕士研究生导师。1964 年毕业于山东医学院,毕业后一直在山东省立医院骨科从事临床、教学及科研工作。历任中国显微外科学会委员、中国康复医学会修复重建外科委员会委员、山东省修复重建委员会副主任委员、山东省医学会骨科分会显微外科学组组长、《山东医药》编委、《当代外科杂志》编委。

　　1974 年在上海市第六人民医院师从国内外著名的骨显微外科专家陈中伟教授进修学习一年。1985 年创建了省立医院骨显微外科专业组,1988 年被评为山东省首届专业技术特长人才,1993 年公派赴美国威斯康星医学院骨科进修学习一年,同年晋升主任医师,教授,硕士研究生导师。在骨科和显微外科方面有较丰富的诊疗经验,成功进行了数百例各种显微外科手术,技术达到国内先进水平。在国内核心期刊发表论文 40 余篇,参加译著、编著各 1 部。

卢美源

卢美源，1938 年出生。1962 年毕业于山东医学院，在新汶矿务局中心医院从事外科工作，打下了坚实的外科基础。为了加强千佛山医院骨科，于 1973 年转到千佛山医院骨科工作，作出突出业绩。1980 年任骨科主治医师，1987 年任骨科副主任医师，1994 年任骨科主任医师至退休。

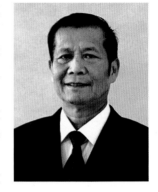

1981 年任中国体育科学学会委员，1996 年作为访问学者在美国南卡罗来纳州医学院深造学习，2012 年任中国体育科学学会资深会员。

1970 年参与了国内首例儿童断肢再植手术，率先接受并在国内开展了 AO 骨科内固定理论技术，在骨折标准化治疗上走在省内前列。培养多名骨科的业务骨干。发表论文 27 篇，完成专业论著 2 部，科研课题 3 项。退休后返聘为医院主任顾问，坚持工作于临床第一线，继续为广大骨科疾病患者带来福音。

汤继文

汤继文，1940 年生，山东省济南市人。山东大学齐鲁医院骨科主任医师、教授，骨科博士研究生导师。曾任中华医学会山东骨科学会委员、秘书、秘书长、副主任委员，中华创伤学会委员，山东省创伤学会主任委员，山东省创伤学会名誉主任委员，山东省骨质疏松学会副主任委员，《中国矫形外科杂志》《中华创伤骨科杂志》《颈腰痛杂志》《山东医药杂志》编委，山东省卫生厅医疗事故鉴定委员会专家库委员。

主要研究骨病、骨肿瘤治疗中骨缺损的修复，一直从事医用生物材料研制及组织工程的基础实验及临床应用研究，并获得山东省科委科研成果二等奖和三等奖各 1 项。发表相关论文 60 余篇，并进行多次国内外会议交流。

王集锷

　　王集锷,1938 年 7 月生。教授,主任医师,硕士研究生导师。原山东大学第二医院骨科主任。1964 年毕业于山东医学院,1997 年 3 月从山东医科大学附属医院(时任山东医科大学附属医院骨科主任)调到第二医院外科,任大外科主任兼骨科主任,1999～2007 年担任骨科主任。曾担任山东骨科分会副主任委员,山东康复医学会修复重建外科学会副主任委员,山东省老年骨质疏松学会副主任委员,山东省医学会医疗事故技术鉴定专家库成员。在治疗腰椎间盘突出症、骨质疏松、颈椎病、股骨头缺血坏死、骨肿瘤、复杂骨折方面具有较高的造诣,并擅长手外科、断指(肢)再植、显微外科皮瓣修复软组织缺损、血管神经 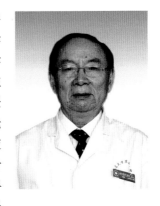 损伤修复等手术。培养毕业硕士生 10 名,在骨外科领域中应用 40 余种新技术,为骨外科、显微外科的发展及新技术的推广应用作出了贡献。主编或参编学术专著 6 部,发表论文多篇。1992 年享受国务院颁发的政府特殊津贴。

于锡欣

　　于锡欣,1940 年生。教授,主任医师,硕士生导师。1970 年毕业于山东医学院,分配至山东省立医院工作,1996～2000 年任山东省立医院骨科主任。历任全国骨质疏松委员会委员,山东省医学会骨科学会副主任委员,山东省医学会脊柱脊髓损伤专业委员会副主任委员,山东省医疗事故鉴定委员会专家组成员,《中国矫形外科杂志》编委,《骨与关节损伤杂志》特邀编委。

　　擅长诊治骨肿瘤、骨结核、脊柱侧弯、颈椎病、腰椎管狭窄、脊柱骨折脱位、骶骨肿瘤,尤其擅长退变性胸椎管狭窄症的诊断和治疗。主编学术专著 1 部,获省级奖 1 次、厅级奖 3 次,培养硕士研究生 10 余名。

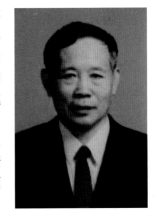

蔡锦芳

蔡锦芳,1942年7月生,海门市东灶港镇人。1962年8月入学入伍,1967年12月第二军医大学医疗系本科毕业,现任济南军区总医院外科教研室主任、全军创伤骨科研究所所长、骨创伤外科主任医师,第二军医大学教授,博士生导师,博士后科研工作站指导教师。曾任中华显微外科学会副主任委员,山东省医学会骨科专业委员会主任委员,山东省康复医学会修复重建专业委员会主任委员,华裔骨科学会委员,中华骨科学会创伤学组顾问,中华骨科学会足踝外科学组委员。

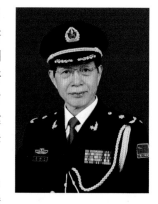

先后创造了"足跟再造""前足再造"等"二十个世界之最";创立了一门新的学科——《显微足外科学》;"战伤及灾害伤骨髓炎的预防与治疗"获全军医药卫生"十一五"专项科研基金资助;曾先后3次突破了幼儿和婴儿断指再植世界最小年龄的界限,达到该领域国际顶尖水平。培养硕士研究生11名,博士研究生20名,博士后7名。先后在国际和国内核心期刊发表论文258篇,主编、副主编著作6部,参编著作18部。获得国家、军队和山东省科技进步奖36项。先后在18个学术团体任职。他先后荣立二等功3次,三等功4次,1991年获得"国家有突出贡献中青年专家称号",1992年开始享受国务院政府特殊津贴,1999年被国家和中央军委主席江泽民签署通令记二等功,1997年曾获得中国工程院院士候选人提名,2001年被全国科协授予"全国先进科技工作者"称号,2004年被中共中央选定为中央直接联系的高级专家,2009年被授予"济南军区专业技术突出贡献奖",2010年获"中国显微外科突出贡献奖",2011年被评为"首届山东省十大名医"。

张洪佑

张洪佑,1936年9月生,原骨科主任,骨科学术带头人。1959年毕业于济宁医专,分配到菏泽地区医院(现菏泽市立医院)外科工作,1980年晋升为主治医师,1987年晋升为副主任医师,1992年晋升为主任医师。

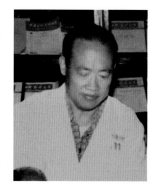

创立许多诊疗方法,改进了不少诊疗设备,发表论文22篇,3项科研成果获"山东省科技进步奖",5项科研成果获"菏泽地区科技进步奖",获国家实用型专利6项。

先后被评选为菏泽地区骨科学会主任委员,山东省骨科学会第二、三、四届委员,山东省儿麻后遗症研究会副理事长,全国骨伤学会常务理事。退休后被选为菏泽市老科学技术工作者学会主任委员。

　　由于在科技工作中成绩突出,先后被选为"菏泽地区优秀科技工作者""菏泽地区专业技术拔尖人才",获"科技兴菏杯"奖励。荣获国务院颁发的"政府特殊津贴",退休后荣获"老有所为奉献奖",被评为"菏泽地区十佳文明市民"和"山东省百佳文明市民"。

　　先后5次被《健康报》《菏泽日报》《牡丹晚报》采访报道,3次被菏泽电视台报道。

朱鸿业

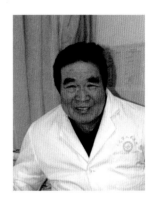

　　朱鸿业,1942年生,主任医师。1969年8月毕业于山东医学院,1970年8月分配到莱芜县医院外科工作。1977～1978年到天津进修骨科一年,回院后从事骨科工作。1991年任山东省骨科学会委员,1995年至2002年任莱芜市骨科学会主任委员。

附　录

山东省各地县级以上医院骨科情况汇总

（按拼音顺序排列）

医院名称	床位数	医师数
济南市		
山东大学第二医院	150	26
山东大学齐鲁医院	216	51
山东省交通医院	52	16
山东省立医院	260	66
山东省千佛山医院	60	25
山东省荣军医院	20	3
山东中医药大学第二附属医院	60	15
山东中医药大学附属医院	244	62
济南军区总医院全军创伤骨科研究所	160	37
济南市第三人民医院	124	38
济南市第四人民医院	76	23
济南市第五人民医院	36	16
济南市第一人民医院	20	5
济南市长清区人民医院	36	10
济南市长清区中医院	50	10
济南市中心医院	68	21

续表

医院名称	床位数	医师数
济南市中医院	68	16
济阳县人民医院	80	17
济阳县中医院	45	12
平阴县人民医院	72	14
平阴县中医院	80	14
商河县人民医院	46	10
商河县中医院	26	8
章丘市人民医院	140	40
章丘市中医院	150	40

青岛市

即墨市第二人民医院	45	8
即墨市人民医院	147	37
即墨市中医院	63	20
胶南市经济开发区医院	97	20
胶南市人民医院	65	19
莱西市人民医院	121	35
莱西市市立医院	98	20
平度市人民医院	90	18
平度市中医院	60	16
齐鲁医院分院	180	87
青岛大学医学院附属医院	78	26
青岛市黄岛区中医院	80	13
青岛市经济技术开发区第一人民医院	101	26
青岛市城阳区第二人民医院	48	15
青岛市城阳区第三人民医院	43	6

续表

医院名称	床位数	医师数
青岛市城阳区人民医院	80	25
青岛市第八人民医院	56	32
青岛市第九人民医院	30	5
青岛市第三人民医院	45	3
青岛市第五人民医院	26	7
青岛市胶州中心医院	64	20
青岛市李沧区中心医院	30	5
青岛市市立医院	53	17
青岛市中心医院	50	16
淄博市		
博山区医院	60	10
博山区中医院	80	14
高青县医院	33	6
高青县中医院	35	9
桓台县医院	80	19
桓台县中医院	30	8
临淄区医院	150	21
临淄区中医院	28	6
齐鲁石化中心医院	62	17
山东铝业公司医院	40	8
沂源县医院	76	14
沂源县中医院	37	6
张店区医院	25	10
张店区中医院	81	19
周村区医院	35	7
周村区中医院	28	9

续表

医院名称	床位数	医师数
淄博矿务局中心医院	84	20
淄博市第八人民医院	36	11
淄博市第七人民医院	90	18
淄博市第三人民医院	39	12
淄博市第四人民医院	26	7
淄博市第一人民医院	95	21
淄博市中心医院	160	54
淄博市中医院	32	7
淄川区医院	60	20
淄川区中医院	36	9
淄矿集团中心医院	84	20
枣庄市		
山亭区医院	40	8
台儿庄区医院	40	8
台儿庄区中医院	30	7
滕州工人医院	46	11
滕州中心人民医院	210	65
滕州中医院	75	21
薛城区人民医院	100	25
峄城区医院	60	12
峄城区中医医院	24	17
枣庄矿业集团枣庄医院	90	24
枣庄市立医院	130	29
枣庄市市中区人民医院	42	12
东营市		
东营区人民医院	70	12

续表

医院名称	床位数	医师数
东营市第二人民医院	180	25
东营市人民医院	200	38
东营市正骨医院	150	26
广饶县人民医院	90	16
广饶县中医院	40	6
河口区人民医院	33	6
垦利县人民医院	39	6
利津县第二人民医院	30	7
利津县中心医院	35	6
胜利油田中心医院	92	23
烟台市		
海阳市人民医院	48	17
莱阳中心医院	78	21
莱州市人民医院	100	20
龙口市人民医院	70	18
牟平区人民医院	70	26
蓬莱市人民医院	50	8
栖霞市人民医院	60	18
解放军107医院	90	35
烟台开发区医院	90	16
烟台山医院	322	96
烟台市北海医院	60	11
烟台毓璜顶医院	90	32
烟台中医院	100	30
招远市人民医院	78	21

续表

医院名称	床位数	医师数
潍坊市		
安丘市人民医院	120	32
安丘市中医院	90	20
滨海开发区人民医院	20	7
昌乐市人民医院	80	19
昌乐市中医院	40	10
昌邑市人民医院	97	24
坊子区人民医院	80	18
高密市人民医院	70	36
寒亭区医院	35	9
解放军第 89 医院创伤骨科研究所	650	46
临朐县人民医院	80	24
临朐县中医院	35	8
青州市人民医院	100	24
青州市中医院	65	32
寿光市人民医院	150	42
寿光市中医院	58	15
潍坊市人民医院	171	51
潍坊市中医院	63	40
潍坊医学院附属医院	94	26
峡山区医院	30	6
益都中心医院	76	23
诸城市人民医院	160	40
诸城市中医院	60	16

续表

医院名称	床位数	医师数
济宁市		
济宁市第二人民医院	228	47
济宁市第一人民医院	208	58
济宁市市中区人民医院	18	6
济宁市中医院	23	4
济宁医学院附属医院	206	54
嘉祥县人民医院	45	14
金乡县人民医院	78	20
梁山县人民医院	90	18
曲阜市人民医院	40	9
曲阜市中医院	90	15
泗水县人民医院	50	9
微山县人民医院	50	10
汶上县人民医院	45	9
汶上县中医院	30	8
兖矿集团总医院	90	16
兖州市人民医院	66	22
兖州市中医院	55	9
鱼台县人民医院	50	12
鱼台县中医院	20	4
邹城市人民医院	47	12
东平县第一人民医院	30	6
东平县人民医院	90	16
东平县中医医院	35	7
肥城市人民医院	40	8
肥城市中医医院	110	27

续表

医院名称	床位数	医师数
泰安市		
肥矿集团中心医院	140	33
解放军第 88 医院	136	88
宁阳县第二人民医院	34	12
宁阳县人民医院	45	14
宁阳县中医医院	35	18
泰安煤矿医院	36	5
泰安市第一人民医院	36	14
泰安市妇幼保健院	20	5
泰安市中心医院	160	55
泰安市中医二院	52	17
泰安市中医医院	150	36
泰山区人民医院	12	3
泰山医学院附属医院	150	3
新泰市第二人民医院	40	8
新泰市第三人民医院	30	7
新泰市人民医院	138	31
新泰市中医医院	46	10
新汶矿业集团中心医院	172	36
威海市		
哈尔滨医科大学附属第三医院(威海金海湾医院)	42	19
荣成市人民医院	70	11
荣成市中医院	41	7
乳山市人民医院	86	17
威海海大医院	60	10
威海市妇女儿童医院	29	8

续表

医院名称	床位数	医师数
威海市经区医院	38	9
威海市立医院	88	26
威海市文登中心医院	86	15
威海卫人民医院（威海骨科医院）	280	37
文登市整骨医院	720	325
日照市		
东港区人民医院	69	15
莒县人民医院	153	51
莒县中医院	46	14
岚山区人民医院	50	9
日照港口医院	37	9
日照市人民医院	180	53
日照市中医院	175	46
五莲县人民医院	56	12
五莲县中医院	34	9
滨州市		
滨州市滨城区人民医院	22	6
滨州市滨城区市立医院	30	7
博兴县第二人民医院	20	9
博兴县人民医院	60	12
博兴县中医院	31	9
惠民县人民医院	102	16
无棣县人民医院	60	10
阳信县人民医院	31	6
阳信县中医院	16	3
沾化县第二人民医院	25	4

续表

医院名称	床位数	医师数
沾化县人民医院	82	13
邹平县人民医院	65	18
邹平县中心医院	21	10
邹平县中医院	90	21
德州市		
德棉医院	15	3
德州市立医院	43	11
德州市联合医院	20	6
德州市人民医院	180	30
德州市中医院	54	12
乐陵市人民医院	31	9
乐陵市中医院	30	11
临邑县人民医院	94	16
陵县人民医院	40	12
陵县中医院	54	10
宁津县人民医院	36	12
宁津县中医院	41	8
平原县第一人民医院	96	17
齐河县人民医院	42	10
庆云县人民医院	80	17
武城县人民医院	70	16
夏津县人民医院	60	16
禹城县人民医院	70	15
中国水电十三局医院	44	6
聊城市		
茌平县人民医院	40	10

续表

医院名称	床位数	医师数
荏平县中医院	50	8
东阿县中医院	20	4
东阿县人民医院	78	15
东昌府区人民医院	20	5
东昌府区中医院	72	10
高唐县人民医院	45	10
高唐县中医院	50	14
冠县人民医院	40	9
冠县中心医院	40	9
冠县中医院	10	5
聊城市第二人民医院	90	28
聊城市第三人民医院	65	14
聊城市光明眼科医院	27	4
聊城市国际和平医院	30	6
聊城市脑科医院	30	9
聊城市人民医院	168	60
聊城市中医院	277	60
临清市人民医院	110	28
临清市中医院	20	4
鲁西骨科医院	180	31
莘县人民医院	42	10
莘县中医院	40	10
阳谷县人民医院	50	12
阳谷县中医院	45	8
临沂市		
苍山县人民医院	160	30

续表

医院名称	床位数	医师数
苍山县中医院	35	7
费县人民医院	100	15
费县中医医院	30	9
莒南县人民医院	86	24
莒南县中医医院	30	8
临沭县人民医院	52	11
临沭县中医医院	55	9
临沂河东区人民医院	70	23
临沂市第四人民医院	40	10
临沂市兰山区人民医院	40	8
临沂市罗庄区中心医院	80	16
临沂市人民医院	400	110
临沂市中医医院	150	60
临沂市肿瘤医院	20	4
临沂温泉疗养院	30	3
罗庄区人民医院	80	9
蒙阴县人民医院	43	10
蒙阴县中医院	37	7
平邑县人民医院	128	16
平邑县中医院	45	12
山东医学高等专科学校附属医院	30	9
郯城县第二人民医院	24	6
郯城县人民医院	100	14
沂南县人民医院	150	25
沂水县人民医院	50	15
沂水中心医院	110	36

续表

医院名称	床位数	医师数
菏泽市		
曹县人民医院	105	28
曹县县立医院	30	8
曹县中医院	20	7
成武县人民医院	96	16
成武县中医院	30	12
单县中心医院	150	30
单县中医院	50	18
定陶县医院	80	22
定陶县中医院	20	12
东明县人民医院	55	13
东明县中医院	22	8
菏泽牡丹区人民医院	60	21
菏泽市二院	102	17
菏泽市立医院	160	52
菏泽市三院	50	8
菏泽市中医院	50	15
巨野县人民医院	120	30
巨野县中医院	25	8
鄄城县人民医院	42	8
鄄城县中医院	20	6
郓城县人民医院	40	28
郓城县中医院	14	7
莱芜市		
莱矿医院骨科	20	5
莱芜钢铁集团有限公司医院	100	38

续表

医院名称	床位数	医师数
莱芜市莱城区人民医院	40	7
莱芜市人民医院	210	36
莱芜市中医院	120	38
新矿集团莱芜中心医院	120	43

后　记

　　《山东省骨科志》终于付梓了！往届山东省骨科学分会，尤其是第八届骨科学分会，就已经酝酿为骨科学分会修史的议题，限于各种因素，未能实现。第九届骨科学分会重提此议，并决定付诸实施。本志分篇按时间顺序记述了山东省骨科的发展历史，概括了大半个世纪以来骨科取得的重大成就和学术活动轨迹，从全省及市县等不同角度展示了山东骨科蓬勃发展的新局面，并进一步提出了面向世界、面向未来的奋斗目标。本志以历史为经，以现实为纬，力图呈现出山东骨科的多彩画卷。修史贵真。在编写过程中，我们遵循分会领导制定的史志资料务求真实可靠的原则，多方位多侧面收集资料，特别重视第一手资料，大量翻阅有关原始文件，力求最大限度还原昔日历程，真实呈现历史。然而，由于本书是以山东省医学会骨科学分会为线索，因此，不能涵盖所有山东省骨科史料，特别是有些民间及地方骨科情况，难免挂一漏万，因此请多加包涵。另外，也敬请读者在阅读时如发现不当或遗漏时与编者联系，以便再版时更正和添加。

　　本志编写工作从2011年末开始正式启动，历经近3年时间，期间，编委会多次开会讨论书稿和征求大家意见。专门拜访了山东省医学会首任秘书长徐东洲老先生，听取和征求了山东省骨科医学分会历任主委王永惕、蔡锦芳、胡有谷、周东生等教授的宝贵建议。也登门拜访了齐鲁医院陈国瑞教授（已故）和汤继文教授、山东大学第二医院的王继锷教授、山东省立医院张进禄和张佐伦教授、青岛大学医学院的周秉文教授和乐兴祥教授、青岛海慈医院的侯希敏教授、东营胜利油田中心医院骨科的胡守成老主任、枣庄矿务局医院骨科的李洪恩老主任、菏泽市立医院骨科的张洪佑老主任，他们提供了很多宝贵的资料和建议。书稿收集工作过程中得到了各地骨科学分会委员及青年委员的大力支持，文字修饰成稿过程受到齐鲁医院宣传部吕军部长、滨州医学院李光荣教授、山东大学出版社姜明编审的帮助和指正。动笔之时，得到骨科学分会刘岩秘书长、张林副秘书长、饶林主任的指导，收集材料过程中也得益于医学会组织管理部的岳冬丽、张敬、隋意和档案室的高长明老师的帮助。在此谨向他们表示崇高的敬意和衷心的感谢！本志的完成，也离不开各医院领导和各位骨科同道的帮助,在此一并致谢! 同时向在编写中提出意见和建议,直接或间接为本书提供史料的单位和个人表示诚挚的谢意!

　　鉴于能力所限,资料短缺等因素制约,亦因时间紧迫,编者虽竭尽绵薄之力,但书中仍有不当或不尽如人意之处,恭请读者不吝指正。

编　者

2014 年 6 月